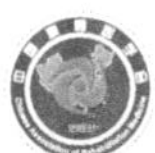

中国康复医学会“康复医学指南”丛书

言语康复指南

主　编　陈仁吉

副 主 编　黄昭鸣　童梅玲　宋鲁平　宋为群

人民卫生出版社

·北 京·

图书在版编目（CIP）数据

言语康复指南 / 陈仁吉主编 . —北京：人民卫生出版社，2023.8（2024.4 重印）

ISBN 978-7-117-35066-2

Ⅰ. ①言…　Ⅱ. ①陈…　Ⅲ. ①言语障碍 – 康复 – 指南
Ⅳ. ①R767.920.9-62

中国国家版本馆 CIP 数据核字（2023）第 141141 号

人卫智网	**www.ipmph.com**	**医学教育、学术、考试、健康，购书智慧智能综合服务平台**
人卫官网	**www.pmph.com**	**人卫官方资讯发布平台**

言语康复指南
Yanyu Kangfu Zhinan

主　　编：陈仁吉
出版发行：人民卫生出版社（中继线 010-59780011）
地　　址：北京市朝阳区潘家园南里 19 号
邮　　编：100021
E - mail：pmph @ pmph.com
购书热线：010-59787592　010-59787584　010-65264830
印　　刷：北京中科印刷有限公司
经　　销：新华书店
开　　本：787 × 1092　1/16　**印张：**22　**插页：**4
字　　数：549 千字
版　　次：2023 年 8 月第 1 版
印　　次：2024 年 4 月第 2 次印刷
标准书号：ISBN 978-7-117-35066-2
定　　价：95.00 元

编者（按姓氏笔画排序）

万　萍（上海中医药大学康复医学院）
万　勤（华东师范大学康复科学系）
王　贞（中国康复研究中心）
尹　恒（四川大学华西口腔医院）
曲春燕（首都医科大学附属北京儿童医院）
刘雪曼（海南博鳌培声国际医学中心）
杨　峰（深圳市第二人民医院）
肖永涛（浙江中医药大学医学技术与信息工程学院）
宋为群（首都医科大学宣武医院）
宋鲁平（华中科技大学协和深圳医院）
张文婧（首都医科大学附属北京口腔医院）
张玉梅（首都医科大学附属北京天坛医院）
张伟锋（南京特殊教育师范学院）
张庆苏（中国康复研究中心）
陈　臻（华东师范大学康复科学系）
陈仁吉（首都医科大学附属北京口腔医院）
郑　芸（四川大学华西医院）
郝　燕（华中科技大学同济医学院附属同济医院）
姜成惠（南京医科大学附属口腔医院）
席艳玲（上海市浦东新区光明中医医院）
黄昭鸣（华东师范大学中国言语听觉康复科学与ICF应用研究院）
蒋莉萍（上海交通大学医学院附属第九人民医院）
童梅玲（南京医科大学附属妇产医院）

中国康复医学会“康复医学指南”丛书

序言

受国家卫生健康委员会委托，中国康复医学会组织编写了“康复医学指南”丛书（以下简称“指南”）。

康复医学是卫生健康工作的重要组成部分，在维护人民群众健康工作中发挥着重要作用。康复医学以改善患者功能、提高生活质量、重塑生命尊严、覆盖生命全周期健康服务、体现社会公平为核心宗旨，康复医学水平直接体现了一个国家的民生事业发展水平和社会文明发达程度。国家高度重视康复医学工作，近年来相继制定出台了一系列政策文件，大大推动了我国康复医学工作发展，目前我国康复医学工作呈现出一派欣欣向荣的局面。康复医学快速发展迫切需要出台一套与工作相适应的“指南”，为康复行业发展提供工作规范，为专业人员提供技术指导，为人民群众提供健康康复参考。

“指南”编写原则为，遵循大健康大康复理念，以服务人民群众健康为目的，以满足广大康复医学工作者需求为指向，以康复医学科技创新为主线，以康复医学技术方法为重点，以康复医学服务规范为准则，以康复循证医学为依据，坚持中西结合并重，既体现当今现代康复医学发展水平，又体现中国传统技术特色，是一套适合中国康复医学工作国情的“康复医学指南”丛书。

“指南”具有如下特点：一是科学性，以循证医学为依据，推荐内容均为公认的国内外最权威发展成果；二是先进性，全面系统检索文献，书中内容力求展现国内外最新研究进展；三是指导性，书中内容既有基础理论，又有技术方法，更有各位作者多年的实践经验和辩证思考；四是中西结合，推荐国外先进成果的同时，大量介绍国内开展且证明有效的治疗技术和方案，并吸纳中医传统康复技术和方法；五是涵盖全面，丛书内容涵盖康复医学各专科、各领域，首批计划推出 66 部指南，后续将继续推出，全面覆盖康复医学各方面工作。

“指南”丛书编写工作举学会全体之力。中国康复医学会设总编写委员会负总责，各专业委员会设专科编写委员会，各专业委员会主任委员为各专科指南主编，全面负责本专科指南编写工作。参与编写的作者均为我国当今康复医学领域的高水平专家、学者，作者数量达千余人之多。“指南”是全体参与编写的各位同仁辛勤劳动的成果。

“指南”的编写和出版是中国康复医学会各位同仁为广大康复界同道、

为人民群众健康奉献出的一份厚礼，我们真诚希望本书能够为大家提供工作中的实用指导和有益参考。由于“指南”涉及面广，信息量大，加之编撰时间较紧，书中的疏漏和不当之处在所难免，期望各位同仁积极参与探讨，敬请广大读者批评指正，以便再版时修正完善。

衷心感谢国家卫生健康委员会对中国康复医学会的高度信任并赋予如此重要任务，衷心感谢参与编写工作的各位专家、同仁的辛勤劳动和无私奉献，衷心感谢人民卫生出版社对于“指南”出版的高度重视和大力支持，衷心感谢广大读者对于“指南”的关心和厚爱！

百舸争流，奋楫者先。我们将与各位同道一起继续奋楫前行！

中国康复医学会会长

方国恩

2020年8月28日

中国康复医学会“康复医学指南”丛书

编写委员会

中国康复医学会"康复医学指南"丛书

目录

1. 颈椎病诊治与康复指南	主编	刘晓光		
2. 骨与关节康复指南	主编	徐　林		
3. 脊柱脊髓疾病康复指南	主编	李建军	邱　勇	
4. 骨质疏松防治与康复指南	主编	杨惠林		
5. 修复重建外科康复指南	主编	曹谊林	侯春林	徐永清
6. 心血管疾病康复指南	主编	胡大一		
7. 呼吸疾病康复指南	主编	王　辰	赵红梅	
8. 肾脏病康复指南	主编	马迎春	李贵森	左　力
9. 血液病康复指南	主编	王健民	侯　健	
10. 消化系统常见疾病康复指南	主编	郑鹏远		
11. 颅脑创伤康复指南	主编	张　皓	凌　锋	
12. 脑血管病康复指南	主编	张　通		
13. 脑卒中上肢功能障碍康复指南	主编	吴　毅		
14. 帕金森病康复指南	主编	邵　明	陶恩祥	
15. 阿尔茨海默病康复指南	主编	吕泽平		
16. 老年病康复指南	主编	郑洁皎	高　文	
17. 儿童常见疾病康复指南	主编	李晓捷		
18. 儿童心脏病康复指南	主编	孙　锟		
19. 重症康复指南	主编	宋为群	张　皓	
20. 风湿病康复指南	主编	曾小峰		
21. 肿瘤康复指南	主编	凌昌全	李　柏	
22. 减重与代谢康复指南	主编	张　频		
23. 创伤康复指南	主编	王　彤	张　俊	
24. 烧伤康复指南	主编	吴　军	朱家源	
25. 加速康复外科临床应用指南	主编	孙培春	魏　立	
26. 放射损伤康复指南	主编	史春梦	程　飚	
27. 器官移植康复指南	主编	王正昕		
28. 慢性皮肤病康复指南	主编	张建中		
29. 口腔疾病康复指南	主编	唐国瑶		

30. 精神疾病康复指南	主编	贾福军		
31. 生殖健康指南	主编	匡延平		
32. 产后康复指南	主编	邹　燕		
33. 疼痛康复指南	主编	毕　胜		
34. 手功能康复指南	主编	贾　杰		
35. 视觉康复指南	主编	卢　奕		
36. 眩晕康复指南	主编	刘　博		
37. 听力康复指南	主编	周慧芳		
38. 言语康复指南	主编	陈仁吉		
39. 吞咽障碍康复指南	主编	窦祖林		
40. 康复评定技术指南	主编	恽晓萍		
41. 康复电诊断指南	主编	郭铁成		
42. 康复影像学指南	主编	王振常		
43. 康复治疗指南	主编	燕铁斌	陈文华	
44. 物理治疗指南	主编	王于领	王雪强	
45. 运动疗法指南	主编	许光旭		
46. 作业治疗指南	主编	闫彦宁	李奎成	
47. 水治疗康复指南	主编	王　俊		
48. 神经调控康复指南	主编	单春雷		
49. 高压氧康复指南	主编	潘树义		
50. 浓缩血小板再生康复应用指南	主编	程　飚	袁　霆	
51. 推拿技术康复指南	主编	赵　焰		
52. 针灸康复技术指南	主编	高希言		
53. 康复器械临床应用指南	主编	喻洪流		
54. 康复辅助器具临床应用指南	主编	武继祥		
55. 社区康复指南	主编	余　茜		
56. 居家康复指南	主编	黄东锋		
57. 心理康复指南	主编	朱　霞		
58. 体育保健康复指南	主编	赵　斌		
59. 疗养康复指南	主编	单守勤	于善良	
60. 医养结合康复指南	主编	陈作兵		
61. 营养食疗康复指南	主编	蔡美琴		
62. 中西医结合康复指南	主编	陈立典	陶　静	
63. 康复护理指南	主编	李秀云	郑彩娥	
64. 康复机构管理指南	主编	席家宁	周明成	
65. 康复医学教育指南	主编	敖丽娟	陈健尔	黄国志
66. 康复质量控制工作指南	主编	周谋望		

前言

言语障碍是指人们在使用或理解口语、书面语等沟通媒介时出现的各种异常现象。在中国，言语语言障碍儿童占儿童总数的比例为10%~20%。其中，3~6岁儿童的功能性言语障碍发病率为3%~8%；唇腭裂发病率约为1.82%，其中腭裂术后30%~50%的患儿存在言语障碍；每年新增150万脑卒中患者，其中30%伴有失语症；脑外伤的发病率约为55.4/10万人年，其中10%的患者伴有失语症；脑瘫发病率为1.2%~2.5%，其中80%伴有言语语言障碍；嗓音障碍的发病率约为6.6%；发育性语言障碍的发病率约7%；孤独症发病率约为1%，患者总数已超过100万，其中大多数患儿存在言语语言障碍；口吃发病率约为1%；每年新生聋儿约2.3万，由于缺少与周围语言环境的互动，大多数听力障碍儿童的言语能力明显低于正常儿童。上述患者主要表现为语言交流障碍，严重影响患者心理健康和学习生活质量，同时也给家庭和社会带来沉重负担。而科学有效的言语康复治疗则是解决这些问题最主要的方法。

在康复医学中，言语治疗与物理治疗、作业治疗同为重要的专业领域。早在20世纪40年代初，西方国家就开始了言语康复工作，并已形成完整的言语治疗体系。我国的言语康复治疗起步较晚，在言语障碍的病因及发病机制的研究、言语障碍的诊断、评估以及康复治疗的理念和方法等方面有待提高，在言语康复治疗的科学化、规范化、系统化方面尚存在诸多问题，这在一定程度上限制了言语康复事业的发展。在此背景下，《言语康复指南》的编写及出版显得十分必要而且紧迫，这也成为中国康复医学会的重点工作计划之一。2020年11月，中国康复医学会言语康复专业委员会正式成立，标志着我国言语康复治疗事业进入一个新的历史阶段。这个由多学科专家组成的专业委员会给我们搭建了一个最佳学术平台，使我们能汇集言语康复专业领域的专家、学者来编写本指南。

本指南主要对运动性言语障碍、失语症、嗓音障碍、构音与音系障碍、发育性语言障碍、口吃及相关言语流畅性障碍、腭裂语音障碍及听力障碍儿童言语障碍的病理机制、临床表现、诊断、评估、治疗计划的制订及实施等方面进行阐述。本指南以汉语普通话患者的言语康复为基础进行介绍，其中各种言语评估量表、言语促进治疗法、汉语构音治疗法、重读治疗法、口部运动治疗法等都是以汉语普通话发音的规则和特点进行设计的。

本指南凝聚了言语康复治疗领域专家学者及临床康复工作者的知

识、经验与智慧。大家通力合作，反复研究、斟酌、推敲，最终完成了本指南的编写。这既是各位言语康复领域专家和临床工作者多年的研究成果和临床经验的结晶，也是同行们多年来的共同心愿。

笔者从事言语康复治疗三十余年，在一定程度上见证了我国言语康复治疗的发展历程，对于不同原因导致的言语障碍的康复治疗，我们虽然努力工作也不辍思考，但仍有不足和遗憾，还有太多问题需要我们孜孜以求。

在本指南完稿之际，我首先要感谢中国康复医学会领导给予我们的支持和信任，让我们得以在一个资源充足的平台上完成此工作。衷心感谢康复指南总编辑燕铁斌教授在指南编写过程中给予的指导与支持。衷心感谢参与编写工作的各位专家、同仁的辛勤劳动和无私奉献，衷心感谢人民卫生出版社对于《言语康复指南》出版的高度重视和大力支持！最后对在本指南编写中付出大量心血的同行及同事致以深深的谢意！

本书内容涉及面较广，信息量大，学科发展日新月异，加之编撰时间较紧，难免有疏漏和不当之处，期望各位同仁积极参与探讨，敬请广大读者批评指正，以便再版时继续完善。

陈仁吉

2023 年 3 月

目录

第一章 绪 论

第一节 概 述

本书主要阐述言语障碍(speech disorder)的康复,包括运动性言语障碍的康复、失语症(aphasia)的康复、嗓音障碍(voice disorder)的康复、腭裂及其他器质性疾病所致语音障碍的康复、构音与音系障碍的康复、发育性言语或语言障碍的康复、口吃及其他言语流畅性障碍的康复、听力障碍儿童的言语康复。上述言语障碍的康复不仅围绕以构音障碍(articulatory disorder)为主的功能障碍康复,也包括声音(sound)的发出、语音的形成及正常的语流节律等相关功能障碍的康复。

本章主要对言语康复(speech rehablitation)的概念、言语的产生机制、言语康复评估与技术及制订言语康复治疗计划进行阐述。

一、言语、语音、语言和沟通

在人们日常生活中,说话就像每天醒来一样自然,用言语进行交往和传递信息,言语产生及运用过程常常是无意识的,我们甚至很少注意到说话的过程。因此充分了解言语产生及感知原理,可以更有效地针对不同的言语障碍进行评估及制订治疗策略。人们常将"语音""语言""言语""沟通"混淆,以上表述在日常生活中经常被混为一谈,但从言语及语言病理学来说,四者是有区别的,正确地区分四者的概念,有助于言语康复相关人士更好地理解各类言语障碍、语言障碍、语音障碍及沟通障碍,开展有效的评估及治疗。

言语(speech)是音声语言(口语)形成的机械过程。正确的言语包括正确的发声、构音(articulation)及合乎文法规则的言辞,与语言的含义是不同的。说话者通过大脑复杂的编码过程,将想表达的内容通过唇、下颌、舌头等构音器官(articulators)的正确运动传出,转变成能让人理解、符合语法和语言运用规范的语音。因此言语特点具有个体差异性,人死亡后,言语消失了,而语言却可以通过书写等形式继续留存。正常的言语产生主要由呼吸系统、振动系统、共鸣系统三个系统协调完成,任一环节出现问题,都有可能从言语运动过程中映射出来,造成障碍。具有代表性的言语障碍为神经性言语障碍(dysarthria)、嗓音障碍及口吃(stuttering)。从言语病理学角度来看,对各类言语障碍进行研究,不仅要研究语音、语法、语义、语用(pragmatics),还要对构音器官运动、语音的特点等进行评估。因此,言语是有声语言的第一步,主要指说话的动态的机械过程,产生的结果即为语音,而语音按照一定的语法结构及词汇构成规则等转变成有意义的符号时,才能被称为语言。

人类的语音是使用发音器官产生,并且具有一定意义、能起社会交际作用的声音。不代表任何意义的声音不能叫作语音,比如自然界的各种声音不能叫作语音,因为它们不是人类所发出的;人类发出的打哈欠声音、打喷嚏声音、咳嗽声音等,也不能称作语音，因为它们没有任何意义，也不能起到社会交际的作用，只是人类的一种本能生理现象。语音是一种声波形式，也属于一种自然物质。语言与语音是相互依存的。首先，语音是语言的表现形式，人们所想表达的意义要依托于语音表达。其次，没有任何思想意义的声音，不能称之为语音。现代语音学主要分为生理语音学、声学语音学、感知语音学三部分。

语言（language）是指人类社会中约定俗成的符号系统，人们通过应用这些符号达到交流的目的。字与词是语言的基本单位，将字与词组成句子或文字来表达特定的含义，必须遵循一定的规则，这种规则称为语法。语言包括对符号运用（表达）和接受（理解）的能力。也包括对文字语言符号的运用（书写）、接受（阅读）以及姿势语言和哑语。人们对语言的理解存在广义与狭义的区别。广义的语言指能用来表达思想感情，能够与他人进行交流的工具，比如声音、手势、标志符号、音乐、雕塑、美术或编码信息的书面符号等。对于语言来说，根据不同的分类标准，有多种分类方式。一般来说，按信息输入和输出层面来说，常分为感受性语言（receptive language）和表达性语言（expressive language）。按照功能定位，人类的大脑皮质上有相应的语言中枢，不同的语言表达形式在大脑的部位不同，即形成不同的语言功能区。如图 1-1-1 所示，运动性语言中枢，又称为布罗卡区（Broca' s area），主要位于额下回后部（44 区、45 区），它的主要功能是作为面、舌、唇、腭、咽和呼吸的运动联合皮质，包含产生言语所需的运动模式，能够产生协调的发音程序并且提供语言的语法结构。此处受损，患者与发音有关的肌肉虽然完好，但丧失了说话的能力，临床上称为运动性失语。听觉性语言中枢（Wernicke 区）位于颞上回后部（22 区）和缘上回（40 区）为听联合皮质，主要功能是分析从初级听觉来的输入信号，将这些信号与存储在记忆库中的信息相匹配，并解码翻译。它能调节自身语言和听并理解他人语言，损伤时出现听觉性失语。听觉性语言中枢和运动性语言中枢由神经通道弓状束连接，共同组成语言系统。书写中枢位于额中回后部（6 区、8 区），主要功能是储存对侧手书写文字的记忆，损伤时虽然其他的运动功能仍然保存，但写字、绘画等精细运动发生障碍，临床上称为失写症。视觉性语言中枢又称为阅读中枢，主要位于顶下小叶的角回（39 区），靠近视觉中枢，它的主要功能为存储视觉相关的语言记忆，是识别文字的基本功能区，损伤时患者视觉无障碍，但视觉意象与听觉意象失去联系，失去对文字符号的理解，不能阅读，称为失读症。

沟通（communication）又称交流，是指用来交流信息、意念、感受、需求与渴望的过程。沟通的过程包括四个要素：信息的传递者、信息的接受者、共有的意图及共有的沟通方式。沟通有时与语言指的是同一含义，因为语言的最重要的功能之一就是交流，几乎发生在所有的特定社会背景中。虽然言语运动是交流的一个最主要途径，但交流是指利用各种手段、工具，包括语音、文字、体态、表情等符号进行的个体之间的信息交换。有效的沟通需要理解和认识的连接作为桥梁来建立语言和说话者之间的联系。这种连接过程是复杂的，例如和朋友日常相处的时候，人们之间交流会口语化一些，而和上级或长辈交流的时候，则会选择较为正式的语言等。应对不同的社交场合，因地制宜，使用不同方式的语言，这些都依赖于说话者对语言和语言背景文化的了解。人们常将语言作为评估一个人的受教育水平、经济水平及其他个人品质的手段。社会背景是驱动我们做出语言选择的一个主要因素。当我们想展现自己或者给别人留下特别印象的时候，就像应对不同的社交场合时，我们会选择相应的发型、服装一样，也会有意识地选择所使用的语言方式。

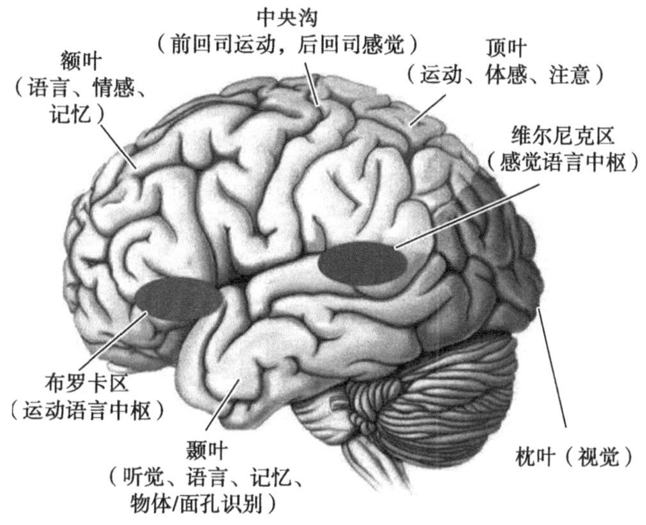

图 1-1-1 运动性语言中枢

二、言语康复治疗的对象

言语障碍是指各种原因造成的不同程度的言语问题，言语治疗的对象包括所有言语障碍患者，各类患者具体的治疗方法不尽相同，但其评估及治疗的原理基本相同，常见的言语障碍如下。

（一）运动性言语障碍

运动性言语障碍（motor speech disorder，MSD）是由于神经缺损影响言语的计划、编程、控制或执行而导致的言语障碍，包括神经性言语障碍（dysarthria）和言语失用症（apraxia of speech，AOS）。

（二）嗓音障碍

要使嗓音保持正常，需要呼吸、发声以及共鸣系统的运动相互协调。反之，这三个发声的组成部分中任何一部分出现病变，那么嗓音极可能也发生障碍，这是广义的嗓音障碍。

（三）器质性构音障碍

器质性构音障碍是指由于发音系统的先天性畸形、后天性损伤和 / 或畸形等因素造成的发音系统（唇、舌、硬腭、软腭、声带、耳等）组织缺损、形态异常、功能受损等，影响构音行为，造成构音困难、语音不清。主要代表性器质性构音障碍以腭裂较为常见。

（四）构音与音系障碍

构音与音系障碍是儿童语音语言发展中比较常见的问题，是儿童在语音语言学习过程中尚未掌握正确的语音组合规则或者习得错误而表现出的言语障碍。

（五）发育性语言障碍的康复

发育性语言障碍（developmental language disorder，DLD）是一种以学习和使用语言困难为特征的神经发育障碍，这种困难不能归因于感官、智力、社会或情感问题，发育性语言障碍患儿常表现为掌握口语及书写语言显著性困难，但非言语智力正常、听觉感知正常并且无神经性损伤。这些困难出现在儿童发育早期，并且导致功能性缺损，特别是影响个人社交。

（六）口吃及其他言语流畅性障碍的康复

言语流畅是指人们可以在一定速度下连续、流利地说话，不会出现明显的中断、重复、延长等异常现象。口吃是最常见的言语流畅性障碍，是指在人们说话过程中，出现过多无法自拔的语音重复、拖长和卡顿，并造成语句中断的现象。同时，这些不流畅还可能会伴随某些身体部位的紧张、多余的肢体动作，甚或造成患者回避与人交谈，这些伴随表现被称为口吃的第二行为。

（七）听力障碍儿童的言语障碍

听力障碍（hearing impairment）（以下简称“听障”）儿童由于存在听力损失，听不到或听不清环境声及言语声，缺乏自然而丰富的语言刺激。在给予有效的助听干预，经过系统的机构康复训练和家庭康复训练之后，语言能力得到明显提升，但在康复过程中（尤其是康复初期），语言能力明显落后于同龄健听儿童。

（八）失语症

失语症（aphasia）是指言语获得后的障碍，是由于大脑损伤所引起的言语功能受损或丧失，常常表现为听、说、读、写、算等方面的障碍。成人及儿童都可发生。

三、言语康复的现状与展望

言语康复学是集医学、语音学、心理学、听力学、教育学和语音病理学等多学科于一体的综合性学科。早在20世纪40年代初，西方国家就开始了言语康复的治疗工作，并已形成完整的常规言语治疗体系，取得了较好的康复效果。由于语言差异，英语的评估及训练方法难以完全借用，故建立一套以汉语发音为基础的言语康复评估及治疗方法一直是国内同行的努力方向。在中国，言语康复治疗学作为一门系统的、独立的医学专业，是在20世纪70年代末正式确立的，其内容包括各种原因引起的语音、语言及发声障碍，但以耳鼻喉科为主开展工作，几乎没有涉及腭裂语音治疗的内容。以腭裂言语康复治疗为例，20世纪80年代末，腭裂言语康复治疗在国内几家口腔专科医院开展，但没有专业的语音治疗人员，常由临床医生、护士等承担此项工作，这也是今天亟待解决的问题之一。

在中国，言语康复学还是一门年轻的边缘学科，长期以来没有得到足够的重视，甚至没有相应的专业技术职称。客观地讲，目前的言语康复治疗存在较多问题：大多数治疗机构的语音治疗人员缺乏言语康复学及其他相关学科理论的系统性指导；在言语康复治疗临床技能实际运用方面也没有接受过系统性的专业培训；专业术语的运用也混杂不一，有时甚至在一篇文章中用多种术语来表达同一个内容；康复训练的方法也存在争议；言语康复障碍的分类各单位差异较大，不利于学术交流与沟通，所以总体效果不甚理想。因此，对言语康复治疗师队伍的系统性、专业性培养，对言语康复的系统深入研究，以科学的态度加强学术交流与沟通，仍然是今后面临的主要而紧迫的任务；同时，也需要得到有关部门和政策管理者的支持和帮助。唯有如此，我国的言语康复治疗工作才能真正走向正规化、专业化，才能与国际接轨，提高我国言语康复治疗的整体水平。

（陈仁吉　宋为群）

第二节　言语的产生机制

言语产生（speech production）的生理过程极其复杂，是通过呼吸系统、发声系统和共鸣系统的正常言语的协调活动实现的。这些系统的功能也是人类大脑语言脑区所特有的进化表现，脑神经直接与控制运动的大脑核团相连接，并且对每块控制及参与发音的肌肉均有密集的神经相连。

一、言语器官的解剖与生理

语音就是说话的声音。声音的产生开始于呼吸，呼气时产生的气流通过声门时引起声带震动，于是就产生声音。声音在通过口腔、鼻腔等部位时，由其中的唇、舌、齿等发音器官对发音气流进行调节控制后才形成了我们听到的千变万化的语音。为便于了解发音器官的功能，人为地将发音器官分为三个部分。

（一）动力系统（呼吸系统）

发音的动力是呼吸时呼吸系统所产的气流。呼吸系统包括肺、气管、支气管、胸廓、呼吸肌群等。呼吸是依靠这些肌肉及组织的活动来进行的，呼吸方式主要包括腹式呼吸和胸式呼吸两种，腹式呼吸是由膈肌收缩引起的呼吸运动伴随腹壁的起伏。胸式呼吸是由肋间肌收缩使肋骨和胸骨运动所产生的呼吸运动。呼吸产生的气流为发音的动力，这个动力主要来源于肺。声音来源于物体的振动，人类的语言声音也不例外。发音时，发音器官的振动必须先有动力，也就是从肺部呼出的气流作为动力通过气管到达喉头，使发声器官——声带产生振动才能发出我们听到的声音。人类的语言几乎都是由这一部分发音器官提供呼出气流作为动力而产生的。但这部分发音器官在说话与单纯呼吸时的活动情况是不同的。呼吸时，吸气与呼气交替不断地进行，而言语产生的过程中，呼吸模式改为较长的呼气阶段和较短的吸气阶段。安静状态的呼吸量约为 500ml，言语状态下的呼吸量为安静状态时的 35%~60%。平静呼吸时，吸气和呼气时间占总呼吸时间的 40% 和 60%；在言语状态下，吸气和呼气时间约占呼吸时间的 10% 和 90%。在安静状态下，成人呼吸次数为 12~15 次 /min，呼吸规律；言语状态下，腹肌肌群收缩力量的大小主要取决于言语产生时所需的肺容量、响度水平、发声长短、张力和语调（intonation）种类。

（二）振动系统（发声系统）

发声系统由喉的软骨及肌肉，主要是喉部声带组成，是发音时的主要发声体。喉是由喉软骨、韧带、喉肌及喉黏膜构成的器官。喉软骨为组成喉支架的软骨，包括甲状软骨、环状软骨、会厌软骨、杓状软骨、小角软骨、楔状软骨、籽状软骨和麦粒软骨。环状软骨呈环状，是喉软骨支架中唯一完整的软骨环，对支撑着喉腔及呼吸道的开合有重要作用。环状软骨板与环状软骨弓交界处两侧与甲状软骨下角相连，下缘与气管相连，环状软骨板上缘的小关节面与杓状软骨相连。甲状软骨是喉的最大支架软骨，呈盾状结构，声带位于甲状软骨内面和杓状软骨相连处。杓状软骨形似三棱锥，杓状软骨底与环状软骨杓关节面形成环杓关节，底面有声带突，是声带附着处，大部分喉肌附着于杓状软骨外侧的肌突处。杓状软骨非常灵活，它的活动可以直接影响到声带的位置和声门的形态。两片声带中间是一条通路，叫作声门，可以打开或闭合。解剖学结构上将声带和声门裂合称声门。声门通过各种方式改变其形式，声门开放，杓状软骨分开，声门呈倒置的“V”形，这个形态处于吸气过程，气流可自由通过声门抵达肺部。发声状态时，杓状软骨靠拢，声门闭合呈“｜”形。闭合时，呼出气流经过声门可使声带产生振动。发声状态和无声状态主要通过喉部进行交替切换，需要喉内肌、喉外肌和呼吸肌的协作完成发音活动。由动力系统提供的气流经过声带所形成的声门时引起声带振动而发声。声带是喉部最重要的组成部分，是两片带状的富有弹性的韧带，形似两片薄膜，位于喉室内的两侧，是由肌肉、黏膜等组成的一对皱褶。声带的发声作用主要表现在说话时它处于振动状态，这种声带振动状态伴随着说话时发出的每一个字音。成年男性的声带有 18~24mm，女性比男性声带短约三分之一，儿童的声带更短些。声带开闭的程度是可以调节的。人们可以通过控制声带的松紧变化而发出不同的声音。在发声状态之前，通过喉内肌的作用，对声带的长短、张力、质量及位置进行提前调整。在发声状态时，喉内收肌活动增强，喉外展肌活动减少，在声音振动前，双侧声带互相接近，声门处于完全关闭的状态，此时呼出气流被阻断，在声门处形成压力，气流冲开声带，解除压力，声带重新并拢，周而复始，循环往复，声带不断快速开闭，形成持续颤动，产生类似蜂鸣的声带音。声带音具有节奏性的周期波，是语音中的浊音声源。

1. 正常呼吸时，声门呈三角形，气流通过时不引起声带振动。

2. 声带内收声门呈松弛状关闭气流通过时声带振动发出声音。

3. 声带紧闭，气流完全被阻塞，然后突然放开形成声门爆破音，常见于腭裂代偿型发音。

汉语是有声调的语言，声带和声调的高低密切相关，声调的高低就是由声带的松或紧所控制的。声带绷紧，持续颤动速度增加，声调越高；反之，声带放松，持续颤动速度降低，声音变低。

（三）共鸣系统（发音系统）

共鸣系统（resonance system）主要指声门上发音器官，主要包括咽腔、口腔、鼻腔及声道内的各部分器官，如舌、牙齿、唇、腭等。声带振动而产生的声音，经过声门上发音器官在不同部位以不同方式对发音气流进行调节后，才发出我们所听到的千变万化的语音。所以，这部分发音器官又叫发音调节器官。

咽腔、口腔、鼻腔在发音过程中起着共鸣腔的作用，由于共鸣腔的大小和形状的不同，发出的声音在音色上也不同。比如腭裂患者由于口腔、鼻腔不能分隔开，共鸣腔变大，形态也与正常不同，所以发出一种深而空的，带着浓重鼻音的“腭裂语音”。声带音产生后，首先进入喉腔和咽腔共鸣腔。舌的形状会影响喉腔和咽腔的形状，进而使声带音的共振受到影响。口腔对于语音的产生来讲是最重要的发音器官，一切复杂的发音变化全部是在口腔中进行的，其中舌是最灵活的部分，它可以自由升降，前后移动，还可以形成不同的形状，从而构成各种不同的声音。比如舌尖与上前牙内侧齿龈接触来控制发音气流就能发出 /d/、/t/ 等辅音，舌根与软腭接触可发出 /g/、/k/ 等辅音，因此舌运动的控制训练在语音训练中有着十分重要的作用。舌在发音时的位置、形状和活动方式是语音分类的主要依据。

口腔的前面是唇和牙齿，上齿内侧根部突出的部分叫牙龈，由牙龈向后的部分叫上腭，上腭的前部有骨面支持叫硬腭，后部由肌肉和黏膜组成叫软腭。软腭可以上下活动，软腭上抬时与咽后壁接触，使口鼻腔完全分隔开，气流只能从口腔出来，这是绝大多数汉语辅音正常发音的基础。这种软腭上抬并向后与咽后壁接触的过程叫作腭咽闭合。比如在发辅音 /b/、/g/、/k/、/j/ 及元音 /ɑ/、/i/、/u/ 等时，软腭就会上抬形成腭咽闭合。此外，在大张口发 /ɑ/ 时也可见到软腭的上抬运动。软腭下降时，口腔、鼻腔通道开放，气流从鼻腔放出，这样发出的音叫鼻辅音，如 /m/、/n/ 等，在交替发 /ɑ-ɑng/ 过程中还可看到发 /ɑng/ 时软腭的下降运动。

鼻腔在口腔的上部，由上腭将其与口腔分隔，鼻腔是形状固定的共鸣腔，发音气流通过鼻腔时产生共鸣（resonance）而产生鼻音。腭裂患者因口腔、鼻腔完全相通而不能分隔开，故在语音过程中，始终伴随着浓厚的鼻音和吐字不清，辅音成分完全消失，而严重影响语言交流。

通过上述介绍，我们知道声带、软腭、舌、唇、下颌等，都是能活动的器官，他们在发音活动中起着重要的作用。语音中各个字音的构成都与活动性器官的动作有关。所以了解这些器官的功能，在学习正确发音的过程中，有着直接的指导意义。

二、言语的产生与感知

言语的产生与感知是通过联结说话者大脑和听话者大脑的一系列心理、生理和物理的转换过程完成的，其中任何一个环节出问题，言语都难以准确形成。这个过程可以分为“发音—传递—感知”三个阶段。第一阶段，说话者需要基于一定的交流目的，在传递言语信息之前，将言语信息在大脑中进行加工处理，利用大脑语言库中储存的信息进行编码，将该信息变为语言代码，形成传递信息的内容及内部语言。选择了语言代码后，说话者的神经系统开始发出一系列的神经肌肉运动指令，这些运动指令同时控制呼吸系统、发声系统和共鸣系统中各构音器官的协调运动，把内部语言转化为有规律的外部语言，产生一系列的言语语音，最后由说话者发出。这是一个心理现象转化为生理现象的过程。第二阶段，言语信号以声波的形式，以空气作为媒介传导，被听话者和说话者的耳郭收集，这个阶段是一种物理现象。第三阶段，言语信号的声波通过外耳道传至鼓膜，引起鼓膜和听骨链的振动，听骨链的镫骨受到振动后，传入内耳的外淋巴，外淋巴的液体振动继而引起基底膜的振动，使位于基底膜上的螺旋器上的毛细胞纤毛弯曲，毛细胞兴奋后产生电活动，释放神经递质，传递至螺旋神经节的轴突末梢，产生轴突动作电位。神经冲动电位沿脑干听觉传导通路向上传递，最终到达大脑颞叶听觉中枢，言语信号被听话者和说话者感知，这是一个从生理现象转变为心理现象的过程。

大脑识别语音时，声波通过听觉器官传到大脑进行语音识别，并且只选择跟识别语音相关的信息，筛除声波所携带的其他多余信息，这些是经过异常复杂的大脑语言加工过程完成的。人类语言包括表达、理解、阅读、书写等功能，不同功能在大脑中的分布也不同。在 20 世纪 90 年代前，对人类大脑语言区定位主要依据的是形态学方面的研究。Paul Broca（1861 年）和 Carl Wernicke（1874 年）提出损伤 - 症状映射（lesion-symptom mapping），发现了言语及语言在大脑皮层中的功能定位。最早的语言大脑功能定位来自神经外科医生 Paul Broca 报道的一例由于左侧前额叶的严重损伤而导致语言表达障碍的失语症患者，从而第一次描述了人类特异性脑语言功能区，确定了 Broca 区为人脑语言中枢，位于左大脑半球额下回后部。1874 年，德国神经学家 Carl Wernicke 通过对语言理解障碍患者的尸体解剖，提出 Wernicke 区为语言听觉记忆储存功能区。20 世纪 60 年代，美国神经心理学家 Norman Geschwind 提出，左大脑半球有前后两个主要语言加工区，前部 Broca 区（即左侧额叶区）负责语言产生，后部 Wernicke 区（即左侧颞叶区）负责语言的接收和理解。随后，Charles Scott Sherrington 和 Albert Leyton 建立了非人灵长类动物的第一个运动皮层定位图谱。随着神经麻醉技术的进步，Penfield 通过对被试者进行清醒开颅术，在言语和语言映射方面取得了更复杂、更全面的理解。

（一）经典语言模型

Wernicke-Lichtheim-Geschwind（WLG）模型是描述脑语言区的经典模型，其阐述了一个完全左侧化的语言系统，认为语言系统主要位于左外侧裂皮层，主要包括语言运动中枢

Broca 区和语言听觉理解中枢 Wernicke 区，区域间由弓状束连接，在人类语言处理中的重要作用。在经典语言模型中，"M"代表语言计划和产生中枢（Broca 区），"A"代表语音中枢（Wernicke 区），按照这一模型进行分类，布罗卡失语症（Broca's aphasia，BA）是指"M"受到损伤；韦尼克失语症（Wernicke's aphasia，WA）是指"A"受到损伤；传导性失语症是指"A"到"M"的传导通路受到损伤；经皮质运动性失语症是指"B"到"M"的通路受到损伤；经皮质感觉性失语是"A"到"B"的通路受到损伤；经皮质混合性失语症是指"B"到"M"和"A"到"B"的通路都受到损伤；完全性失语症是整个系统都受到损伤。

（二）言语加工双通路模型

Gregory Hickok 和 David Poeppel 提出的双通路模型（dual stream model）为 Wernicke-Lichtheim-Geschwind"house"模型的拓展。人类言语加工包括腹侧通路和背侧通路两条分离的通路。腹侧通路负责将声音表征映射到意义表征，即加工言语信号用以听觉理解。背侧通路负责听觉-动作整合功能，即将言语声学表征映射到额叶的动作发音表征，对于言语发展（speech development）、正常的言语产生、语音复述来说是必需的。

1. 腹侧通路　腹侧通路让我们能够加工词汇、短语和句子，理解语义，简而言之就是根据刺激判断"是什么"。根据 Hickok 和 Popepel 的理论，要实现语义表征，需要先从语音网络到词汇接口，再到整合网络。

（1）词汇接口（lecical interface）：词汇接口并不存储词义信息，而是将语音信息与语义信息连接，即声音和概念的联系。失语症的相关影像学研究发现，双侧的颞上回和颞下回区域损伤会影响语音到语义的传输，但不影响语义概念网络。

（2）整合网络（combinational network）：整合网络指的是词汇接口从语音网络中接收语音信息后，将其投射到左侧的颞前叶中。这一区域将单词整合为短语和句子，形成语义和语法的信息。早期影像学研究发现，相比于听到残缺的句子，听到语法完整正确的句子时，被试的左侧颞前叶会有更多的激活。之后的研究中，关于颞前叶是否按功能进行分布有许多的争议。一些研究支持颞前叶中一部分区域对语义信息更敏感，另一部分区域则对语法信息更敏感，但是这些研究中语义和语法加工的刺激材料是不同的，存在不严谨之处。后来，Rogalsky 与 Hickok 在 2009 年进行的一项磁共振研究避免了这个问题。该研究让三组被试听同样的句子，第一组被试者需要对语义有异常的句子进行反应，第二组被试者需要对有语法错误的句子进行反应，第三组被试者不需要做任何反应。另外还有一组被试者听一些名词，不需要做任何反应。结果，整个颞前叶区域在前两个需要选择性注意的任务中有更多的激活。大部分颞前叶对语义和语法任务同样敏感，只有一小部分对语义信息更加敏感。这说明了颞前叶采用了自上而下的加工，并且其对语法和语义的加工是紧密联系的。

2. 背侧通路　与腹侧通路表征语义不同，背侧通路将感知觉与运动表征相联系，也就是根据刺激判断"怎么做"才能说成这样。在背侧通路中，言语感知（speech perception）被映射到言语生成中。根据 Hickok 和 Poeppel 的理论假设，这一通路包括两个主要结构，即感觉运动接口接收颞上回前部和颞上沟中的语音表征并进行感觉运动的转换，然后将其投射到位于左侧后额叶的发音网络中。整个神经环路包括前馈和反馈过程，能让我们根据语音刺激习得发音模式的同时，帮助我们根据之前学会的发音模式去理解新的句子。

（1）感觉运动接口（sensorimotor interface）：位于外侧裂的深处，有一块区域叫作颞平面（planum temporale，PT），这一区域的特点是与其他皮层有许多联结。在颞平面中有一块被称为左部颞平面的区域，被认为是语音网络和发音网络的接口。根据感觉运动接口的假设，左部颞平面在没有声音反馈即心中默念时也参与发音过程。Hickok 在 2003 年进行了一项实验，被试者听到一个 3s 长的无意义句子（句子中的名词和动词变成了假词），然后被试者需要不出声地练习听到的句子 15s；接着被试者再听另外一个 3s 长的无意义句子，这时被试者只需要休息 15s。结果左部颞平面不仅在听到两个句子时产生激活，在默读第一个句子的时候也有显著的激活，而背中侧颞上回前部只在听到两个句子时被激活。之后研究者还加入了"音乐"条件，将原来"言语"条件中的刺激换成一段旋律，实验程序不变，发现"音乐"条件下的激活模式和"言语"条件十分相似。这说明左部颞平面这一区域没有明显的语言选择性，可以加工语言之外的声音模式。另外，失语症的研究也发现，左侧颞平面损伤的被试者能够进行言语理解，但是有言语错乱，特别是在说长词、复杂词和低频词的时候。这是因为这些词通常无法直接通过动作记忆发出，需要语音表征的指导。

（2）发音网络（articulatory network）：发音网络包含了左侧后额叶的许多区域，包括 Broca 区、前运动皮层、初级运动皮层和前岛叶。关于这一部分内容在之后的言语生成中还会介绍，这里只讲发音网络在言语理解中的两个重要功能：语音短时记忆（auditory-verbal short-time memory，STM）和言语感知表征。语音短时记忆也叫作语音回路（phonological loop）。在认知心理学中，人的短时记忆中通过语音回路循环重复语言信息，进行精细性复述。经典的研究范式是给予被试者一段数字然后让被试者复述，被试者为了保证能够正确复述，需要不断地在语音回路中重复这段数字。语音短时记忆的神经机制一直以来是一个很有争议的问题，目前的理论认为语音短时记忆需要整个背侧通路的整体激活，发音网络作为执行控制系统，通过感觉运动接口不断更新语音网络。这一假设和刚才关于感觉运动接口的实验结果是一致的。而对于发音网络，一项关于声音监控任务的经颅磁刺激研究也支持这一假设。实验采用四种言语刺激，其中两种使用嘴唇发出的 /bɑ/ 和 /pɑ/，两种使用舌头发出的 /dɑ/ 和 /tɑ/，被试者需要在听到刺激后进行辨认。为了避免天花板效应，刺激中加入了一些白噪声，保证正常条件下的准确率为 75%。经颅磁刺激的刺激部位是初级运动皮层中控制嘴唇的区域和控制舌头的区域，刺激时间是声音刺激的 50ms 之前。实验的假设是对于嘴唇控制区的刺激能够加快对于 /bɑ/ 和 /pɑ/ 音的辨认。

（陈仁吉）

第三节 言语康复评估与技术

一、言语康复评估原则

在进行正式评估之前，需要了解言语语言病理学评估的基本原则和准则。评估（assessment）是一个收集、整合并解释有效、可靠信息，进而对其做出判断或决定的过程。根据评估的结果可以对患者做出是否存在某种障碍的临床诊断。言语治疗师通过评估信息可以得出专业的功能诊断和结论，明确是否需要将患者转诊给其他相关专业人员，确定患者是否需要康复治疗，明确康复治疗的重点、频次、时长，以及治疗形式（如进行一对一康复还是小组康复治疗、康复治疗过程中是否需要家属陪同）等。实际上，所有的临床决定都基于评估所获得的信息。

为了使评估有意义、有用，必须保证评估的完整性。为了保证评估的完整性，言语治疗师在每次评估时需要遵循以下五个原则。

1. 评估应该是全面的 评估时，应兼顾尽可能多的相关信息，以便做出准确的诊断并给出适当的建议。

2. 评估应采用多种评估形式 可以包括问诊和采集病史信息、正式和非正式测试，以及对患者的观察等在内的多种评估形式的组合。

3. 评估应该是有效的 能真实评价目标功能或能力模块的表现。

4. 评估应该是可靠的 能准确反映患者的言语功能或障碍，如果患者的状态没有明显变化，那么对同一患者所进行的重复评估应得出相似的结果。

5. 评估应针对患者量身定制的 评估的材料要与患者的年龄、性别、能力水平和受教育程度相匹配。

二、言语康复评估内容

完整的言语康复评估包括收集相关信息并加以分析、整理，得出结果，然后给出评估结论和建议。言语功能评估需要完成以下八个方面的内容。

1. 获取与患者、患者家庭或照料者，以及患者疾病性质等有关的病史信息。
2. 对患者、患者家属和/或患者照料者进行问诊。
3. 评估口面部结构和功能的完整性。
4. 评估患者构音、言语、语言、流畅性、嗓音和共鸣等方面的能力。
5. 筛查患者的听力情况或者获取患者听力方面的检查报告。
6. 根据评估结果给出明确诊断、预后和康复建议。
7. 根据评估结果给出明确诊断、预后和康复建议。
8. 向患者或患者照料者交代评估情况和康复建议。

根据世界卫生组织（WHO）的《国际功能、残疾和健康分类》（International Classification of Functioning, Disability and Health, ICF）框架，应当对患有言语语言障碍的个人进行全面评估，以确定和描述：①身体结构和功能障碍，包括语音产生和语言/非语言沟通的潜在优势和劣势；②合并症缺陷，如其他疾病状况以及可能影响言语语言功能的药物；③个人因言语语言问题在活动和参与方面所受的限制，包括沟通和人际互动等；④阻碍或促进沟通和活动参与的因素；⑤言语语言问题对患者生活质量、社会角色、能力发挥的影响。全面、准确的评估能够明确诊断、定位问题，为制订治疗方案和判断预后提供重要依据。

下文是各类沟通障碍的框架性评估内容概述，详细信息参见本书各相关章节。

（一）运动性言语障碍

运动性言语障碍的评估主要包括个案信息采集、非言语测试和言语产出测试，通过评估明确患者受影响的子系统（呼吸、发声、共鸣、构音、韵律）及每个子系统的受损程度，识别可能受影响的其他系统（如吞咽、语言、认知等），并分析言语障碍对患者言语可懂度（speech intelligibility）、沟通效率和社会参与的影响。在进行个案信息采集时尽可能详细地掌握患者的病史（如发病过程、已采取的治疗手段和效果等），审查患者听觉、视觉、运动、认知、语言和情感状态，还应了解患者的教育、职业、文化和语言背景信息，了解患者面对特定人、在特定场合活动参与时的沟通需求。此外，通过患者及其家属的报告，分析促进和阻碍患者沟通的因素也是必要的。非言语测试的目的是评估患者非言语运动的速度、力量、范围、协调性和稳定性，主要包括脑神经检查、面部及颈部肌张力测试、持续发元音测试以及交替运动速率（alternating motion rate）和连续运动速率（sequential motion rate）评估。言语产出测试评估患者在言语时的发声质量和改变音高和音量的能力，评估患者连续说话时言语表达水平随时间下降的情况，以及在患者重复简单和复杂得多的音节词及句子时评估其言语运动计划能力，以确定其是否存在言语失用症（apraxia of speech）。

（二）嗓音障碍

嗓音障碍（voice disorder）的评估主要包括病史采集、患者自评、口腔外围检查、呼吸评估、主观听感知评估、喉镜检查、声学测试以及空气动力学评估，旨在诊断嗓音障碍并分析其出现原因、严重程度以及对患者日常功能和生活质量的影响。在进行病史采集时除了需要了解患者嗓音问题出现的时间、症状及随时间的变化情况，还应得知患者日常的嗓音卫生习惯。患者自评是让患者评价嗓音问题对其生理、心理、社交沟通的影响。口腔外围检查主要评估可能影响嗓音的口腔、面、头、颈等部位结构和运动功能缺陷。呼吸评估包括呼吸模式、呼吸发声协调性、最长声时和 s/z 比的测试。主观听感知评估是治疗师（speech-language pathologist，SLP）对患者嗓音质量、共鸣功能、持续发声的稳定性及嗓音问题总体严重程度进行主观评判。喉镜检查的目的是评估喉部结构和运动功能存在的问题，对确定嗓音障碍的性质或原因至关重要。声学测试主要对患者发声时的响度、音高、音质进行客观测量。空气动力学评估测量发声所需的声门空气动力学参数（如声门气流、声门下压力等）。

（三）构音与音系障碍

构音与音系障碍（articulation and phonology disorder）的评估包括个案信息采集、口腔机制检查（oral mechanism examination）、听力筛查、语音评估、可懂度评估、可模仿性测试（stimulability testing）和语音感知能力测试。个案信息采集时需要了解患者的听力情况、患者及其家庭主要使用的语言、言语语言相关疾病的家族史、患者家属及其他沟通伙伴对其言语可懂度的评价。口腔机制检查中对患者的牙齿、硬腭、软腭的结构以及下颌、唇、舌的运动功能进行评估，排查器质性因素。听力筛查通常包括外耳道和鼓膜的耳镜检查、纯音测听和耳声发射。语音评估考察患者在单音节和连续语流中的语音清晰度，判断其语音错误的类型（如遗漏、歪曲、替代等）和错误的分布（如某声母构音错误出现在句中的位置），并将其语音能力与常模进行对比，判断其障碍的严重程度。可懂度是一种对基于听者理解的言语感知判断，会因语音错误的数量和类型、语言因素（如用词、语法、内容的复杂程度等）、听话者对说话者讲话模式的熟悉程度、沟通环境、其他信息（如说话者的手势和表情等）等多种因素而异。可懂度的评估对于确定干预的必要性意义重大。可模仿性测试是当 SLP 提供发音示范时，患者准确模仿该音的能力。该测试有助于确定患者后续治疗的目标音和治疗时应给予的提示水平。语音感知能力测试评估患者辨析语音的能力，可通过听觉辨别测验、图片识别测验、发音准确度判断测验等来评估。

（四）口吃

口吃（stuttering）的评估包括病史采集、言语特征评估、整体语言能力评估及口吃的综合影响评估。病史采集的内容应涵盖患者的基本资料、口吃史、治疗史、当前言语状态、影响流畅度的外部因素、口吃对生活质量的影响以及患者对口吃的认识。言语特征评估主要是分析患者在各种言语情景（如阅读、对话等）中口吃事件出现的类型、频率、时长及身体伴随行为等，评估口吃的总体严重程度。整体语言能力评估多使用标准化工具，对患者语音发展、词汇水平、句法、对话和叙事能力、语用社交和读写能力等项目进行客观评价。口吃会对患者造成的除言语之外的多方面的影响，包括情绪、行为、认知、语言、沟通质量、生活质量等，需进行综合全面的评估。

（五）发育性语言障碍

发育性语言障碍的评估包括个案信息采集、听力检查、口腔机制检查、口语测试和读写能力测试。个案信息采集包括年龄，主诉，患者家属的语言、读写能力异常及学业困难的病史，家长及教师对儿童语言能力的印象，家庭中使用的语言或者方言等。口语测试考察语音、词汇、语法、语用等语言的各个方面。此外，还应考虑到口语和书面语之间的密切联系，读写能力的检查也需要包括在内，并根据儿童年龄调整测试材料内容。

（六）失语症

失语症（aphasia）的评估通常包括个案信息采集、患者自评、口部运动能力评估、语言能力评估、环境和个人因素识别。个案信息采集中除了询问患者的健康状况和相关病史外，还应了解患者的教育、职业、文化和语言背景。通过患者自评，SLP 可以了解患者在日常沟通中面临的困难和成功克服困难的经验、沟通困难对自身和家人（照料者）的影响、患者关注的环境（工作活动和社会互动等）以及在不同场景的惯用语、患者个人的康复目标（回到之前功能水平的自我动机）和自我偏好。口部运动功能检查的目的是区分语言缺陷和运动缺陷，通过观察口部运动系统各个组成部分的力量、速度和运动范围，连续和交替的运动功能以及言语和非言语任务中动作的稳定性、语气和准确性来进行。此外，还需要评估患者在各种环境中（如社交活动、教育场合和工作场合等）口头语言和书面语言的表达和接受能力。环境和个人因素识别包括对患者康复的有利因素（如家庭支持、康复的个人动机等）和不利因素（缺乏沟通自信、认知缺陷等）的识别。此外，有大量标准化的失语症评估工具可以提供关于失语症类型、严重程度等的重要信息。

三、言语康复评定工具

（一）评估工具的种类

言语康复的评定工具可以分为标准化评估和非标准化评估。

1. 标准化评估　标准化评估是经过系统设计、有规定的流程和步骤、具有良好信度和效度的评估工具，需受测者按要求回答特定问题，以标准或一致的方式进行评分，比较个人或群体的相对表现。两种常见的标准化评估工具是常模参照测验和标准参照测验。

（1）常模参照测验：标准化参照测试旨在将受测者的表现与该团体中其他受测者进行比较和排名，从而确定受测者在总体中的相对位置。使用标准参照测验，可以将一个人的分数与一大批经过统计筛选的、年龄或年级通常相同的、已经参加过测试的人的分数进行比较。标准参照分数通常以百分位数的方式呈现。

（2）标准参照测验：标准参照测试根据一组预定的标准或绩效标准（如描述一个人在发展的特定阶段或教育水平上应该知道或能够做什么）来衡量个人的表现。在教育环境中，标准参照测验可以用来评估学生是否掌握了特定的知识体系。一个人在标准参照测验中是有可能取得满分的。

在选择标准化的评估工具时，要考虑该评估工具的常模是否能充分代表被评估的个体，以便进行合理的比较。此外，标准化测验应在文化和语言上适当。如在选择标准化评估之前，必须考虑孩子说的语言或使用的方言。

2. 非标准化评估

（1）家长/教师/自我报告：家长、教师和自我报告的评估方法包括评分表、检查表、问卷等。比较从多个来源得出的结果，获得较为全面、可靠的信息。

（2）面谈：面谈是一种向受访者（如患者本人、家长、朋友、老师）询问开放式问题，确认和总结相关信息的评估方法。这种方法应避免使用诱导性问题和询问原因的问题。面谈可用于验证其他评估结果，也可收集患者本人或其他人的相关情况和观点。

（3）观察

1）模拟任务：模拟现实世界中交流活动，观察患者在这些场合中的表现。

2）自然观察法：自然观察法是对个人在日常社会环境中的观察。标准参照测验可以在自然观察中使用，以记录个人在社会情境中语言的使用情况。

3）系统观察与语境分析：系统观察和语境分析涉及对各种语境下语言使用的观察，以描述语言功能，并确定在个人沟通中发挥作用的影响因素。系统观察和语境分析可用于补充其他评估程序的结果。

（4）语言抽样：语言抽样技术适用于在各种交流场景（如游戏、对话、叙述、说明性或解释性言语）中引出自发言语，根据这些样本算出某些反映语言能力的参数，如平均句长（mean length of utterances，MLU），以此补充标准化语言评估中获得的数据。

（5）动态评估：动态评估是对接受过前测的患者在治疗过程中再次评估，以判断治疗进度和效果的方法。

（二）普通话语音评估工具

在普通话语音评估中，汉语语音清晰度测试字表是不可或缺的重要工具之一。在日本及欧美发达国家中，早就有根据其母语国家的文化传统、语言特点等研究编制的语音清晰度评估工具。一个好的语音清晰度评估工具的制定原则如下：首先，字表设计应以本国的语言特点及文化背景为依据，字表所评估的音节应与日常生活中的高频常用字相对应；其次，字表所包含的语音单位应尽可能地多些，这样在测试的时候，可以随机轮替评估，避免出现相同字表重复评测多次的问题；最后，信度及效度有一致性。一套汉语语音清晰度评估材料中的不同测试字表之间，设计时应考虑其难度及包含测试内容广度的一致性。目前中国尚缺乏适合中国国情统一的语音清晰度测试字表，常用的字表如下。

1. 中国科学院编制的清晰度试验音节表　该清晰度字表包含 KXY1~KXY10 和词表 1~KXC10 等表格，主要特点是字表中所有的音节及词组均是日常生活中常用的，诵读前随机打乱顺序，诵读或记录可自行选择使用拼音或者汉字，记录不拘泥于形式。

（1）测试方法：语音清晰度测试音节表 KXY 表一套共 10 张（KXY1~KXY10）。每表有 75 个音节，朗读时采用随机组合方式，共分成 25 组，每组有三个音节，前加引导语。每次测试时，至少用两张音节表，一张为奇数号、一张为偶数号。十张表都用过以后，可以重新编排音节组合再用。

（2）评分方法：计算每张记录音节表的错误音节数 Ea，则正确响应数 $Na=75-Ea$。该记录表的音节清晰度得分计算公式如下：

$$Si=\frac{Na}{75}\times 100$$

如一次测试有 n 人参加，则所得的平均音节清晰度得分计算公式如下：

$$S=\sum_{i=1}^{n} Si/n$$

测试标准差：

$$\delta=\left[\frac{1}{n-1}\sum_{i=1}^{n}(\mathrm{Si}-\mathrm{S})^{2}\right]^{1/2}$$

2. 汉语语音清晰度测试字表　汉语语音清晰度字表（Chinese Language Clear Degree Scale，CLCDS）是上海交通大学医学院附属第九人民医院王国民教授和华东师范大学专家等联合设计的一套测试字表，该字表结合我国汉语言文化特征，包含语音清晰度测试字表Ⅰ和语音清晰度测试字表Ⅱ，每张字表共包含100个汉语音节，其特点为：①材料包括所有汉语普通话的声母及韵母、14个常用音节及33个次常用音节；②能较好地反映汉语音位（phoneme）结合规律；③能反映汉语音位对立关系。

评分方法：清晰度值（%）=[（Ⅰ值+Ⅱ值）* ÷]× 审听人数 *

（Ⅰ值 = 字表Ⅰ各审听者核对正确音的相加数；Ⅱ值 = 字表Ⅱ各审听者实得核对正确音的相加数；* 代表本组资料审听字表Ⅰ，Ⅱ的平均值。）

测试结果见表1-3-1：

表1-3-1　语音障碍程度与清晰度的关系

分级	语音障碍程度	清晰度	被检者/人
轻度	大部分会话内容容易理解。常伴有腭化、侧化调音和轻度的鼻腔调音	71%~96%	12
中度	大部分会话内容不容易理解，常伴腭咽闭合功能不全，有声门爆破音、腭化音、侧化调音和鼻腔构音等	36%~70%	29
重度	会话内容要反复试问才能理解。所有的患者都存在腭咽闭合功能不全，所发的音几乎不带辅音，有声门爆破音，咽喉摩擦音和重度的鼻腔调音	0~35%	9

3. 黄昭鸣-韩知娟"构音52词"评估表　黄昭鸣-韩知娟"构音52词"评估表主要用于评估儿童语音清晰的能力，该评估表可评估21个声母及36个最小语音对的构音情况。测试材料包括50个单音节词，每一个词都配有配套图片。测试方法：要求康复对象每个音发3遍。整个音节的发音时间及音节之间的间隔约1s。言语治疗师（speech therapist）测试时可以通过提问、提示及模仿等形式，要求测试对象说出该图片表达的词。

（黄绍鸣　陈仁吉）

第四节　制订言语康复治疗计划

一、言语康复治疗原则

言语康复是一个动态的过程，遵循一个系统的发展过程。在明确言语障碍诊断的基础之上，选择合适的康复治疗目标，通过实施相应的治疗措施以促进目标行为的习得。当掌握了相应的目标行为后，康复治疗就结束了。

近年，随着精准医学理念的持续推广，其对言语障碍的康复亦产生了影响。言语障碍的精准康复旨在汇集行内专家、提供专业的言语障碍康复软件、辅具支持，为广大言语障碍患者提供指导咨询和康复服务，包括建立多学科合作团队工作队伍，组建康复服务网络、开展需求评估、实施康复服务，实现言语障碍的诊断咨询、康复训练及指导、评估结果分析（前测、后测）指导等，确保实现精准评估、有效训练。

整体而言，言语障碍的康复需要多学科合作团队的参与。耳鼻喉科、神经内科、神经外科、口腔科等临床科室的医生主要负责言语障碍相关疾病（主要是器质性、神经性疾病）的诊疗，康复科医生可以参与功能性言语障碍的诊断、评估、康复计划的制订等。而言语治疗师参与言语障碍的评估与康复治疗方案制订、执行。心理医师或心理治疗师在言语障碍康复整个过程中负责患者的心理健康。所以，言语障碍的康复需要多学科团队合作的工作模式。以此为前提，以下康复治疗的基本原则适用于所有年龄段的言语障碍患者。

1. 康复治疗是一个动态的而不是静态的过程，在这个过程中，言语治疗师需要不断地评估患者是否朝着既定目标发展，并在必要时对康复方案或方法进行调整。

2. 在设计康复治疗方案时应仔细考虑患者的语言和非语言认知能力。了解患者的认知功能水平对于决定其当下是否适合康复治疗，以及选择适宜治疗项目都至关重要。

3. 康复治疗的最终目标是让患者掌握促进沟通的策略，而不仅是某项孤立的技能或行为。虽然技能在特定情况下是实现特定结果所必需的，但策略却会帮助患者学会何时以及如何在新的、不同的学习环境中使用这些技能。

4. 言语和语言能力的获得和使用是服务于沟通交流的，因此应该在沟通交流的环境中进行言语语言能力的康复治疗。如果可以的话，康复治疗应该在真实的环境中进行，并为患者提供参与有意义沟通互动的机会。

5. 康复治疗应体现个性化原则，需考虑患者的障碍性质和个人学习风格。

6. 康复治疗应确保患者在整个治疗计划的各个阶段都能体验到成功的感觉。

7. 当康复治疗目标被设定为让患者的能力比当前水平高出一点时，此时的康复治疗是最有效的。

8. 一旦康复目标已经达成或患者没有获得明显进展时，康复治疗就应该终止了。

9. 康复治疗措施必须以现有的最佳科学证据为基础。

10. 康复治疗应考虑患者个人的价值观和信仰，以及文化和语言背景。

二、言语康复治疗内容

本指南涉及的治疗内容针对言语障碍和语言障碍。言语障碍包括语音障碍（构音与音系障碍、运动性言语障碍、听力障碍）、嗓音障碍、言语流畅度障碍。语言障碍主要讨论发育性语言障碍和失语症的治疗内容。

（一）语音障碍

语音障碍（phonological disorder）包括器质性和功能性两大类。

器质性语音障碍主要有三类病因：①运动障碍或神经障碍，如神经性言语障碍（dysarthria）、儿童言语失用症（childhood apraxia of speech）；②解剖结构异常，如唇腭裂；③感官知觉问题，如听力障碍。功能性语音障碍无上述器质性病因，较器质性语音障碍更常见，主要包括构音音系障碍。

构音音系障碍的治疗思路大致分为构音的方法和音系的方法。构音的方法在治疗时针对单个音，假设语音错误是由于发这个音时构音器官的发音部位或运动方式不正确引起的，治疗应通过调整构音器官的摆放位置和运动方式建立正确的发音。音系的方法在治疗时训练错误规律相似的一组音，通过纠正这类错位规律，帮助练习者习得正确的音系规则，使这组音得到更正。这两种思路在临床上常常结合使用。

构音与音系障碍的治疗包含建立目标音、泛化和维护三个环节。建立目标音指治疗师引导练习者正确发出目标音，进而能自发、稳定地发出该音。泛化指在更复杂的语言学单位上（如从音节到词、短语、句子、对话）对目标音的正确应用。维护指稳定、熟练地发出目标音，且对目标音有自我监控和自我纠正的能力。

（二）嗓音障碍

嗓音障碍（dysphonia）指嗓音音质、音高和音量异常或与个人年龄、性别、文化背景等不符的情况。

嗓音障碍的分类各家有所差异，但基本可以分成器质性和功能性两个大类。器质性嗓音障碍又分为结构性和神经性。结构性嗓音障碍（organic voice disorder）是由发声机制的物理变化引起的发声障碍（如声带水肿或声带小结）。神经性发声障碍由影响发声机制的中枢或周围神经系统的神经支配问题引起（如痉挛性发声障碍或声带麻痹）。功能性嗓音障碍（functional voice disorder）指在身体结构正常的情况下，由于发声行为不当导致的发声障碍，如肌紧张性发声障碍（muscle tension voice disorder）。器质性嗓音障碍和功能性嗓音障碍可以同时出现。比如单侧声带麻痹是器质性嗓音障碍，但单侧声带麻痹患者有时因错误的代偿发声存在肌紧张性发声障碍这一功能性嗓音障碍。

改善嗓音是嗓音障碍康复治疗的核心目标。根据世界卫生组织的 ICF 框架，嗓音康复旨在：①处理影响发声的结构性和功能性因素；②减少嗓音障碍对个人活动的影响；③调节环境因素以促进成功沟通，加强活动参与。

嗓音治疗的方法分为直接和间接两大类。直接疗法通过改变发声行为、优化发声机制改善嗓音。它是嗓音康复治疗的核心内容，包括生理类疗法（直接改变发声行为，优化发声生理）和症状类疗法（用各种方法改善嗓音异常的症状）。间接疗法通过改变发声时的认知、行为、心理和物理环境对发声产生积极影响。间接疗法主要包括对患者的健康宣教和咨询。健康宣教使患者了解嗓音产生的生理机制、嗓音障碍对生活质量的影响、嗓音卫生知识。咨询帮助患者管理和嗓音障碍相关的心理因素，控制或消除这些因素对嗓音产生的负面影响。临床上，直接和间接疗法常常结合使用。

（三）言语流畅性障碍

言语流畅性障碍（speech fluency disorder）是指以不流畅（如音素、音节或词语的重复，卡顿，拖长音）、非典型的速度和节奏为特征的语流的中断，可能伴随紧张性动作和回避行为。由于沟通障碍，流畅性障碍患者还经常经历心理、情感、社会和功能等方面的影响。

言语流畅性障碍的治疗是高度个性化的，应处理患者在言语流畅性、语言、心理、行为、对生活的影响等各方面相关问题。SLP 需给予语言和文化上合适的刺激，并考虑个人及家庭的独特价值观和偏好，制订合适的治疗计划。在选择和调整治疗方法和材料时，应考虑个人的年龄、偏好、家庭及所处社区的需要，以制订合理的个性化治疗方案。在提高流畅度方面，主要治疗方法包括减少不流畅事件发生频率的言语修正策略（speech modification strategies）和降低不流畅事件严重程度的口吃修正策略（stuttering modification strategies）。在减少由言语流畅性障碍引发的负面心理和行为反应方面，主要治疗方法包括觉察和辨识能力训练、脱敏训练（desensitization）、认知重构（cognitive restructuring）。加强参与日常交流沟通的治疗方法包括泛化训练（generalization）和环境调控。

（四）发育性语言障碍

发育性语言障碍（developmental language disorder，DLD）是临床上最常见的儿童语言障碍，主要针对在没有其他主要诊断的情况下持续表现出语言理解和表达障碍的儿童。“发育性”既说明该疾病发于儿童发育时期，又说明该语言障碍的可变性，一个4岁的发育性语言障碍患儿的情况可能与一个同样患有此病的14岁孩子症状完全不同。由于该障碍通常会涉及语言的所有方面（如语音、语法、语义、语用），治疗的总体目标为促进沟通，而非将重点放在某一特定行为（如发出某个音、书写某些字）上。SLP应持续评估儿童语言能力的进展，根据儿童语言问题的性质和个人学习方式提供个性化的动态干预。美国言语语言听力协会（ASHA）根据主导者不同将治疗思路分为以SLP为主导（clinician-centered）和以孩子为主导（client-centered）。以SLP为主导的治疗思路由SLP选择特定材料、安排训练顺序、决定强化练习的类型及频率、确定正确反应等，治疗内容包括结构化练习（drill）、结构化练习与趣味活动结合（drill play）、演示（modeling）等。以孩子为主导的治疗则需要SLP跟随孩子的注意力，和孩子做同样的事情，根据孩子的兴趣与孩子自然互动，在此过程中SLP可通过描述自己的行为（self-talk）、描述孩子的行为（parallel talk）、模仿孩子说话（imitation）、扩展孩子说的话（expansion/extension）、将孩子说的话换一种说法重新说（recast）等方法促进孩子的语言能力发展。也可根据临床需要，将以孩子为中心和以SLP为主导这两类方法结合使用。

（五）失语症（aphasia）

成人语言障碍中最常见的是失语症（aphasia），由大脑与语言相关区域损伤引起。失语症患者的语言能力受损情况和程度各不相同。治疗时应选择最能满足其个人需求的方法，以最大限度地提高患者生活质量和沟通能力。治疗思路分为恢复性治疗和补偿性治疗，前者旨在改善或恢复受损的功能，后者则将重点放在补偿通过训练难以改善的缺陷。常用的治疗方法包括行为学治疗（Schuell刺激法、交流效果促进疗法、强制诱导治疗、语义特征分析等）、神经调控技术治疗、旋律语调疗法、计算机辅助治疗等。

（黄绍鸣 陈仁吉）

参考文献

[1] American Speech-Language-Hearing Association.Dysarthria in Adults[EB/OL].(2021-11-29)[2023-01-30]. http://www.asha.org/Practice-Portal/Clinical-Topics/Dysarthria-in-Adults/

[2] American Speech-Language-Hearing Association.Voice Disorders[EB/OL].(2021-11-15)[2023-01-30]. http://www.asha.org/Practice-Portal/Clinical-Topics/Voice Disorders/

[3] American Speech-Language-Hearing Association.Articulation-and-phonology[EB/OL].(2021-11-15)[2023-01-30].https://www.asha.org/practice-portal/clinical-topics/articulation-and-phonology/

[4] American Speech-Language-Hearing Association.Fluency-disorders[EB/OL].(2021-11-15)[2023-01-30]. https://www.asha.org/practice-portal/clinical-topics/fluency-disorders/

[5] American Speech-Language-Hearing Association.Spoken Language Disorders[EB/OL].(2021-11-15)[2023-01-30].https://www.asha.org/practice-portal/clinical-topics/spoken-language-disorders/

[6] American Speech-Language-Hearing Association.Acquired Apraxia of Speech[EB/OL].(2021-11-15)[2023-01-30].https://www.asha.org/practice-portal/clinical-topics/acquired-apraxia-of-speech/

[7] Aronson A E, Bless D M.Clinical voice disorders[M].New York: Thieme Medical Publishers, 2009.

[8] Bernthal J, Bankson N W, Jr FLIPSEN P.Articulation and phonological disorders: Speech sound disorders in children[M].New York: Pearson, 2017.

[9] Chen A, Garrett C G.Otolaryngologic presentations of amyotrophic lateral sclerosis[J].Otolaryngology-Head and Neck Surgery, 2005, 132(3): 500-504.

[10] Roy N, Gray S D, Simon M, et al.An evaluation of the effects of two treatment approaches for teachers with voice disorders: A prospective randomized clinical trial[J].Journal of Speech, Language, and Hearing Research, 2001, 44(2): 286-296.

[11] 陈仁吉，马莲，孙勇刚，等.90 例功能性语音障碍患者发音特点分析[J]. 中华物理医学与康复杂志，2004, 26(3): 168-170.

[12] 张文婧，陈仁吉.173 例功能性构音障碍患者辅音错误特点分析[J]. 北京口腔医学，2016, 24(1): 29-31.

[13] Montgomery J W, Gillam B, Evans J L.A new memory perspective on the sentence comprehension deficits of school-age children with developmental language disorder: implications for theory, assessment, and intervention[J].Lang Speech Hear Serv Sch, 2021, 52(2): 449-466.

第二章 运动性言语障碍的康复

言语是当我们表达思想、情绪，应对和控制所处环境时的一种独特、复杂、动态的运动活动，其产生是在中枢神经系统的控制下，通过外周发音器官复杂而精确的运动产生语音来实现的。语音产生包括四个阶段：音位编码阶段、言语运动计划阶段、运动编程阶段和运动执行阶段。

音位编码阶段由三部分组成：节律框架生成、槽的构建和音段选择与填充。节律框架生成指定了词的音节数量和词汇重读位置；槽的构建确定了词的音位数量，并把信息传递给音段选择与填充；音段选择和填充决定音位的提取和音位的排序，这样词的单个音位及它们的顺序依次被提取。由于决定了音节数和重读位置，当节律框架生成出现障碍，就会产生音节赘加、遗漏或重读错误；槽的构建功能受损表现为音位的赘加或遗漏；而音段选择和填充功能受损表现为音位替代、后置、逆同化和位置置换。

言语运动计划是指定发音器官的运动目标（如圆唇、舌尖抬高等）。运动计划的基本单位是音位，每个音位系列有它的空间和时间赋值。在言语产生时我们会提取感觉和运动记忆，这些记忆是本体感觉、触觉、听觉与学过的音位联系形成的。运动计划是按音位系列顺序发生的，它具有发音特性，而不是肌肉特性。运动参数在计划的音位序列产生时提取，根据它们出现的语音环境进行调整，使运动参数适应语音环境。当运动计划受到破坏，就不能回忆核心运动计划或者特定的音位运动目标，也不能组织连续的言语运动。它使得音位、音节分离，言语速度减慢，语音歪曲。

言语运动编程是对实施运动计划的特定肌群发出命令，即将运动计划信息转换成一系列神经冲动，这些神经冲动使恰当的肌肉在恰当的时间收缩。言语运动编程涉及发音器官的运动序列的选择、排序和激活，它限定了肌肉收缩程度、位置、时间和序列，从而决定了肌肉的张力、运动方向、力量、范围、速度以及关节的灵活性和协调性。

言语运动计划的执行是接受神经系统发出的一系列神经肌肉的运动指令促使声带产生振动，声道形状发生变化，同时能够控制呼吸系统、发声系统和构音系统各器官的运动来执行言语运动的程序，从而产生一系列有序的言语声，真正反映程序的目的。

以上描述的言语运动是计划、编程、控制和执行的过程，也被称为运动性言语过程。然而，多种疾病会影响到言语的运动过程，导致运动性言语障碍。

Duffy 将运动性言语障碍（motor speech disorder，MSD）定义为：由于神经缺损影响言语的计划、编程、控制或执行而导致的言语障碍，包括神经性言语障碍（dysarthria）和言语失用症（apraxia of speech，AOS）。Freed 对运动性言语障碍的定义为：由运动系统的异常功能引起的言语缺陷的集合，这一集合由七种类型的神经性言语障碍和一种失用症组成。本指南主要沿用 Duffy 对于运动性言语障碍的定义。以下为 Duffy 和 Freed 对运动性言语障碍定义的原文：

Motor speech disorders (MSDs) can be defined as speech disorders resulting from neurologic impairments affecting the planning, programming, control, or execution of speech.MSDs include the dysarthrias and apraxia of speech.

Motor speech disorders, therefore, are a collection of speech production deficits that are caused by the abnormal functioning of the motor system. Altogether, this collection of motor speech disorders consists of seven types of dysarthria and one type of apraxia.

第一节 运动性言语障碍的病因和发病机制

一、运动性言语障碍的定义

（一）神经性言语障碍

神经性言语障碍是一组神经源性言语障碍的统称，表现为神经损伤导致的言语产生异常，涉及呼吸、发声、共鸣、构音和韵律（prosody）方面所需要的力量、速度、范围/幅度、稳定性或准确性等方面。针对这一定义，需要明确地指出以下三点：①神经性言语障碍是由神经系统疾病引发的；②它是运动性障碍；③它可以被分为不同的类型，每种类型都有其不同的言语病理表现以及特异的、可推测的神经病学特征和伴随症状。

（二）言语失用症

言语失用症是指在言语产生过程中，因脑损伤等原因造成计划言语运动序列的大脑通路受损，影响患者将有意识的言语计划转化为运动计划的能力，从而导致其言语功能受限，出现言语困难。这种失用不能用初级的感觉障碍和运动障碍来解释，也不能用痴呆、情感障碍、失语、失认、精神症状和不合作来解释，并且排除言语肌肉的麻痹或瘫痪。言语失用症的大脑定位至今仍有争议，已经有过描述的部位包括运动性言语中枢（Broca 区）、左侧额颞顶回、岛叶的左上前部位、左侧皮质下区域，特别是基底核。

二、运动性言语障碍的病因与分类

运动性言语障碍由七种类型的神经性言语障碍和一种失用症组成。根据神经系统损害部位的不同和病理言语特征，将神经性言语障碍分为七种类型：痉挛型、弛缓型、运动失调型、运动不及型、运动过强型、混合型和单侧上运动神经元型。

（一）痉挛型神经性言语障碍

任何损害锥体系统与锥体外系统的疾病都可能导致痉挛型神经性言语障碍（spastic dysarthria），包括肌萎缩侧索硬化等神经系统退行性疾病、血管性疾病、先天性疾病、创伤性疾病、白质脑炎等炎症性疾病和代谢性疾病等。这些疾病可能会导致双侧中枢运动系统损害以及痉挛型神经性言语障碍，但痉挛型神经性言语障碍的确切病因尚不清楚，脑血管疾病、退行性疾病和创伤性疾病可能是其主要病因。尚存在多种可能会引起痉挛型神经性言语障碍的其他原因，如脑干肿瘤对上运动神经元可能存在影响，类似单一型的脑干卒中，其位置位于脑干处，锥体与锥体外路径位置相近，脑干肿瘤可能会压迫并影响来自双侧大脑半球的上运动神经元，从而造成痉挛型神经性言语障碍。另一种可能会造成痉挛型神经性言语障碍的情况是脑部缺氧，因为脑部缺氧可能会产生广泛性的神经性损伤，其影响可能会延伸至脑部两旁的上运动神经元。

（二）弛缓型神经性言语障碍

任何损害运动单元传导过程的因素均可能导致弛缓型神经性言语障碍（flaccid

dysarthria),包括遗传因素导致的肌营养不良症,吉兰 - 巴雷综合征等脱髓鞘病变,感染因素导致的脊髓灰质炎,肌萎缩侧索硬化、脊髓性肌萎缩症等退行性病变,重症肌无力等神经肌肉接头处病变,代谢性疾病,肿瘤,脑外伤及脑血管疾病等。弛缓型神经性言语障碍会随着累及的脑神经或脊神经的功能、数量、在运动单元中的病理位置等产生变化。一般来说,单个神经受损常见于脑外伤,而中毒和代谢紊乱通常会影响到多条神经。

(三)运动失调型神经性言语障碍

任何损害小脑或小脑控制回路的病变都有可能引起运动失调型神经性言语障碍(ataxic dysarthria),包括遗传性共济失调、弗里德赖希共济失调等退行性病变,多发性硬化等脱髓鞘性病变,动静脉畸形、小脑出血等血管性疾病,肿瘤性疾病,炎性或感染性、内分泌性、结构性、创伤性、免疫介导性、毒性或代谢性疾病等。但是运动失调型神经性言语障碍的具体病因尚不清楚,其中退行性、血管性和脱髓鞘性疾病所致的运动失调型神经性言语障碍较为常见。

(四)运动不及型神经性言语障碍

任何干扰基底节控制回路功能的疾病都会导致运动不及型神经性言语障碍(hypokinetic dysarthria)。这些疾病包括帕金森病等退行性疾病,弥漫性额叶白质病变和基底节血管病变等血管性病变,外伤性、感染性、炎性、肿瘤性和毒性代谢性疾病。运动不及型神经性言语障碍的确切病因尚无定论,但其中退行性疾病是最常见的病因。帕金森病是一种原发性退行性疾病,是运动不及型神经性言语障碍最常见的病因,若没有其他影响因素,帕金森病的神经性言语障碍表现即为运动不及型神经性言语障碍。这一情况有时会被称为“帕金森神经性言语障碍”,但是“运动不及型神经性言语障碍”这一术语更加准确,因为运动不及型神经性言语障碍的病因不仅为帕金森病,而且帕金森病患者的临床表现也不只局限在言语障碍方面。其他诸如正常压力脑积水(normal pressure hydrocephalus)和阻塞性脑积水(obstructive hydrocephalus)可能与帕金森病和运动不及型神经性言语障碍有关。一些遗传性疾病,比如肝豆状核变性、亨廷顿病(Huntington disease)、特发性基底节钙化(idopathic basal ganylia calcification, IBGC)、显性遗传脊髓小脑共济失调(dominantly inherited spinocerebellar ataxias),以及一些罕见的先天性代谢失调也可能与运动不及型神经性言语障碍相关联。

(五)运动过度型神经性言语障碍

运动过度型神经性言语障碍(hyperkinetic dysarthria)已知病因包括毒性代谢、舞蹈症等退行性疾病、传染性疾病、血管性疾病、创伤性疾病、肿瘤性疾病和炎症性疾病,其中原发性、毒性代谢和退行性疾病可能是最常见的病因。神经代谢紊乱或服用影响基底神经节中神经递质平衡的药物会引发慢性、进行性、急性或迟发性的不自主运动。在某些人群中,药物(如神经阻滞剂、抗精神病药)引起的运动障碍非常普遍。

(六)混合型神经性言语障碍

混合型神经性言语障碍(mixed dysarthria)多发生于神经性损伤延伸至运动系统两处及以上的个体,呈现出数项单纯型神经性言语障碍的混合言语特征。常见于累及两处及以上的神经病变,包括肌萎缩侧索硬化、多系统萎缩、脑卒中、脑外伤、感染性疾病、肿瘤等疾病,以及伴随两种及以上疾病者,如帕金森病合并右脑损伤、亨廷顿病合并吉兰 - 巴雷综合征等。

(七)单侧上运动神经元型神经性言语障碍

任何会使单侧脑部产生上运动神经元损伤的状况都可能导致单侧上运动神经元型神经

性言语障碍(unilateral upper motor neuron dysarthria, UUMN)。这些疾病包括血管性、肿瘤性、退行性、外伤性、感染性、炎性和毒性代谢性疾病,但卒中是其中最常见的病因。其中,左颈动脉或大脑中动脉闭塞是导致上运动神经元损伤的最常见原因,常伴失语症或言语失用症。右颈动脉或大脑中动脉闭塞也是导致上运动神经元损伤的常见原因,同时伴右大脑半球视觉缺失(忽视)和认知障碍。大脑后动脉、基底动脉和大脑前动脉区域的单侧脑卒中也可引起上运动神经元损伤,但发生频率较低。

(八)言语失用症

言语运动编程区域的损伤可能会导致言语失用症,一般也认为言语失用症是由左大脑半球的外侧裂周区受损所致。虽然左侧的外侧裂周区是最常见的病灶位置,但却不是唯一的位置,岛叶以及基底核受损也与言语失用症有关。引起言语失用症的病因主要包括脑卒中、退行性疾病、创伤及肿瘤等。脑卒中是造成言语失用的主要病因,约占 40%。因脑卒中引起言语失用症的患者大多存在左大脑半球的外侧裂周区受损,主要在额叶和顶叶处。部分言语失用症患者还存在颞叶的损伤,但其损伤会同时涉及额叶或顶叶区。退行性疾病是造成言语失用症的另一个重要病因,约占 27%,这类病症包括阿尔茨海默病、原发性进行性失语症以及克 - 雅病。脑部创伤也是造成言语失用症的一个原因,约占 14%,如左额叶的手术性创伤是导致言语失用症的常见创伤类型,动脉瘤修复手术、肿瘤摘除及脑出血清除手术也存在导致言语失用症的可能。虽然其中有几例颅骨封闭式损伤的个案也出现言语失用症,但大部分仍为手术后的局部性创伤所致。

三、运动性言语障碍的发病机制

(一)神经性言语障碍

引起神经性言语障碍的主要疾病是脑卒中、脑性瘫痪、脑性瘫痪、肌萎缩侧索硬化、帕金森病、多发性硬化、重症肌无力、小脑病变等。

1. 脑卒中 脑卒中(stroke)是一种急性脑血管疾病,是由于脑部血管突然破裂或血管阻塞导致血液不能流入大脑而引起脑组织损伤的一组疾病,包括缺血性卒中和出血性卒中。目前报道的由磁共振成像或尸检证实与神经性言语障碍有关的幕上损伤,主要位于皮层、皮层下运动区、放射冠和内囊,有报道尾状核和双侧丘脑梗死也可引起神经性言语障碍。幕下起源的神经性言语障碍可见于脑桥基底部、大脑脚以及脑桥延髓接合处腹侧、中脑、延髓的卒中。双侧皮质核束和皮质脊髓束损伤所引起的假性延髓麻痹对言语影响较明显。脑卒中所致神经性言语障碍常见的类型有痉挛型、弛缓型、单侧上运动神经元型和运动失调型,其中痉挛型最为多见,占 87.8%。主要异常言语特征是:吸气时间短;发音时间短,费力音,粗糙音,音量偏高,鼻音化;元音、辅音歪曲;语速慢,不自然的中断,音量、音调急剧变化,说话费力。低位脑干卒中可引起弛缓型言语障碍,该类型的患者临床表现为音量弱、有气息音、吐字不清晰等。

2. 脑性瘫痪 脑性瘫痪(cerebral palsy, CP)是一组持续存在的中枢性运动和姿势发育障碍、活动受限综合征,这种综合征是由发育中的胎儿或婴幼儿脑部非进行性损伤所致。脑性瘫痪的运动障碍常伴有感觉、知觉、认知、交流和行为障碍,以及癫痫和继发性肌肉、骨骼问题。脑瘫患儿根据临床分型不同,一般都会伴有相关神经控制的躯干运动障碍,这会对患儿的发音器官造成一定的影响,使患儿在学习发音以及构音上存在很大的困难,主要表现在舌、下颌、口唇以及鼻咽等器官和胸廓周围的呼吸肌上,这种器官的运动障碍会直接影响患儿的语音速度、清晰度以及音调。加之个体的生理、智力、心理及生活和社会环境等内外因素的共同影响，限制了正常模式的言语语言发育，也导致其对言语的理解、运用及表达方面都存在着诸多问题。70%~75% 的脑瘫儿童存在言语语言障碍，其中最常见的言语障碍是神经性言语障碍，最常见的语言障碍是语言发育迟缓。

3. 肌萎缩侧索硬化 肌萎缩侧索硬化（amyotrophic lateral sclerosis，ALS），俗称渐冻人症，是运动神经元病的一种，累及上运动神经元（大脑、脑干、脊髓）、下运动神经元（脑神经核、脊髓前角细胞）及其支配的躯干、四肢和头面部肌肉，多为中年后发病，多数患者发病年龄在 50~70 岁。患病早期主要表现为较轻微的局部肌肉无力、肌肉萎缩及锥体束征，逐渐发展为全身肌肉萎缩和吞咽困难。英国物理学家斯蒂芬·威廉·霍金正是该疾病的患者，其运动功能受损越来越严重，逐步累及言语表达功能，后期只能通过辅助设备进行“表达”。多数患者在发病后 3~5 年内因呼吸麻痹而死亡，目前尚无有效的治疗方法。该疾病男性患者较多，男女患病比约为 1.5∶1~2∶1。由于 ALS 的患者并存上、下运动神经元混合性损害，其言语障碍的特点常表现为混合型障碍，以参与发音的呼吸肌、口面部肌肉及舌肌无力、萎缩等症状最为常见，病变的神经、肌肉使患者讲话时的语速减慢，对音量及音调的控制出现障碍，并伴随鼻音过重等问题。ALS 病程初期只有一项或两项的运动神经会受到损伤。但随着病程的发展，四个运动神经皆可能受到损伤。病程末期，由于肌无力和肌肉萎缩的缘故，患者几乎无法做任何动作。

ALS 患者初期可能会出现下列四种综合征中的一种，至于是哪一种则取决于哪些运动神经元最先受影响。例如：①若脊神经受影响，患者会出现手脚无力、肌张力丧失、肌肉萎缩和反射动作减少；②若脑神经受影响，患者会出现弛缓型神经性言语障碍、呕吐反射减少、舌肌萎缩、吞咽困难、脸部及口部无力；③若皮质脊髓束的上运动神经元受影响，患者会出现手脚无力和痉挛、反射动作增加、四肢肌肉疼痛与肌肉痉挛；④若皮质核束中的上运动神经元受影响，患者则会出现痉挛型神经性言语障碍、呕吐反射过强、脸部和口部无力，以及吞咽困难。

多数 ALS 患者的认知能力几乎不会受到损伤，但可能会出现命名错误、言语的流畅性受损等。ALS 患者早期有舌肌萎缩和明显纤颤，甚至可为首发症状。随着病情发展，肌无力和肌萎缩蔓延至躯干、颈部，最后到面肌和延髓支配肌，表现为构音不清，吞咽困难，咀嚼无力等。但由于双侧皮质核束受损，言语和吞咽障碍可由假性延髓麻痹引起，主要表现为以下症状。① ALS 早期言语症状：发音含糊、发声时间短、语调异常、语速下降、唇音和齿音严重受累、早期鼻音不明显、语言清晰度下降；② ALS 进展中期言语症状：说话费力，音拖长，不自然中断，音量、音质急剧变化，粗糙声、费力音、元音（vowel）和辅音（consonant）歪曲，鼻音过重，吸气时间短，语言清晰度明显受损；③ ALS 后期言语症状：言语重度障碍，可能出现难以发声或只能复述个别音节。部分患者可以发声，但不能说话，表现为发声时间极短，音质粗糙、费力，鼻音化明显，吸气时间极短，呼气相短而弱。

4. 多发性硬化 多发性硬化（multiple sclerosis，MS）是一种中枢神经系统炎性脱髓鞘病，病程中常有缓解、复发的神经系统损害症状。MS 可导致不可逆的中枢神经系统损害，病灶的常发部位为视神经、脊髓、脑干，是中青年人群非外伤性致残的最常见原因。该疾病在欧美地区患病率约为 3‰，发病率约为 2.22‰。我国是 MS 的低发区，北京地区报道的发病率约为 0.023‰，广东省发病率约为 0.1‰。MS 发病危险年龄为 10~60 岁，10 岁前发病的患者仅占 0.3%~0.5%，儿童期后发病率增加，30 岁为发病高峰期，60 岁后发病率较低。有研究表明，10 岁前发病的 MS 患者中男孩较女孩多，且儿童 MS 预后效果较好。青少年 MS 疾病进程与发病年龄及症状的严重性无关；早期治疗可显著改善预后；发病患者中女性多于男性，男女患病比约为 1∶1.7。关于 MS 的病因，医学界尚未明确，推断其发病可能受遗传基因和环境两种因素的影响。MS 可影响中枢神经系统（central nervous system，CNS）中几乎任何一处的髓鞘，含有丰富髓鞘的白质区和外覆髓鞘的灰质区都会遭受侵害，所以 MS 可能发生在脑干、小脑、大脑半球以及脊髓。有些患者呈现的症状显示出 MS 的局灶性损伤仅位于脑中单一处。若患者的主要症状为运动失调型，则表示其局灶性损伤位于小脑；如果患者呈现许多其他弥漫性的症状，表示 MS 的病灶损伤已扩及 CNS 的多处区域。MS 的症状主要包括视觉障碍、运动障碍、感觉障碍、言语障碍和认知障碍，总体来看该病症的发展有四个进程。

（1）约 40% 的患者在病症初期会经历症状复发 - 缓和的过程。但数年之后，患者会开始缓慢而稳定地发展出更为显著的症状。

（2）20%~30% 的患者一生只会经历症状复发 - 缓和的病程，不会经历症状稳定持续恶化的阶段。

（3）10%~20% 患者的症状从发病初期就开始缓慢且稳定地发展，并持续恶化。

（4）约 20% 患者终其一生仅发生过一次或两次复发 - 缓和的症状，除此之外并不会受到此病的其他影响。

中枢神经系统损伤的多样性、疾病严重程度、恶化和缓解模式不同所致的言语障碍多为混合型障碍，言语特征表现为：说话时气短，音调音量不定，震颤，初始发声障碍，呈硬起音，重音（stress）和语调（intonation）异常，发音中断明显，可能出现鼻音化，元音、辅音歪曲较轻，主要以韵律失常为主，声音的高低强弱呆板震颤。随着病情逐渐加重，多发性硬化患者可能出现难以发声、发音动力不足等症状。

5. 帕金森病　帕金森病多发于老年患者，发病年龄在 50~70 岁居多，男性患者为主。主要症状包括震颤、肢体僵硬、齿轮样僵硬、动作缓慢、姿势异常、步态不稳等现象，这些都与其言语异常存在相关。帕金森病发病初期以单侧症状为主，后期逐渐发展为双侧。

帕金森病的言语障碍是由基底神经节运动回路功能障碍引起的，导致患者言语起始、运动幅度和运动速度调节方面出现缺陷。这种类型的言语障碍的特征是声音响度降低，单调，基频范围减小，辅音和元音不精确，呼吸困难，说话急促和不规律的停顿，说话时言语运动幅度越来越小，响度也逐渐降低，并且言语模糊。从生理上讲，帕金森病导致的运动过弱型神经性言语障碍与呼吸支持不良和言语发音者的活动范围减少有关，从而导致目标声音的感知不足。因此，这些听知觉特征和生理特征会对患者的言语可懂度（speech intelligibility）造成不利影响，从而影响他们有效沟通的能力。

6. 重症肌无力　重症肌无力（myasthenia gravis，MG）全称为获得性自身免疫性重症肌无力，是乙酰胆碱受体抗体介导的、细胞免疫依赖的和补体参与的神经 - 肌肉接头处传递障碍的自身免疫性疾病，病变主要累及神经 - 肌肉接头突触后膜上的乙酰胆碱受体。重症肌无力发病初期患者往往感到眼或肢体酸胀不适，或视物模糊，容易疲劳，天气炎热或月经来潮时疲乏加重。随着病情发展，骨骼肌明显疲乏无力，显著特点是肌无力于下午或傍晚劳累后加重，晨起或休息后减轻，此种现象称之为“晨轻暮重”。此时面肌、舌肌、咀嚼肌及咽喉肌极易受累，软腭肌无力，发音呈鼻音，谈话片刻后音调低沉或声嘶。常表现为吞咽及发声障碍，饮水呛咳，咀嚼无力，舌运动不自如，无肌束颤动，面部表情呆板，额纹及鼻唇沟变浅，口角下垂，颈部无力等，严重时可因发生急性呼吸衰竭而猝死。患者说话时表现为清晰度下降，说话费力，鼻音过重，声音的高低强弱呆板震颤，重音和语调异常。

7. 多系统萎缩　多系统萎缩（multiple system atrophy，MSA）是另一种会引发混合型神经性言语障碍的渐进性疾病，是一种涵盖多种退行性疾病的总称。包括夏伊-德拉格综合征（Shy-Drager syndrome，SDS）、进行性核上性麻痹、橄榄体脑桥小脑萎缩、肝豆状核变性等。

（1）夏伊-德拉格综合征　夏伊-德拉格综合征是一种原因不明的进行性中枢神经系统变性疾病，主要影响脑干、基底核和自主神经系统中的神经元。此综合征通常于中年发病且发展缓慢，但患者多在发病后数年内死亡。在此综合征中有许多类似帕金森病的症状，如运动徐缓、运动不能和动作僵直，但通常不会出现震颤的情形。然而，用于治疗帕金森病的左旋多巴等药物无法改善此病中与帕金森病一样的症状。Shy-Drager综合征的其他症状还包括因上运动神经元的双侧性退化所引起的轻微性的四肢、面部或颈部痉挛。自主神经系统的损伤可能会引发血压调节方面的问题，也会导致阳痿、肠道和膀胱功能障碍（排便和排尿困难），以及瞳孔对光反应的迟钝。此外，该症也会影响到小脑或其控制回路，进而引起运动失调。夏伊-德拉格综合征中可能出现的混合型神经性言语障碍有数种形式，由于基底核上运动神经元和小脑方面的神经退化，最常见的三种为痉挛-运动失调-运动不及型、运动不及-运动失调型和运动失调-痉挛型混合神经性言语障碍。

（2）进行性核上性麻痹　进行性核上性麻痹是一种罕见的多系统退化性障碍，会引起脑干、基底核和小脑的神经元退化现象。此病多发于中年晚期，病程的进展稳定，病因不明，每10万人口中约有1.4人罹患该病。患者眼球的随意性运动会逐渐受到限制，使得患者下楼梯或阅读变得困难，或对周边物体的察觉能力会大幅受限。患者呈现出步行僵直和颈部僵直等较为明显的帕金森病的症状，但是会逐渐发展成为全身性僵直。此外，由于累及双侧上运动神经元，患者的四肢、脸部和颈部会出现轻微的痉挛、吞咽困难、眼睑强直等症状。该病与数种神经性言语障碍有关联，运动不及型、痉挛型和运动不及-痉挛型混合神经性言语障碍在这类病症中较为常见。但也可能会出现运动失调型神经性言语障碍，尤其常会伴随运动不及型或痉挛型神经性言语障碍一起出现。

（3）橄榄体脑桥小脑萎缩　橄榄体脑桥小脑萎缩是一种罕见的病症，此病会导致下橄榄核、脑桥和小脑的神经元逐渐退化，病因至今不明。一般而言，此病通常发病于三四十岁，症状包括运动失调型的平衡障碍、手脚动作的不协调、震颤、四肢麻木、肌肉痉挛、神经性言语障碍等。该病目前无法治愈，病程进展得相当缓慢。因为这种退化症会影响到脑部的许多部位，故其引发的神经性言语障碍多为混合型，如运动失调型、痉挛型、弛缓型或运动不及型神经性言语障碍等类型的组合。

（4）肝豆状核变性　肝豆状核变性是一种极为罕见的体内微量元素铜代谢异常导致的遗传性疾病。虽然人体所需铜元素较少，肝豆状核变性患者却因为无法正常代谢铜，造成过量的铜堆积在眼角膜、肾脏、肝脏和脑（尤其是基底核），进而导致患者认知、运动功能和精神方面受损。肝豆状核变性通常在青少年时期首次发病，患者初期表现为笨拙不灵活、认知能力轻微减退、性格上细微的转变，后期会出现肢体僵直、动作徐缓（bradykinesia）、震颤、四肢运动失调、痴呆、吞咽障碍（dysphagia）以及神经性言语障碍等症状。肝豆状核变性患者可通过口服青霉胺等方法得到有效改善，消除这些症状。然而，此症若不及时治疗，将对身体造成永久性的损伤。

8. 小脑病变 小脑病变常伴随构音障碍的出现，以运动失调型障碍为主，主要是由构音肌群运动范围、运动方向的控制能力差而引起的。临床上，以声音的高度和强度急剧变动，说话呈中断性而突然爆出一句为其特征，还可表现为发音不清、含糊、不规则、言语速度减慢。言语特征表现为元音、辅音歪曲较轻，主要以韵律失常为主，初始发声障碍，硬起音，重音和语调异常，发音中断明显。

（二）言语失用症

言语运动编程区域的损伤可能会导致言语失用症，一般认为言语失用症是由左脑半球的外侧裂周区受损所致，此外，脑岛以及基底核的受损也与言语失用症有关。引起言语失用症的疾病主要包括脑卒中、退行性疾病及脑部损伤。

1. 脑卒中 Duffy 的研究表明，脑卒中是造成言语失用的主要病因，约占 40%。因脑卒中引起言语失用症的患者大多存在左脑半球的外侧周裂区受损，主要在额叶和顶叶处。部分言语失用症的患者还存在颞叶的损伤，但其损伤会同时涉及额叶或顶叶区。

2. 退行性疾病 退行性疾病是造成言语失用症的另一重要病因，约占 27%，这类病症包括阿尔茨海默病（Alzheimer's disease）、原发性进行性失语症（primary progressive aphasia）及克 - 雅病（Creutzfeldt-Jakob disease）。虽然上述疾病通常与弥漫性脑损伤有关，但 Duffy 指出，至少在病程早期，这些疾病可能只是局部性创伤导致的言语失用，或其他与明确病灶相关的障碍等异常。

3. 脑部损伤 脑部损伤也是造成言语失用症的一个原因，约占 14%。左额叶的手术性创伤是导致言语失用症常见的创伤类型；动脉瘤修复手术、肿瘤摘除及脑出血清除手术也存在导致言语失用症的可能。虽然其中有几例颅骨封闭式损伤的个案也出现言语失用症，但大部分仍为手术后的局部性创伤所致。Duffy 研究中其余的患者则由左额叶肿瘤、癫痫发作、不明病因或多重病因，如左脑半球卒中和失智症引起言语失用症。

（黄绍鸣）

第二节 运动性言语障碍临床表现及诊断

一、运动性言语障碍的临床表现

（一）痉挛型神经性言语障碍的临床表现

痉挛型神经性言语障碍的患者通常因锥体系的损伤而导致已熟练的运动减少和肌力下降，以及因锥体外系的损害而导致肌张力增高和痉挛。因此，影响言语运动功能的主要异常（痉挛、力弱、运动范围的减少和运动迟缓）可以出现在任何或所有的言语成分（呼吸、发声、共鸣、构音及韵律）中，而不局限于某一个单独的成分。痉挛型神经性言语障碍表现为随意运动出现异常模式，言语相关肌群的肌张力增高，病理反射亢进，咽反射、下颌反射亢进，一般会导致舌、唇运动差，软腭的抬高异常。主要表现为说话缓慢费力、字音不清、鼻音重、音拖长、不自然的中断、粗糙音、费力音、元音和辅音歪曲、缺乏音量控制、重音减弱、语调异常等，常伴有强哭、强笑等情绪控制障碍。具体各言语功能临床表现如下。

1. 呼吸 Darley 与 Aroson 等人提出，痉挛型神经性言语障碍患者可能存在异常的呼吸运动，而这种异常运动可能会导致吸气与呼气动作减弱，呼吸方式不协调，以及肺活量的减少，以至于说话时语句的长度较短、响度低下。然而 Darley 等人也指出，在痉挛型神经性言语障碍患者中，声带的过度闭合更容易导致发声与韵律方面的问题，而非呼吸功能的障碍；并且由于声带的肌张力过高，患者很可能需要张大嘴来进行呼吸，但这并不属于呼吸功能异常。故痉挛型神经性言语障碍患者中若有呼吸异常，也可能会被更明显的喉部通气问题所掩蔽而不易察觉。

2. 发声 在发声功能方面，痉挛型神经性言语障碍患者在喉镜检查中，声带不振动时其外观和位置都很正常，但声带振动进行发声时，双侧声带常有过度闭合的情况。Darley 等人发现，对于痉挛型神经性言语障碍患者而言，音质粗糙是一个最为常见的言语特征。发声时空气从部分张开的声门处漏出，使粗糙音质有一种明显的空气摩擦感。

紧张音质也常见于痉挛型神经性言语障碍患者中，它在听感知上不同于粗糙声。粗糙嗓音中出现的是气息摩擦声，紧张音质是由于声门下气流经由一段狭窄且紧缩的喉部挤压而出，而非漏出。同粗糙声一样，紧张音质是由于喉部肌肉痉挛而产生声带过度紧绷、内收所引起的。Darley 等人发现，紧张音质是最容易区别出痉挛型神经性言语障碍患者的言语特征之一，相比其他类型，这种音质在痉挛型神经性言语障碍患者中更为明显。然而，紧张音质不是痉挛型神经性言语障碍的绝对诊断标准，因为并非所有的痉挛型神经性言语障碍患者都会出现这种特征。研究表明，约 2/3 的患者表现出这种特征。

低音调是痉挛型神经性言语障碍的另一个典型特征，一般认为，喉部肌肉张力增高会使音调降低，因此低音调也常出现在痉挛型神经性言语障碍患者中。与紧张音质类似，相比其他类型，低音调在痉挛型神经性言语障碍患者中也更为明显。但从临床角度来看，由于其他类型的神经性言语障碍患者也会表现出低音调现象，因此低音调不足以成为痉挛型神经性言语障碍的诊断标志。

3. 共鸣 痉挛型神经性言语障碍患者讲话时常有鼻音过重的现象，这是由于这类患者软腭的运动速度缓慢，甚至软腭痉挛而无法运动，出现腭咽闭合不全的情况所致。但与弛缓型神经性言语障碍患者相比，痉挛型神经性言语障碍鼻音过重的程度更为轻微，并且鼻漏气的情形也较为少见。

4. 构音 在构音方面，痉挛型神经性言语障碍患者构音器官的运动范围明显减小，虽然舌的外观看起来并没有明显萎缩，但舌的运动速度较缓慢，舌肌无力并且舌运动范围变小。进行口部运动功能评估时，患者可能无法将舌伸出口外，舌无法进行交替伸缩或左右交替的运动。产生言语运动时，痉挛型神经性言语障碍患者在说复杂的声母时会出现歪曲或替代甚至遗漏现象，韵母也会出现歪曲现象，这都是由舌肌无力且运动幅度受限导致的。此外，由于肌力减弱，患者在发双唇音时无法闭合双唇而发出唇塞音。下颌的运动也可能出现异常，有时会出现下颌打开过度，并且闭合速度缓慢的情况。

5. 韵律 首先是在连续语音或自发言语中出现音调单一现象，这也是该类言语障碍患者最为明显的特征之一。这是整体喉部肌肉紧张所致，当这些肌肉呈现出痉挛性的紧张现象时，其收缩与放松的能力较差，无法调控音调变化从而导致音调单一。例如，环甲肌的收缩和舒张运动改变声带的长度从而提高或降低音调，当此肌肉痉挛导致收缩不力时，音调的变化程度也会受到限制，由此出现音调单一的韵律特征。

第二个韵律特征是响度单一，即言语时响度变化的能力降低。与音调单一相同，响度单一也是因为喉部肌肉张力增加所致。正常的响度变化是靠改变声带的紧张度来完成的，通过改变声带的紧张程度，喉部可以精确地调节声门下方气流通过声门处的气流量，当声带调节张力的能力变弱时，响度变化的能力也会由此降低。

第三个韵律特征是言语时句子长度变短。这一特征在进行自发性言语时表现最为明显。Darley 等人指出，喉部异常紧张会使得句长变短。痉挛型神经性言语障碍患者因为需要耗费力量来强迫声门下气流冲破过度闭合的声带，所以很难说出较长的句子；而说话时频繁的吸气动作会影响正常的韵律，所以句长变短的现象也被视为韵律方面的异常。语速缓慢也是痉挛型神经性言语障碍患者的另一项韵律特点，这可能是由构音器官的运动范围减小和速度变慢而引起的。此外，构音器官肌肉无力也会出现语速比正常人慢的现象。根据 Darley 等人的研究，语速缓慢也可能是由于言语时喉部肌痉挛造成的声带内收紧绷所致。

另外，重音减少也是痉挛型神经性言语障碍患者的一个韵律特点，但是目前对重音模式的研究有限。

（二）弛缓型神经性言语障碍的临床表现

肌力弱、肌张力低下、腱反射减弱是弛缓型麻痹的主要临床特点，常出现肌萎缩和肌束震颤，肌肉运动时肌力迅速减弱和休息后恢复是其显著的特征。这些特征的存在或缺失程度取决于一些已损坏的运动单位的损伤程度。它可以出现在任一个或所有的言语成分（呼吸、发声、共鸣、构音及韵律）中。弛缓型神经性言语障碍的临床表现为肌肉运动障碍、肌力减弱、肌张力降低、肌萎缩及腱反射减弱。该类型的患者会出现说话时鼻音过重、辅音发音不准以及伴有气息音的嗓音特性，有时可闻及气体从鼻孔逸出的声音及吸气声，说话时因气流较弱而出现语句短促、音调低、音量小及不恰当的停顿等现象。患者可表现出动作缓慢且费力的构音行为，并伴有吞咽困难、唇闭合、外展差、舌抬高及两侧运动困难等症状。具体各言语功能临床表现如下。

1. 呼吸　呼吸变弱和呼吸支持不足现象是弛缓型神经性言语障碍的主要表现之一。当负责支配横膈膜和肋间肌的颈神经和胸神经受损时，可能会导致患者在说话时吸气量减少，或控制呼气的能力受损。上述任何一种情况都会导致患者声门下压力不足，影响言语的产生。声门下气流量不足会出现响度低下和句长短等言语异常现象。如果他们利用残余气流来延长其句长，就会出现紧张音质。响度低下、句长短和紧张音质都会影响言语韵律的表现。此外，呼吸变弱也会导致响度单一和音调单一。

2. 发声　弛缓型神经性言语障碍常见发声功能低下，主要指发声时声带闭合不全。迷走神经的喉返神经支受损容易造成此现象，因为该神经支配几乎所有喉肌（除环甲肌外）的运动功能。伤及此神经可使声带的内收肌与外展肌出现无力或麻痹的现象。如果主要影响到内收肌，则声带无法完全闭合，使得患者言语时伴随气息声。对气息声严重的患者而言，其言语声就如同正常人说的耳语声一般。如果主要影响到外展肌，则在吸气时声带无法完全外展；而外展不充分，吸气时就会听见喘鸣音。

3. 共鸣　鼻音过重是诊断弛缓型神经性言语障碍的一项重要指标，虽然此特征并非只出现在弛缓型神经性言语障碍中，但与其他类型的言语障碍相比，弛缓型神经性言语障碍患者表现得更为明显。该类型言语障碍还会出现其他与共鸣相关的异常言语表现，包括因腭咽闭合不全所导致的鼻漏气，口腔内压减少造成的口压型辅音变弱及说话时气流从鼻腔漏失而导致句长过短等。上述所有共鸣方面的障碍，主要是由双侧迷走神经咽支受损所致，该分支神经支配大多数软腭处的肌肉。

4. 构音　声母歪曲是 Darley 等人所提出的第二明显的弛缓型神经性言语障碍异常言语特征。弛缓型神经性言语障碍患者构音错误的严重程度有很大差异，轻者只有轻微的歪曲现象，重者则言语让人完全无法理解。面神经与舌下神经的受损是造成这些声母歪曲的常见原因。双侧面神经受损会严重影响双唇音与唇齿音的产生，同时也会影响需要通过圆唇来发出的声母和韵母。若双侧舌下神经受损，患者在发翘舌音（尤其是需要舌尖上抬的音）时容易出现遗漏现象。舌下神经受损后可能会影响到舌尖前、中、后音的产生，如 /z/、/d/、/zh/ 音。三叉神经受损同样会影响构音功能。如前所述，双侧三叉神经受损可能会使下颌难以闭合，从而导致构音器官无法完全接触。若下颌向上运动功能受限，患者便无法准确地完成声母以及大多数韵母的构音。

5. 韵律　Darley 等人提出弛缓型神经性言语障碍患者可能因为喉部肌力减弱而无法完成正常的音调和响度变化，导致音调单一和响度单一。例如，迷走神经的喉上神经分支受损时，环甲肌肌力减弱，进而无法充分收缩和放松声带，亦无法产生正常的音调和响度变化。但值得注意的是，音调单一和响度单一并非只出现在弛缓型神经性言语障碍患者中，在其他类型的言语障碍中也会出现，比如痉挛型神经性言语障碍和运动失调型神经性言语障碍。

（三）运动失调型神经性言语障碍的临床表现

共济失调是小脑损伤患者言语障碍的一个重要因素，它可以表现在言语的呼吸、发声、共鸣、构音和韵律的任何一个或所有成分，但其最明显的特点是构音和韵律障碍。运动失调型神经性言语障碍主要反映了运动的控制问题，由于神经、肌肉不协调和肌张力低下的影响，导致言语运动的力量、范围、时间和方向变缓慢或不准确。运动失调型神经性言语障碍表现为言语肌群运动不协调（运动的力量、方向、范围、时间控制），肌张力低下，运动速度减慢，震颤。其言语特征主要以韵律失常为主，声音的高低强弱呆板震颤，音量、重音和语调单一，初始发声障碍，声音大，发音中断明显，间隔停顿不当，如同“醉酒”后的言语行为，有辅音发音不准、元音歪曲的现象，且这种现象在表达不同言语时表现会有所不同，常伴有肢体的共济失调。具体各言语功能临床表现如下。

1. 呼吸　运动失调型神经性言语障碍患者因为小脑损伤导致与呼吸调节有关的肌肉协调性异常，从而影响言语过程中的呼吸系统功能。言语过程中呼吸功能的稳定发挥有赖于呼吸肌群的协同合作，当这种协调性出现异常时，可能表现为夸张的呼吸动作或者相互拮抗的呼吸动作，从而影响正常的言语产出。比如，夸张的呼吸动作可造成言语时响度变化过大；肋间肌和膈肌的矛盾运动会降低肺活量，导致声门下压力不足而影响发声，患者在气短的情况下，仍尝试说话，使得患者代偿性语速加快、响度低下，伴随粗糙声等；呼吸、发声功能受损且无法流畅地说话，也会导致患者出现韵律方面的问题。

2. 发声　运动失调型神经性言语障碍的患者较少出现发声系统的障碍，若出现发声障碍则通常表现为粗糙声。正如上文所述，导致这种情况的原因主要是肌肉运动的异常。该类言语障碍的患者还可能表现出嗓音震颤（voice tremor），主要由小脑损伤引起，同样与肌肉运动异常有关，但出现的概率比粗糙声小。

3. 共鸣　运动失调型神经性言语障碍患者可见鼻音功能亢进的现象，但该类障碍患者的共鸣功能异常不明显，并非其主要的言语问题。此外，也可能由于软腭或其他构音器官相关肌肉的运动异常而出现鼻音功能低下。

4. 构音　构音障碍是运动失调型神经性言语障碍患者的主要言语问题。小脑的损伤致使患者不能精确地控制构音运动的时相、强度、范围、方向等，从而常表现为辅音构音不准确和元音歪曲，即汉语普通话中的声母构音不准确、韵母歪曲，导致患者说话含糊不清。构音的过程是言语相关肌肉相互协作的复杂过程，当出现异常时，常表现出构音运动分解现象。但运动失调型神经性言语障碍患者也可能表现出其他的构音异常问题。有些患者会表现为不规则的构音障碍，即声母与韵母异常在不同的语流中表现不同（如单个字词或连续语音）。这种异常在含有数个多音节词的句子中较为常见，但并不是句子中的每个字都会出现异常，患者说话时言语含糊，听感上觉得音节像被压缩。

5. 韵律　运动失调型神经性言语障碍患者在韵律方面的异常与构音方面的异常情况相似，较为常见且通常为主要问题。一般表现为语调单一、不恰当的重音过多、响度单一、音节延长、不恰当的停顿、语速缓慢等。不恰当的重音过多是该类障碍患者的特征性表现之一，即在非重音部分时说重音，这种异常状况在听感上容易造成一字一顿的感觉，从而影响言语可懂度。音节延长及音节间不恰当的停顿可以用小脑损伤来解释。小脑损伤的特征之一是单一、重复的动作，表现为动作迟缓，这种动作迟缓也表现在言语方面，可导致言语产出缓慢、音节拉长、间距增加，整体上将导致语速减慢，这一特点也是运动失调型神经性言语障碍患者的特征性表现之一。音调和响度单一的现象同样可以用肌肉运动异常、肌张力不足来解释。

（四）运动不及型神经性言语障碍的临床表现

运动不及型神经性言语障碍可以表现在言语的呼吸、发声、共鸣、构音和韵律的任何一个或所有成分，但在发声、构音和韵律方面表现最为明显。运动不及型神经性言语障碍的临床特征反映了控制和支持适当言语的神经、肌肉活动的快速离散和阶段性言语运动的叠加，表现为言语运动的力度和范围的减少，但有时言语活动快速重复。运动不及型神经性言语障碍主要影响言语运动控制，即运动程序的准备、持续、启动和结束。这常给人一种印象：它的潜在运动“都在那里”，但在范围和振幅上减弱了，而且在灵活性和速度受到限制。临床主要表现为运动范围和速度受限、动作僵硬。因言语肌群的不随意运动和肌张力改变，造成发音低平、单调，可有颤音及第一字音的重复，似口吃，说话时言语速度加快，同时伴有流涎，说话时舌运动不恰当，舌抬高差。具体各言语功能临床表现如下。

1. 呼吸　运动不及型神经性言语障碍患者可能因胸部肌肉僵硬导致呼吸功能异常，从而降低肺活量。帕金森病患者在平静状态下较常人呼吸速率增快，换气量增加，在言语呼吸时胸腔与腹腔移动关系异常，胸腔移动较腹腔小，可见代偿性腹腔增加起伏幅度补偿胸腔运动，上述不正常的呼吸运动方式可能是造成患者无法连续说话、呈片段式的言语、语速加快的原因。

2. 发声　帕金森病患者的言语系统中，发声系统最易受到影响，且障碍表现常比构音方面更为严重。患者多表现为响度低下、低音调且音调变化范围减小，但部分患者也会出现高音调的情况。帕金森病患者的肌肉僵硬影响声带振动和其他发声相关肌群的运动，致使声带运动异常，常出现声带闭合不全的症状，致粗糙声、气息声，导致发声功能异常。

3. 共鸣　该类言语障碍患者较少出现共鸣障碍或程度较轻。

4. 构音　构音动作含糊不清、声母发音不准确是运动不及型神经性言语障碍的常见障碍表现。患者存在舌部肌肉僵硬、颤抖、运动幅度小，下颌运动幅度小、构音动作不精确的情况，上述这些原因都会导致患者说话含糊不清。而患者的构音动作幅度小会造成声母发音不准确，在做语音轮替、切换的康复训练时，患者通常一开始构音动作小，然后速度越来越快，最后音节连续，无法区分音节。常见的声母错误类型为方式错误，最常见于塞音、擦音和塞擦音。导致患者构音运动幅度小的原因可能是构音器官运动速度的加快，或者运动范围的缩小，也有可能是二者的共同作用。帕金森病患者由于肌肉僵硬动作常表现为不及状，即上一个动作未做到位就进行下一个动作；步态和“小碎步”类似，患者在言语状态下也表现出启动困难，启动后动作越来越快，无法随意停止。异常的语速和构音运动使得语音清晰度降低，说话含糊，可懂度降低，让人无法听清。综上所述，构音运动幅度过小、下颌幅度受限、闭合动作不到位以及舌运动幅度受限是运动不及型神经性言语障碍患者语音含糊不清的问题所在。

5. 韵律　运动不及型神经性言语障碍患者通常说话语句短促、缺乏语调变化、缺乏重音变化，没有抑扬顿挫和音量大小的变化，因此听起来缺少感情变化，带有机械感。说话语速有的稍快，有的稍慢，视患者的具体情况而定，但从整体上来看，表现为语速加快的患者居多。需要指出的是，运动不及型神经性言语障碍是唯一可能出现说话语速过快的神经性言语障碍类型。帕金森病患者的语速过快和构音运动不准确会导致语音清晰度降低，言语时常发出模糊的成串的声音，旁人难以分辨。运动不及型神经性言语障碍患者通常发音不流畅，包括音节和单词重复、音节时长延长、不恰当的沉默和过多的停顿。

（五）运动过度型神经性言语障碍的临床表现

运动过度型神经性言语障碍的临床表现为言语肌群不随意运动和肌张力改变，导致言语器官的不随意运动，破坏了有目的的运动而造成元音和辅音的歪曲、失重音、不适宜的停顿、费力音、发音强弱急剧起伏、鼻音过重、嗓音嘶哑紧张、言语缓慢。各言语功能具体临床表现如下。

1. 呼吸　舞蹈症患者动作可能出现突然的、强迫的、不自主吸气或呼气。这些突发性的呼吸动作是由于胸腔或横膈膜处的非随意性运动导致的。发声时的非随意性呼气动作，会因声门下压力突然升高，而使患者出现响度变化过大。对于严重的舞蹈症患者而言，这种呼吸动作可能会发生在任何时候——不管是安静状态下，还是在交流过程中。患者在交谈时若出现这种动作，可能会出现一些干扰音、言词暂停、片语及句长过短等现象。

2. 发声　当运动过度型神经性言语障碍患者发声时，声带肌张力异常增高，可能会出现刺耳、紧缩音质、音调单一、响度变化过大和声音停顿现象。痉挛性发声障碍患者可能会出现持续的或间歇性的紧张、急促、挤压、用力的粗糙嗓音，甚至严重时出现声音骤停现象。舞蹈样动作亦会影响到发声的状态，体现在粗糙声、响度变化过大、紧压音质、声音骤停等症状上。此外，还可能会存在言语声震颤现象，在韵母延长期间尤为明显。

3. 共鸣　较少出现或偶有鼻音过重。

4. 构音　声母发音不准确、韵母歪曲、音节时长延长是运动过度型神经性言语障碍的常见表现。当运动过度型神经性言语障碍患者说话时发生非随意性的咽部肌肉收缩，就可能会改变声道的形状，进而使其当下所发出的任何声母不准确及韵母歪曲现象。而当运动过度型神经性言语障碍的构音器官维持在同一位置过久，则会产生音节时长延长现象。

5. 韵律 音节和音节之间、词与词之间的间距延长，以及言语速率的不规则变化是运动过度型神经性言语障碍患者常见的韵律障碍，由于运动过度型神经性言语障碍的动作在时间点安排上的不可预测性，加上患者试图以其他动作去代偿这些非随意性动作，从而造成韵律障碍。此外，其他韵律障碍还包括不适当的沉默以及音调变化单一。

（六）单侧上运动神经元型神经性言语障碍的临床表现

单侧上运动神经元型神经性言语障碍（UUMN）可以在语言的任何成分中表现出来，但在发声、构音和韵律上最常见。其主要的言语特征为辅音发音不准。患者有明显的对侧下面部、双唇、舌及对侧肢体无力的现象。在多数的病例中，患者的发音仅受到轻微的影响，许多轻症患者，在数日或数周后便能自然恢复。具体各言语功能临床表现如下。

1. 呼吸 由于肋间肌接受的是广泛性的神经支配，以及横膈膜接受双侧性神经所支配，因此 UUMN 患者在呼吸方面很少有明显异常；但部分 UUMN 患者也存在非言语呼吸功能障碍，甚至影响到言语呼吸功能。临床观察表明单侧呼吸无力存在时，也可能导致患者出现语句变短、响度降低和最大数数能力下降等。

2. 发声 多数研究指出，某些 UUMN 患者会出现轻度至中度的粗糙音质。单侧性上运动神经元受损后出现粗糙音质，表明单侧性神经受损也会累及喉部肌群。Duffy 认为，UUMN 患者呈现粗糙嗓音的原因，可能是单侧性上运动神经元受损后，产生轻度声带无力或痉挛现象所导致，也可能有先前未知的损伤存在，现在与脑部对侧新的上运动神经元损伤合并，而引发声带痉挛。

3. 共鸣 Duffy 和 Floger 发现，他们的 UUMN 患者中，约 11% 有鼻音过重的情形，主要是因为负责软腭和咽部肌肉的迷走神经是受双侧上运动神经所支配。引起鼻音过重的原因，可能是身体的无力与不适或者单侧上运动神经元受损而导致软腭肌肉轻度无力。

4. 构音 正如本章一开始在定义中所述，UUMN 主要表现为构音功能异常，因为典型的单侧性上运动神经元损伤对舌及下脸部的影响通常会大于其他言语产生系统。引起此种构音异常现象的原因包括单侧面部和舌的无力、活动范围缩减，以及舌与双唇的精细动作控制能力变弱。

5. 韵律 UUM 型神经性言语障碍患者也常出现缓慢的口腔轮替运动。可能由于小脑皮质纤维与上运动神经元纤维在白质通路中混合，而造成的共济失调样的不协调现象，通过临床观察表明，一些 UUMN 型神经性言语障碍患者也会表现出共济失调的言语特征。口腔轮替运动缓慢也可能是患者无力，为保证言语精确性和规律性而做出努力补偿，甚至部分患者表现出痉挛的言语特征。

（七）混合型神经性言语障碍的临床表现

混合型神经性言语障碍合并了两种甚至两种以上的单纯型神经性言语障碍的临床表现，且不同病因导致的合并特征不同，表 2-2-1 总结了常见的混合型神经性言语障碍的形态，本节在此基础之上简单介绍其中几类的临床表现。

表 2-2-1　各病症典型的混合型神经性言语障碍的形态

病症	典型的混合型神经性言语障碍分型
多发性硬化症	运动失调型 + 痉挛型
原发性直立性低血压	运动失调型 + 运动不及型 + 痉挛型
进行性核上性麻痹	运动不及型 + 痉挛型 + 运动失调型
橄榄体脑桥小脑萎缩	运动失调型 + 痉挛型 + 运动不及型 / 松弛型
肌萎缩侧索硬化	弛缓型 + 痉挛型
肝豆状核变性	运动不及型 + 运动失调型 + 痉挛型

1. 多发性硬化导致的混合型神经性言语障碍特征　Duffy 研究发现，40%~50% 的多发性硬化症患者患有神经性言语障碍。运动失调型言语障碍和痉挛型神经性言语障碍是常见的两种单纯型言语障碍，而其中最常见的混合型神经性言语障碍是运动失调 - 痉挛型混合型神经性言语障碍。多发性硬化可能会对神经系统的不同部位造成影响，从而引发任何类型的单纯型言语障碍，或任何组合的混合型神经性言语障碍。多发性硬化患者的言语障碍表现主要体现在音调和响度控制不佳、嗓音粗糙和构音不准确等方面，如表 2-2-2 所示。

表 2-2-2　多发性硬化患者常见的十种言语特征

排名	言语障碍表现
1	音量控制受损
2	音质粗糙
3	构音不准确
4	重音不准（扫描式语言）
5	肺活量减少
6	鼻音功能亢进
7	音调控制能力不佳
8	气息声
9	呼吸频率增加
10	突发性的构音瓦解

2. 肌萎缩侧索硬化导致的混合型神经性言语障碍特征　约 80% 的肌萎缩侧索硬化患者均会出现言语障碍，患病类型由受损的运动神经元决定。若患者主要是下运动神经元受损，则会出现弛缓型神经性言语障碍；若患者主要是上运动神经元受损，则会出现痉挛型神经性言语障碍；若患者上、下运动神经元皆受影响，则会呈现出弛缓 - 痉挛型混合型神经性言语障碍。单纯型神经性言语障碍可能只出现在发病早期阶段，而混合型神经性言语障碍则会一直存在于之后的病程期。Darley 等研究发现，肌萎缩侧索硬化患者的言语障碍表现出弛缓型神经性言语障碍和痉挛型神经性言语障碍的联合特征。其言语表现为嗓音低沉而紧张、音调变化单一、鼻音过重、声韵母构音异常、言语可懂度低、说话缓慢费劲、片段式语

言多且语音间停顿过长（表 2-2-3），其中三项最显著的言语异常是声母构音不准确、鼻音功能亢进，以及音质粗糙。

表 2-2-3 ALS 患者常见的十种言语特征

排名	言语障碍表现
1	声母构音不准确
2	鼻音功能亢进
3	音质粗糙
4	语速缓慢
5	音调单一（音高平板）
6	简短的语词 / 片语
7	韵母扭曲现象
8	音调低沉
9	响度单一
10	重音不明显

3. 肝豆状核变性导致的混合型神经性言语障碍特征　神经性言语障碍是肝豆状核变性（又称威尔逊病）常见的异常特征，也是该病最先出现的症状之一。Berry、Darley 等对该病症患者研究发现，此病症中最显著的三项言语异常为重音减弱、音调单一和响度单一，且该研究发现许多肝豆状核变性患者表现出运动失调 - 痉挛 - 运动不及型混合型神经性言语障碍，且这三种类型中的任何一类型言语障碍表现均可能较另外两个类型更显著。此外，部分肝豆状核变性患者可能只出现这三种类型中任何一种单纯型神经性言语障碍。肝豆状核变性患者的具体言语表现，如表 2-2-4 所示。

表 2-2-4 肝豆状核变性患者常见的十种言语特征

排名	言语障碍表现
1	重音减弱
2	音调单一（音高平板）
3	响度单一
4	声母构音不准确
5	语速缓慢
6	过度与持平的中音表现
7	音调低沉
8	不规律的构音瓦解
9	鼻音功能亢进
10	不适当的停顿

（八）言语失用症的临床表现

言语失用症最常见的临床特点是缓慢、发音错误、构音歪曲和多音节词在词中被分割，而且往往出现明显的搜寻发音动作、错误的构音动作。严重的言语失用症经常会伴随面 - 口失用。面 - 口失用是指患者不能按指令或模仿检查者完成面部动作，如眨眼、舔唇、伸舌、吹灭火柴，但不经意时能完成上述动作。此外，言语失用症患者还可能存在其他症状：①构音摸索，患者似乎总在摸索正确的发音位置及其顺序；②发音启动困难，例如患者试图说出对方的名字（张××），患者发出“——啊——昂——j——”；③持续性错误；④发音错误随词句的长度和难度增加而增多。⑤语音不流畅，错误多样；⑥患者通常能够觉察自己的错误并试图自我纠正；⑦重复同样的词时会出现不同的错误发音。患者也会试图纠正，但是无法说对；⑧前置性置换错误和后置性置换错误，这类错误是指英语患者把位于首字母的辅音替换为处于末位或中间位置的辅音，常见于擦音，如“打开”说成“卡开”或者“卡呆”；⑨自发性言语和自动化言语（数 1~10、报告星期、说问候语等）的错误少，有目的性、主动的言语错误反而较多。具体各言语功能临床表现如下。

1. 呼吸　部分言语失用症患者可能无法按要求进行随意性的深呼吸，患者在尝试进行深呼吸时，会出现迟疑、费力的动作。患者的呼吸障碍程度与其言语失用症的严重程度相关，使用仪器检测能够显示言语失用症患者更细微的呼吸缺陷。

2. 发声　轻度或中度言语失用症患者鲜少表现出发声功能异常，而当其出现发声困难时，通常与构音问题合并发生。部分重度言语失用症患者可能无法完成如延长韵母发声之类的简单的发声活动，这是由于患者言语运动的排序能力受损以致随意性和自发性的发声难以成功。但需注意的是，言语失用症患者的发声障碍往往会比构音障碍程度要轻。对于那些重度言语失用症且无法延长韵母发声的患者而言，可能同时伴随相同严重程度的构音障碍和发声障碍。

3. 共鸣　鼻音功能亢进或鼻音功能低下很少会是言语失用症患者的明显问题。虽然针对此类患者软腭运动的研究并不多，但已完成的少数研究结果显示，言语失用症中共鸣功能异常程度很少会被察觉出来。虽然在执行重复性的运动时，言语失用症患者的软腭运动可能不具有一致性，但执行一般的软腭运动模式时通常会维持在正常范围之内，并不会表现出共鸣问题。

4. 构音　构音障碍是言语失用症患者最常见的问题，这是因为患者在排列口部运动顺序以产生流利语音方面存在缺陷。言语失用症患者的构音错误多以替代、歪曲、遗漏和重复为特征。所有构音错误中最常见的是发音部位错误，其次是发音方式错误，再次是声调错误，最后是口 / 鼻音辨别的错误。在发音部位方面，双唇音和舌 - 齿龈音较其他发音部位更容易出现错误；在发音方式方面，塞擦音和擦音更容易出现错误；而在音位替代方面，患者可能存在音位趋同错误（后面的音素影响前面的音素发音），也可能是音位滞后错误（前面的音素持续过久影响到后面的音素）或音素置换。患者的构音错误可能体现在辅音、元音方面或两者皆有，但以辅音错误为主。无论是辅音错误还是元音错误，无论是替代还是歪曲，错音均接近目标音。

5. 韵律　韵律异常是言语失用症患者的另一个常见问题，通常表现为语速缓慢、重音不明显、异常停顿、音调及响度变化异常等。但失用症是如何影响语音的，目前尚不明确。

二、运动性言语障碍的诊断

运动性言语障碍是由于神经缺损影响言语的计划、编程、控制或执行而导致的言语障碍，临床中表现为言语产生的呼吸、发声、共鸣、构音或韵律方面出现异常。因此，必须要明确运动性言语障碍是由神经系统疾病引发的还是运动型障碍，或者可以被分为不同的类型，每种类型有其不同的言语病理表现，以及特意的、可推测的神经病学特征和伴随症状。临床上根据患者头颅 CT、MRI 的辅助检查、患者发音的听觉感知评估和客观声学测量来综合判断其是否为运动性言语障碍及其分型。

（一）神经性言语障碍的主观和客观检查

使用神经性言语障碍 Frenchay-ICF 综合检查对神经性言语障碍患者进行检查，包括主观检查和客观检查。

1. 神经性言语障碍 Frenchay 主观检查　等级选择方法：对应的等级 a 级、b 级、c 级、d 级或 e 级进行画圈，如某个条目介于两个描述之间，则两者都画一个圆圈（表 2-2-5）。一般建议在上午评测，完成整个评估流程只需 15~30min。

表 2-2-5　神经性言语障碍 Frenchay 主观检查表（CFDA-2）

一、反射	描述等级
注：让患者、家属或其他有关人员尽可能观察，以判断咳嗽、吞咽或流涎是否有困难及困难程度	
1. 咳嗽　提出问题："当你吃饭或喝水时，你咳嗽或呛咳吗？"或"你清嗓子有困难吗？"	a 级——没有困难 b 级——偶有困难，咳、呛或有时食物进入气管，患者主诉进食必须小心 c 级——患者必须特别小心，每日呛咳 1~2 次，清痰可能有困难 d 级——吃饭或喝水时经常被呛，或有吸入食物的危险。在进餐时间外呛咳，例如，咽唾液时呛咳 e 级——没有咳嗽反射，用鼻饲管进食或在吃饭、喝水、咽唾液时连续咳嗽
2. 吞咽　如有可能，亲眼观察患者喝下 120ml（半杯）凉水，再吃一块饼干，要求其尽可能快地完成。并询问患者是否吞咽时有困难，记录有关进食的速度及进食种类限制 注：喝一定量的水，正常时间是 4~15s、平均 8s。超过 15s 为异常缓慢	a 级——没有异常 b 级——吞咽有一些困难，吃饭或喝水缓慢。喝水时停顿比通常次数多 c 级——进食明显缓慢，避免一些食物或流质饮食 d 级——患者仅能吞咽经过特殊处理的饮食，例如单一的或绞碎的食物 e 级——患者不能吞咽，须用鼻饲管或经皮内镜下胃造口管进食
3. 流涎　询问患者是否有流涎，并在会话期间观察	a 级——没有流涎 b 级——嘴角偶有潮湿，患者可能叙述夜间枕头是湿的（应注意这是以前没有的现象，有些正常人在夜间也可有轻微的流涎），当喝水时轻微流涎 c 级——当倾身向前或精力不集中时流涎，略能控制 d 级——在静止状态下流涎非常明显，但不连续 e 级——持续过度流涎，不能控制

续表

二、呼吸发声	描述等级
1. 静止状态　根据患者坐时且没有说话时的情况,靠观察做出评价,当评价有困难时,需要向患者提出下列要求:让患者闭嘴深吸气,然后尽可能带有呼吸声地、缓慢地呼出。示范,然后对第二次尝试计分。正常能平稳地呼出而且平均用时超过 5s 注:尽量让患者有声地呼出用以监控是否呼出完全,或者康复治疗师用手放于患者嘴边,感受气体是否呼完	a 级——没有困难 b 级——吸气或呼气较浅或不平稳 c 级——有明显的吸气或呼气中断,或深吸气时有困难 d 级——吸气或呼气的速度不能控制,可能显出呼吸短促,比 c 更加严重 e 级——患者不能完成上述动作,不能独立控制
2. 言语时　同患者谈话并观察呼吸:问患者在说话时或其他场合下是否有气短。下面的要求常用来辅助评价:让患者尽可能快地一口气数到 20(10s 内),检查者不应注意受检者的发音,只注意完成所需呼吸的次数。正常情况下可以一口气完成,但是对于腭咽闭合不全者很可能被误认为是呼吸控制较差的结果,这时可让患者捏住鼻子来区别 注:让患者尽可能一口气从 1 数到 20	a 级——没有异常 b 级——由于呼吸控制较差,偶尔出现因中断所致的不流利,患者可能申明他偶尔感到必须停下来,做一次外加的呼吸完成这一要求 c 级——因为呼吸控制不良,患者必须说得很快,声音可能逐渐消失,可能需要 4 次呼吸才能完成这一要求 d 级——在吸气和呼气时都说话,或呼吸非常表浅只能说几个词,不协调,且有明显的可变性。患者需要 7 次呼吸来完成这一要求 e 级——由于整个呼吸缺乏控制,言语受到严重障碍。可能一次呼吸只能说一个词
三、喉的运动	**描述等级**
1. 发声时间和音质　让患者尽可能地说“啊/ɑ/”评估发声的音质和时长。如果患者的发音持续嘶哑,则评为 e 级。只计算嗓音清晰的时间,排除非声带振动产生的声音(如喉部振动、咽部振动) 注:只计算嗓音清晰的时间,排除非声带振动产生的声音(如喉部振动、咽部振动)	a 级——患者能清晰发“啊”15s b 级——患者能清晰发“啊”10s c 级——患者能发“啊”5~9s——发声断续嘶哑或中断 d 级——患者能清晰发“啊”3~4s e 级——患者不能清晰地发“啊”3s,嗓音持续紧张/停顿或喉音
2. 音调(音高)　让患者唱音阶(至少 6 个音符),示范并记录第二次尝试。可以使用音调(音高)的视觉指示,例如:言语基频或电声门图基频显示方式,可以使该项目的评估更具有信度 注:尽量让患者按乐谱发 /do/、/re/、/mi/、/fɑ/、/so/、/lɑ/,从低音到高音有音阶的变化	a 级——无异常 b 级——好,但是患者显出一些困难,嗓音中断或吃力 c 级——患者能表现 4 个清楚的音调(音高)变化,不均匀地上升 d 级——音调(音高)变化极小,但能显出高低音之间的差异 e 级——音调(音高)无变化
3. 响度(音量)　让患者从 1 数到 5,逐次增大响度(音量)。以耳语声开始,以非常响亮的声音结束。示范并记录第二次尝试 注:让患者数数 1、2、3、4、5,尽量从低到高有响度的变化,也可以使用强度(响度)的视觉指示	a 级——患者能用有控制的方式来改变响度(音量) b 级——最小困难,偶尔有数字听起来响度(音量)很相似 c 级——响度有变化,但是有明显的不均匀改变 d 级——响度(音量)只有轻微的变化,很难控制

续表

	e 级——响度(音量)无变化或者如果患者的音量过大或过小,即使患者的响度(音量)有轻微的变化,也要评为此级
4. 言语时 注意患者在会话中是否发音清晰,及其音调(音高)和响度(音量)是否适宜。患者应该使用声带来发声,即不会振动咽部等	a 级——无异常 b 级——轻微的嘶哑,或偶尔不恰当地运用音调(音高)或响度(音量),只有训练有素的耳朵能注意到这一轻微的改变 c 级——发声需要努力和专注力,发声变差且无规律。发声调整、清晰度或响度(音量)变化可能存在问题,但患者偶尔能够控制 d 级——在大多数情况下,发声是无效且不适当的。使用声带清晰发声或调整响度(音量)以适应环境、用语调表示副语言信息方面有困难 e 级——声音严重异常,可以明显出现两个或全部下面特征,连续的嘶哑或挤压嗓子,连续不恰当地运用音调(音高)和响度(音量)。发声对于一般沟通目的是无效的
四、软腭运动	描述等级
1. 反流 观察并询问患者食物或饮料是否会从鼻腔里出来	a 级——没有困难 b 级——偶尔困难患者主诉在上个月有一两次咳嗽时偶然出现 c 级——中度困难,患者诉述说一周内发生几次 d 级——在每次进餐时,至少有一次 e 级——患者进食流质或食物时,接连发生困难
2. 抬高 患者仰头发"啊——啊——啊"5次,观察患者的软腭运动是否充分上抬下降。(可用手电及压舌板辅助) 注 1:在每个"啊"之间有一个充分的停顿,为的是使软腭有时间下降,若软腭在两次发声之间没有下降,则让患者在两次发声之间通过鼻子吸气。向患者示范此任务,并观察患者第二次尝试时的软腭运动 注 2:若患者舌位太高,可借以压舌板下压辅助完成	a 级——软腭运动充分保持对称性和平稳性 b 级——轻微的不对称,但是运动能完成 c 级——无法在所有的发音中都抬起软腭,或存在严重不对称 d 级——软腭仅有一些最小限度的运动 e 级——软腭无抬高或无内收
3. 言语时 让患者说"妹(mei)""配(pei)""内(nei)""贝(bei)",聆听在会话中是否出现鼻音功能亢进、鼻漏气或鼻音功能低下 注 1:检查者可将自己的手指放在患者的鼻梁上感觉振动,或在患者鼻子下使用镜子观察雾气,或进行鼻流量测量	a 级——共鸣正常没有鼻漏气音 b 级——轻微的鼻音过重和不平稳的鼻共鸣或偶然有轻微鼻漏气音 c 级——中度的鼻音过重或缺乏鼻共鸣、有一些鼻漏气音 d 级——中到重度的鼻音或缺乏鼻共鸣,或明显的鼻漏气音

续表

注 2：临床工作者可将自己的手指放在患者的鼻梁上感觉振动，或在患者鼻子下使用镜子观察雾气，或进行鼻流量测量，这可以使评估更具有信度	e 级——言语完全被严重的鼻音或鼻漏气音所掩盖
五、唇的运动	描述等级
1. 静止状态　当患者不说话时，观察唇的位置 注：进行此项检查时，不需要告知患者在进行唇的观察，以免患者刻意保持唇的状态	a 级——没有异常 b 级——唇轻微下垂或不对称，只有经验丰富的检查者才能观察到 c 级——唇下垂，但是患者偶尔试图复位，位置可变 d 级——唇不对称或变形是显而易见的 e 级——严重不对称，或两侧严重病变，位置几乎不变化
2. 唇角外展　要求患者做一个夸张的笑。示范并鼓励患者唇角尽量夸张地去尝试，观察患者双唇抬高和侧向的运动	a 级——没有异常 b 级——轻微不对称，经验丰富的检查者才能观察到 c 级——严重变形，只有一侧唇角抬高 d 级——患者试图做这一动作，但是外展和抬高两项均在最小范围 e 级——患者不能在任何一侧抬高唇角，没有唇的外展
3. 闭唇鼓腮　让患者按要求完成下面的一项或两项动作，以帮助确定闭唇鼓腮时能达到的程度 任务一：让患者用气鼓起面颊并坚持 15s，示范并记录患者所用的秒数，注意是否有气从唇边漏出。若有鼻漏气，康复治疗师应该用拇指食指捏住患者的鼻子 任务二：让患者清脆地发出 /p/ 音 10 次，并鼓励患者夸张这一爆破音，记下所用的秒数并观察发 /p/ 音后闭唇的一致性。 注：患者用气鼓起面颊并坚持 15s，鼻腔可以呼吸	a 级——唇闭合良好，能保持唇闭合 15s 或用均匀的唇闭合来重复发出 /p/ 音 b 级——偶尔漏气，或在爆破音的每次发音中唇闭合不一致 c 级——患者能保持唇闭合 7~10s，听得到唇闭合，但听起来弱 d 级——唇闭合很差，唇的一部分闭合丧失，患者能尝试闭合，但不能坚持，听不到发音 e 级——患者不能保持任何唇闭合，看不见唇闭合动作也听不到患者发音
4. 交替动作　以在 10s 内重复发 /u/、/i/10 次的速度来示范，让患者夸张动作并试着模仿示范的速度（每秒做一次），但不要和康复治疗师同时做动作。患者可以不发出声音。记下所用秒数，可不必要求患者发出声音 注：需要强调患者在发 /u/ 时，嘴巴是圆的；发 /i/ 时，嘴角外展	a 级——患者能在 10s 内有节奏地交替做这两个动作，显示出很好的唇收拢和外展 b 级——患者能在 15s 内交替做这两个动作，在唇收拢及外展时，可能出现有节奏的颤抖或动作变形 c 级——患者试图做这两个动作，但是很费力，一个动作可能在正常范围内。但是另一个动作严重变形 d 级——可辨别出唇形变化，或一个唇形的形成需做 3 次努力 e 级——患者不可能做任何动作

续表

5. 言语时 观察会话时唇的动作(运动),重点注意唇在所有发音时的形状。可以跟读以下句子来辅助评估:“马平给潘明买了袋菠萝面包。”	a级——唇动作(运动)在正常范围内 b级——唇动作(运动)有些无力或颤抖,偶有漏音 c级——唇动作(运动)较差,听起呈现微弱的声音或爆破音、嘴唇形状有许多遗漏 d级——患者有一些唇动作(运动),但听不到发音 e级——没有观察到两唇的动作(运动),或双唇音的产生
六、舌的运动	描述等级
1. 静止状态 让患者张开嘴,在静止状态下观察舌1min,在嘴张开后,舌可能不会立即完全静止;因此,要经过一段时间才能观察到“静止状态”。如果患者保持张嘴有困难,可用压舌板放在其牙齿两边的边缘 注:在此检查时,不要告知患者在观察舌的状态,以免患者刻意保持舌的状态	a级——无异常 b级——舌显出偶尔的不随意运动,或最低限度的偏离 c级——舌明显偏向一边,或不随意运动明显 d级——舌的一侧明显皱缩,或整体呈束状 e级——舌显出严重的不正常,即舌体小,有沟痕、皱缩或过度肥大
2. 伸出 让患者完全伸出舌,并收回5次,嘴巴应处于半闭合位置。以4s内完成5次完整动作的速度示范。记下所用的秒数 注:让患者尽力达到舌完全伸出的状态,再开始计算5次完整动作所需的时间	a级——舌在正常范围的平稳活动 b级——活动慢(4~6s),其余正常 c级——伸舌不规则,或伴随面部怪相,伴有明显的震颤或在6~8s完成 d级——患者只能把舌伸出唇,或运动不超过两次,完成时间超过8s e级——患者不能做这一动作,舌不能伸出唇
3. 抬高 让患者把舌伸出指向鼻,然后向下伸向下颌,连续5次。在做这一动作时鼓励保持张嘴,以6s内运转5次的速度示范。记录测试时间。运动范围比速度更重要,因此鼓励患者尽可能地伸展舌 注:让患者尽力达到舌的向上和向下的运动,再进行计时	a级——无异常 b级——活动好,但速度慢(8s内) c级——两方面都能运动,但吃力或不完全 d级——只能向单一方向运动,或运动迟钝 e级——患者不能完成这一活动,舌不能抬高或下降
4. 两侧运动 让患者伸舌,从一边到另一边运动5次,在4s内示范这一要求,记录所用的秒数。运动范围比速度更重要,因此鼓励患者尽可能地伸舌 注:让患者尽力达到舌的向左和向右的运动,再进行计时	a级——无异常 b级——活动好,但慢,需要5~6s完成 c级——能向两侧运动,但吃力或不完全,可在7~8s内完成 d级——只能向一侧运动或不能保持,9~10s完成 e级——患者不能做任何运动,或要超过10s才可能完成
5. 交替动作 让患者尽可能快的速度说“喀/kɑ/、他/tɑ/”,共10次,以5s内说10次“喀他”的速度来示范,记录完成所需的秒数 注:让患者能够清晰地发“喀/kɑ/、他/tɑ/”,然后再进行任务	a级——无困难 b级——有一些困难,轻微的不协调,稍慢,完成要求需要5~7s c级——其中一个构音清晰,但另一个音不清晰,需10s才能完成 d级——舌在位置上有变化,能识别出不同声音 e级——舌没有位置的改变

续表

6. 言语时　判断在会话中舌的运动。或者跟读下面的句子来辅助判断："陶凯他哥的蛋糕太大了。"	a级——无异常 b级——舌运动轻微不准确，偶尔发错音 c级——整体构音位置点正确，但缓慢的交替运动使言语吃力，个别辅音省略 d级——严重的变形运动，发音固定在同一位置上，舌的运动能力严重改变，元音歪曲，且辅音频繁遗漏 e级——舌没有明显的运动
七、可懂度	描述等级
1. 音位（读词）下面的词应一个词写在一张卡片上 （1）包　猫　刀　河 （2）抛　套　高　铐　闹 （3）飞　鸡　七　吸 （4）鹿　紫　四　肉 （5）粗　猪　出　书 方法：以上是五个阶段的卡片，在每个阶段中任选2张卡片，共选出10张卡片。让患者进行朗读或者跟读的方式，为了保证分析结果的准确性，要求患者每个字发音3遍，每个音的发音时间以及音与音之间的间隔时间均约1s，通过的听觉感知来判断患者构音的准确性	a级——10个词均正确，构音清晰 b级——10个词均正确，但是康复师必须特别仔细听，并猜测所听到的词 c级——7~9个词说得正确 d级——5个词说得正确 e级——至多2个词说得正确 进一步建议：若该筛查项目得分不是a时，可采用ICF构音语音功能评估量表（华东师范大学黄昭鸣构音52词表）进行进一步的评估
2. 音位对（读句） C1. 鞭炮爆了 大厅有地毯 顾客戴了钢盔 C2. 琴键上有请柬 橙汁在茶桌上 册子在脆枣旁 C3. 男孩在烤火 伯父没有白发 C4. 夹心糖就在积雪上 手上有折扇 C5. 赠送披萨 大娘那有豆奶 C6. 货物在河岸上 表妹喜欢斑马 C7. 葡萄在蟠桃旁 扑克在瓶口旁 土块在坦克旁 C8. 被单上有斑点 表哥在吃冰棍	a级——10个句子均正确，且句子的构音清晰 b级——10个句子均正确，但康复师必须特别仔细听，并猜测所听到的词 c级——7~9个句子说得正确，且7~9个句子的构音清晰 d级——5个句子说得正确，且5个句子的构音清晰 e级——至多2个句子说得正确 进一步建议：若该筛查项目得分不是a时，可采用ICF构音语音功能评估量表（华东师范大学黄昭鸣构音52词表）进行进一步的评估

续表

<table>
<tr><td>蛋糕在大鼓上
C9. 猪仔在架子上
用陈醋炒菜
上司吃寿司
C10. 李宁喝牛奶
两人看落日
以上是 C1~C10 组卡片，每 10 组卡片中任选一句，共 10 句，让患者进行朗读或者跟读的方式，通过的听觉感知来判断患者句子构音的准确性</td><td></td></tr>
<tr><td>3. 韵律（朗读）让患者朗读以下内容
“你孙子过生日要买什么？”
“我想买玩具。”
“快来超市吧，这些玩具打折呢！”
（加点表示该字被用来评价“重音”）</td><td>a 级——无异常
b 级——韵律轻度异常，重音、语调、节奏仅有一方面损伤，但都能听懂
c 级——韵律中度异常，重音、语调、节奏两方面损伤，其中能明白一半
d 级——韵律重度异常，重音、语调、节奏三方面都损伤，偶尔能听懂
e 级——韵律极重度异常，完全不能理解
该筛查项目对应 ICF 言语嗓音、构音语音功能评估中部分参数测量：

主要录音材料（朗读）：
你孙子过生日要买什么？
我想买玩具。
快来超市吧，这些玩具打折呢！
主要录音材料说明：
重音（玩具　快　打折）

嗓音产生（b3100）：言语基频 F_0
语速（b3302）：连续语音能力言语速率
语调（b3300）：言语基频标准差
进一步建议：若该筛查项目得分不是 a 时，可采用 ICF 言语韵律功能评估量表（华东师范大学万勤 - 尹敏敏言语韵律 27 词表），也可以采用 ICF 言语韵律功能评估量表（华东师范大学尹敏敏言语韵律 110 词表）进行进一步的评估</td></tr>
<tr><td>4. 言语可懂度（会话）
（1）你叫什么名字？
（2）你今年多大了？
（3）你最喜欢吃什么水果？
（4）你休闲娱乐喜欢做什么？
（5）你家住在哪里？</td><td>a 级——无异常
b 级——言语异常，但可理解，偶尔需患者重复
c 级——言语严重障碍，其中能明白一半，经常重复
d 级——偶尔能听懂
e 级——完全听不懂患者的语言</td></tr>
</table>

续表

(6) 你家里都有谁? (7) 你以前是做什么工作的? 以上是 7 组问句，随机从中选择 5 组问句。鼓励患者会话，大约持续 5min	进一步建议：若该筛查项目得分不是 a 时，可采用华东师范大学张梓琴可懂度词表（言语可懂度评估量表）进行进一步的评估

2. 神经性言语障碍的客观检查　选择临床和科研中已经证实对神经性言语障碍显著有效的参数进行客观检查，包括最长声时、最大数数能力、言语基频、声带接触率、接触率微扰、基频微扰、振幅微扰、连续语音能力言语速率、言语基频标准差等参数。

（二）言语失用症的检查

使用言语失用症评定进行评价。如表 2-2-6 所示，设定元音顺序模仿、词序模仿及短语模仿等检查项，用以引出言语失用症的言语样本。若在检查中，出现典型的错音、摸索、反复尝试、努力的表情、自我纠正等前述典型表现，即可确诊。

表 2-2-6　言语失用症评定

元音顺序（1、2、3 要说 5 遍）
1. ɑ-u-i 正常顺序 ________ 元音错误 ________ 摸索 ____________ 2. i-u-ɑ 正常顺序 ________ 元音错误 ________ 摸索 ____________ 3. 词序（复述“爸爸、妈妈、弟弟”） 正常顺序 ________ 元音错误 ________ 摸索 ____________ 4. 词（复述“啪嗒洗手、你们打球、不吐葡萄皮”） 正常顺序 ________ 元音错误 ________ 摸索 ____________

（万　勤）

第三节　运动性言语障碍康复评估原则及内容

一、运动性言语障碍的评估原则

（一）主客观结合，进行全面精准的评估

运动性言语障碍的分类和病因多样，需要通过全面、综合的评估手段判断患者的现存能力及损伤表现，提高诊断的准确性。

（二）以《国际功能、残疾和健康分类》为导向，精确识别各言语功能的显著特征和损伤程度

《国际功能、残疾和健康分类》（International Classification of Functioning，Disability and Health，ICF）是世界卫生组织颁布的标准性文件，从身体结构与功能、活动和参与、环境因素和个人因素综合判断患者的损伤状况及严重程度。临床工作中使用ICF评估言语功能，则精确评定了患者的言语状态，并为治疗计划提供依据。

（三）言语特征和确认性标志相结合，辅助神经性言语障碍诊断

神经性言语障碍的诊断依赖于患者的脑区损伤部位、言语特征、辅助检查手段等综合的判断，不可忽视其中任意一项内容，要做到评估全面、诊断精确、治疗有序。

二、运动性言语障碍的评估内容

（一）运动性言语障碍的言语嗓音功能评估

1. 呼吸功能的评估

（1）呼吸功能的主观评估：在实施评估的过程中，治疗师通过观察患者的行为回答以下问题。

1）患者姿势是否正常：若不正常，患者坐位状态下是虚弱无力的，还是向前弯着身子坐的，或是侧着身子坐的？长时间维持一个姿势后，患者是否逐渐出现异常姿势？需要辅助才能恢复到正常姿势吗？头部是否下垂或靠在胸前？患者是否需要靠在椅子上来维持正常姿势？异常姿势会限制横膈膜、腹壁或胸壁的运动，减少对言语呼吸支持。

2）患者在平静呼吸状态下、消耗体力时或说话时是否存在呼吸急促现象：呼吸是急促还是浅促？（清醒时平静呼吸状态下的频率约为每分钟16~18个周期，每个吸气和呼气周期需要2~3s。）在平静呼吸状态、言语或深吸气时，腹壁或胸壁运动是否对称或运动范围受限？呼吸是否伴随着肩部运动、鼻孔张开等现象？呼吸时呼吸急促、浅呼吸和过度的辅助性肩部或颈部运动能反映呼吸支持不足，可能出现言语响度低或句长短的现象。

3）呼吸频率是否正常：在平静呼吸、言语或深吸气时，是否出现任何突然或缓慢的腹壁或胸壁运动改变甚至是中断正常的周期性呼吸？这种异常可能导致言语响度、韵律或句长方面的问题。

4）患者是否存在打嗝：持续性打嗝可能是由髓质病变引起的，也可能是髓质卒中的最初表现。言语过程中，打嗝会干扰呼吸控制。

以下两项简单的任务可以帮助确定呼吸支持能力是否足以支撑正常言语。一种方法是，当怀疑患者存在呼吸支持不足时，对比咳嗽和声门咳嗽的尖锐程度，有助于区分是呼吸功能还是喉功能异常对响度或句长产生了影响。轻度咳嗽并伴有腹壁和胸壁偏移的现象，反映了呼吸支持不足。另一种方法是，治疗师可用一个简单的玻璃杯压力计来评估患者是否具备支持正常言语的呼吸驱动力。进行评估前需要准备一个装满水的玻璃杯（深度大于12cm），并以厘米为单位校准，在给定的深度用回形针将吸管固定在杯子上。为了保持气泡通过吸管，患者需要维持的呼吸压力等于吸管在水中的深度。一般来说，在吸管5cm深的情况下能够保持气泡流通吸管5s所需的呼吸支持能力，已能够支持大部分的言语产生。评估过程中需注意，患者应保持腭咽闭合（或闭塞鼻孔），并且双唇紧紧包住吸管，以防呼出气流未全部进入吸管。

（2）呼吸功能的客观评估

1）最长声时：最长声时是指深吸气后，持续发单韵母 /ɑ/ 的最长时间，单位是秒（s）。它主要反映言语呼吸支持能力，是衡量言语呼吸能力的最佳指标之一。最长声时受性别、年龄、健康状况、身高、体重、肺活量，以及呼吸方式等因素的影响。

2）最大数数能力：最大数数能力是指深吸气后，持续发“1”或“5”的最长时间，单位是秒（s）。它主要反映呼气和发声之间的协调性、言语时的呼吸控制能力，是衡量呼吸和发声协调能力的最佳指标之一。若呼气和发声协调性良好，数数时的速度均匀、适中，响度和频率呈规律性变化，数数时间就长；如果协调性差，数数时的速度、响度和频率无规律可循，最大数数能力就会下降。

3）s/z 比：s/z 比（s/z ratio）是指一个人在深吸气后，分别持续发 /s/ 音和 /z/ 音（英语发音），所求得的两者最长发声时间的比值。s/z 比可以有效地反映发音时声门调节的情况，它是言语呼吸疾病的判断依据之一。研究发现，s/z 比不存在年龄和性别的显著性差异，其值约等于 1。这说明呼吸运动与发声运动之间能够无意识地进行精确协调。

2. 发声功能的评估

（1）发声功能的主观评估

1）音调的听觉感知评估：主要采用乐调匹配法，即要求有一台电脑（或者录音机）和一种乐器（钢琴或电子琴）。评估时，评估者首先选择一个琴键，此键的音调必须对应患者年龄和性别的正常音调水平，然后由言语治疗师（speech therapist）或患者来弹奏这个琴键，将其发出的音作为示范音，要求患者进行模仿，判定患者声音的音调能否与这个音的音调相匹配。如果不能匹配，则应判断患者的音调是高于示范音音调，还是低于示范音音调。前者提示该患者可能存在音调过高的问题，后者提示可能存在音调过低的问题。建议结合客观测量的结果，更精准地诊断患者是否存在音调水平异常。

2）响度的听觉感知评估：响度等级评定尺度包含五个等级，包括 1 级——耳语声，2 级——轻声，3 级——交谈声，4 级——大声，5 级——喊叫声。言语治疗师在与患者交谈的过程中，根据与患者交谈的情况，大致确定患者的习惯响度水平等级。

3）音质的听觉感知评估：言语治疗师根据自己的主观听感，对患者嗓音的嘶哑声、粗糙声、气息声、虚弱程度和紧张程度进行描述，0 为正常，1 为轻度，2 为中度，3 为重度。测试方式：让患者用正常的发音方式，尽可能响地发 /æ/ 音（英文）。言语治疗师将结果描述记录于表 2-3-1 中。

表 2-3-1　听觉感知评估 GRBAS 描述

用正常的发音方式，尽可能响地发 /æ/ 音（英文）。

日期	嘶哑声 G	粗糙声 R	气息声 B	虚弱程度 A	紧张程度 S

GRBAS 尺度：（0）正常，（1）轻度，（2）中度，（3）重度

G. 代表嗓音嘶哑的程度（嗓音异常）。

R. 表示声带振动的不规则程度，它对应于基频和幅度的不规则变化情况。

B. 表示声门漏气的程度，它与声门处气体的湍流程度有关。

A. 表示嗓音的疲弱程度，它与低强度的声门振动或缺少高频谐波分量有关。

S. 代表发音功能亢进的现象，它包括基频异常增高、高频区嗓音能量增加，或含有丰富的高频谐波成分。

（2）发声功能的客观评估

1）音调评估：音调的客观测量指借助声学手段来完成对声带振动频率的测量，主要参数包括声带振动的平均基频、基频标准差、最大基频、最小基频以及基频变化范围等。言语基频（F_0）是声带做周期性振动的频率，单位是赫兹（Hz），指 1s 内声带振动的次数。一般来说，正常男性的基频在 130Hz 左右，正常女性的基频在 250Hz 左右。基频标准差（fundamental frequency standard deviation，F_0SD）是基频偏差量的测定值，单位也是赫兹，一般来说，基频标准差的正常值介于 20~35Hz 之间。

2）响度评估：响度的客观测量是指将患者的声音文件输入计算机进行数据处理，并对患者的声音强度特征进行实时分析的过程。响度客观测量主要包括以下三个参数：平均幅度、幅度标准差和幅度有效范围。

3）音质评估：音质的客观测量主要包括嗓音声学测量、电声门图测量和喉镜测量三部分。嗓音声学测量是无损伤性的，能对声音提供定量分析，评估发声功能。主要的参数有：①基频。②基频标准差。③基频微扰（jitter）：是指基音频率的变化率，基频微扰以百分比表示，正常值一般小于 0.5%。若患者的基频微扰值大于 0.5%，则表示该患者可能存在一定程度的粗糙声及嘶哑声。④振幅微扰（shimmer）：是指声波振幅的变化率，振幅微扰以百分比表示，正常值一般小于 3%。若患者的振幅微扰值大于 3%，则表示该患者可能存在一定程度的嘶哑声。⑤声门噪声（normalized noise energy，NNE）：指在发音过程中声门漏气所产生的扰动噪声的程度。噪声能量的单位是分贝（dB），正常值小于 -10dB。噪声能量主要反映气息声程度，其次反映嘶哑声程度。⑥频段能量集中率（Ec）：是指嗓音信号的特定谐波能量与总谐波能量的比率，以百分比表示。它主要反映声带振动时谐波能量衰减状况，同样描述了嗓音信号在低频区域和高频区域的能量差异，是衡量嗓音功能亢进或低下的最佳指标之一。⑦基频震颤（fundamental frequency tremor，F_0 tremor）和幅度震颤（amplitude tremor，amp tremor）：基频震颤是从嗓音基频信号中获得的 1~15Hz 的周期性基频调制信号，单位是赫兹（Hz）。幅度震颤是从嗓音基频信号中获得 1~15Hz 的周期性幅度调制信号。它们主要反映由于喉部神经源性障碍导致的喉腔共鸣失调程度，是衡量与喉腔共鸣相关嗓音质量的最佳指标之一。

电声门图测量是指通过颈部电极直接记录被试者发 /æ/ 时的电信号，以及电流通过声带接触面整体面积时的电阻变化，用于分析声门闭合时间、声带振动的规律性。主要的参数如下。①电声门图信号的基频（fundamental frequency of electroglottograph，EGG-F_0）和电声门图信号的基频标准差（fundamental frequency standard deviation of electroglottograph，EGG-F_0SD）：基频标准差应小于 2Hz。②接触率（contact quotient，CQ）和接触率微扰：接触率是测量声带振动时声门的闭合程度。主要用来描述声带的接触程度（闭合程度），主要反映声带水平方向上的开闭，正常范围为 50%~70%。接触率微扰主要描述相邻周期间 CQ 的变化，应小于 3Hz。③接触幂（contact index，CI）和接触幂微扰：接触幂是测量声带振动时渐闭相与渐开相的对称度，在一定程度上体现声带开闭运动在垂直面上的相位差，对声带麻痹非常敏感。而接触幂微扰主要测量相邻周期间 CI 的扰动。

喉镜测量可以针对一些神经系统受损导致声带麻痹的神经性言语障碍患者，精准定位患者的喉部损伤部位，为治疗方案提供依据。

3. 共鸣功能的评估

（1）共鸣功能的主观评估

1）口腔共鸣功能的听觉感知评估：由于 /ɑ/、/i/、/u/ 三个核心韵母的发音部位分别处于口腔中的三个极点位置（前上、中下、后上），因此让患者分别发这三个韵母，就可以大致了解患者的口腔共鸣功能，判断其是否存在口腔聚焦异常及其类型。评估过程中，言语治疗师让患者用舒适的方式分别发 /ɑ/、/i/、/u/ 三个核心韵母（或模仿发音），然后由言语治疗师对其发音进行听觉感知评估，判断聚焦类型和聚焦等级，填写在表 2-3-2 中。等级用数字 0~3 来表示，其中 0 代表正常，即不存在相应的聚焦问题，1 代表轻度聚焦异常，2 代表中度聚焦异常，3 代表重度聚焦异常。

表 2-3-2 韵母音位聚焦评估

	前位	后位	鼻位	喉位
/ɑ/				
/i/				
/u/				

2）鼻腔共鸣功能的听觉感知评估：通过堵鼻和非堵鼻状态下发 /ɑ/ 和 /m/，对患儿鼻腔共鸣功能进行主观听感评估，判断其是否存在鼻腔共鸣异常及其类型。正常情况下发 /ɑ/ 音时，是口腔共鸣；当堵鼻与非堵鼻时的发音有明显差异时，即为鼻音功能亢进。正常情况下发 /m/ 音时，是鼻腔共鸣；当堵鼻与非堵鼻时的发音无明显差异时，即为鼻音功能低下。将评估结果记录于表 2-3-3 中。

表 2-3-3 鼻腔共鸣主观评估记录表

日期	发 /ɑ/ 音时的鼻腔共鸣	发 /m/ 音时的鼻腔共鸣	鼻腔共鸣结果解释

（2）共鸣功能的客观评估：通过分别测量 /i/、/u/ 两个核心韵母的第二共振峰频率，可以定量分析聚焦问题及其程度，还可以对共鸣障碍的治疗过程进行实时监控。从言语中可获得周期性的第二共振峰频率及幅度扰动信号，如共振峰频率扰动（F_2 flutter）、共振峰幅度扰动（A_2 flutter），来反映由于口腔障碍导致的口腔共鸣失调程度。鼻腔共鸣是否异常则通过采集言语过程中的鼻流量获得，反映言语时的鼻音能量，包括鼻音功能正常、鼻音功能亢进及鼻音功能低下三种表现。

4. 构音语音功能的评估

（1）构音功能的评估

1）口部运动功能评估：下颌、唇、舌、软腭是主要的构音器官，其运动异常会直接影响言语的清晰度和可懂度，因此对下颌、唇、舌和软腭的口部运动功能进行评估十分必要，主要是通过主观评估进行。口部运动功能评估主要包括感觉功能、下颌运动功能、唇运动功能和舌运动功能四个部分，每个部分又包括多个评估子项目，每个评估的子项目都按障碍程度由重到轻的顺序分成 0~4 级，评估结果填写在表 2-3-4 的口部运动功能评估记录表中。

口部感觉指口部感受器对环境刺激的反应，它是口部运动发育的前提，评估项目涉及颊部、鼻部、唇部、牙龈、硬腭、舌前部、舌中部、舌后部等触觉反应；而下颌、唇、舌运动功能评估的目的是根据这些构音器官在自然放松状态下、模仿口部运动状态下、言语状态下的生理运动是否正确，判断运动异常的类型，分析导致运动异常的原因，为治疗提供依据。

表 2-3-4 口部运动功能评估记录表

感觉功能		下颌运动功能		唇运动功能		舌运动功能			
项目	得分	项目	得分	项目	得分	项目	得分	项目	得分
颊部触觉反应	__/4	自然状态	__/4	自然状态	__/4	自然状态	__/4	舌尖左右交替	__/4
鼻部触觉反应	__/4	咬肌肌力	__/4	流涎	__/4	舌肌力检查	__/4	舌尖前后交替	__/4
唇部触觉反应	__/4	向下运动	__/4	唇面部肌力	__/4	舌尖前伸	__/4	舌尖上下交替	__/4
牙龈触觉反应	__/4	向上运动	__/4	展唇运动	__/4	舌尖下舔颌	__/4	马蹄形上抬模式	__/4
硬腭触觉反应	__/4	向左运动	__/4	圆唇运动	__/4	舌尖上舔唇	__/4	舌两侧缘上抬模式	__/4
舌前部触觉反应	__/4	向右运动	__/4	圆展交替运动	__/4	舌尖上舔齿龈	__/4	舌前部上抬模式	__/4
舌中部触觉反应	__/4	前伸运动	__/4	唇闭合运动	__/4	舌尖上舔硬腭	__/4	舌后部上抬模式	__/4
舌后部触觉反应（呕吐反射）	__/4	上下连续运动	__/4	唇齿接触运动	__/4	舌尖左舔嘴角	__/4		
		左右连续运动	__/4			舌尖右舔嘴角	__/4		
触觉总分	__%（__/32）	下颌总分	__%（__/36）	唇总分	__%（__/32）	舌总分		__%（__/64）	

2）构音能力评估：多数运动性言语障碍患者临床表现出构音不清，声母、韵母或声韵组合的清晰度下降的现象，直接导致言语可懂度降低。进行构音能力评估能帮助言语治疗师全面掌握患者音位受损的情况，根据评估结果为患者制订针对性的构音能力治疗计划，形成清晰可懂的言语。构音能力异常的临床表现包括韵母音位构音异常、声母音位构音异常两个方面。华东师范大学黄昭鸣、韩知娟等学者在 2004 年研发了一套汉语普通话构音语音能力评估词表，该表主要用于评估患者清晰发音的能力，可评价 21 个声母及 38 个最小语音对的构音情况。测验材料包含 52 个单音节词，每一个词都有配套的图片，要求患者每个音发 3 遍。整个音节的发音时间及音节之间的间隔约为 1s。为诱导出自发语音，康复治疗师可以采用提问、提示或模仿的形式（模仿是指让患者模仿评估者的发音。就构音能力而言，只要能模仿，任务则完成），要求患者说出该图片所表达的词，然后将评估结果记录在表 2-3-5 所示的音位获得评估记录表中。

表 2-3-5 音位获得评估记录表

序号	词	目标音	序号	词	目标音	序号	词	目标音	序号	词	目标音
1	包	b	14	吸	x i	27	壳	k	40	一	i
	bāo			xī			ké			yī	
2	抛	p	15	猪	zh	28	纸	zh	41	家	ia
	pāo			zhū			zhǐ			jiā	
3	猫	m	16	出	ch	29	室	sh	42	浇	iao
	māo			chū			shì			jiāo	
4	飞	f	17	书	sh	30	字	z	43	乌	u
	fēi			shū			zì			wū	
5	刀	d	18	肉	r	31	刺	c	44	雨	ü
	dāo			ròu			cì			yǔ	
6	套	t	19	紫	z	32	蓝	an	45	椅	i
	tào			zǐ			Lán			yǐ	
7	闹	n	20	粗	c	33	狼	ang	46	鼻	i
	nào			cū			láng			bí	
8	鹿	l	21	四	s	34	心	in	47	蛙	1
	lù			sì			xīn			wā	
9	高	g	22	杯	b	35	星	ing	48	娃	2
	gāo			bēi			xīng			wá	
10	铐	k	23	泡	p	36	船	uan	49	瓦	3
	kào			pào			chuán			wǎ	
11	河	h	24	稻	d	37	床	uang	50	袜	4
	hé			dào			chuáng			wà	
12	鸡	j i	25	菇	g	38	拔	a	51	酪	l
	jī			gū			bá			lào	
13	七	q	26	哭	k	39	鹅	e	52	入	r
	qī			kū			é			rù	

（2）语音功能的评估

1）口腔轮替运动功能测量：口腔轮替运动功能测量是测量患者在执行一项重复性动作时快速且平稳地移动构音器官的能力，是评估运动性言语障碍的重要测量项目，因为不同类型的神经性言语障碍患者口腔轮替运动功能表现不同。弛缓型神经性言语障碍（flaccid dysarthria）和痉挛型神经性言语障碍（spastic dysarthria）患者通常表现为缓慢但规律的口腔轮替运动；运动失调型神经性言语障碍（ataxic dysarthria）和运动过度型神经性言语障碍（hyperkinetic dysarthria）患者通常表现为缓慢且不规律的口腔轮替运动；而部分运动不及型神经性言语障碍患者的口腔轮替运动速度较快，导致出现咬字不清的现象。

口腔轮替运动功能测量采用无意义音节连续重复（如 /pɑ/、/tɑ/、/kɑ/）、切换（如 /pɑtɑ/、/pakɑ/、/katɑ/）、轮替（如 /pɑtɑkɑ/）的形式来评估连续音节产生的流利性和语速功能。言语流利性一般理解为说话的“自然、从容、流畅”，有广义和狭义之分：广义上是言语水平的总称；狭义上强调言语时的语速，即言语行为的表现。在本书中我们更多考查的是狭义的功能。通常考查狭义流利性和语速的指标主要是时间性指标，如音节时长、言语速率等。

通过分析无意义音节连续重复、切换或轮替的浊音时长、音节时长和停顿时长可以反映产生流利的连续音节的能力。浊音时长是指无意义音节连续重复、切换或轮替的样本中浊音段的总时长。神经性言语障碍患者在连续重复、切换或轮替发音时可能会出现声母、韵母省略或韵母延长等现象，汉语普通话中声母大部分为清音，而韵母均为浊音，因此测量浊音时长是很有必要的。

通过分析无意义音节连续重复、切换或轮替的言语速率和浊音速率可以反映连续音节产生的语速功能。言语速率是指连续产生无意义音节的单位时间内（包括停顿在内）所产生的无意义音节的音节总数。而浊音速率是指无意义音节连续重复、切换或轮替的样本中浊音段总时长的单位时间内所产生的无意义音节数。

2）韵律功能测量：韵律功能测量又称连续语音测量，是采用看图说话的形式引导患者的自发性言语，来评估患者的连续语音状态下的韵律功能，包括连续语音流利性和语速功能评估、连续语音节律功能评估和连续语音语调功能评估三个部分。连续语音的流利性和语速功能同样采用时间性指标来进行评估。

通过分析患者自主言语的音节时长和停顿时长可以反映产生流利的连续语音的能力。音节时长是指自主言语样本（句子）中产生一个音节所花费的平均时间。通过分析患者自主言语的言语速率和构音速率可以反映连续语音产生的语速功能。言语速率是指产生自主言语样本（句子）的单位时间内（包括停顿在内）所产生的音节总数。而构音速率指用于产生自主言语样本（句子）中所有音节总时长的单位时间内（除停顿以外的）所产生的音节数。

（黄绍鸣）

第四节　运动性言语障碍康复治疗原则及内容

一、运动性言语障碍的治疗原则

1. 以综合且精准的评估为导向，制订详细科学的目标与计划。
2. 早发现，早诊断，早评估，早治疗。
3. 抓住主要问题进行有针对性的训练。
4. 现代化设备与传统治疗方法相结合。

二、运动性言语障碍的治疗内容

（一）言语嗓音功能治疗

1. 言语嗓音实时促进治疗法　言语嗓音实时促进治疗法又称为言语嗓音 ICF-RFT 疗法（ICF-real time facilitate therapy，ICF-RFT），采用实时视听反馈技术结合促进治疗法，通过对言语嗓音功能涉及的呼吸系统、发声系统和共鸣系统进行针对性治疗，改善患者言语呼吸支持、呼吸与发声协调性、音调水平及音调控制能力、嗓音音质、共鸣聚焦等方面的问题，强调言语嗓音功能治疗为改善整体言语功能、言语可懂度提供嗓音基础。具体方法如下。

（1）针对呼吸功能：生理性腹式呼吸、实时拟声法、实时数数法等改善呼吸方式异常；快速用力吹气法、缓慢平稳吹气法等改善呼吸支持不足；实时唱音法、实时啭音法等改善呼吸和发声不协调。

（2）针对发声功能：手指按压法、实时音调梯度训练等改善音调异常；实时响度梯度训练、实时掩蔽法等改善响度异常；半吞咽法、气泡式发音等改善音质异常。

（3）针对共鸣功能：实时前位音法、实时后位音法等改善口腔共鸣异常；口腔共鸣法、鼻腔共鸣法等改善鼻腔共鸣异常。

2. 重读治疗　重读治疗涉及所有呼吸和发声肌群，以相关肌群的节律练习作为训练的核心，注重腹部肌群的控制能力，进行大幅度或小幅度的收缩。通过节律性训练，声带振动模式会逐渐变化，其生理灵活性和弹性会增加。该训练可使声门下压力和喉部肌群的活动达到最佳的动态平衡，提高嗓音功能。该疗法包括慢板、行板、快板三大节奏，每个节奏中有3个模式，共9个模式。

3. 手术治疗　手术治疗可能用于重度腭咽闭合不全的患者，包括咽瓣膜术、注射法，或置入人工代偿装置，如抬腭器。

4. 传统呼吸治疗　包括提示患者正确的坐姿、做完整的吸气动作、吐气时立刻说话等，提高气流的利用率；另外，呼吸治疗也可以采用人工代偿装置如吐气板等改善膈肌力量。

5. 传统共鸣治疗

（1）视听反馈：视觉反馈可以通过镜面是否起雾提示患者鼻音是否过重；听觉反馈则可以通过录音的方式让患者实时感知自己的鼻音问题，并可在治疗前后通过对比找到最佳降低鼻音的方式。

（2）言语改良法：某些鼻音过重的患者可以通过调整言语模式来缓解听感上的鼻音过重，包括降低言语速度、言语时夸张的张口、适当的增加音量等。

（3）持续气道正压呼吸机法：采用治疗睡眠呼吸暂停综合征的持续气道正压呼吸机（continuous positive airway pressure ventilator），该装置可以提供软腭运动的阻力，对软腭施压，而软腭在进行言语运动时就必须抵抗阻力，从而强化软腭运动。

6. 励 - 协夫曼言语治疗法　励 - 协夫曼言语治疗法（Lee Silverman voice treatment，LSVT），是一种针对帕金森患者的言语障碍治疗方法，训练的主要目标是提高患者的发声响度。原则上，神经性言语障碍患者都可以通过 LSVT 得到一定的改善，如痉挛型脑瘫儿童、卒中、进行性核上性麻痹、老年喉以及运动失调型神经性言语障碍等通过增加声带内收运动，有效改善喉肌功能，有效结合触觉 / 视觉提示来重塑嗓音音质和响度；充分自我暗示和提高注意力，促进治疗效果泛化到日常生活沟通中。

（二）构音韵律功能治疗

1. 构音功能的治疗

（1）口部运动治疗：口部运动治疗是构音功能训练的起点，其主要目的是解决下颌、唇、舌等构音器官的运动障碍，为掌握准确音位奠定生理基础。具体的训练方法有：①建立正常的下颌运动模式，即增强下颌感知力、提高咬肌肌力、提高下颌运动能力；②建立正常的唇部运动模式，即增加唇的感知觉、提高唇肌肌力、促进唇的各种运动能力；③建立正常的舌部运动模式，即提高舌的感知觉、提高舌肌肌力、促进舌后侧缘的稳定。口部运动训练时可以借助一些口部运动训练器来完成。

（2）构音运动治疗：构音运动治疗是在口部运动治疗的基础上，促进已经建立的口部运动准确地应用于构音，进一步强化下颌、唇、舌的各种构音运动模式，促进口部运动与构音运动的统一，为准确构音奠定良好基础。

（3）构音训练：在口部运动治疗和构音运动治疗的基础上，进一步聚焦形成有意义语音的训练，其目的是让患者掌握韵母音位和声母音位的正确构音。治疗应包括音位诱导训练、音位获得训练、音位对比训练三个主要环节。①音位诱导训练是声母构音语音训练中最为重要的一个阶段，主要目的是帮助患者诱导出本被遗漏、替代或者歪曲的目标声母音位，是个从无到有的过程。②音位获得训练是在音位诱导训练的基础上，通过大量的练习材料巩固发音，将诱导出的音位进行类化，使患者不仅能发出目标音位的呼读音或者 1~2 个含有该目标音位的单音节，而且能够发出更多有意义的声韵组合，使目标音位位于任意位置时，患者都能够正确地发出。③音位对比训练是将容易混淆的一对声母提取出来进行专门的、巩固的训练，用来进一步强化新获得的声母音位。最典型的音位对比训练即是音位对比治疗（phonemic contrast therapy，PCT），该方法以“音位对比”为训练手段，用语音的最小单位为训练介质，专门针对精细语音进行训练。

2. 韵律功能的治疗　韵律异常主要涉及言语的自然度，严重时也会使语音清晰度降低。在介入部分宜针对个案本身的韵律问题，制订适当的介入目标，拟定合适的计划。尽量使用日常生活常用的语句，以增强学习的类化。韵律障碍可采用结构化语音疗法。

（1）结构化语音疗法：结构化语音疗法又称语音切换 - 轮替法。当完成某一音位的构音治疗时，对已习得音位相关的语音重复、切换、轮替的语料进行语调节奏和语速训练，对已习得的音位加以巩固，在确保患者构音清晰度的同时进一步改善患者的言语流利和节律问题，从而提高患者的言语可懂度。结构化语音疗法包括以下几个内容。①语音重复：训练患者连续、清晰地说出每句话中多次出现同一个目标声母的能力。②语音切换：每句话中的目标声母音位对至少出现一次，训练患者的连续语音切换能力。③语音轮替：提升患者在同一发音部位、不同发音方式声母（如唇声母 /b/、/p/、/m/、/f/）或同一发音方式、不同发音部位声母（如鼻音 /m/、/n/）间轮替发音的能力。④对以上重复、切换、轮替的语料进行停顿起音、音节时长、音调变化和响度变化的训练。

（2）听知觉训练：自反馈的促进亦可增加对言语韵律的改进，例如区分言语音量的大小、声调或语调的形式、言语速度的缓慢程度、句中词语的强调与否等。可录下个案的言语，并鼓励个案做自我评估，促进对自我言语韵律的觉察与监控。

（3）控制速率训练：控制速率训练包括打节拍降速、提示下朗读等。

（4）重音和语调训练：重音和语调训练包括对比性重音训练、语调练习等。

三、运动性言语障碍的治疗注意事项

应调动患者的积极性，使其可以主动配合；了解患者的方言或口音，不强行纠正与方言或口音相关的言语差异；保持训练过程中的口腔卫生；强调训练工具的清洁消毒；注意患者的听觉反馈；注意正确语音的正强化，避免错误语音的负强化；强调家庭训练。

（席艳玲　黄绍鸣）

第五节　运动性言语障碍康复治疗案例示范

一、神经性言语障碍康复治疗案例示范

（一）运动失调型神经性言语障碍的案例示范

患者高某，65岁。主诉左侧肢体活动不利伴言语不清2个月余。现病史：于3个月前无明显诱因突发头晕伴站立不稳，查头颅MRI示“右侧内囊后肢急性脑梗死”，住院期间出现左侧肢体功能障碍，言语不清，予以抗凝、抗血小板聚集、控制基础疾病等治疗。病情平稳后伴言语不清、左侧肢体活动障碍，饮水呛咳。既往史：高血压3级；2型糖尿病；脑动脉狭窄、椎动脉狭窄、低蛋白血症。专科情况：徒手肌力评定（manual muscle testing，MMT）：左侧屈肘、伸肘肌群肌力2级，屈腕、伸腕肌群肌力1级，屈指、伸指肌群肌力1级，屈髋、伸髋肌群肌力2+级，屈膝、伸膝肌群肌力2+级，踝背伸、踝趾屈肌群肌力3级，余未见异常。肌张力（ashworth）未见明显异常。左侧膝腱反射减退，左侧征巴宾斯基征阴性。肌张力低下评定：轻度肌张力低下，可短暂抗重力。Brunnstrom偏瘫运动功能恢复6级分期评定示：左上肢2级、左手1级，左下肢2级；洼田饮水试验4级。辅助检查：MRI示右侧内囊后肢急性脑梗死，两侧基底节区、放射冠区及脑干多发腔隙性脑梗，两侧顶叶皮质下软化灶伴周围胶质增生，脑白质疏松症，脑萎缩。

1. ICF功能评估

（1）ICF嗓音功能评估：经嗓音言语产生功能评估，患者高某最长声时为6.74s，最大数数能力为2.71s，言语基频为108Hz，基频震颤为9.8Hz，频段能量集中率为37%，声带接触率为54.37%，接触率微扰为17%，基频微扰为1.48%，振幅微扰为16.79%，声门噪声为−5.2dB，鼻流量为49.47%。将上述结果输入ICF转换器内，得出患者ICF嗓音言语产生功能评估结果。如表2-5-1所示，该患者存在呼吸支持不足、鼻音功能亢进、声带闭合不全等嗓音言语功能障碍。

表2-5-1　ICF言语嗓音功能评估表

身体功能，即人体系统的生理功能损伤程度			无损伤	轻度损伤	中度损伤	重度损伤	完全损伤	未特指	不适用
			0	1	2	3	4	8	9
b3100	嗓音产生（production of voice）	最长声时（MPT）	☐	☐	☐	☒	☐	☐	☐
		最大数数能力（cMCA）	☐	☐	☐	☒	☐	☐	☐
		言语基频（F_0）	☒	☐	☐	☐	☐	☐	☐
		基频震颤（F_0t）	☐	☒	☐	☐	☐	☐	☐
		频段能量集中率（Ec）	☐	☐	☒	☐	☐	☐	☐
		声带接触率（CQ）	☒	☐	☐	☐	☐	☐	☐
		接触率微扰（CQP）	☐	☐	☐	☐	☒	☐	☐

续表

<table>
<tr><td rowspan="3"></td><td colspan="9">通过喉及其周围肌肉与呼吸系统配合产生声音的功能。
包括：发声功能、音调、响度功能；失声、震颤、发声困难。</td></tr>
<tr><td colspan="9">信息来源：☐病史　☐问卷调查　☒临床检查　☐医技检查</td></tr>
<tr><td colspan="9">问题描述：
1. 持续稳定的发声时间为 6.7s↓，正常范围≥22.5s
呼吸支持能力、呼吸与发声协调能力存在重度损伤。
2. 持续、旋转地发“1”或“5”的最长时间为 2.7s↓，正常范围≥8.2s
呼吸支持能力、呼吸与发声协调能力存在重度损伤。
3. 频段能量集中率为 39.0%↓，正常范围 39.2%~51.9%
声带振动时谐波能量衰减过大，存在轻度发声功能低下现象。
4. 基频震颤为 9.8 次 /s↑，正常范围 2.9~6.2 次 /s
声带振动频率呈现中度包络式损伤，存在中度声带神经源性损伤而造成的嗓音障碍。
5. 接触率微扰为 17.0%↑，正常范围 0~3.1%
声门闭合完全不规律，声带振动完全失调。</td></tr>
<tr><td colspan="3"></td><td>0</td><td>1</td><td>2</td><td>3</td><td>4</td><td>8</td><td>9</td></tr>
<tr><td rowspan="7">b3101</td><td rowspan="7">嗓音音质</td><td>基频微扰（粗糙声）</td><td>☐</td><td>☐</td><td>☒</td><td>☐</td><td>☐</td><td>☐</td><td>☐</td></tr>
<tr><td>声门噪声（气息声）</td><td>☐</td><td>☐</td><td>☒</td><td>☐</td><td>☐</td><td>☐</td><td>☐</td></tr>
<tr><td>振幅微扰（嘶哑声）</td><td>☐</td><td>☐</td><td>☐</td><td>☒</td><td>☐</td><td>☐</td><td>☐</td></tr>
<tr><td>共振峰频率（F_2/i/）（后位聚焦）</td><td>☐</td><td>☐</td><td>☐</td><td>☐</td><td>☒</td><td>☐</td><td>☐</td></tr>
<tr><td>共振峰频率（F_2/u/）（前位聚焦）</td><td>☐</td><td>☐</td><td>☒</td><td>☐</td><td>☐</td><td>☐</td><td>☐</td></tr>
<tr><td>+鼻流量（NL）（鼻音功能亢进）</td><td>☐</td><td>☒</td><td>☐</td><td>☐</td><td>☐</td><td>☐</td><td>☐</td></tr>
<tr><td>+鼻流量（NL）（鼻音功能低下）</td><td>☒</td><td>☐</td><td>☐</td><td>☐</td><td>☐</td><td>☐</td><td>☐</td></tr>
<tr><td rowspan="3"></td><td colspan="9">产生嗓音特征的功能，包括谐波特征，共鸣和其他特征。
包括：谐波高、低功能；鼻音功能亢进和鼻音功能低下、发声困难、声带紧张、嘶哑声或粗糙声、气息声等障碍。</td></tr>
<tr><td colspan="9">信息来源：☐病史　☐问卷调查　☒临床检查　☐医技检查</td></tr>
<tr><td colspan="9">问题描述：
1. 基频微扰为 1.48%↑，正常范围≤0.62%
嗓音音质存在中度损伤，存在中度的粗糙声或嘶哑声。
2. 声门噪声为 −5.2dB↑，正常范围≤−9.6dB
嗓音音质存在中度损伤，存在中度的气息声或嘶哑声。
3. 振幅微扰为 16.79%↑，正常范围≤3.74%
嗓音音质存在重度损伤，存在重度的粗糙声或嘶哑声。
4. /u/ 的第二共振峰为 2 757Hz↑，正常范围≤703Hz
舌向后运动能力存在完全损伤，口腔共鸣功能存在完全损伤。</td></tr>
</table>

续表

	5. /i/ 的第二共振峰为 1 837Hz↓，正常范围≥2 151Hz 舌向前运动能力存在中度损伤，口腔共鸣功能存在中度后位聚焦。 6. 鼻流量为 49.47%↑，正常范围≤37.05% 鼻腔共鸣功能存在轻度损伤，存在轻度的鼻音功能亢进。

（2）ICF 构音语音功能评估：经构音语音功能评估，患者高某口部感觉得分 81%，下颌运动得分 75%，唇运动 91%，舌运动 88%；声母音位获得个数为 15 个，声母音位对比数量为 15 对；构音清晰度为 63.16%；言语速率 2.7 个 /s；构音速率 3.5 个 /s；言语基频标准差 8.2Hz。将上述结果输入 ICF 转换器内，得出患者 ICF 构音语音功能评估结果。如表 2-5-2、表 2-5-3 所示，该患者存在构音歪曲、口部运动功能下降、言语流利性异常、语速过慢等构音语音功能障碍。

表 2-5-2　ICF 构音功能评估表

身体功能：即人体系统的生理功能损伤程度：			无损伤	轻度损伤	中度损伤	重度损伤	完全损伤	未特指	不适用
			0	1	2	3	4	8	9
b320	构音功能	声母音位获得	☐	☐	☒	☐	☐	☐	☐
		声母音位对比	☐	☐	☐	☒	☐	☐	☐
		构音清晰度	☐	☐	☐	☒	☐	☐	☐
		口部感觉	☒	☐	☐	☐	☐	☐	☐
		下颌运动	☐	☒	☐	☐	☐	☐	☐
		唇运动	☐	☒	☐	☐	☐	☐	☐
		舌运动	☐	☒	☐	☐	☐	☐	☐
	产生言语声的功能。 包含：构音清晰功能，构音音位习得功能；痉挛型、运动失调型、弛缓型神经性言语障碍；中枢神经损伤的构音障碍。 不包含：语言心智功能（b167）；嗓音功能（b310）								
	信息来源：☐病史　☐问卷调查　☒临床检查　☐医技检查								
	问题描述： 已掌握声母正确率为 57%↓，正常范围≥95%。声母音位获得能力中度损伤。 已掌握声母音位对正确率为 36%↓，正常范围≥96%。声母音位对比能力重度损伤。 构音清晰度为 45.0%↓，正常范围≥96%。构音语音能力重度损伤。 下颌运动得分为 78%↓，正常范围≥96%。能完成目标动作，但控制略差；下颌运动轻度损伤。 唇运动得分为 88%↓，正常范围≥96%。能完成目标动作，但控制略差；唇运动轻度损伤。 舌运动得分为 80%↓，正常范围≥96%。能完成目标动作，但控制略差；舌运动轻度损伤。								

表 2-5-3　ICF 语音功能评估表

				0	1	2	3	4	8	9
b3302	语速	连续语音能力	言语速率	□	☒	□	□	□	□	□
	言语产生速率的功能。 包括：如迟语症和急语症。									
	信息来源：□病史　□问卷调查　☒临床检查　□医技检查									
	问题描述： 连续语音的言语速率为 5.0 个 /s↑。 连续语音时发音和 / 或停顿缩短，言语速率的控制能力轻度损伤。									
				0	1	2	3	4	8	9
b3303	语调	言语基频标准差		□	□	☒	□	□	□	□
	言语中音调模式的调节功能。 包括：言语韵律，语调，言语旋律；如言语平调、音调突变等障碍。									
	信息来源：□病史　□问卷调查　☒临床检查　□医技检查									
	问题描述： 1. 言语基频标准差为 70.0Hz ↑ 语调变化过大，连续语音语调变化的控制能力中度损伤。									

经评定，该患者左侧肢体肌力下降、肌张力与反射减退，运动弛缓；言语方面，听知觉评估示鼻漏气较重、口压型声母口压降低且构音歪曲、发声存在较重的粗糙声和轻微气息声、言语呼吸支持不足、语速缓慢，整体言语可懂度低；观其存在左侧中枢性面瘫，下颌、唇、舌运动范围不同程度下降、运动的稳定性和灵活性减弱，软腭上抬幅度减弱。ICF 客观评估结果提示其鼻音功能亢进、声带闭合不全、呼吸支持下降、构音清晰度下降，语速缓慢，主客观评估结果基本一致。结合 MRI 显示其脑干存在多发性腔隙性脑梗死，高度提示该患者罹患卒中后存在弛缓型神经性言语障碍。

（3）治疗计划制订：根据 ICF 客观评估和主观检查结果，确定该患者的主要言语障碍为：①构音器官运动无力导致声韵母构音歪曲、语速缓慢；②鼻音功能亢进、声带闭合不全导致发声时音质损伤；③呼吸支持不足导致语词简短、异常停顿。因此，要针对患者的构音、共鸣、呼吸进行优先级别的训练。

根据与该患者与家属的交谈，希望改善其在日常生活中的功能性交流能力。因此，制定了如下的长期目标：6 周内提高患者与照顾者日常交流的言语可懂度，可以清楚表达日常生活基本需求。

而根据上述的主要言语障碍，制订 ICF 康复治疗计划，针对不同障碍选择不同的治疗方法相结合的模式，并且确定其康复目标的最终值，见表 2-5-4 和表 2-5-5。

2. 运动失调型神经性言语障碍的治疗　言语治疗师根据表 2-5-4 和表 2-5-5 所示的治疗计划对患者实施言语功能治疗，下面主要以患者杨某一次个别化康复训练为例，介绍逐字增加句长法和重读治疗法。通过这两种训练方法来提高患者的呼吸支持能力，改善患者呼吸与发声的协调性，改善患者语音韵律问题。

表 2-5-4　ICF 言语嗓音功能治疗计划表

治疗任务			治疗方法	康复医师	护士	言语治疗师	特教教师	初始值	目标值	最终值
言语嗓音功能										
b310	最长声时(MPT)	3 级或 4 级	实时反馈治疗 ·情绪唤醒、发声诱导 ·声音实时反馈训练 (声音感知:/ɑ、i、u/ 的持续发声) ·声时实时反馈训练 (声音感知:/ɑ、i、u/ 的发声稳定性) 传统治疗 ·呼吸放松、发声放松训练 (发声稳定性训练) ·生理腹式呼吸训练 (建立正确、自然、舒适的呼吸方式) ·拟声法 (/ɑ——/、/u——/、/dɑ dɑ dɑ/) ·快速用力呼气法 (/p/、/t/、/k/,相关单音节词) ·缓慢平稳呼气法 (/f/、/h/,相关单音节词)			√		3	1	
	最大数数能力(cMCA)	3 级或 4 级	实时反馈治疗 ·情绪唤醒、发声诱导 ·声音实时反馈训练 (声音感知:/ɑ、i、u/ 的持续发声) ·音调感知实时反馈训练(感知嘡音过程中音调的高低起伏变化) 传统治疗 ·呼吸放松、发声放松训练 (发声稳定性训练) ·生理腹式呼吸训练 (建立正确、自然、舒适的呼吸方式) ·缓慢平稳呼气法 (/f/、/h/,相关单音节词)			√		3	1	

续表

治疗任务		治疗方法		康复医师	护士	言语治疗师	特教教师	初始值	目标值	最终值
b310	+鼻流量(NL)(鼻音功能亢进)	1级或2级	实时反馈治疗 ·音调实时反馈训练 (鼻音功能亢进:降调训练;鼻音功能低下:升调训练) ·鼻流量(NL)实时反馈训练 ·口鼻腔(LPC)实时反馈训练 (鼻音功能亢进:平调和降调训练;鼻音功能低下:平调和升调训练) 传统治疗 ·共鸣放松训练 (放松口面部肌群) ·口腔共鸣法 (发闭元音/i、u、ü/) ·鼻腔共鸣法 (发含有鼻音的词) ·鼻音/边音刺激法 (交替发鼻、喉腔共鸣音)			√		1	0	

表 2-5-5 ICF 构音语音功能治疗计划表

治疗任务		治疗方法 (构音+韵律)	康复医师	护士	言语治疗师	特教教师	初始值	目标值	最终值
构音韵律功能									
构音功能	声母音位获得	训练音位:j/x/g/k ·发音教育 ·发音部位教育——口部运动训练 ·发音方式教育——发声促进治疗 (缓慢平稳呼气法、快速用力呼气法、啭音法、气息式发音法、鼻腔共鸣法、哈欠叹息法) ·音位获得 ·单音节词 ·双音节词(前) ·三音节词(前)			√		2	0	

续表

治疗任务		治疗方法 （构音 + 韵律）	康复医师	护士	言语治疗师	特教教师	初始值	目标值	最终值
构音功能	声母音位获得	·双音节词（后） ·三音节词（后） ·三音节词（中）			√		2	0	
	声母音位对比	·训练音位对：j&x/g&k ·音位对比训练 ·实时言语重读治疗（ReATx）			√		3	1	
	下颌运动	·下颌运动受限 ·咀嚼法、高位抵抗法、交替抵抗法等 下颌分级控制 ·咬住大物体、咬住小物体、杯子喝水法等 ·下颌转换运动 ·低位控制法、高位控制法、小半开位控制法等			√		1	0	
	唇运动	提高唇肌肌力 ·抵抗法、对捏法、唇部拉伸法等 ·圆唇运动障碍 ·吸管进食法、吹卷龙、拉纽扣法等 ·展唇运动障碍 ·杯子进食法、模仿大笑等 ·唇闭合运动障碍 ·勺子进食法、唇部按摩、夹住压舌板 圆展交替运动障碍 ·唇交替运动等			√		1	0	
	舌运动	促进舌后侧缘上抬 ·刷舌后侧缘法、舌后侧缘上推法等 ·舌向前运动障碍 ·舌尖向上伸展、舌尖上卷、舌尖舔嘴角等 舌侧缘上抬运动障碍 ·舌侧边刺激法、向中线压舌法、刺激上腭法等 ·舌尖上抬与下降运动障碍 ·舌尖舔物法、舌尖上下运动法、舔硬腭法等 ·舌前部上抬运动障碍 ·舌前部拱起、舌前位运动训练法等			√		1	0	
言语节律	连续语音言语速率	实时言语重读治疗（ReATx） ·慢板节奏二、三 ·行板节奏一、二、三、四			√		1	0	

续表

治疗任务		治疗方法（构音+韵律）	康复医师	护士	言语治疗师	特教教师	初始值	目标值	最终值
言语节律	连续语音言语速率	·快板节奏一、二 ·韵律语调法（MIT） ·停顿起音实时反馈训练 ·停顿延长 ·停顿缩短 ·停顿延长与缩短轮替 ·语速控制（节拍器）			√		1	0	
语调	言语基频标准差	音调梯度训练法 ·音调升高 ·音调降低 ·音调升高与降低轮替 ·乐调匹配法			√		2	0	

（1）逐字增加句长法：可以选择与患者的日常生活较为贴近的材料作为训练的语料，并根据患者的训练情况逐步增加材料的复杂程度和句子的长度，或者通过加快朗读语料的速度以增加训练的难度。治疗师示范，患者跟读。

（2）重读治疗法：以重读治疗法——能量法为例，寻找语料中能量集中的位置，这些位置大部分是韵母的位置，帮助患者从韵母过渡到音节，继而提高连续语音流畅性。重读治疗法可以调动患者呼吸与发声的协调性，能够放松呼吸和发声肌群，帮助患者建立正确的起音方式，减少硬起音和呼吸不流畅的问题，养成良好的发声停顿习惯。

（二）言语失用症康复治疗案例示范

本节以某言语失用症患者的言语功能治疗为例，具体阐述 ICF 框架下运动性言语障碍患者言语功能治疗的实施过程。

患者杨某，47 岁，女。主诉右侧肢体不利伴言语认知障碍 4 个月。现病史：患者于 4 个月前散步后突发头痛、恶心，呕吐胃内容物；上述症状迅速进展至意识丧失，呼之不应。急送医院行头颅 CT 检查示其脑室出血，后行“双侧脑室外引流术”“左侧颞浅动脉 - 大脑中动脉吻合术”。现遗留右侧肢体运动功能障碍，言语不利，交流困难。无既往病史。专科情况：精神可，对答交流困难，听理解仅完成一步指令，无自发言语，能提示下发单音及简单双音节词语，短句复述不能。右侧徒手肌力评定，右上肢肩关节前屈肌群 - 肘屈肌群 - 腕伸肌群 - 肘伸肌群 - 指深肌群（小指外展）：1-2-2-3-3 级；右下肢屈髋伸膝肌群 - 踝背伸肌群 - 踇长伸肌 - 踝趾屈肌群：3-3-（2+）-（2-）级；改良 Ashworth 痉挛评定（上肢 - 手 - 下肢）：0-0-0 级；认知功能分级：5 级；波士顿失语症严重程度：0 级；Brunnstrom 分级：3-5-3 级。辅助检查：头颈部 - 颈动脉 CTA 示颈 - 椎动脉硬化，左侧颈内动脉开口处微狭窄，脑动脉如上所述，考虑烟雾病。头颅 CT 示脑室系统积血，左侧侧脑室前脚旁多发斑片状低密度影，右侧额叶体积缩小。

1. 功能评估

（1）ICF 嗓音功能评估：经嗓音言语产生功能评估，患者杨某最长声时为 23.0s，最大数数能力为 9.1s，言语基频为 211Hz，基频震颤为 11.7Hz，频段能量集中率为 25.0%，声带接触率为 56.2%，接触率微扰为 4.0%，基微扰为 0.51%，振幅微扰为 5.91%，声门噪声为 –6.6dB，/u/ 的第二共振峰为 721Hz，/i/ 的第二共振峰为 1 873Hz，鼻流量为 32.00%。将上述结果输入 ICF 转换器内，得出患者 ICF 嗓音言语产生功能评估结果，如表 2-5-6 所示。该患者存在声带振动不规律、粗糙声、嘶哑声、气息声、前位聚焦等嗓音言语产生功能障碍。

表 2-5-6　ICF 言语嗓音功能评估表

<table>
<tr><td colspan="3">身体功能
（人体系统的生理功能损伤程度）</td><td>无损伤</td><td>轻度损伤</td><td>中度损伤</td><td>重度损伤</td><td>完全损伤</td><td>未特指</td><td>不适用</td></tr>
<tr><td colspan="3"></td><td>0</td><td>1</td><td>2</td><td>3</td><td>4</td><td>8</td><td>9</td></tr>
<tr><td rowspan="7">b3100</td><td rowspan="7">嗓音产生（production of voice）</td><td>最长声时（MPT）</td><td>☐</td><td>☐</td><td>☐</td><td>☒</td><td>☐</td><td>☐</td><td>☐</td></tr>
<tr><td>最大数数能力（cMCA）</td><td>☒</td><td>☐</td><td>☐</td><td>☐</td><td>☐</td><td>☐</td><td>☐</td></tr>
<tr><td>言语基频（F_0）</td><td>☐</td><td>☒</td><td>☐</td><td>☐</td><td>☐</td><td>☐</td><td>☐</td></tr>
<tr><td>基频震颤（F_0t）</td><td>☐</td><td>☒</td><td>☐</td><td>☐</td><td>☐</td><td>☐</td><td>☐</td></tr>
<tr><td>频段能量集中率（Ec）</td><td>☒</td><td>☐</td><td>☐</td><td>☐</td><td>☐</td><td>☐</td><td>☐</td></tr>
<tr><td>声带接触率（CQ）</td><td>☐</td><td>☒</td><td>☐</td><td>☐</td><td>☐</td><td>☐</td><td>☐</td></tr>
<tr><td>接触率微扰（CQP）</td><td>☐</td><td>☐</td><td>☐</td><td>☐</td><td>☒</td><td>☐</td><td>☐</td></tr>
<tr><td rowspan="3"></td><td colspan="9">通过喉及其周围肌肉与呼吸系统配合产生声音的功能。
包括：发声功能、音调、响度功能；失声、震颤、发声困难。</td></tr>
<tr><td colspan="9">信息来源：☐病史　☐问卷调查　☒临床检查　☐医技检查</td></tr>
<tr><td colspan="9">问题描述：
1. 持续稳定的发声时间为 7.9s↓，正常范围≥15s。
呼吸支持能力、呼吸与发声协调能力存在重度损伤。
2. 声带振动频率为 235 次 /s↑，正常范围 190~219 次 /s。
音调及音调控制能力轻度损伤。
3. 基频震颤为 6.6 次 /s↑，正常范围 2.9~6.2 次 /s。
声带振动频率呈现轻度包络式损伤，存在轻度声带神经源性损伤而造成的嗓音障碍。
4. 声带接触率为 42.4%↓，正常范围 47.6%~71.4%。
声门轻度闭合不全，嗓音音质存在轻度损伤及轻度软起音。
5. 接触率微扰为 35.9%↑，正常范围 0~3.1%。
声门闭合完全不规律，声带振动完全失调。</td></tr>
</table>

续表

身体功能（人体系统的生理功能损伤程度）			无损伤	轻度损伤	中度损伤	重度损伤	完全损伤	未特指	不适用
			0	1	2	3	4	8	9
b3101	嗓音音质（quality of voice）	基频微扰（jitter）（粗糙声）	☒	☐	☐	☐	☐	☐	☐
		声门噪声（NNE）（气息声）	☒	☐	☐	☐	☐	☐	☐
		振幅微扰（shimmer）（嘶哑声）	☒	☐	☐	☐	☐	☐	☐
		共振峰频率（F_2/i/）（后位聚焦）	☐	☐	☐	☒	☐	☐	☐
		共振峰频率（F_2/u/）（前位聚焦）	☒	☐	☐	☐	☐	☐	☐
		+鼻流量（NL）（鼻音功能亢进）	☐	☐	☒	☐	☐	☐	☐
		+鼻流量（NL）（鼻音功能低下）	☒	☐	☐	☐	☐	☐	☐
	产生嗓音特征的功能，包括谐波特征，共鸣和其他特征。 包括：谐波高、低功能；鼻音功能亢进和鼻音功能低下、发声困难、声带紧张、嘶哑声或粗糙声、气息声等障碍。								
	信息来源：☐病史 ☐问卷调查 ☒临床检查 ☐医技检查								
	问题描述： 1. /i/ 的第二共振峰为 2 364Hz↓，正常范围≥2 746Hz。 舌向前运动能力存在中度损伤，口腔共鸣功能存在中度后位聚焦。 2. 鼻流量为 68%↑，正常范围≤34.26%。 鼻腔共鸣功能存在重度损伤，存在重度的鼻音功能亢进。								

（2）ICF 构音语音功能评估：经构音语音功能评估，患者杨某口部感觉 100%；下颌运动 86.11%，轻度损伤；唇运动 100%；舌运动 78.13%；声母音位习得个数为 6 个，声母音位对比数量为 1 对，构音清晰度为 21.05%，言语速率 1.6 个 /s，言语基频标准差 33Hz；将上述结果输入 ICF 转换器内，得出患者 ICF 构音语音功能评估结果，如表 2-5-7、表 2-5-8 所示。该患者存在构音歪曲、口部运动功能下降、言语流利性异常、语速过慢等构音语音功能障碍。

表 2-5-7 ICF 构音功能评估表

身体功能：即人体系统的生理功能损伤程度			无损伤	轻度损伤	中度损伤	重度损伤	完全损伤	未特指	不适用
			0	1	2	3	4	8	9
b320	构音功能	声母音位获得	☐	☐	☐	☒	☐	☐	☐
		声母音位对比	☐	☐	☐	☒	☐	☐	☐
		构音清晰度	☐	☐	☐	☒	☐	☐	☐
		口部感觉	☒	☐	☐	☐	☐	☐	☐
		下颌运动	☐	☒	☐	☐	☐	☐	☐
		唇运动	☒	☐	☐	☐	☐	☐	☐
		舌运动	☐	☒	☐	☐	☐	☐	☐

续表

	产生言语声的功能。 包含：构音清晰功能，构音音位习得功能；痉挛型、运动失调型、弛缓型神经性言语障碍；中枢神经损伤的构音障碍。 不包含：语言心智功能（b167）；嗓音功能（b310）
	信息来源：☐病史　☐问卷调查　☒临床检查　☐医技检查
	问题描述： 已掌握声母正确率为 23%↓，正常范围≥95%。声母音位获得能力重度损伤。 已掌握声母音位对正确率为 4%↓，正常范围≥96%。声母音位对比能力重度损伤。 构音清晰度为 21.0%↓，正常范围≥96%。构音语音能力重度损伤。 下颌运动得分为 86%↓，正常范围≥96%。能完成目标动作，但控制略差；下颌运动轻度损伤。 舌运动得分为 78%↓，正常范围≥96%。能完成目标动作，但控制略差；舌运动轻度损伤。

表 2-5-8　ICF 语音功能评估表

				0	1	2	3	4	8	9
b3302	语速	连续语音能力	言语速率	☐	☐	☐	☒	☐	☐	☐
	言语产生速率的功能。 包括：如迟语症和急语症。									
	信息来源：☐病史　☐问卷调查　☒临床检查　☐医技检查									
	问题描述： 连续语音的言语速率为 1.2 个 /s↑。 连续语音时发音和 / 或停顿缩短，言语速率的控制能力重度损伤。									
				0	1	2	3	4	8	9
b3303	语调	言语基频标准差		☐	☐	☐	☐	☒	☐	☐
	言语中音调模式的调节功能。 包括：言语韵律，语调，言语旋律；如言语平调、音调突变等障碍。									
	信息来源：☐病史　☐问卷调查　☒临床检查　☐医技检查									
	问题描述： 言语基频标准差为 94.0Hz↑。 语调变化过大，连续语音语调变化的控制能力完全损伤。									

因此，对该患者进行构音评估时，存在口部构音位置搜寻、构音错误多样性、且错误随着句长的增加而增多、自发纠正但纠正困难等特征。进行失语症评估时，观其系列语言如数数能力相对保留，自发语言形似呢喃语，可懂度极低，2 字以上不能复述且存在大量音素型错误，听理解中仅不能执行指令，可能存在肢体失用。ICF 评估结果报告其构音歪曲严重且构音错误多样，可构音正确的声母极少。结合核磁共振左侧脑室出血，高度怀疑罹患言语失用症，且可能伴随运动性失语。

2. ICF 治疗计划制订　根据 ICF 客观评估和主观检查结果，确定该患者罹患言语失用症，且言语失用症目前作为主要障碍严重影响患者日常交流，因为该患者由于严重的言语失用导致其目前可构音正确的音位仅有 6 个，严重影响口语产出。因此，需要优先干预言语失用，纠正其构音偏差的声韵母。而针对其言语嗓音方面的问题，可暂且后移。但由于患者言语失用症较为严重，需要适当加入增强和替代交流（augmentative and alternative communication，AAC）和手势语的训练，扩大患者沟通交流的媒介，合理判断预后。

根据与该患者与家属的交谈，希望可以使用口语、手势、AAC 等多重沟通媒介扩大其日常生活中的功能性交流能力。因此制订如下的长期目标：6 周内提高患者功能性沟通能力，患者可通过部分短语、手势、AAC 图片指认与照顾者表达基本沟通需求。

而根据上述的主要问题，优先从构音入手，制订构音训练计划，在选择目标音节的时候，应当注意以患者的功能性交流词汇为切入点。同时，增加 AAC 训练，增加手势语训练。另外，需要注意言语失用症与神经性言语障碍治疗时的不同侧重点：需要协助病人准确学习发音所需的动作排序步骤；小心安排治疗的顺序，让病人保持高成功率；提示病人需要加强自我监控意识；多选择功能性和有用的字词，如表 2-5-9 所示。

表 2-5-9　ICF 言语功能治疗计划表

治疗任务		治疗方法（构音 + 韵律）	康复医师	护士	言语治疗师	特教教师	初始值	目标值	最终值
构音韵律功能									
构音功能	声母音位获得	·训练音位：/b/、/d/、/t/ ·发音感知 ·发音感知训练 ·发音教育 ·发音部位教育——口部运动训练 （口部感觉训练：改善颊、鼻、唇、牙龈、硬腭、舌部感觉训练。下颌口部运动训练：增强下颌感知觉、增强咬肌肌力训练、改善下颌运动受限、改善下颌运动过度、促进下颌分级控制、促进下颌转换运动。唇口部运动训练：增强唇感知觉、提高唇肌肌力、促进圆唇运动、促进展唇运动、促进唇闭合运动、促进唇齿接触运动、促进圆展交替运动。舌口部运动训练：增强舌感知觉、提高舌肌肌力、促进舌尖上抬与下降运动、促进舌侧缘上抬、促进舌后侧缘上抬、促进舌向前运动、促进舌向后运动、促进舌马蹄形上抬。） ·发音方式教育——发声促进治疗 （缓慢平稳呼气法、快速用力呼气法、啭音法、气息式发音法、鼻腔共鸣法、哈欠叹息法。）			√		3	2	

续表

治疗任务		治疗方法(构音+韵律)	康复医师	护士	言语治疗师	特教教师	初始值	目标值	最终值
构音功能	声母音位获得	·音位获得 ·单音节词 ·双音节词(前) ·三音节词(前) ·双音节词(后) ·三音节词(后) ·三音节词(中)							
	声母音位对比	·训练音位对:/m-b/、/b-p/、/b-d/、/d-t/ ·音位对比 ·听一听、说一说 ·实时言语重读治疗(ReATx) ·内在(韵母)交替重读治疗 ·外在(声母)交替重读治疗 ·语音切换训练 ·词语训练 (例如/d-t/训练语料:地毯、甜点) ·句子训练 (例如/d-t/训练语料:大厅有地毯)			√		4	3	

3. 言语失用症的治疗　言语治疗师根据治疗计划对患者实施言语功能治疗,下面主要以患者侯某一次个别化康复训练为例,针对其言语的语速、语调问题进行的语音支持和结构化语音疗法训练进行介绍。

(1)停顿起音训练:患者侯某在构音时存在摸索动作,在连续语音中有异常停顿现象,停顿后起音困难,言语流利性较差。针对该问题,言语治疗师进行固定句式"这是壁虎"的停顿起音训练。

(2)听觉刺激:治疗师录音,正常吸气后发音、深吸气后发音"这是壁虎",对患者进行听觉刺激。

(3)结构化语音疗法训练:选择侯某已经习得的音位的语音重复、切换、轮替的语料进行语调节奏和语速训练,并结合语音支持技术,通过音段音位和超音段音位的结合训练,提高患者的言语可懂度。

(万　勤)

参考文献

[1] 张奕雯,黄昭鸣,王勇丽.运动性言语障碍评估与治疗[M].南京:南京师范大学出版社,2021.

[2] DUFFY J R.Motor speech disorders:Substrates,differential diagnosis,and management[M].3rd ed.St.Louis,MO:Elsevier,2013.

[3] DONALD B F.Motor speech disorders, diagnosis and treatment[M].Delmar: Cengage Learning, 2012.

[4] DARLEY F L, ARONSON A E, BROWN J R.Differential Diagnostic Patterns of Dysarthria[J].Journal of Speech Language and Hearing Research, 1969, 12(2): 246-269.

[5] 王勇丽，黄昭鸣，邱卓英.ICF 言语功能评估标准[M]. 南京：南京师范大学出版社，2020.

[6] 黄昭鸣，庾晓萌，张奕雯. 教育康复学概论[M]. 南京：南京师范大学出版社，2021.

[7] 万勤. 嗓音治疗学[M]. 南京：南京师范大学出版社，2021.

[8] 张梓琴，尹敏敏，周静. 运动性言语障碍治疗实验实训[M]. 南京：南京师范大学出版社，2021.

[9] YORKSTON K M.Treatment efficacy: dysarthria[J].Journal of speech and hearing research, 1996, 39(5): S46-S57.

[10] KENT R D, KIM Y J.Toward an acoustic typology of motor speech disorders[J].Clinical Linguistics & Phonetics, 2003, 17(6): 427-445.

[11] 尹敏敏，葛胜男，邱卓英，等. 运用世界卫生组织国际分类家族构建儿童构音障碍诊断、评估和整体康复方案[J]. 中国康复理论与实践，2020，26(1): 28-36.

[12] YONG G K, DO K H, PARK S J, et al.Effect of repetitive transcranial magnetic stimulation on patients with dysarthria after subacute stroke[J].Annals of Rehabilitation Medicine, 2015, 39(5): 793-799.

[13] 袁永学. 言语失用的言语特征、评价及机制探讨[J]. 中国康复理论与实践，2014，20(7): 637-640.

[14] JRG MÜLLER, WENNING G K, VERNY M, et al.Progression of Dysarthria and Dysphagia in Postmortem-Confirmed Parkinsonian Disorders[J].JAMA Neurology, 2001, 58(2): 259-264.

第三章 嗓音障碍的康复

嗓音由声带的振动产生，这种声音经过声道的调节，形成一种独特的声学模式，使听者能够理解说话者的语意。正常的嗓音除了需要进行声带大小质量的调整之外，同时还需要两侧声带完全靠近至最佳距离（声带长度计算是从声带前端附着处开始，向后直达声带突，其长度包括声带突）。我们可以从嗓音的六个方面来评定正常嗓音：音调、响度、音质、愉悦度、灵活度和健康度。

持续数天的声音嘶哑可能是严重的喉科疾病的症状，无论是否存在嗓音障碍，嘶哑声主要都与声带非正常的振动功能有关。嗓音障碍的循证康复治疗是基于对病理机制的理解。

第一节 嗓音障碍的病理机制

一、嗓音障碍的定义

要使嗓音保持正常，需要呼吸系统、发声系统以及共鸣系统的运动相互协调。这三个发声的组成部分中任何一部分出现病变，那么嗓音极可能也发生障碍，这是广义的嗓音障碍的定义。当嗓音的多维成分如响度、音调、音质等超出了正常值范围，直接称为发声困难，这是狭义的嗓音障碍定义。举例来说，如果嗓音过响、过弱，或者当声带的运动出现损伤，会使听者不悦，不能够正确判断说话者的年龄或性别，并且不能够正确传达情感，由此可以确定说话者患有某种嗓音障碍。接下来将从功能性、器质性或神经性的角度来讨论嗓音障碍可能存在的病因。

二、嗓音障碍的病因与分类

（一）功能性嗓音障碍

大多数功能性嗓音障碍的病因都直接与声带闭合不全或声带过度闭合，以及呼出气流的变化能力有关。在声带闭合不全的案例中，两侧声带在相互接近时过于松弛，结果出现气息音。有时候发声功能亢进的病程过长，可以使声门后端出现裂缝。实际上，这种声门后裂缝是声带突不能产生充分的闭合运动所致。声带过度闭合在声带运动的过程中，起着一种阻力较大的瓣膜作用，使患者不能正常发声，因而不能进行日常的言语活动。

功能性发声困难可能完全是功能性的嗓音疾病。患者可以表现出正常的呼吸气流，咽腔与口腔充分开放，以形成正常的构音共鸣现象，但完全缺乏声带振动所形成的嗓音。当功能性发声困难的患者尝试使声带振动发音时，他 / 她们可能会使声带不充分闭合，从而产生耳语声，或产生非常微弱的尖叫，且伴有高音调的气息耳语声，结果导致耳语声的气流振动形式。因此，有些人把功能性发声困难称为耳语式发声困难。

另一方面，患者也可能存在功能性声带误用的表现（例如通过异常呼吸提供了不充分的动力、硬起音或者紧缩声门下动力结构），这些均可导致喉部结构的器质性病变，例如双侧声带小结或接触性溃疡等。这类声带小结可能是因嗓音的滥用和误用而引起的，因此其病因被认为是功能性的。然而，声带小结一旦形成，患者的嗓音音质明显下降，表现为音调变低、气息音过重以及严重的嘶哑声。这种不正确的声带功能运动也会随着疾病的发展，因出现器质性的组织变化而复杂化。病变组织的存在（声带小结）比起功能性的病因来说，更能引起言语治疗师对患者嗓音病理变化的感知。

（二）器质性嗓音障碍

许多喉腔器质性的改变（例如喉癌、肉芽肿、喉蹼等）会对喉部，特别是对声带产生显著的影响，进而使嗓音发生严重的改变。然而，尽管有些患者出现了这些器质性病变，嗓音症状却较轻微。因此，即使患者存在器质性结构的病变，我们也能够使患者的病理嗓音恢复正常。通过临床干预的手段使喉腔功能发生一定程度的变化，这样可以优先控制住嗓音的器质性病变，使其对嗓音不造成太大的影响。大多数的嗓音疾病都是功能性和器质性病变的混合体，或者两者产生相互作用，可以说这两类病因并非总是完全独立的。

某些病理嗓音是发声与呼吸时间不协调，控制异常所致。例如，患者可能在讲一个词的中间部分时，呼出气流就已耗尽。患者没有在言语活动之前进行必要的换气，就尝试着继续发声，这样做导致的结果是呼出气流不充分，肺容量减少，声门下压力不充分，这些可以使患者在发声的尾端出现发声困难的症状。患者在这种肺容量减少、声门下压力下降的情况下所做出的代偿努力使其嗓音的音质明显下降，这些症状可以在发长词组的末端时表现出来。这种发声方式可以归类于发声功能亢进的嗓音障碍类型。同样，声带的质量、大小以及紧张度的改变可以导致基频的变化，也可以表现为嗓音音调的波动变化。

通常来说，使声带质量、大小增加的病变（例如声带增厚、声带小结或小息肉）将受到声带边缘的大小以及不规则形状的影响，使两侧声带不能达到最佳的闭合状态。声带增生物如声带小结以及小息肉等干扰了声带边缘相互接近的运动，它们使声带长有新生物的边缘一侧出现开口裂缝。任何一种声带闭合边缘的结构性干扰通常都会导致某些程度的发声困难以及呼出气流的浪费。然而，一些患者实际上可能会尝试着通过用力闭合声门，来避免呼出气流的浪费，以至于呼出的气流过于薄弱。这样容易引起过于紧张的挤喉音，而不是气息声的音质。

（三）神经性嗓音障碍

痉挛性发声困难是一种严重的声门闭合功能亢进的嗓音障碍，即嗓音及其音质的评估可以成为诊断此类障碍的一种方法。这种嗓音听起来过于紧张，就好像我们听见某人在提起一个重物时发出的声音那样。喉腔的瓣膜功能（固定、闭合过紧）超过了个人发声的极限，使患者几乎不可能发出声音。

单侧声带麻痹（vocal fold paralysis）是另一种神经性发声困难，这类患者有一种听起来与前者完全不同的嗓音。这种嗓音障碍通常表现为呼出气流过快、响度过低、最长声时缩短，并且通常出现嘶哑声。仅就神经性病因而言，单侧声带麻痹患者的嗓音听起来应该与痉挛性发声困难的音质正好相反。这些患者经常需要对声带麻痹所造成的声门闭合不全进行一种补偿性运动，因而造成室带运动过度（挤压咽腔），甚至造成复音现象。这些是功能性的病因成分，可能与神经性嗓音障碍混杂在一起。如前面所谈到的，这类功能性的病因通常可以在器质性病变（组织结构发生变化）中见到，同样也可以出现在神经性嗓音障碍

(neurological voice disorder)中。

通过喉镜，我们可以观察到声门结构的丰富运动，可用于形成共振峰的变换(室带、杓会厌披裂、咽壁、舌部)。举例来说，痉挛性发声困难的挤喉音不仅与声带的痉挛性闭合有关，而且也通过声门上长时间关闭或瓣膜的闭合运动而产生。通过喉镜观察口咽部以及喉部的运动，我们必须重视这些结构在音质和共振音色方面所起的动态作用。总的来说，声门结构在形成正常和异常嗓音方面起了重要的作用。

表 3-1-1 通过三栏列出了嗓音疾病的病因分类。左侧栏列出了首要病因表现为功能性的嗓音疾病，多数功能性嗓音障碍的名称实际上描述了它们所引起的嗓音病理变化；中间栏列出了器质性的嗓音疾病，器质性病变经常性地被标出病因，这类疾病直接导致各种的嗓音病理变化；右侧栏列出了神经性嗓音障碍。

表 3-1-1　病因分类

功能性	器质性	神经性
青春期发声后遗症 / 假声发声	声带沟	声带矛盾运动
功能性失声	接触性溃疡	声带震颤
功能性发声困难	声带癌变	痉挛性发声困难
复声	黏膜白斑	声带麻痹
雷氏水肿	内分泌失调	构音障碍
外伤性喉炎	甲状腺功能减退	1. 重症肌无力
室性发声	肉芽肿	2. 帕金森病 3. 弥漫性硬化
发声中断 / 声门外展肌痉挛	血管瘤	4. 肌营养不良
音调突变	角化过度	5. 肌萎缩侧索硬化
	细菌或病毒性喉炎	
	喉切除术	
	乳头状瘤	
	变声期	
	喉蹼	
	肌紧张	
	声带增厚	
	声带息肉	
	声带小结	

三、嗓音障碍的病理机制

正常嗓音需要呼吸、发声、共鸣三个系统的相互协调，每一种特定的嗓音障碍可能只影响其中的一个过程，如影响呼吸过程，接着引起发声障碍，也可以影响发声过程，接着引起共鸣的障碍。因此本部分将主要从呼吸、发声以及共鸣三个方面阐述功能性、器质性和神经性三大类嗓音障碍的发病机制。

（一）功能性嗓音障碍

嗓音的滥用和误用将导致嗓音障碍。我们把嗓音滥用定义为喉部的生理机制由于各种非言语的滥用方式而得到过度使用，例如持续性咳嗽、清嗓、大笑、大哭或吸烟。这些嗓音滥用的行为会对喉的功能产生负面效应，有时也会影响到发音的质量。嗓音误用主要包括用嗓过度和发声不正确，例如硬起音、说话的音调不正确、说得太响或说得过多。

大多数嗓音障碍只是一种对嗓音功能的滥用和误用，因而出现功能性的发声困难。功能性发声困难的患者通常采用了多种错误的用嗓方式。就呼吸层面来说，一部分患者不能将呼吸与发声有效地协调起来。一次发声即将结束时，不懂如何换气，而是继续使用剩余的呼出气流进行发声，最后几个单词被强行挤出来，这样容易使喉部过于紧张。一些就如何将呼吸与发声协调起来的指导通常是非常有效的，它能够使患者的呼吸更好地支持其发声。

嗓音的滥用或误用属于嗓音功能亢进的问题。嗓音功能亢进被认为是呼吸、发声和共鸣系统中相关肌群收缩功能亢进所导致。持续性的嗓音功能亢进经常引起声带组织的结构变化，如声带内侧边缘整体增厚、声带小结（类似于声带内侧缘的茧状物）或声带息肉（每侧声带内侧边缘长出的单侧软结节）。就共鸣层面而言，尽管功能性共鸣障碍不是很普遍，但它在舌部运动过度（太向前或太向后）时通常可以观察到，从而使整体的嗓音共鸣受到负面影响。

1. 呼吸功能的损伤　言语呼吸对于每天的言语活动来说，是高度自动化的过程。然而，演讲者、演员或歌唱家能够学会迅速换气，并且一口气能够持续发很长一段音。歌唱家需要比正常言语吸气时吸入更大量的气体，而且能够迅速有效地把吸入的气体重新补足。

对于正常发声者和嗓音障碍患者来说，在呼吸的不同阶段均可观察到用力不均或肌张力过强（功能亢进）的现象。尽管对于正常说话者来说，他们可以忍受由呼吸不充分、效率低下所导致的声带紧张，但对于嗓音障碍患者来说，他们却无法忍受这种不充分的呼吸。患者试图运用不充分的言语呼吸进行发音。这种情况下，吸气阶段对于发音任务来说可能是不充分的。一些患者通常会不自觉地采用胸部和腹部肌群的收缩进行呼吸运动，并且这两部分肌群互相产生拮抗运动。胸腔的扩大或缩小并不是直接与腹腔的扩张缩小运动相协调，这两个解剖部位可能产生作用力相反的“推拉运动”。更为普遍的是，我们发现嗓音患者并非因吸气量过少或过量而导致疾病，而是因为对呼出气流的不合理运用所造成的。患者可能早在发音一个单词时，就已经释放了较多的呼出气体，以至于到了句子的尾端，因呼出气流的短缺而不能坚持最后的发声。

2. 发声功能的损伤　在功能性嗓音障碍中，声带振动的自然属性受到不同程度的干扰。例如，声带闭合通常过于缓慢，这会使得通过的气流过量，这种过量的气流被称作气息声；声门关闭过紧，使正常的声带振动受到限制，则被感知成粗糙声。

不适当的音调水平会对各类嗓音障碍的发展产生影响。有时不适宜的音调水平导致发声困难；有时发声困难的时间过长，导致声带组织发生变化，从而音调发生变化。对讲话者或歌手来说，恰到好处地使用最适宜基频的发声模式显得非常重要。用一种不合适的音调水平说话或唱歌需要喉内肌产生一种额外的收缩力量，其直接后果是声带疲劳，或出现嘶哑声。一种较普遍的音调变异表现为年轻的职业男性倾向于用音调范围的下限频率说话，试图用这种嗓音来体现某种权威。无论是太高或太低的音调都需要一种额外的肌肉收缩力量来维持声带长度及质量的必要调整。

单词发音的开始部分被称作为声门撞击音。我们经常在各种嗓音模型中听到较为轻松、柔和或软性的声门撞击音，似乎没有任何阻力地脱口而出。起初，单词的发音较轻柔，混合的清音气流逐渐转变成浊辅音。在上海或苏州方言中，单词的初始发音较为轻柔，但大多数元音的发音同时也被延长了。作为一种嗓音类型（软性的声门撞击音，即软起音），它在嗓音的生理机制方面表现也较为轻松容易。软起音的一个对立模式被称为硬性的声门撞击音，即硬起音。由于每个单词的起音非常迅速，从而显得非常突出，这样使得每个单词听起来好像独立的实体，而且重音都放在每个单词的开始部分。经常发现在福建方言中，嗓音障碍患者多为硬性声门撞击的发声模式，例如他们整体的说话模式表现得比上海或苏州口音更加迅速。硬性声门撞击的发声模式又被称为发声功能亢进。嗓音矫治要求患者试图尝试一种更加容易的发音方式，以减轻嗓音的“工作负荷”。声带水肿或组织肿胀的病理体征（可能因过度用嗓所致，如尖叫或叫喊等）使声带组织体积增大。这种病变改变了嗓音的质量。患者由此对嗓音的病变做出反应，并开始采用其他一些嗓音行为对病变的嗓音动力进行代偿，而这些代偿运动又进一步导致了另外一些嗓音问题。

3. 共鸣功能的损伤　音质（或音色）主要是由呼出气流通过共鸣腔产生，嗓音从喉腔发出后，向上经过咽腔、口腔和鼻腔时形成相应的共鸣。一般来说，共鸣腔的大小和结构的变化直接影响到共鸣的功能，通过不同发声肌群的收缩和松弛运动来获得。例如，口腔共鸣的效果与口腔的张开程度直接相关，并且通过上腭的位置和口腔中舌部前后上下位置的调整来获得。口腔中舌位过于靠前通常是导致“婴儿般发音”的主要原因。通过各种自我训练的方法来锻炼舌部的向后运动，这样可以形成较丰厚的口腔共鸣功能，同时矫正这种婴儿般单薄的音质。另一方面，舌部过度后缩式的发声可使嗓音向口腔后端聚焦，听起来就像“大舌头说话”的发音，通过训练使舌部向前运动发音，可以使嗓音的口腔共鸣能力接近正常。

尽管前面所谈到的鼻音功能亢进的病因是器质性的，但有时候患者的病因也完全是功能性的。如果鼻音功能亢进不存在器质性的病变，那么患者可以接受嗓音治疗来获得较好的口腔共鸣功能。鼻音功能低下，即缺乏鼻腔共鸣，通常是由于鼻咽部阻塞所引起的，它使鼻腔不能形成正常的鼻腔共鸣音。一般来说，鼻音功能低下首先需要接受外科手术治疗，然后再进行嗓音的鼻音功能矫治，这样才能收到较好的治疗效果。如果患者被诊断为鼻音同化（assimilative nasality），即与鼻辅音相邻的元音发音含有过量的鼻音成分，那么治疗目标就是消除鼻音，着重于改进口腔共鸣的嗓音矫治通常是有效的。

（二）器质性嗓音障碍

许多嗓音障碍是由于声带某部位的器质性病变所导致的。因此，对于任何一种嗓音障碍来说，如果病程达 1 周以上，药物治疗无效，就应该进行喉镜检查，以寻找可能存在的器质性病因，并做好手术治疗的准备。

1. 呼吸功能的损伤　呼吸系统是嗓音产生的动力系统，在两侧声带靠近时，呼出气流经过声门时的压力使得两侧声带振动，形成嗓音。因此，任何一种呼吸功能的损伤都可以对嗓音言语过程产生负面影响（如每一次呼气时说出的词汇量减少），同时也使嗓音的质量下降。某些占位性病变，如肺部癌肿或胸腔积液可使肺容量减少。支气管炎或肺气肿一类的呼吸道疾病可使肺部的弹性回缩力下降，使患者呼吸较为急促，难以维持正常的发声。尽管这些呼吸系统的器质性病变可能需要药物或手术治疗，但嗓音矫治在帮助患者建立起最佳的言语呼吸方面，往往不容忽视。

2. 发声功能的损伤　在形成嗓音的过程中，声带如何运动将起着关键性的作用。也就是说，通过喉内肌的主动收缩，整段声带将同时收缩闭合。当两侧声带开始靠近时，呼出的气流通过该处声门，使声带产生振动，形成嗓音。声带振动的速度和幅度与它们相对的紧张程度和质量有关。两侧声带之间任何一种病变，如喉蹼或粘在一起的肿块，都可能使嗓音发生严重的变化。声带的黏膜层通常最容易受到声带器质性病变的影响，例如声带囊肿（vocal cysts）、乳头状瘤（papillorna）、肉芽肿（granuloma）、喉蹼增生（laryngeal web）或喉部炎性感染（laryngeal infection）。喉黏膜最常见的病变出现在严重的伤风感冒中，声带组织炎性肿胀导致声音嘶哑。一些喉部疾病，如严重的肉芽肿或癌性病变，不仅累及声带的黏膜层，而且还侵犯声韧带和黏膜下的肌层组织，从而导致严重的嗓音障碍。

3. 共鸣功能的损伤　根据临床观察，大多数声道共鸣障碍是与鼻音过重（鼻音功能亢进）或鼻音不充分（鼻音功能低下或鼻音减弱）有关。尽管某些人完全是功能上的原因而导致鼻音功能亢进，但大多数有着鼻音功能亢进的患者采用这种方式说话，却完全是由于某种器质性的病变。一些较明显的病因，如未经手术矫治的腭裂或硬腭过短等，将使连接口腔与鼻腔之间的通道过长，结果导致大部分气流从鼻腔逸出，出现病理性的鼻音。一些有着鼻音功能亢进的患者无法使咽腔肌群和软腭运动自如，主要是因为这些肌群收缩能力下降，缺乏收缩的协调性，甚至瘫痪。另一方面，鼻音功能低下或鼻音减弱的疾病通常是鼻咽部以及鼻腔闭塞引起的。过敏性鼻炎、腺样体增生和严重的感冒均为典型的器质性病变，这些都可能引起鼻音减弱。这类鼻音功能低下主要采用外科手术或药物治疗，单纯的嗓音治疗几乎没有帮助。

（三）神经性嗓音障碍

呼吸系统、发声系统和共鸣系统这三者协调工作时的肌肉调控和神经支配可能在患者一出生时就出现损伤，也可能是周围神经系统或中枢神经系统损伤的并发症。从发病机制来看，这类传导性障碍可归为神经性障碍一类。下面我们来分析这类神经性的疾病是如何影响呼吸、发声和共鸣过程的。

1. 呼吸系统的神经损伤　颈部、脊柱或脑干包括延髓在内的疾病或外伤所造成的危害，可能会导致一些呼吸系统的神经性损伤。例如高位脊髓或延髓的损伤可能对呼吸功能造成极为严重的负面影响。正因为存在这种极高的危险性，因此一般会要求患者戴上辅助性的呼吸设备，以维持最低限度的呼吸功能，如果没有这种呼吸设备的帮助，患者将不能有效地呼吸，以至于危及生命。在车祸中，如果延髓中的高级呼吸中枢受到损伤，那么患者需要立即得到呼吸设备的帮助，甚至需要立即进行气管切开（从颈部直接做垂直切口，进入气管）。在脊髓外伤中，脊髓损伤的部位越高（如颈椎内损伤），颈部、肩部和肋骨部位的呼吸肌以及膈肌受累的程度也就越大，从而导致呼吸功能下降；脊髓损伤的部位越低（如低位胸椎和腰椎的损伤），肋间肌受累的程度就越轻，但这同样会使得呼吸容量减少，从而影响到发声。一些大脑运动中枢的疾病，例如各种类型的脑瘫患者可能使患者难以进行必需的言语呼吸控制，以维持正常的发声。例如，患有手足徐动症性脑瘫疾病的儿童通过手臂扭曲来维持可能严重受损的嗓音的呼气力量。在进行嗓音的控制训练之前，可能需要一定程度的稳定姿势以及对损伤的承受能力。重症肌无力或帕金森病可能出现吸气肌和呼气肌收缩控制力量普遍下降的症状，极大地影响患者的嗓音质量。嗓音的神经性疾病究竟是上神经元、下神经元，还是混合神经元出现病变，可以通过诊断来确定。嗓音疾病的严重程度将直接影响药物治疗和嗓音治疗的效果。

2. 发声系统的神经损伤　最常见的神经性嗓音障碍是单侧声带麻痹（vocal cord paralysis）。究其原因，通常是外科手术损伤的结果。在手术时，支配五种喉内肌群的神经——喉返神经不慎被切断，使患者一侧的声带出现瘫痪，呈旁正中位。由于瘫痪的声带不能在中线位置与另一侧正常的声带相接触，患者可能出现失音的症状，或者只能发出一种极其微弱、嘶哑的声音（发声困难）。

最为严重的神经性嗓音障碍之一是痉挛性发声障碍（spasmodic dysphonia），此类患者的嗓音听起来就像颈部被勒紧，快要窒息似的，要用极大的力气才能把嗓音从关闭过紧的声门处“拖”出来，有时称之为“喉部口吃”。当患者在大笑或唱歌时，嗓音可能是正常的，但当患者尝试着说话时，声门开始紧紧地闭合，发出快窒息的嗓音。嗓音治疗在减轻痉挛性发声困难的嗓音症状方面不是特别有效。然而，如果将多种治疗手段结合起来，如外科手术治疗与嗓音治疗相结合，可能为患者提供一些帮助。

其他一些神经性疾病也可能引起嗓音问题。患者不仅出现呼吸和发声的调控障碍，而且在言语构音、言语速度控制和言语节奏方面均出现困难。这类神经性的嗓音言语变化可以归类为神经性言语障碍（dysarthria），即由于中枢神经系统受损导致的嗓音言语功能的变化，或称之为讷吃（anarthria），即由于神经系统受损导致的嗓音言语功能的完全丧失。头部损伤有时也可以引起构音障碍，一般来说，大脑损伤的部位越低，双侧神经系统受损的可能性就越大，构音障碍的症状就越严重。可能引起构音障碍的疾病包括卒中（stroke）、重症肌无力、帕金森病、弥漫性硬化、肌萎缩侧索硬化等。

3. 共鸣系统的神经损伤　多种类型的神经性疾病有可能会同时引起口腔与鼻腔共鸣的异常。口腔共鸣是通过嘴形张开、舌部的定位和咽腔的构型来完成。双侧低位脑卒中可以完全改变口腔中所有构音结构的形状与功能，从而影响到嗓音的共鸣。像弥漫性硬化和肌萎缩侧索硬化患者经常出现嗓音的重心向后方聚集的症状，这是由于舌部和咽腔的神经支配出现病变所导致的。脑瘫儿童发出的声音听起来就像是“嗓音牢牢地粘在喉腔中”。对这类神经性疾病的嗓音评估需要准确地测量口腔共鸣的程度。如能结合病因来治疗，找出口腔共鸣的症结所在，那么嗓音矫治就可以有的放矢，帮助患者建立较好的口腔共鸣。

最为典型的神经性嗓音共鸣障碍是鼻音功能极度亢进，脑桥动脉出血引起的脑卒中、肌萎缩侧索硬化或损伤低位脑区的头部外伤等疾病通常导致严重的鼻音功能亢进的症状。这通常与腭咽闭合不全（velopharyngeal incompetence）有很大的关系。软腭与咽腔后壁以及侧壁不能充分接触，因此不能使口腔与鼻腔完全隔开。结果，这类鼻咽功能闭合障碍将使得过量的声音气流进入鼻腔，从而导致鼻音功能亢进。软腭与咽腔的肌肉运动不能充分地获得正常的口腔、鼻腔共鸣所需要的迅速的关闭模式。延髓麻痹（bulbar palsy）患者经常会出现鼻咽闭合功能不全，这不仅造成了鼻音功能亢进的严重症状，而且会出现构音障碍，呼吸、咀嚼以及吞咽功能也出现困难。

（黄绍鸣）

第二节　嗓音障碍临床表现及诊断

言语治疗师应该采用各种仪器与非仪器相结合的方法对患者的嗓音障碍进行评估诊断，试图找出患者的病因，根据评估的结果，言语治疗师可以制订出个性化的治疗方案，对患者具体的嗓音问题进行治疗。对于耳鼻喉科医生来说，在排除或诊断器质性疾病时，需要通过喉镜来观察声带运动，这点非常重要，耳鼻喉科医生可以因此对器质性结构或神经性的病变做出准确判断。对于言语病理学家或言语治疗师来说，通过喉镜观察喉腔，由此对嗓音进行评估，并设计出相应的嗓音治疗方案，也是十分重要的。

一、嗓音障碍的临床表现

职业用嗓者(如商贩、教师等)是嗓音障碍易感人群,都需要接受言语治疗师的帮助,从嗓音的响度、音质、强度等多方面使其嗓音得到全方位的改进。有些人可能存在嗓音质量下降的症状,但没有明显的器质性病变,比如失声或发声困难(可以归类为一种功能性的嗓音疾病),对此嗓音矫治特别有效。用嗓过度、嗓音滥用、嗓音误用和嗓音功能亢进都可以单独通过嗓音矫治得到缓解,甚至根治。对大部分声带小结患者,言语治疗师对患者的嗓音进行合理的调整和适当的保护,声带小结会逐渐消失,嗓音功能可以恢复正常。

神经性的嗓音障碍可以存在多种形式。有些患者感觉在发某几个单词的音时出现困难,言语治疗师对其进行嗓音评估,发现他的舌部震颤较厉害,并且舌部的轮替运动出现障碍(即他在以较快的速度交替地发系列音节[tɑ-kɑ]时,不能迅速地运动舌部)。后来言语治疗师将患者转诊至神经科,经诊断证实患有早期肌萎缩侧索硬化。或者患者也可能会因某些神经性的功能障碍先到神经科就诊,确诊为某种神经性疾病后,又因需要接受言语治疗而转诊至言语治疗诊所,对患者的呼吸、发音以及言语功能进行详细的评估,然后言语治疗师再将评估报告交回给神经科医生,这样可以共同制订出针对这位患者的治疗方案。

二、嗓音障碍的诊断

接受嗓音评估的患者可以通过嗓音筛查发现,也可以是由教师或其他专业人士转诊过来的,或是由耳鼻喉科医生转诊过来,或是本人的需要。无论以上哪种转诊的方式,在与患者早期接触的过程中,言语治疗师都应为患者安排完整的嗓音评估。

(一)与耳鼻喉科医生的合作

在嗓音评估过程中,言语治疗师应与耳鼻喉科医生密切合作。对于一些说话响度不够或者音调水平异常的准嗓音障碍患者,如果考虑为功能性的病因所致,可能不需要医学检查。一般情况下,对于那些并非由耳鼻喉科医生转诊过来的患者,其中一部分的评估过程可能需要包括一些医学检查,如乳头状瘤或喉癌等,对这些喉部疾病而言,嗓音矫治是无效的。在这些喉部疾病中,缺少正确及时的诊断以及适当的治疗甚至会危及生命。

耳鼻喉科医生主要检查患者的喉部及其相关结构。声带可用间接喉镜或者喉镜进行检查,检查过程中标记出声带的颜色、结构、运动以及位置。当患者处于安静的呼吸状态时,耳鼻喉科医生可以观察到声带正常的倒“V”字形。在发声状态时,患者通常要求采用较高的音调延长发[æ]音数秒。音调越高,会厌以及舌根越向上、向前伸展,完整的声带(从声带前联合至杓状软骨)相对容易观察到。可以由此判断发音期间的声带闭合是否充分。其他检查的结构包括室带、喉室、咽腔、扁桃体以及腺样体,鼻腔腺体,以及颈部肌群等均可能检查到。通过耳鼻喉科检查,主要是找出患者嗓音问题的原因,同时评估喉功能的整体状况。如果耳鼻喉科医生发现患者有必要接受嗓音矫治,可以将患者转诊至言语治疗师处。转诊的同时需要耳鼻喉科医生出具一份有关患者嗓音问题的检查报告。

(二)医学合作的报告形式

耳鼻喉科医生或临床医师在完成相关检查后,需要制订医学治疗方案或根据需要将患者转至言语治疗师处接受嗓音评估。而言语治疗师在完成了嗓音评估之后也需要将患者转至耳鼻喉科医生处接受医学检查以排除喉部器质性病变。在相互转诊的过程中，言语治疗师和耳鼻喉科医生密切配合，综合各项检查和评估的结果，制订矫治方案。

在填写患者的转诊报告时，应尽可能采用通俗的术语，以便患者理解和明白相应内容。表 3-2-1 是“给患者的嗓音报告”的标准格式。

表 3-2-1　给患者的嗓音报告

姓名：________ 性别：□男　□女　出生日期：________　年龄：________

报告日期：________

嗓音评估结果：

以上记录的嗓音症状可能存在器质性病因，也可能是功能性的病因。建议您或您的孩子去医院耳鼻喉科接受进一步的检查，以明确是否存在嗓音器质性的病因。

耳鼻喉科医生应将相应的表格返回至嗓音办公室。因为没有耳鼻喉科医生的检查，嗓音矫治将无法进行。

如果您有什么问题，请及时与我们电话联系，或来参加我们的讨论会。

言语治疗师：____________

电话：____________

耳鼻喉科医生更倾向于使用带有声门形状的评估报告。这样他们能够迅速写出报告，同时描述出病变（如存在）的部位以及大小。表 3-2-2 为“给耳鼻喉科医生的报告”的标准格式，这是由医生完成的检查报告，最后应返回给言语治疗师。

表 3-2-2　给耳鼻喉科医生的嗓音报告

此人最近接受了嗓音评估。同时需要接受一些必要的喉部检查，才可以进行嗓音矫治。请完成此表格中第二节内容的填写，并将您的建议一同反馈给我们。

姓名：__________ 性别：□男　□女　　出生日期：______ 年龄：______

会诊邀请者：___________ 电话：__________

第一部分

嗓音评估总结（由言语治疗师填写）

言语治疗师：____________

第二部分

喉科检查结果（由耳鼻喉科医生填写）

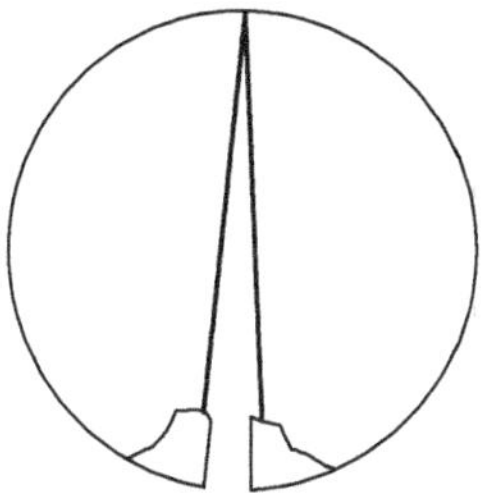

病变的位置与范围：

建议：□接受嗓音矫治　□无须嗓音矫治

评论：

耳鼻喉科医生：___________

电话：___________

（三）嗓音的医学检查

嗓音的医学检查包括病史询问（现病史和健康史）、临床观察等。这部分内容为后面介绍的嗓音听觉感知评估以及客观声学评估提供重要的参考信息。

1. 病史询问 通过对患者病史的询问，主要了解患者存在哪些嗓音致病因素，如是否存在嗓音的滥用与误用现象，是否患有会影响嗓音的全身性疾病等，并通过临床观察，全面了解嗓音患者的基本情况。

（1）现病史：对于言语治疗师来说，了解患者存在的主要嗓音问题，收集其病史资料是非常必要的。在询问病史时，言语治疗师应注意交谈的方式和技巧，取得患者的信任，这样患者才会尽可能如实地反映自己的嗓音问题及其发展情况。要询问哪些问题，以及交谈时的语调都应事先考虑好，过于特殊的问题会让患者感到他们被要求用一种特定的方式回答。

目前在临床上，有许多个性化的嗓音病史评估表格可供言语治疗师使用。这些病史评估表格主要包括主诉症状、病因、起病情况、既往嗓音治疗情况、症状波动情况、持续时间以及嗓音使用情况，如表 3-2-3 所示。

表 3-2-3 嗓音病史表

嗓音疾病史		
	主诉	代诉（信息提供者________）
嗓音症状		
病因		
起病情况		
持续时间		
日波动情况		
用嗓情况		
既往治疗史		
评价		

言语治疗师通过分别与患者或其亲属交谈，将获得的信息记录下来。言语治疗师应尽可能地逐字记录每位受访者的观点。在交谈中通常会有一些分歧，这可能使言语治疗师敏锐地感觉到问题的所在。在病史询问方面，应有以下几方面的内容：

嗓音症状：言语治疗师记录每位患者对自己嗓音症状的描述或他人对其嗓音症状的代述。

病因：言语治疗师从每位患者的描述或观点中获取嗓音疾病的可能病因。

起病情况：嗓音症状的始发时间。

持续时间：嗓音症状持续的时间。

日波动情况：某些患者的嗓音在早晨表现较好，但随着用嗓时间的延长，逐渐加重；另一些嗓音患者的症状似乎随着时间的推移，逐渐得到改善。嗓音波动的情况可能会受到交谈场所以及交谈对象的影响。任何一种变化需要记录在这张表中。

用嗓情况：患者用嗓情况更进一步地记录，如在合唱团歌唱、做啦啦队领袖，均记录于此。在此页的底部提供了一些空格，用于记录嗓音滥用和误用的情况，并给出评论。

既往治疗史：了解患者以前是否接受过嗓音矫治或其他治疗是非常重要的。记录什么时候、在哪里接受哪位医生的治疗、治疗效果如何等。

1）嗓音症状以及病因：直接询问患者的嗓音障碍表现以及诱发的病因，是非常有意义的。通常询问患者的家庭成员、配偶或老师对患者嗓音的看法也是有用的。对问题的不同看法以及对病因的各种猜测均有助于制订嗓音矫治方案。患者对自身问题的描述通常揭示了其对嗓音问题的看法。患者对自身问题的看法可能与转诊医生或言语治疗师的看法不一致，我们称为“患者的现实距离”。这种距离可能是患者缺乏背景知识，以及不能充分理解言语治疗师对问题的解释。当患者在叙述以前言语治疗师的诊断时，我们通常能听到“医生说的”不同的报告。但这种距离主要是对现实问题无法接受，也不知如何处理。

2）起病情况和持续时间：患者对其嗓音问题起病情况以及持续时间的准确描述，这一点非常重要。急性的以及突然发作的嗓音问题通常对患者造成严重的影响。患者无法进行常规活动，如玩、唱歌、活动、销售、教学、比赛或其他一切用嗓的活动等。突然性失声或发声困难患者应接受耳鼻喉科医生以及言语治疗师的相关检查。有些发声障碍是逐渐加重的。这些进行性、波动性的发声障碍通常与处境的变化有关，或者有时只在紧张或疲劳后才发生。缓慢发展的病史有时暗示一种逐渐发展的病理，如双侧声带息肉逐渐增大，或是某种神经性嗓音疾病早期发展的表现。

慢性发声障碍通常持续时间长，因为患者已经习惯了这种嗓音问题，且并不自觉。嗓音矫治是治疗方法的一种，当患者意识到自身的问题并想改变它时，嗓音矫治通常是有效的。长期对存在的发声障碍置之不理的患者对言语治疗师来说是一种挑战，而且这些患者的预后比那些刚获得的嗓音障碍患者的预后更加不容乐观，当然后者还取决于病理的类型、病因以及严重程度。

3）日波动情况：如果患者的嗓音症状处于变化状态，言语治疗师能够根据患者的描述判断患者在哪些情况下有最好的嗓音，在哪些情况下嗓音最糟。嗓音症状的波动现象甚至可以为病因提供更加明确的线索。典型的发声功能亢进患者汇报说早晨有较好的嗓音，随着白天不断用嗓，发声逐渐变得更加困难。很明显，这种嗓音音质的日常波动症状让言语治疗师考虑到了患者可能存在嗓音滥用现象。另有患者，发声困难与过敏症和鼾症有密切的关系：早晨醒来症状加重，随着嗓音的使用，发声困难的症状逐渐减轻；到了傍晚，症状完全消失；到了次日清晨，又开始加重。

4）用嗓情况：嗓音的滥用、误用以及过度用嗓都会导致大多数的功能性嗓音问题。对于言语治疗师来说，考虑患者在日常生活中如何用嗓是一个非常重要的环节。儿童或成人在治疗室表现出的嗓音绝不能代表儿童在操场上、在教室里或在其他环境中的嗓音。有时患者会再现自己错误的用嗓行为，证明给言语治疗师看，但言语治疗师更常用的有效观察应该是到患者经常出现嗓音滥用和误用的场合中去。

因此，成功的言语治疗师必须定期参观患者经常出入的场所。对于儿童在操场上的尖声喊叫行为应给予充分的重视。只有亲自参观了典型的小学操场，听到那里的噪声水平，才能认识到在操场上的喊叫似乎是正常的儿童行为。然而，存在嗓音问题的儿童经常有大喊大叫的经历，他们通常比正常嗓音儿童说话的声音要大一些，说得也更多一些。例如，在减少儿童的嗓音滥用行为（因声带小结所导致的）的过程中，言语治疗师会来到儿童经常去的操场，当他出现大声喊叫行为时，用手势予以制止，并告诫他声音会哑的，让他学会控制兴奋情绪。对于言语治疗师来说，认识到患者的用嗓情况是至关重要的。

有时，言语治疗师也需要在治疗建议中列出教师、朋友以及家庭成员的协助，以纠正患者日常学习与生活中的不良用嗓行为。针对儿童而言，最为重要的嗓音矫治部分也可能是认识到儿童的嗓音滥用行为，以采取相应的策略来克服它。嗓音言语治疗师必须让儿童的家长、老师，甚至是儿童的同伴参与到儿童的嗓音矫治中来，协助监督儿童的嗓音滥用行为，并及时制止。

5）既往治疗史：进行嗓音病史评估时判断患者以前是否接受过嗓音矫治，这点很关键。如果患者接受过嗓音矫治，那么过去哪种类型的治疗与目前的矫治方案有明显的相关性？如果以前的矫治方案未能改善患者的音质，或者说没能消除声带的病理组织，那么这些资料是有价值的。然而，言语治疗师应尽一切努力采用其他方法对患者进行矫治；即使矫治目标与以前相同，也应采用一种崭新的方法引导患者向完全不同的方向改变。同时，判断患者家庭中的其他成员是否也有相似的问题是有用的。当患者呈现某种特定的嗓音问题时，治疗师也只有在会见患者家庭中的其他成员时，才能发现他们家中大多数人均存在相同的用嗓模式。

（2）健康史：病史采集还应该包括患者的健康史。儿童的健康状况资料等。但对于成人而言，还应询问是否有吸烟喝酒的嗜好、所服用的药物（药店买药、处方拿药、非法用药）。检查患者每天的饮水是否充分也是非常重要的。一般而言，患者的健康状况可能提供关于嗓音病因方面的一些重要信息。健康检查表有助于患者健康档案的建立（表 3-2-4）。对于儿童，该记录通常由家长所提供，但也可以由内科医生或儿童提供补充。

表 3-2-4 健康检查表

健康史
信息提供者：________
出生史：
喂养问题：
疾病史和过敏史：
外伤史：
手术史：
药物史：
嗓音变化：
家族遗传史：
既往治疗史：

2. 临床观察 除了通过交谈采集患者的病史之外，言语治疗师应注重临床观察，成为一名严谨的观察者。与询问病史和测量数据相比较，直接观察患者经常能够提供更多有用的信息。治疗师通过临床观察，可以将其所见到的行为和所听到的嗓音详细地描述和记录下来，而非只是给它贴个标签不加入任何解释。

嗓音障碍通常不能获得满意的人际关系表现，因此掌心容易出汗，与交谈者不敢目光接触、咬紧牙关说话、面肌痉挛、生硬的面部表情或表现出呼吸短促，这些频繁出现的症状均反映患者可能存在不同程度的焦虑。在这种状态下要维持交谈关系，势必会导致发音的过分紧张。嗓音患者的这些行为表现直接决定了言语治疗师为其制订的嗓音治疗方案。整理观察患者的资料有助于对症进行嗓音矫治，或改进患者的人际交流技能（这需要通过心理治疗）。人际关系较为融洽的患者往往非常简洁地告诉言语治疗师，他或她在人际关系方面表现良好，这点信息对言语治疗师来说也是很重要的。

一般来说，有三种记录临床观察的方法：文本记录、听觉记录和视觉记录。文本记录是指言语治疗师以文字的形式将其观察和获得的患者信息记录下来；听觉记录主要是指言语治疗师使用录音设备将听到的患者嗓音记录下来；视觉记录主要是指言语治疗师使用录像机、光碟等设备将其对患者评估的过程记录下来。采用本文记录是言语治疗师最常用的一种形式。

（万　萍　肖永涛）

第三节　嗓音障碍康复评估原则及内容

由于嗓音障碍的病因及性质不同，临床表现也各不相同。因此，首先要求医生对患者进行详细问诊、耐心倾听、仔细观察及认真检查。通过询问和倾听了解患者的嗓音情况，询问时要将局部的、全身的、情感的、职业的、环境的以及生活方式相关的对嗓音有影响的诸多因素考虑在内，对于青春期还需询问生理发育的情况；通过观察了解患者有无不良的发声行为；检查包括全身体检、详细的耳鼻喉科检查以及专业的嗓音功能评估。

一、嗓音障碍的评估原则

嗓音评估是嗓音障碍相关疾病治疗的第一步，有效的嗓音治疗很大程度上依赖对嗓音障碍的正确评估。众所周知，嗓音评估是用来检测和评价嗓音质量及嗓音障碍的重要手段之一。临床嗓音评估的主要目的为：①病因诊断；②确定疾病程度及范围；③估计发声障碍的程度及特性；④监测变化；⑤评估预后。

嗓音评估可以在喉科医生对患者进行全面检查之前或之后进行，但是必须同时考虑喉科检查结果和嗓音评估的发现，以便嗓音言语治疗师做出嗓音诊断与治疗计划。做出二次嗓音评估、诊断和制订嗓音治疗计划是嗓音言语治疗师的责任范围。

我们应当知道嗓音评估与嗓音治疗是不能分开的，有效的嗓音治疗需要持续不断地进行评估。嗓音评估与嗓音治疗是交错进行的，评估时发现的问题和结果可将它作为反馈信息返回给患者。

二、嗓音障碍的评估内容

（一）嗓音检查

1. 喉镜检查　通过喉镜检查可以了解声带等发声器官的解剖结构、形态变化和活动情况等问题。喉镜检查包括间接喉镜检查、纤维喉镜检查、电子喉镜检查、直接喉镜检查等。

（1）间接喉镜检查：是目前最常用的喉部检查方法。此方法简单易行，患者痛苦小，是日常门诊筛查喉部疾病的一项有用手段。通过该项检查可以观察到会厌游离缘、会厌舌面与喉面、杓状会厌襞、左右杓状软骨、室带、声带、声门下腔、梨状隐窝及上段气管壁等的情况，发声时还可见到两侧声带内收，吸气时两侧声带外展情况。

（2）纤维喉镜检查：目前已成为喉部检查的重要手段，是用光导纤维制成的软性内镜，可弯曲、亮度强、视野广。此方法可用于间接喉镜检查有困难者，一般直接喉镜检查不能承受者，对喉部隐蔽的病变或微小的早期喉肿瘤的检查，以及观察声带活动等，还可以进行活检、较小息肉和结节摘除、异物取出等手术治疗。

（3）电子喉镜检查：是近年来发展起来的一种软性内镜，结构与纤维内镜相似，图像质量优于纤维喉镜，可以锁定瞬间图像，可将图像保存在所连接的电脑上，并通过打印机打印成报告。

（4）直接喉镜检查：最具侵入性且费用高，目前在临床上的应用已有所减少。

2. 声带振动检查　主要包括频闪喉镜检查、高速及超高速摄影检查、电声门图仪检查和喉记波扫描分析等。

（1）频闪喉镜检查：是嗓音临床最具有价值的检查手段，通过观察声带快速振动的慢像，进一步了解声带振动的状况，其观察的指标包括基频、声带振动对称性、规律性、振幅、声门闭合度、黏膜波、非振动部分及声门上病变等。目前已广泛应用于临床。

（2）高速及超高速摄影检查：包括视频记波和视频摄像，可以观察高速运动的声带，因价格昂贵，国内尚局限于少数单位使用。

（3）电声门图仪检查：由于其检查的无创性和不受上声道干扰的特点，以往除了在波形特征的解释和声带振动周期的监控研究中应用之外，有应用于儿童和少数振动病理的探索。

（4）喉记波扫描分析：已应用于分析声带非周期性的振动。

3. 嗓音的声学分析

（1）呼吸功能的评估

1）主观评估：主观评估包含触觉、视觉和听觉感知三个部分（表 3-3-1）。治疗师可以利用自己的手部触觉、视觉或听觉来帮助判断患者的呼吸方式和程度。

表 3-3-1　主观评估——呼吸状态（呼吸功能异常检查）

为每一个评估项目选择合适的答案，在相应的空格中打“√”			
序号	评估项目	是	否
1	能听到呼吸音吗？		
2	呼吸规则吗？		
3	是胸式呼吸吗？		
4	能够随意调整自身的呼吸方式吗？		
5	呼吸不充分，影响到发音吗？		
6	呼吸充分，可以进行任何句长的发音吗？		
7	大部分气流呼出后还能进行任何发音吗？		
8	说话时气息音过重吗？		
总体描述：			

在进行视觉感知评估时，主要观察患者在呼吸的过程中，胸壁和腹壁的位移哪一个更明显。如果是胸壁更明显，则提示患者采用的是胸式呼吸方式，特别是当患者出现抬肩吸

气的情况时，则可进一步明确对其胸式呼吸的判断。如果是腹壁更明显，则提示患者采用的是腹式呼吸方式。如果胸腹壁均发生一定程度的位移，没有明显的区别，则提示患者采用的是胸腹连动的呼吸方式。

在进行触觉感知评估时，治疗师可以将自己的双手手掌分别接触患者的胸壁和腹壁，然后体会患者在呼吸过程中，胸壁和腹壁的位移哪一个更明显。如果是胸壁更明显，则提示患者采用的是胸式呼吸。如果是腹壁更明显，则提示患者采用的是腹式呼吸。如果胸腹壁均发生一定程度的位移，没有明显的区别，则提示患者采用的是胸腹连动的呼吸方式。

在进行听觉感知评估时，治疗师可以利用自己的耳朵来仔细聆听患者在平静状态和言语状态下的呼吸表现。在平静状态下，重点注意患者是否存在呼吸音重的问题，如果有，则提示患者可能存在不同程度的呼吸道阻塞。在言语状态下，仔细聆听患者在说话时是否存在句长短、声音响度小或逐渐变小、声音虚弱等现象，如果有，则提示患者可能存在呼吸方式异常、呼吸支持不足等问题。

2）客观测量：客观测量包括最长声时测量、最大数数能力测量和 s/z 比测量。

最长声时（maximum phonation time，MPT）是指深吸气后，持续发单韵母 /ɑ/ 的最长时间，单位是秒（s）。它主要反映言语呼吸支持能力，是衡量言语呼吸能力的最佳指标之一。最长声时受年龄影响，年龄不同，最长声时不同，最长声时随着年龄的增长而增加；最长声时也受性别影响，性别不同，最长声时也不同，同龄男孩的最长声时大于女孩。具体测量步骤如下：①以被测试者先深吸气，然后尽可能长地发单韵母 /ɑ/ 音，记录发声时间。要求发声时间尽可能长、气息均匀、响度均匀、音调必须在正确的频率范围之内。②以同样的测试方法再测试一次，并记录发声时间。③从两次记录中选择一个满足测试条件的较大的测量数值作为最长声时的最终测量结果，将结果填入最长声时测量记录表。④将最长声时的测量结果进行国际功能、残疾和健康分类（international classification of function，disability and health，ICF）转换，判断被测试者言语呼吸的质量、最长声时的损伤程度及相对年龄等（图 3-3-1，见文末彩插）。

通过上述测量，如果患者的最长声时没有达到无损伤程度，则表示患者可能存在一定程度的呼吸支持不足：①呼吸方式异常（如胸式呼吸）；②呼吸支持不足（呼吸功能减弱，如肺活量下降）；③嗓音功能异常（如声门闭合控制能力减弱），可结合 s/z 比一起判断；④呼吸和发声运动不协调（如吸气时发音、硬起音），可以结合最大数数能力测量结果一起判断。

最大数数能力（continuous maximum counting ability，cMCA）是指深吸气后，持续、旋转地发“1”或“5”的最长时间，单位是秒（s），主要反映呼气和发声之间的协调性、言语呼吸控制能力，是衡量呼吸和发声协调能力的最佳指标之一。如果呼气和发声协调性好，数数时的速度均匀、适中，响度和频率呈规律性变化，数数时间就长；如果协调性差，数数时的速度、响度和频率则无规律可循，最大数数能力就会下降。具体测量步骤如下：①深吸气，呼气时开始连续数数“1”或“5”，记录数数时间。要求一口气连续数数、数数时速度均匀、基频和强度变化连贯、数数时间尽可能长。②测完一次后，按要求再测一次，并记录数数时间。③从两次结果中选择一个满足测试要求的较大的数值作为最终的测量结果。④将最大数数能力的测量结果输入 ICF 转换器，确定最大数数能力的损伤程度、相对年龄等（图 3-3-2，见文末彩插）。

通过上述测量，如果患者的最大数数能力没有达到无损伤的程度，则表示患者可能存在一定程度的呼吸与发声功能不协调。

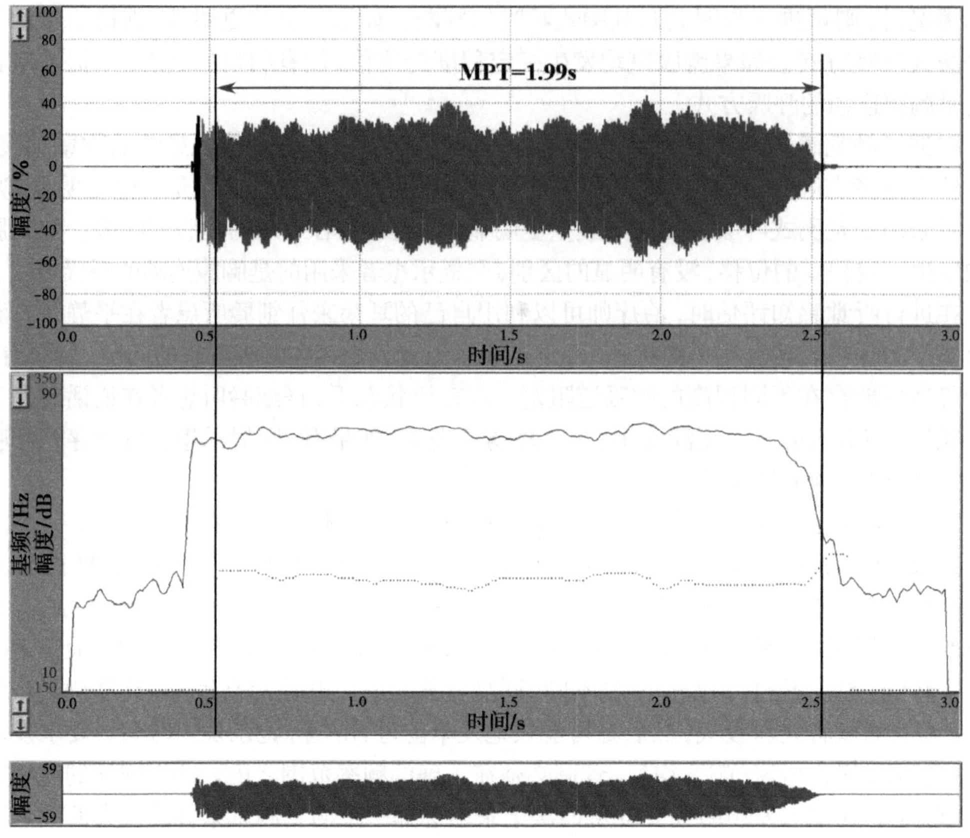

图 3-3-1 最长声时的测量示例

s/z 比（s/z ratio）是指一个人在深吸气、分别持续发 /s/ 音和 /z/ 音（英语发音）后，所求得的两者最长发声时间的比值。s/z 比可以有效地反映发音时声门调节的情况，是言语呼吸疾病的判断依据之一。s/z 比不存在年龄和性别的显著性差异，其值约等于 1，这说明在言语发育的过程中，呼吸运动与发声运动之间能够无意识地进行精确协调。具体测量步骤如下：①深吸气，持续发 /s/ 音，记录最长发音时间。发 /s/ 音时，气流位于切齿和舌尖部，发音持续时间（呼气量）与切齿和舌尖之间的间隔成反比，即间隔越小，则发音持续时间越长。②再深吸气，持续发 /z/ 音，记录最长发音时间。当发 /z/ 音时，气流位于声带之间，发音持续时间（呼气量）与声带之间的闭合程度成正比，即闭合程度越好，则发音持续时间越长。两次发音均要求发音时间尽可能长、气息均匀、响度均匀。③求两者最长发音时间的比值，即为 s/z 比的测量结果。

通过上述测量，如果患者的 s/z 比没有达到参考标准，则存在以下几种可能：①如果 s/z 比接近 1，但 /s/ 和 /z/ 的最长发音时间明显缩短，说明呼吸支持不足（呼气力量减弱，即肺活量减少）；②如果 s/z 比显著大于 1，但 /s/ 音的最长发音时间正常，提示呼吸系统与发声系统不协调，起音方式不协调，以及整个言语过程不协调；③如果 s/z>1.2，但 <31.4，提示功能性嗓音疾病或可能有器质性嗓音疾病；④如果 s/z≥1.4，提示声带结构的病变影响了正常发声，存在器质性嗓音疾病；⑤如果 s/z≤0.75，提示可能存在构音障碍或语音障碍。

若存在嗓音疾病，则需要使用专用设备进行影像检查分析和微扰测量，才能最终明确言语障碍的类型及程度。

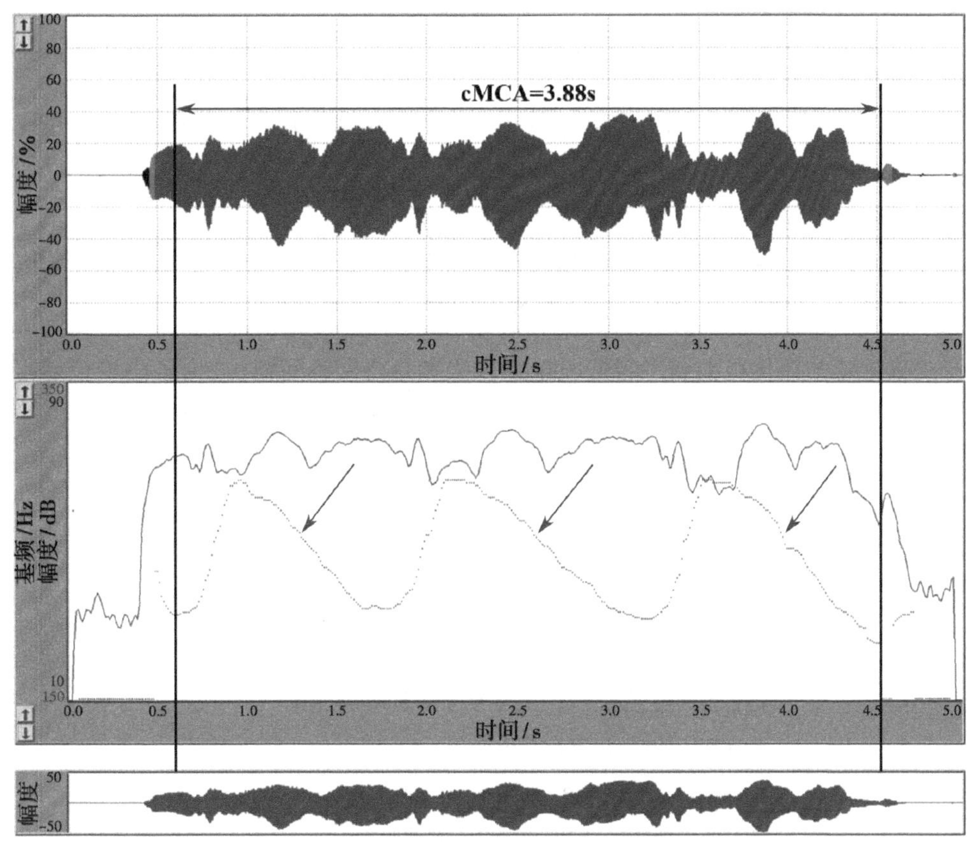

图 3-3-2　最大数数能力的测量示例

（2）发声功能的评估

1）主观评估：主观评估包含音调听觉感知评估、响度听觉感知评估和音质听觉感知评估。

音调的听觉感知评估方法有两种：一种是“嗯哼”法，可以对自然音调进行主观的、粗略的测量。采用人们在表示赞同时发出的“嗯哼”音的音调，通过这种方法来测得说话者的自然音调，即准自然音调。另一种是乐调匹配法，要求评估者具备基本的音乐知识。在测量中，“嗯哼”法和乐调匹配法所测得的准自然音调往往相同或相近，但是乐调匹配法由于使用了乐器而显得更为精确。此项评估要求有一台电脑（或录音机）和一种乐器（钢琴或电子琴）。评估时，评估者首先选择一个琴键，此键的音调必须对应于患者年龄和性别的正常音调水平，然后由言语治疗师或患者来弹奏这个琴键，将其发出的音作为示范音，要求患者进行模仿，判定患者声音的音调能否与这个音的音调相匹配。如果不能匹配，则应判断患者的音调是高于示范音音调，还是低于示范音音调。前者提示该患者可能存在音调过高的问题，后者提示可能存在音调过低。

响度听觉感知评估主要是帮助言语治疗师更加全面地了解患者在日常生活中言语的响度情况。响度等级评定尺度包含五个响度等级（表 3-3-2），言语治疗师在与患者交谈的过程中，根据与患者交谈情况，大致确定患者的习惯响度水平处于五个响度等级中的哪一级。这个评估结果，可让言语治疗师了解患者发声的响度级别，明确是否需要改变患者的习惯响度，也让患者认识到响度随时都在发生变化。

表 3-3-2　响度等级表

序号	等级	描述
1	耳语声	用耳语声与周围人交流时，只有相互说话的两者能够听见，此时声带是不振动的
2	轻声	这种响度水平不会吵醒周围休息的人
3	交谈声	这种响度水平适合与他人进行正常交流
4	大声	这种响度适合在大众面前演讲使用（没有麦克风），或者想引起他人注意时使用
5	喊叫声	生气时或运动场上的啦啦队成员加油时使用的响度水平

音质听觉感知评估可根据患者情况选择让患者自行回答问题，或由言语治疗师帮助患者理解和回答问题（表 3-3-3）。如患者确实无法进行该部分评估时，可以考虑放弃。

表 3-3-3　嗓音音质自测表

序号	描述	答案
1	你说话时经常感到气短吗？	
2	你不喜欢听录制下来的自己的嗓音吗？	
3	一用嗓音，你就感到累吗？	
4	电话里的陌生人认为你比实际年龄老或年轻吗？	
5	当你疲劳的时候，嗓音很小吗？	
6	你的嗓音在早晨和夜间是不同的吗？	
7	长时间说话之后，你的喉部会不舒适吗？	
8	在某些场合，众人无法听清楚你在说什么吗？	
9	你的嗓音听起来不如以前吗？	
10	你的嗓音听起来鼻音很重吗？	
11	你的嗓音听起来过于紧张吗？	
12	当你疲劳或紧张时，容易失声吗？	
13	说话时，你的嗓音令你失望吗？	
14	你想要改变你的音调吗？	
15	你感到你的声音听起来不像是自己的吗？	
16	你经常需要清嗓吗？	
17	当过敏或感冒时，你有时会失声吗？	
18	长时间说话之后，你的嗓音听起来过度干涩吗？	
19	人们经常误解你说话的意思吗？	
20	当你和陌生人电话交谈时，对方常弄错你的性别吗？	

肯定回答的个数 / 个	嗓音等级
0~2	正常
3~4	轻度影响
5~8	中度影响
≥9	重度影响

言语治疗师可通过听觉感知评估 GRBAS 对患者的发声功能进行描述，GRBAS 评价标准是目前应用广泛的主观感知评价方法，是日本音声言语医学会制定的，它共有五个指标：总嘶哑度（grade，G）、粗糙声（rough，R）、气息声（breath，B）、无力声（asthenicity，A）和紧张声（straitly，S）。每个指标分 4 个水平：正常（0）、轻度障碍（1）、中度障碍（2）、重度障碍（3）。操作时要求 3 人组成的专业人员独立地进行判断，取其评价的平均值作为判定的结果（表 3-3-4）。

表 3-3-4 发声功能主观评估——听觉感知评估 GRBAS 描述

日期	嘶哑声 G	粗糙声 R	气息声 B	虚弱程度 A	紧张程度 S

嗓音障碍指数（voice handicap index，VHI），是最常用的嗓音障碍患者自我评估的方法，含功能（function，F）、生理（physical，P）和情感（emotion，E）3 个范畴，每一范畴包括 10 个条目，共 30 个条目。每个条目分别描述了患者日常生活中嗓音的障碍情况，严重程度从 0~4 共分 5 级，代表本条目所叙述的情况发生的频繁程度：0 为从未出现；1 为几乎没有；2 为有时出现；3 为几乎经常出现；4 表示经常出现。由患者根据自己的感受选择分数。每一范畴的分数就是其下包含的 10 个条目分数的总和，从 0（无影响）到 40（严重影响），总分（total voice handicap index，TVH）是三个范畴分数的总和，从 0（无影响）到 120（严重影响）。

2）客观测量：客观测量采用各种电子仪器测量可检测二十几种参数，其中临床应用较多的参数有：基频（fundamental frequency，F_0）、声强、谐噪比（harmonics to noise ratio，H/N）、标准化噪声能量（normalized noise energy，NNE）、频率微扰（jitter）、振幅微扰（shimmer）等。用这些参数进行分析，可对发声功能客观地进行声学评价。

A. 基频和基频标准差（fundamental frequency standard deviation，F_0SD）：基频是指声带振动的固有频率，它反映的是听感上音调的高低，通常用赫兹（Hz）表示，即每秒声带振动的次数。它是嗓音分析的基本参数，除与声带本身的基本特性（长度、质量，张力等）有关外，还受环甲肌、甲杓肌及声门下压力的调节。可反映出声带的发育、成熟及老化的生理过程。当声带变薄、被拉紧及声门下压力增加，基频增加。正常男性的基频为 110~130Hz，正常女性基频为 220~250Hz，正常儿童在 340Hz 左右。基频将随着年龄发生变化，女性随着年龄增加（60 岁以后），基频有降低的趋势；男性（70 岁以后）基频轻微升高。基频的异常变化可以是功能性的，如男性青少年的“变声期紊乱（pubertal changes）”，但最常见的原因是器质性的，如声带质量增加（声带息肉等），引起基频降低，特别是女性表现更显著；声带质量减轻（如声带瘢痕、声带沟），导致基频升高。因此，基频的改变常常被用来作为判断治疗效果的参考指标。基频标准差是基频偏差量的测定值，单位是赫兹（Hz），表明基频波动的幅度。

B. 声音强度（简称“声强”）和强度标准差：声强能反映声带振动的强度，用分贝表示（dB）。当增加肺通气量时，通过呼气压（声门下压力）推动声带振动的气流量增加，可获得声带振动波幅的增大。因此，声门下压力越高，声音强度也越强。然而，声音强度的增加不仅只是通过声门下压力来实现，同时也必须有声带自主调节加强声带对气流量的抵抗力，即通过增加声门阻抗来增加声门下压力。因此，声强的增加是声门下压力和声带对气流量的抵抗相互作用产生的（图 3-3-3，见文末彩插）。强度标准差是声音强度偏差量的测定值，单位是分贝（dB），表明声音强度波动的幅度。

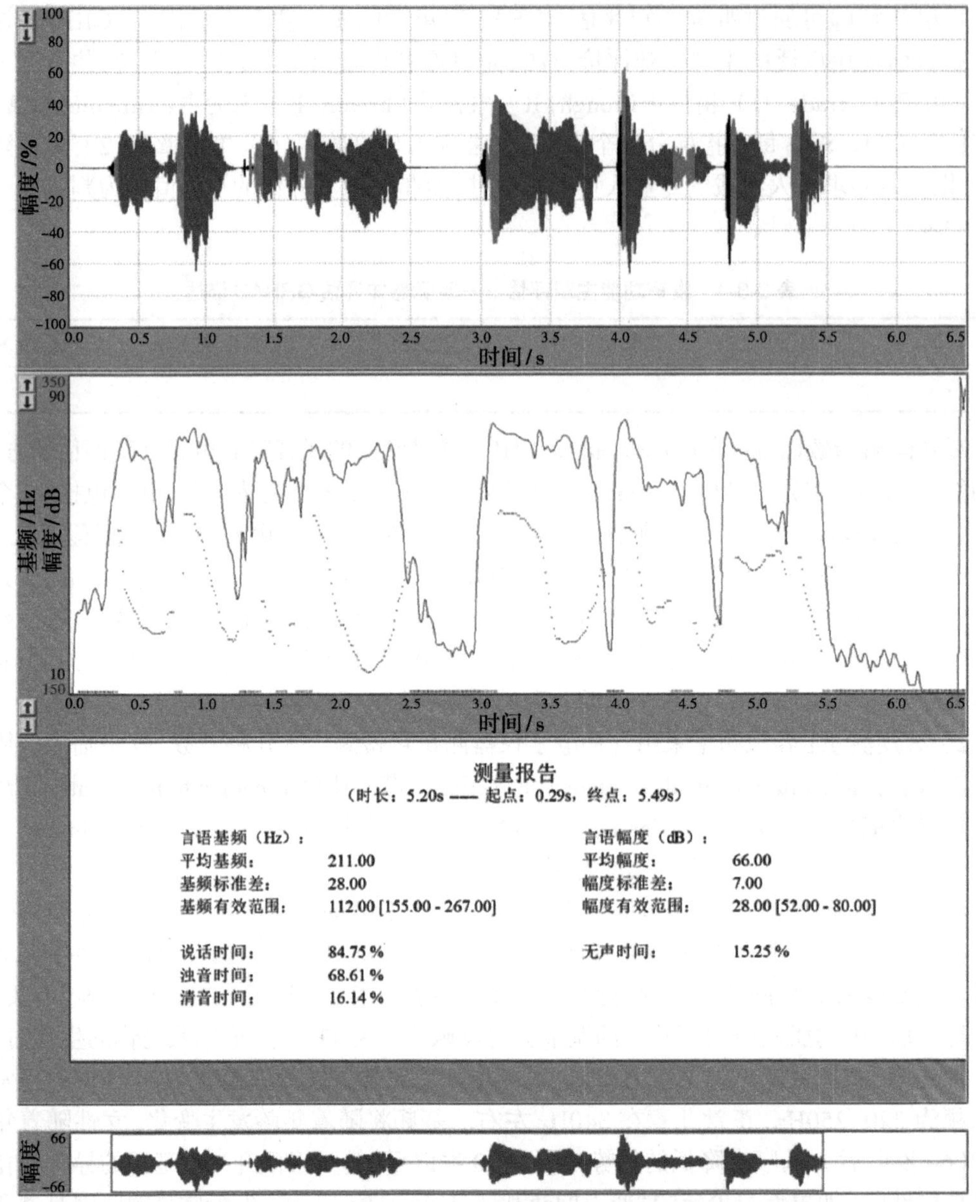

图 3-3-3　基频、基频标准差、声强、强度标准差的测量示例

C. 微扰：微扰包括频率微扰和振幅微扰。频率微扰用来描述相邻周期之间声波基频的微小变化，主要反映粗糙声程度，正常值小于 0.5%；振幅微扰描述相邻周期之间声波振幅的微小变化，主要反映嘶哑声程度，正常值小于 3%。他们均反映声带发声时振动的规律性，与声带的病理改变相关。

D. 谐噪比：谐噪比是谐波能量与噪声能量的比值，主要反映声音的嘶哑成分，对发现疾病、判定疗效有重要意义，正常值男性为 8.3~17.0dB，均值为 12.2dB；女性为 7.0~14.6dB，均值为 11.5dB。

E. 标准化噪声能量：标准化噪声能量是指嗓音信号中噪声能量的大小，反映发声时声带的闭合情况，也是嘶哑程度的客观指标。

F. 电声门图接触率(contact quotient, CQ):是测量声带振动时声门的闭合程度。接触率主要用来描述声带的接触程度(闭合程度),主要反映声带水平方向上的开闭。无论男女,随着频率的增加,声带的拉长,双侧声带接触面积减小,闭合度降低,接触率下降。接触率还可以描述声能的有效率,当声带接触时,声能通过嘴唇传给听众。当声带分开时,声能的一部分通过下声门传到肺部,这一部分能量被吸收而没有传给听众。就声带振动的某一周期而言,增加声带接触时间,将提高声能传输的有效率。

G. 接触幂(contact index, CI):是测量声带振动时渐闭相与渐开相的对称度。

(3)共鸣功能的评估

1)口腔共鸣功能的评估:由主观评估(即听觉感知评估)和客观测量组成。主观评估包括韵母音位的听觉感知评估。/i/ 的舌位最高、最靠前,若发这个音的时候,仍能感觉舌位靠后,说明患者可能存在后位聚焦问题。/u/ 的舌位也是最高的,但其最靠后,若发这个音的时候,仍能感觉舌位靠前、声音单薄,说明患者可能存在前位聚焦问题。而 /ɑ/ 的舌位最低,处于水平轴的中央位置,若发音时感觉舌位过于靠下,声音像埋在喉咙里,则说明患者可能存在喉位聚焦问题。客观测量指对汉语核心单韵母 /ɑ/、/i/、/u/ 的共振峰测量,即对这三个核心韵母的第一共振峰 F_1 和第二共振峰 F_2 的频率和幅值的测量(简称 F_1-F_2 测量)。咽腔共振形成第一共振峰,口腔共振形成第二共振峰。第一共振峰 F_1 反映咽腔的大小和共鸣状态,受下颌运动情况的影响。当下颌向下运动时,口腔体积增大,咽腔体积减小,则 F_1 增大;当下颌向上运动的时候,口腔体积减小,咽腔体积增大,则 F_1 减小。第二共振峰 F_2 反映口腔的大小和共鸣状态,主要揭示舌的前后运动情况。当舌向前运动时,咽腔体积增大,口腔体积减小,F_2 增大,主要通过测量 /i/ 的 F_2 是否减小来判定后位聚焦;当舌向后运动时,咽腔体积减小,口腔体积增大,F_2 减小,主要通过测量 /u/ 的 F_2 是否增大来判定前位聚焦。在进行口腔共鸣功能的评估时,让被测试者用舒适的发音方式,分别发 /ɑ/、/i/ 和 /u/ 这三个核心韵母(或模仿发音);记录下患者的线性预测谱文件(图 3-3-4,见文末彩插)。当测量共振峰时,从言语中可获得周期性的第二共振峰频率扰动信号,如共振峰频率扰动(F_2 flutter),单位是赫兹(Hz)。同样从言语中可获得周期性的第二共振峰幅度扰动信号,如共振峰幅度扰动(A_2 flutter)。它们主要反映由口腔障碍导致的口腔共鸣失调程度。

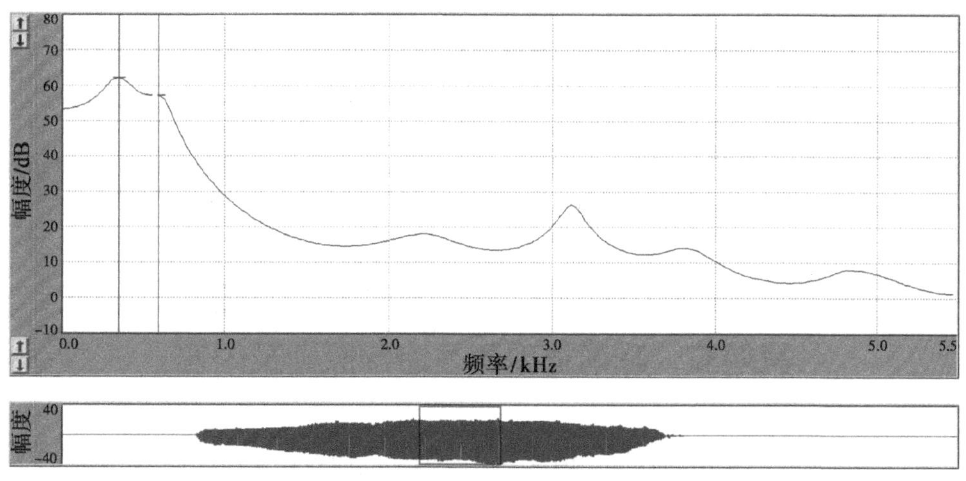

图 3-3-4 [u]的第一、二共振峰频率测量

2）鼻腔共鸣功能的评估：包括主观评估和客观测量两部分。主观评估也是通过听觉感知对患者的鼻音功能进行评价。让患者朗读不带鼻辅音的短文，朗读途中捏住患者的鼻子，若捏鼻前与捏鼻后，患者的声音听起来无明显变化，则说明不存在鼻音功能亢进；若患者的声音出现明显变化，则说明存在鼻音功能亢进。反之，让患者朗读带有鼻辅音的短文，朗读途中捏住患者的鼻子，若捏鼻前与捏鼻后，声音音质不存在明显的差异，即这两种录音听起来是类似的，说明存在鼻音功能低下；若在不捏鼻朗读时听起来鼻音很多，而在捏鼻朗读时，声音音质发生明显变化，说明鼻腔共鸣正常。客观测量包括鼻流量检测、口鼻共振峰测量、口鼻能量集中率测量、鼻共鸣增强区测量等。鼻流量是鼻腔声压级和输出声压级（口腔声压级和鼻腔声压级之和）的比值，单位是百分比。它主要反映言语时的鼻音能量，可以判断是否存在鼻音功能亢进或低下。如果在功能亢进语料测试下的鼻流量超过同龄同性别者正常范围的上限，表示存在鼻音功能亢进；如果功能低下语料测试下的鼻流量没有达到同龄同性别者正常范围的下限，表示存在鼻音功能低下。测试时让患者朗读带有和不带有鼻辅音的测试材料，用鼻流量检测仪来测量朗读上述标准测试材料时的鼻流量，并将结果输入ICF转换器，确定鼻流量的损伤程度、相对年龄等。

4. 气流动力学测试　反应发声器官将气流转化为声音的效能及其呼吸功能。检测的主要参数包括最长声时（maximum phonation time，MPT）、平均气流率（mean air flow rate，MFR）、声门下压力等参数。

（1）最长声时：最长声时是指一次深吸气后所能持续发元音的最长时间。正常情况下，成年男性平均持续20s，成年女性为15s，儿童为10s。最长声时的缩短反映了发声器官和/或呼吸系统的功能不足，如声门闭合不良，体弱肺功能下降。尽管MPT易受年龄、疲劳度及个体差异等因素的影响，但因其测量时不需任何特殊仪器设备，不受条件限制，是临床常应用的测试指标。

（2）平均气流率：平均气流率是发声时每秒钟通过声门空气流量的一个指标。在治疗过程中，通过对平均气流率的检测，可动态观察声门闭合改善的程度，从而判断治疗效果。

（3）声门下压力：声门下压力指肺气压到达声门下的压力，呼气量控制声门下压力。声门下压力与音强呈正相关，是音质的重要因素，频率对声门下压力的影响较小。

（二）肌电图检查

肌电图检查是检测喉部神经、肌肉病变的标准性检查，近年来已经在国内逐步开展，是施行喉部神经再支配手术必不可少的检查。

（三）影像学检查

影像学检查在传统的嗓音临床中应用不多，但在其延伸领域如吞咽障碍（dysphagia）、胃食管反流性咽喉病等的检查和评估中有重要意义。

（万　萍）

第四节　嗓音障碍康复治疗原则及内容

嗓音障碍的治疗可包括内科保守治疗和外科治疗。内科保守治疗又包括药物治疗、物理治疗及发声训练，它对于嗓音障碍是首选的或必须的，其中的发声训练是多数嗓音障碍的唯一治疗措施。即便是嗓音外科领域，术前的发声训练、术后的发声休息和发声训练也越来越受到重视。嗓音外科技术包括喉显微技术、声带注射喉成形、喉部框架手术、喉切除术后发声重建、喉神经修复等技术。

一、嗓音障碍的治疗原则

（一）个体化原则

嗓音障碍的治疗需要个体化。由于每位患者都是独特的个体，所患的嗓音障碍相关疾病具有不同的诱发因素（如性别、年龄、职业、不良发声习惯、不良生活习惯）及特点（如症状性、精神性、生理性等），因此在治疗时要根据患者本身疾病的特点，制订不同的治疗方案。在实际治疗中，我们还可以根据患者不同的疾病程度和主观要求对嗓音障碍相关疾病进行个体化治疗。

（二）整体性原则

人的生命活动是各器官、各系统有机联系的整体。因此，在治疗嗓音障碍相关疾病时，不能仅考虑患者嗓音障碍相关疾病的问题，还要将患者考虑为一个整体，其他疾病可以反映为嗓音障碍相关疾病。同样，嗓音障碍相关疾病可以导致身体其他部位的不适或疾病。

（三）群体性原则

群体性治疗是指将具有相同嗓音障碍性质及程度的患者组成一个治疗小组，由有经验的嗓音言语治疗师采取授课的形式对嗓音障碍进行治疗和矫正的一种治疗方式。

（四）科学性原则

嗓音医学是多学科交叉的一门科学，嗓音治疗的科学特性涉及医师的几个重要学科领域的知识。对于嗓音言语治疗师来说，需要熟练掌握正常与病理性发音的解剖与生理，喉部疾病的细微差别，发音的声学与空气动力学和嗓音障碍相关疾病的病因学联系，以及患者的行为、医疗和心理原因等，另外还必须掌握嗓音矫治方法及其体系、相关心理学等方面的知识。当考虑嗓音障碍相关疾病时，我们应该首先关注与嗓音有关器官。为了了解嗓音障碍相关疾病，我们必须了解器官的结构与功能，以及客观地测定这些成分的技能，并将这些测量与我们的治疗选择联系起来。另外，治疗师必须掌握关于嗓音障碍相关疾病的常见病因与喉部疾病的细微差别的知识。

二、嗓音障碍的治疗内容

本节所涉及的嗓音康复治疗是用特定的训练方法作为训练发音和改善发音方式的一种手段，其目的在于纠正错误的发音方式、增强发音功能、摆脱错误条件反射的控制和影响，来改善和提升嗓音，是嗓音障碍治疗的一个重要治疗方法。主要可归纳为四个阶段，即放松训练、呼吸训练、发声训练、共鸣训练，其中放松训练不单独列出。

（一）呼吸训练

根据膈肌是不是参与呼吸的主要肌肉，呼吸运动分为胸式呼吸和腹式呼吸。呼吸训练中帮助患者建立腹式呼吸是重点。呼吸训练主要包括呼吸方式异常的矫治、呼吸支持不足的矫治、呼吸与发声不协调的矫治。

1. 呼吸放松训练　呼吸放松训练通过手臂和肩部的运动带动肋间肌群和肩部肌群运动，使这些肌群甚至全身得到放松，从而促进呼吸系统整体功能的提高。训练方法：

（1）双臂交替上举运动：直立位，双脚微开，双臂自然下垂。吸气时，身体重心移向左侧，同时左手臂尽力上举；呼气时，左手臂回到原位。以同样的方法，吸气时，身体重心移向右侧，同时右手臂尽力上举；呼气时，右手臂回到原位。左右交替动作，重复5次。

（2）单臂画圈运动：直立位，双脚微开，双臂自然下垂。吸气时，左臂向前、上做画圈运动；呼气时，左臂向后、向下做画圈运动并回到准备动作；重复5次。以同样的方法，吸气时，右臂向前、上做画圈运动；呼气时，右臂向后、向下做画圈运动并回到准备动作；重复5次。

（3）双臂画圈运动：直立位，双脚微开，双臂自然下垂。吸气时，双侧手臂同时向前、上做画圈运动；呼气时，双侧手臂同时向后、向下做画圈运动并回到准备动作；重复5次。同样方法换个方向，吸气时，双侧手臂向后、上做画圈运动；呼气时，双臂手臂向前、向下做画圈运动并回到准备动作；重复5次。

（4）双肩耸立运动：直立位，双脚微开，双臂自然下垂。吸气时，耸立双肩，维持数秒，然后在呼气时迅速放下并回到准备动作，重复5次。

（5）双臂晃动运动：直立位，双脚微开，双臂自然下垂，轻松晃动双侧手臂，重复5次。

2. 呼吸方式异常的矫治

（1）生理腹式呼吸训练：腹式呼吸目的是以更放松的呼吸方式来支持发音。为嗓音训练提供良好的呼吸支持。在腹式呼吸的过程中，让患者注意观察和感知吸气和呼气时腹肌和膈肌的运动方式。

训练方法：坐位或卧位，全身自然放松，吸气时腹部隆起，呼气时腹部内收。吸要深入、自然，呼要平稳、持久。

（2）"嗯哼"法：通过有节奏地移动步伐来控制呼吸，并在呼气时发出"嗯哼"的声音，从而促进生理腹式呼吸到言语腹式呼吸的过渡。

训练方法：站立位，左脚向后退一步时深吸一口气，同时手掌感觉腹部隆起。随后重心前移，左脚向前回到原位时发"嗯哼"的音，同时手掌感觉腹部回缩。重复数次，直到发声和呼吸比较协调为止。

（3）拟声法：在建立了生理腹式呼吸的基础上，通过模拟简单有趣的声音，来帮助患者从生理腹式呼吸过渡到言语腹式呼吸。

训练方法：

1）深吸气，用单音进行练习。注意采用言语腹式呼吸，并保持气息和响度的均匀 /u--/。

2）深吸气，用单音节进行练习。注意采用言语腹式呼吸，并保持气息和响度的均匀 /da-da-da-da/。

3）深吸气，用双音节进行练习。注意采用言语腹式呼吸，并保持气息和响度的均匀 /pipa-pipa-pipa-pipa/。

3. 呼吸支持不足的矫治

（1）快速用力呼气法：适用于呼吸支持不足。

训练方法：操作时，首先可通过吹羽毛、吹蜡烛、吹纸青蛙等活动让患者感知深吸气后快速呼出的感觉，然后采用耳语式的发音诱导出送气音，再用正常嗓音发送气音，进行快速用力呼气训练。接着增加难度，教患者深吸一口气，然后快速呼气的同时用力发以送气音 /p/、/t/、/k/ 等开头的单双音节词语。

（2）缓慢平稳呼气法：通过让患者深吸气后，缓慢平稳持续地发音，以提高患者言语时对呼气的控制能力，从而为患者的言语提供稳定持久的呼吸支持。

训练方法：操作时可将几根蜡烛固定在桌子上，一字排开并点燃。患者站在桌子的旁边，与桌上的蜡烛保持一段距离，深吸气，然后缓慢平稳地吹气，使蜡烛的火苗不断闪动但不灭，也可将游戏换成吹肥皂泡。

（3）逐字增加句长法：通过让患者一口气连贯地朗读词句，并循序渐进地增加句长，来增强患者的言语呼吸支持能力。

训练方法：跟读句子、快速跟读句子、朗读句子，逐字增加句长。

4. 呼吸与发声不协调的矫治

（1）唱音法：通过让患者连续地发长音、短音或者交替发长音和短音，来提高患者言语呼吸支持能力，促进患者呼吸与发声的协调，提高其言语时灵活控制气流的能力，从而轻松地进行言语活动。

训练方法：

1）长音训练：让患者深吸气后持续发长音，如 /ɑ——/，/hɑ——/，要采用腹式呼吸，并注意保持声音平稳和声时的稳定性。治疗师可记下患者的发音时间，让患者逐渐延长一口气的发音时间。

2）短音训练：要求患者深吸气后连续发几个短音，如 /ɑ-ɑ-ɑ-ɑ-ɑ/。注意建立正确的起音。另外，需要注意发音过程中不要换气、漏气，每个音要干脆利落。治疗师可记录下每次连续发音的个数，以便逐步增加一口气发短音的个数。在训练时可逐渐加快发音速度。

3）长短音结合训练：当患者能够顺利地发长音和短音后，让其深吸气后发长短交替的音，如 /yɑ——yo——yɑ-yɑ/。注意在稳定声时条件下正确起音。让患者深吸气后，先发长音后发短音。注意同样要一口气说完，中间不要换气、漏气，换音时前一个音收尾要干脆。

（2）啭音法：通过发音调和响度连续上下起伏变化的旋转式的啭音，促进患者的呼吸与发声的协调，提高其言语时声带的控制能力，进而打破其固有的习惯性发声模式，建立新的、舒适的发声模式，并改善其音质。训练方法：

1）动作要领的学习：向患者讲解动作要领，要求用音调和响度连续变化的音发啭音 /i/。

2）快速啭音训练：教患者用较快的速度发啭音，如 /i__/，发音时音调与响度连贯并快速起伏变化。随后，发浊音开头的单音节词，重复用啭音发出，如 /mɑ__/，然后过渡到用正常嗓音发该单音节词。

3）慢速啭音训练：教患者用较慢的速度发啭音，如 /u__/。发音时音调与响度连贯并缓慢起伏变化。随后，发浊音开头的单音节词，重复用啭音发出，如 /nɑ__/，然后过渡到用正常嗓音发该单音节词。

4）快慢交替啭音练习：教患者时快时慢地发啭音，如 /e__/，快慢变化时过渡自然，提高呼吸和发声的协调能力。随后，发浊音开头的双音节词，重复用啭音发出，如 /mɑ__/，然后过渡到用正常嗓音发该双音节词。

（3）甩臂后推法：让患者在甩臂后推的同时突然发音来提高声门闭合能力，减少软起音，帮助其建立正确的起音方式，其主要适用于软起音。

训练方法：

1）动作要领的学习：指导患者紧握双拳提至胸前，深吸气，然后在用力呼气的同时将手臂突然地向下、向后甩至臀部以下时，手掌完全张开。

2）减少软起音：用力甩臂后推的同时发音。边做动作边发单元音，如 /ɑ/、/i/、/u/，注意用力甩手臂，并与此同时起音，以提高声门闭合能力，减少软起音的产生。

3）减少软起音并逐渐建立正确的起音方式：用力甩臂后推的同时发单、双音节，如“包、肚子”。注意用力甩手臂，并与此同时起音，以提高声门闭合能力，减少软起音。在此基础上，逐渐过渡到正确的起音方式发声。

4）建立正确的起音方式：省略甩臂后推动作，直接说单音节、双音节和短语，如“冬、冬天、冬天放鞭炮”短语中的字数可根据患者能力逐渐增加。

（4）气息式发音法：通过采用气息式的发音帮助放松声带和咽缩肌，从而建立正常的起音方式，其主要适用于硬起音以及由硬起音导致的高音调。

训练方法：发轻柔的气息音 /h/，逐渐过渡到有声的 /hɑ/ 音。发音起始时感觉声门的轻柔靠拢及气流与发音的先后关系。一旦患者习惯了这种起音方式，可以要求患者在保持声门良好闭合的状态下适当延长此发音。然后可以用相同的方法训练患者发以元音为主的字或词。随后可以训练发短语或是句子，要求每个字的起始发音都要求声门完全闭合，并在收缩腹肌提供稳定气流前提下，将这种趋势从前一个字的结尾延续到下一个字的开始。

（二）发声训练

发声障碍的治疗包括响度、音调、音质异常的治疗。

1. 发声放松训练

（1）颈部放松训练：通过颈部肌群紧张和松弛的交替运动，使患者的颈部肌群（喉处肌群）得到放松。训练方法：

1）颈部向前运动：保持上身稳定，头部直立，颈部放松，头部随重力快速向前落下，下颏靠近胸部，感觉颈后肌群被拉直，保持 5s，然后头部缓慢地上抬，直至恢复正常的直立位，重复 5 次。

2）颈部向后运动：保持上身稳定，头部直立，颈部放松，头部随重力作用迅速向后倾，下颏上抬，感觉颈前部肌肉被拉直，保持 5s，然后将头部缓慢抬起，直至恢复正常的直立位，重复此运动 5 次。

3）颈部向左运动：保持上身稳定，头部直立，颈部放松，头部随重力快速向左倾，感觉右侧颈部肌群被拉直，保持 5s，然后头部缓慢恢复直立位，重复 5 次。

4）颈部向右运动：保持上身稳定，头部直立，颈部放松，头部随重力快速向右倾，感觉左侧颈部肌群被拉直，保持 5s，然后头部缓慢地恢复直立位，重复 5 次。

5）颈部旋转运动：保持上身稳定，头部直立，颈部放松，头部依次做向下、向左、向后、向右运动，逆时针旋转一周回到准备动作，重复 5 次；换个方向，相同的动作顺时针旋转一周回到准备动作，重复 5 次。

（2）声带放松训练：通过“打嘟”的形式，让患者体会发声过程中声带的放松，并放松整个发声器官甚至颈部肌群。操作时要求首先保持上身稳定，自然闭合双唇。训练方法：

1）平调向前“打嘟”：深吸气，呼气时声带振动并带动双唇振动向正前方发“嘟——”的音，重复 10 次。注意：“嘟——”音的调是平的，并且要连贯持续。

2）平调旋转“打嘟”：深吸气，呼气时双唇振动并带动声带振动，持续发“嘟”音。与此同时，头部向左或右快速旋转。重复此运动 10 次。注意：“嘟——”音是旋转的，并且要连贯持续。

3）升调“打嘟”：深吸气，呼气时双唇振动并带动声带振动，音调向上升高，持续发“嘟——”音。与此同时，头部向左上方或右上方做弧状快速上升动作，各重复 5 次。

4）降调“打嘟”：深吸气，呼气时双唇振动并带动声带振动，音调向下降低，持续发“嘟——”音。与此同时，头部向左下方或右下方做弧状快速下降动作，各重复5次。

（3）哈欠叹息法：通过夸张的哈欠和叹息动作，使声道充分打开，咽部肌肉放松，然后在叹息时发音并学会放松的感觉。该方法能让患者体会到怎样才是“舒适”的发音。

训练方法：全身放松，嘴张大吸气，打开咽腔，软腭上提，打一个真哈欠，哈欠的后半部分伴随叹息音。然后打哈欠叹息后发 /h/ 打头的音，轻起音、伴随气息发“好”“喝”“哈”音等。训练过程中放松喉头，减轻喉内肌和喉外肌的紧张度，减少声带的撞击，缓解口底、口周和颈部的肌紧张，降低声道共鸣腔的紧张度。

（4）张嘴法：通过视觉提示等方式，帮助患者培养张嘴发音的习惯，增加发音时嘴的张开度，从而协调发声器官和构音器官之间的运动，为获得更好的音质奠定基础。训练方法：

1）动作要领的学习：向患者示范张嘴的动作。若患者无法自己张开嘴巴，治疗师可利用咀嚼器帮助患者。

2）治疗师先示范然后要求患者模仿张嘴发 /ɑ/。

3）治疗师先示范然后要求患者模仿张嘴发“啊、马、拿、拉”等单音节词。

4）治疗师先示范然后要求患者模仿张嘴发“妈妈、爸爸、喇叭”等双音节词。

5）治疗师先示范然后要求患者模仿张嘴发“胖乎乎、抱娃娃”等多音节词。

6）治疗师先示范然后要求患者模仿张嘴发“娃娃在爬”等句子。

2. 响度异常的治疗

（1）用力搬椅法：让患者坐在椅子上，在用力上拉椅子的同时发音，来增加其言语的响度。训练方法：

1）治疗师演示：坐在椅子上，双手抓椅子，向上用力搬椅子，然后突然加大力气，把自己“搬”起来。

2）用力搬椅时发单元音：边做动作边发音，注意在搬椅的过程中突然加大力气，同时提高声音响度。

3）用力搬椅时发双元音：边做动作边发音，突然增大力气时要注意提高声音响度。

4）用力搬椅时从元音过渡到词语：当患者能很好地完成上面的动作和发音时，让他在向上搬椅的过程中说元音，然后在突然用力的同时提高响度说带有该元音的词语。

5）用力搬椅时说词语：去掉过渡元音，直接说词语。注意在突然用力的同时大声说词语，但要避免出现硬起音。可逐渐增加词语难度。

6）逐渐加大力气的同时发音：对于响度过低，但不存在软起音的患者，则让其在搬椅时逐渐加大力气，同时提高响度发音，以提高患者的言语响度。

7）自然发音：让患者不用用力搬椅的动作辅助，自然响亮地发音。

（2）掩蔽法：让患者在背景声条件下进行发音，并调节背景声的大小，使患者不自觉地提高声门下压力及声带闭合能力，从而增加响度。训练方法：

1）给患者听不同类型的声音，包括音乐声、自然声、噪声。

2）戴上耳机，治疗师随机选择一种声音，调节背景声响度，使其在患者原有的响度水平上增加6dB或其倍数。持续给声，并让患者发音。

3）治疗师采用间断给声的方式，使背景声时有时无，同时让患者发音，要求患者不管是否有背景声，其发音响度都保持不变。

4）撤去掩蔽声，让患者在无声的环境下发音。

（3）碰撞法：通过滚球撞物，在球撞物的瞬间突然增加响度发音，来提高患者的响度及其控制能力。训练方法：

1）碰撞动作要领的学习：将小球向一个瓶子滚出，并撞倒它。教患者学会该动作。

2）碰撞时发音：让患者滚球撞瓶并发音，球滚动的过程中持续发 /m——/ 音，球撞到瓶时突然增加响度发目标音。

3）想象碰撞并发音：让患者边想象滚球撞瓶的过程边发音，在想象滚球的过程中持续发 /m——/ 音，球撞瓶的瞬间突然增加响度发目标音。

4）迁移训练：利用其他类似的碰撞动作或场景进行训练。

（4）响度梯度训练法：通过阶梯式响度上升或下降的训练，使患者建立正常音调，或者增加言语时响度控制的能力。

3. 音调异常的治疗

（1）手指按压法：治疗师以手指按压于患者喉部某处，改变喉软骨的位置，以提高或降低患者音调的一种治疗方法，不同的异常类型有不同的手法。训练方法：

1）音调过高：首先，治疗师以右手食指放于患者甲状软骨切迹上，拇指和中指分别固定于两侧的甲状软骨板，食指用力，将甲状软骨向后、向下推，同时让患者发 /ɑ/ 或 /i/。然后，治疗师移开手指，让患者自己把拇指和食指轻轻地按压在甲状软骨上发声，体会并记住低音调发声时喉的位置。逐步过渡到发其他音并在平常说话中以此音调说话。

2）音调过低：首先，治疗师以右手食指放于患者甲状软骨切迹上，拇指和中指分别固定于两侧的甲状软骨板，拇指和中指用力，将甲状软骨向上推，同时让患者发 /ɑ/ 或 /i/，此时患者的音调会立刻升高。然后，治疗师移开手指，让患者自己把拇指和食指轻轻地按压在甲状软骨上发声，体会并记住高音调发声时喉的位置。逐步过渡到发其他音并在平常说话中以此音调说话。

3）音调变化过大：首先让患者将食指和中指的指腹放在甲状软骨上，发一个中等音调的音，依次降低一个音级，直到最低，通过指腹感觉并体会喉的下降运动；然后再依次上升一个音级，直到最高（防止出现假声），通过指腹感觉并体会喉的上升运动。再要求患者用食指和中指将甲状软骨固定在适当的位置（这时的发声音调是患者的自然音调）上，并限制喉的移动幅度，通过大量朗读或交流来强化这种发声方式，直至不需要手指的辅助力量也可以做到发声时喉的纵向移动幅度很小。这时声带的振动是耗能较少的，嗓音是放松、自然的。

（2）乐调匹配训练法：根据患者现有的音调水平，选择乐器的不同音阶，对其进行音调的模仿匹配训练，以逐步建立正常的音调，提高其音调控制能力。训练方法：

1）哼唱乐调：治疗师弹奏乐器并唱某种音调。应根据患者对应的基频参考标准确定目标音调，并根据当前患者的言语基频确定本次训练使用的音阶。若患者音调过低，则应采用升调进行训练。

2）哼唱后发单元音：治疗师弹琴的同时哼唱，并稳定在最末一个音符对应的音调上，然后过渡到发单元音。

3）哼唱后说词：当患者能很好地完成上面的发音时，让他先唱音，然后练习说词语。同样应根据患者的言语基频选择阶段目标音调，根据其能力决定音阶的多少、词语的难度以及升调还是降调。

4）哼唱后数数：同样应根据患者的言语基频选择阶段目标音调，根据其能力决定音阶的多少、数字的多少以及升调还是降调。

5）歌唱式发单元音：像唱歌一样将单元音配上某种乐调唱出。如果患者音调过低，应先升调再发音，并遵循从易到难的原则，根据患者的言语基频选择阶段目标音调。

6）歌唱式说词：像唱歌一样将词语配上某种音调唱出。同样应根据患者的言语基频选择阶段目标音调，根据其能力决定音阶的多少，词语的难度，以及升调还是降调。

（3）音调梯度训练法：通过阶梯式音调上升和/或下降的训练，使患者建立正常音调，或者增加言语时音调控制的能力。

4. 音质异常的治疗

（1）喉部按摩法：通过对患者喉部肌群或特定穴位的按摩，达到放松喉内外肌的目的。每次喉部按摩可进行约30min。训练方法：

1）治疗师以右手拇指和食指置于甲状软骨的两侧后缘，以拿法和揉法进行纵向按摩。

2）治疗师以双手拇指指腹分别对患者颈前部第一侧线［喉结旁开1寸（1寸≈3.34cm）处直下］、第二侧线（第一、三侧线中间直下）和第三侧线［喉结旁开1.5寸（同身寸）直下］进行纵向推拿。

3）治疗师以双手拇指分别点揉患者颈前部两侧的人迎穴，然后点揉两侧的水突穴。

4）治疗师以双手拇指和食指拿患者两侧颈前部的胸锁乳突肌。

（2）哼鸣法：该训练方法可以促进功能增强性发音障碍患者呼吸及发音的有效配合。

训练方法：放松双肩（可以用一面镜子作为反馈），腹肌隆起，张嘴吸气，然后呼气时腹肌向内收缩，放松喉部，呼气时只有气息，没有声音。然后，用以上方法进行呼吸（腹式呼吸），并在呼气过程中加一个/ɑ/音，同时延长此音，并将/ɑ/音转变为哼鸣（闭嘴发/ɑ/音）。随后将闭嘴的哼鸣改变为张口的/ɑ/音，并且重复发音/m-ɑ-m-ɑ/，或者还可发/w-ɑ-w-ɑ/，/n-ɑ-n-ɑ/。在以上发音的基础上转换成其他音或其他字的练习，比如“馍馍、饽饽、窝窝、馒头、妈妈、爸爸、哥哥、姐姐、弟弟、妹妹”。

（3）声门油煎音（气泡音）：通过柔和的气泡式发音（glottal fry/creak），使患者的声带得到放松，声带振动更为均匀而且富有规律性，同时使声带内收能力增强，从而改善患者嗓音音质。训练方法：

1）用声门油煎音的方式发元音/ɑ/几秒钟，然后，持续地发“叽叽嘎嘎”的声音。

2）以吹气的方式收缩嘴唇，并且吹气。

3）就像吹气一样，在呼气的时候，发/u/或者/i/的高调声音。

4）当既可以发出/ɑ/，又可以发出高音调的吹气声/u/音或者/i/音时，交替发出这两个音：首先是/ɑ/音，然后是吹气声，注意这两个音要连续发出，不要中断，反复发多次。

5）舒适地交替完成/ɑ/和/u/或者/i/的高音调发音后，练习将高音调发音延伸至其他元音，然后，延伸至字段。

（4）半吞咽法：这项技术主要适用于那些响度低且发音时伴有大量气息音的患者，因此单侧声带麻痹、严重的弓状声带或假声患者进行这项训练最有益。训练方法：

1）指导患者吞咽并立即大声说“boom”（/buː m/），关键在于发音恰好处于吞咽进行中，不是吞咽后再讲/buː m/，而是在吞咽时说/buː m/。此外，患者发音时尽量将音调降低。

2）在一次、两次或三次尝试后，常常可用较响、略带呼吸音成分的嗓音说/buː m/，并将发音录下来，要求患者比较 /bu：m/ 发音与自己典型的嗓音。

3）采用这种训练方法时，经常要求患者把头转向一侧、降低下颌、放松肌肉发 /bu：m/ 音。当患者发出音质最佳的 /bu：m/ 音，可以进一步训练患者在吞咽时说 /bu：m/ 或 /bu：m-i-bu：m/。随后要求患者将头转向另一侧，以同样的方法进行训练。

4）逐渐增加 /bu：m/ 后面短语的长度，最后逐渐停止发 /bu：m/ 音，下一步逐渐停止发音时的吞咽动作，以后将头转向中线、下颌抬到正常位置进行正常发音。

（5）吸入式发音训练：通过让患者在吸气的时候发音来帮助患者重新使用真声带进行发音。适用于功能性失音症和室带发声。训练方法：

1）吸气，同时以高音调发 /i/ 或 /v/，适当延长发音，然后呼气。吸气和呼气时可以双手上抬和放下帮助提示。过渡到呼气时发音，并从高音调自然下滑到正常音调的发音。

2）吸气，同时以高音调发 /i/ 或 /v/，适当延长发音，吸气和呼气时可以双手上抬和放下帮助提示。然后过渡到呼气时发音，维持较高的音调。

3）吸气时以高音调发以 /i/ 或 /v/ 开头的词，如“衣服”“医院”“渔网”“雨伞”，然后过渡到呼气时发音。

4）以自然舒适的音调发音，巩固真声带发音。

（6）吟唱法：用类似唱歌的形式，流畅连贯地说话，使音调响度变化较小，声带振动舒适规律，从而改善音质。训练方法：

1）动作要领的学习：体会如何用某一舒适的音调进行流畅连贯且音调、响度变化幅度不大的发音。可利用简单的 /ɑ/ 音做示范。

2）吟唱时发无意义音节：教患者吟唱发无意义音节 /hɑ/，用单一的音调连贯发音。可以增加无意义音节的个数，连续发音，如 /hɑ/-/hɑ/-/hɑ/，或一口气发尽可能多的音，如 /hɑ/-/hɑ/-/hɑ/-/hɑ/-/hɑ/-/hɑ/……

3）吟唱时发单音节词：教患者吟唱时发一个单音节词如“花”，用单一的音调连贯发音，并适当延长韵母部分的发音时间。然后，患者连续发该单音节词，一口气重复发音，如“花 - 花 - 花”，或一口气发尽可能多的音，如“花 - 花 - 花 - 花 - 花……”。

4）吟唱时发双音节词：利用图片，教患者用吟唱法发一个双音节词如“蛤蟆”，用单一的音调连贯发音，并延长后一个字的韵母部分。一口气重复发音，如“蛤蟆 - 蛤蟆 - 蛤蟆”，一口气发尽可能多的音，如“蛤蟆 - 蛤蟆 - 蛤蟆 - 蛤蟆 - 蛤蟆……”。

5）吟唱时发句子：教患者用吟唱法读句子。保持音调舒适单一，读句子时一口气不停顿，如“红色的小花好漂亮。”

6）自然音与吟唱音的交替训练：在患者掌握了吟唱式发音方法以后，要求患者采用自然音和吟唱音交替的说话方式，体会自然音与吟唱音之间的差别，建立舒适的起音方式。

（7）咀嚼法：通过做夸张的咀嚼运动，并在做咀嚼动作的同时柔和发音，来放松发声和构音器官，从而改善发声音质。

训练方法：首先闭口做咀嚼动作。再张口做咀嚼动作，同时发连续的 /en/ 音，感觉鼻部及嘴唇周围的振动，重复几次这样的振动。在咀嚼哼音的基础上，轻微地发 /m/ 音，/mɑ：mɑ：mɑ/、/mi：mi：mi/、/mo：mo：mo/，然后不再咀嚼，仍保持共鸣及喉的开放发音。以咀嚼哼音的方式引导发音，进行单词，短语，句子，然后到段落的阅读，最后是交流。逐渐减弱咀嚼，维持哼音时共鸣的感觉。

（三）共鸣训练

1. 共鸣放松训练

（1）口腔放松训练：通过颌部、唇部、舌部的运动，放松口面部肌群。训练方法：

1）颌部放松运动：张开嘴，想象口中有一大块口香糖，尽可能大幅度地做咀嚼运动。

2）唇部放松运动：闭上双唇，想象口中有一大块口香糖，尽可能大幅度地做咀嚼运动。

3）舌部放松运动：闭上双唇，用舌尖“洗刷”牙齿外表面，注意舌尖须从上牙列外表面向下牙列外表面做顺时针旋转运动，约持续30s。然后沿下牙外表面向上牙外表面做逆时针旋转运动，约持续30s。

（2）鼻腔放松训练法：主要通过交替发鼻音与非鼻音，使软腭进行松弛与紧张的交替运动。训练方法：

1）软腭哼鸣训练：与患者一起哼鸣相近位置的鼻音和塞音及在鼻音和塞音之间的闭元音。注意在鼻音和塞音交替时应该区分气流从鼻腔和口腔经过的差异。

2）软腭重读训练：采用塞音加闭元音（使软腭上抬）与鼻音（使软腭降低）交替发出，应尽可能地产生最佳的鼻腔共鸣。

2. 针对性治疗

（1）口腔共鸣障碍治疗：根据不同的口腔共鸣障碍。选择不同的治疗方法。

1）针对舌位靠后的训练：当舌的位置在口腔较后位置时，嗓音的发出是通过在口腔后端将舌位抬高而产生较“紧”的声音，听起来像浓浓的乡间口音。因此在练习前，先明确舌的位置和它对嗓音的影响，检查患者的姿势，确信下颌没有向胸部缩回也没有过度前伸。开始时用舌尖发低声的舌尖音，例如 /t/、/d/、/s/、/z/，需要患者快速地低语一系列音，大约每次呼吸发20个音。如此训练几分钟后，继续使用下一个舌尖音来训练。

2）针对舌位置靠前的训练：当人们在讲话时，舌位太高或太前时，产生的是较“单薄”、听起来像婴儿般的嗓音。指导患者不要以任何方式改变舌的形状，大声发后元音 /o/、/e/、/u/，使声音尽可能深沉，这时患者常常已经使舌头回到它应当在的位置上。首先单独练习这些元音，努力保持每个元音发音持续5s。用含较多后辅音 /k/ 与 /g/ 和后元音组合音节的文字进行朗读练习，如 ke（科）、ku（哭）、ge（哥）、gu（估）等。当患者在发音上取得一定成功后，要求他们用新旧两种方法大声朗读每个单词或短语，比较这两种方法的感觉。同样训练先要求录音，并花一些时间仔细听录音，讨论他们之间的差别。

3）舌前伸训练：舌前伸训练能改善许多功能亢进性嗓音问题。此方法对于室带发音的患者特别有帮助。当舌的位置靠后或咽缩肌导致咽缩窄时，嗓音听起来“憋闷”或紧张。

这项训练要求患者舒适地下垂打开下颌，将舌伸到嘴外的情况下持续发高音调的 /i/ 音。患者在持续地发 /i/ 音时，应当有音调的高低变化，持续嘴张开舌外伸动作，治疗师仔细听音质是否改善，当音调改善时要求患者保持这一音调。当患者的音调过高时，治疗师可以用患者的音调示范持续发 /i/ 音，分三步降低音调，在第一步或前两步时常常产生良好的音质，但是在第三步时音质可能变差。重复这一过程，但只下降两步，保持在第二步的音调，反复练习直到确定目标音调。这样的训练可以消除咽腔的收缩，值得注意的是舌不必伸出嘴外太远，这样会导致颏下区的肌肉紧张而产生不适感。当患者以高音调发 /i/ 音时，可以用患者在正常音域上端的音调，也可以用假声音域下端的音调。当患者熟练

掌握伸舌发 /i/ 音的训练后，可以让患者在舌伸到嘴外的情况下保持同样的音调水平吟唱 /mi-mi-mi/（“咪”音），然后指导患者缓慢地将舌收回口内，同时继续发 /mi-mi-mi/（“咪”音）。

4）压低舌根：当发元音如 /u/、/ɑ/ 等音时，可使舌根下降并向咽腔滑动，从而增加了口腔后部的空间和截面积，可以感受口腔共鸣在发音时的作用。

训练方法：读一系列 /sh/、/s/、/m/、/l/ 等辅音及 /u/、/o/ 等元音组成的音节，如 /sh-u/（“书”音）、/s-u/（“苏”音）等。值得注意的是在训练过程中，为避免口底紧张、喉头上抬，一定要尽量保持喉部放松。

（2）鼻腔共鸣障碍治疗

1）增加鼻腔共鸣：该训练方法可以通过降低软腭调整气流方向，锻炼及加强鼻腔共鸣。

训练方法：让患者练习腹式呼吸，在腹式呼吸的基础上降低软腭发 /m/、/n/、/ng/；字的练习 /mɑn/、/men/、/meng/；词的练习：nɑn ning（南宁），ni ning（泥泞），mi mɑng（迷茫）等。在训练的同时要注意运用鼻腔共鸣发音。

2）减少鼻腔共鸣：减少鼻腔共鸣训练可以通过上抬软腭后对气流方向的调整，引导气流靠近嘴唇及牙齿，来减少鼻腔的共鸣。

训练方法：在腹式呼吸的基础上软腭抬起发 /ɑ/、/i/ 音，熟练后将爆破音与开元音组合，发 /pɑ/、/dɑ/ 音，以及摩擦音与闭元音组合 /si/、/su/ 音，最后进行词语练习：pi、pɑ（噼啪），di、di（弟弟），su、su（速速），si、si（丝丝）等。

3）鼻鼾音：鼻鼾音的训练目的在于协助患者建立口腔与鼻腔共鸣之间的平衡关系，让患者体验鼻腔共鸣。

训练方法：用右手拇指和食指夹住鼻子发元音，感受发音时气流经口流出，并通过鼻腔进行共振。这时提醒患者感知鼻梁部的振动感，以建立反馈机制对共鸣进行调控。当患者掌握鼻鼾音的发音方法后，可以进行元音、字词等的训练。训练时最后能够让患者夹鼻以及非夹鼻时发同样的字或词，反复交替，让患者对两种音质进行比较。这样患者能够在充分感知共鸣部位的基础上，对共鸣腔的调节进行控制。

3. 综合性治疗

（1）胸腔共鸣法：指通过以低音调持续发音，帮助患者体会胸腔共鸣的感觉，从而建立有效的胸腔共鸣，提高胸腔共鸣能力。

（2）头腔共鸣法：指通过以高音调持续发鼻音，帮助患者体会头腔共鸣的感觉，从而建立有效的头腔共鸣，提高头腔共鸣能力。

（3）鼻音 / 边音刺激法：指通过交替发鼻音 /m/、/n/ 和边音 /l/，来促进鼻腔和喉腔间共鸣的转换，以帮助患者获得良好的共鸣音质。

（4）U 声道法：指通过发含核心韵母 /u/ 或以零声母 /w/ 开头的音，体会发音过程中从胸腔共振向头腔共振转换的过程，从而打开整个声道，获得良好的共鸣效果。

三、嗓音障碍的治疗注意事项

在治疗开始前要全面了解患者的嗓音问题，并使患者了解治疗的目的以及预期效果。要使患者明白训练的目的是使患者不受音调、音量、音质等因素的困扰而能满足基本交流的需求，并不是重塑声音。在治疗过程中需要根据患者嗓音的变化调整治疗计划。

（万 萍）

第五节 嗓音障碍康复治疗案例示范

嗓音障碍的治疗应按照标准化及规范化的流程进行，整个过程就是通过评估(assessment, A)—治疗(therapy, T)—监控(monitor, M)这样一个循环过程来完成的。具体的流程包括：填写患者基本信息—ICF言语嗓音功能评估—ICF言语嗓音治疗计划—言语嗓音康复治疗的实施及实时监控—言语嗓音疗效评价。

言语嗓音治疗应根据言语嗓音功能评估结果针对呼吸、发声、共鸣三大言语系统所存在的问题分别进行治疗。呼吸功能治疗重点在于帮助患者建立正确的呼吸方式，提高呼吸支持能力，以及改善呼吸与发声协调能力，为后续发声功能的治疗提供呼吸动力支持。发声功能治疗重点在于改善患者言语发声(phonation of speech)功能及喉功能，如帮助患者建立正常的音调水平及音调范围，改善声门的闭合情况，改善患者的音质等。共鸣功能治疗主要分为口腔共鸣功能的治疗与鼻腔共鸣功能的治疗，治疗重点在于帮助患者建立正常的共鸣聚焦模式，改善患者的口腔共鸣聚焦障碍，减少鼻音功能亢进等问题。

一、功能性嗓音障碍治疗案例示范

(一)患者基本信息

通过询问患者的病史、家族史、康复史并查阅患者的相关诊断材料来收集患者的基本信息；与患者进行简单沟通会话，初步获得患者的能力情况，并填写患者基本信息表，如表3-5-1所示。

表3-5-1 患者基本信息表

<table>
<tr><td colspan="6">医院、康复机构、特殊教育学校、资源中心</td></tr>
<tr><td colspan="6">患者基本信息</td></tr>
<tr><td>姓　名</td><td>李××</td><td>出生日期</td><td>1995.3.10</td><td colspan="2">性别：☑男　□女</td></tr>
<tr><td>检查者</td><td>张××</td><td>评估日期</td><td>2020.9.12</td><td>编号</td><td>001</td></tr>
<tr><td colspan="6">类型：□智力障碍　□听力障碍　□脑瘫　□自闭症　□发育迟缓
□失语症　□神经性言语障碍(构音障碍)
□言语失用症　☑其他　功能性嗓音障碍(男声女调)</td></tr>
<tr><td colspan="6">主要交流方式：☑口语　□图片　□肢体动作　□基本无交流</td></tr>
<tr><td colspan="6">听力状况：☑正常　□异常　听力设备：□人工耳蜗　□助听器　补偿效果</td></tr>
<tr><td colspan="6">进食状况：无明显异常</td></tr>
<tr><td colspan="6">言语、语言、认知状况：在言语嗓音方面，存在男声女调现象，音调高且音调变化单一；其余方面未见明显异常</td></tr>
<tr><td colspan="6">口部触觉感知状况：口部触觉感知正常</td></tr>
</table>

(二)言语嗓音功能评估

言语嗓音功能精准评估包括呼吸功能精准评估、发声功能精准评估、喉功能精准评估、共鸣功能精准评估四个部分，对言语嗓音相关参数进行客观测量，辅以主观评价，由言语治疗师根据主客观评估结果填写言语嗓音功能精准评估表。将言语嗓音功能精准评估结果转换为ICF限定值，并根据ICF言语嗓音功能损伤等级完整地填写ICF言语嗓音功能评估表。

本案例中患者存在功能性嗓音障碍，且集中在发声功能中的基频问题（表 3-5-2、表 3-5-3），因此对其发声功能进行评估和康复治疗。

表 3-5-2　言语基频与言语基频标准差测量的填表（25 岁，男）

日期	言语基频（F_0）	言语基频状况（偏低、正常、偏高）	言语基频标准差（F_0SD）	言语基频标准差状况（偏小、正常、偏大）	相对年龄	实际年龄	听感音调是否正常
09.12	221Hz	偏高	18Hz	偏小		25 岁	高音调

表 3-5-3　ICF 言语嗓音功能评估表

身体功能（即人体系统的生理功能损伤程度）			无损伤	轻度损伤	中度损伤	重度损伤	完全损伤	未特指	不适用
			0	1	2	3	4	8	9
b3100	嗓音产生（production of voice）	言语基频（F_0）	□	□	☒	□	□	□	□
	通过喉及其周围肌肉与呼吸系统配合产生声音的功能 包括发声功能、音调、响度功能；失声、震颤、发声困难								
	信息来源：☒病史　□问卷调查　□临床检查　☒医技检查								
	问题描述：声带振动频率为 221 次 /s↑，正常范围 103~153 次 /s，音调及音调控制能力存在中度损伤								

由此可得出，该 25 岁男性功能性嗓音障碍患者基频为 221Hz，存在音调过高的现象，听感上像是女声，发声功能中的基频 ICF 损伤等级为 2 级中度损伤，需要为其制订言语嗓音治疗计划并实施康复治疗。

（三）言语嗓音治疗计划

根据患者存在功能损伤的类目选择本阶段计划进行的治疗任务，随后可依患者能力和治疗需求勾选相对应的治疗项目和方法。此外，治疗计划的制定还需确定治疗计划实施的人员和本阶段的治疗目标，建议采用 ICF 限定值来设定目标。

本案例中选取 A6 言语基频部分为该患者制定言语嗓音治疗计划（表 3-5-4）。

表 3-5-4　ICF 言语嗓音治疗计划表

治疗任务（15 项）		治疗方法（实时反馈治疗：S10+V4 项）（传统治疗：R12+P15+R10 项）	康复医师	护士	言语治疗师	特教教师	初始值	目标值	最终值
言语嗓音功能									
b3100 嗓音产生	A6 言语基频（F_0）	实时反馈治疗： □ 情绪唤醒、发声诱导 □ 声音感知实时反馈训练 ☑ 音调实时反馈训练 □ 响度实时反馈训练			√		2	1	

续表

治疗任务（15项）		治疗方法（实时反馈治疗：S10+V4项）（传统治疗：R12+P15+R10项）	康复医师	护士	言语治疗师	特教教师	初始值	目标值	最终值
b3100 嗓音产生	A6 言语基频（F_0）	□ 喉腔共鸣实时反馈训练 □ 词语拓展实时反馈训练 放松训练： ☑ 发声放松训练 □ 哈欠 - 叹息法 □ 张嘴法 音调异常 ☑ 手指按压法 □ 啭音法 ☑ 乐调匹配法 ☑ 音调梯度训练法							

根据该患者损伤情况，选择发声功能中的训练方法，包括发声放松训练、手指按压法、乐调匹配法、音调梯度训练法以及音调实时反馈训练从传统康复和现代化康复两个角度为患者进行后续的康复治疗。本阶段治疗预期该患者在言语基频方面可以改善至1级轻度损伤，本阶段训练结束后，可对患者的言语基频再次进行评估，查看是否达到预期训练目标值。

（四）言语嗓音康复治疗的实施及实时监控

1. 发声放松训练　是通过颈部运动或者声带“打嘟”的方法使患者的发声器官及相关肌群得到放松，为获得自然舒适的嗓音奠定基础。主要包括颈部放松训练和声带放松训练两部分，其中声带放松训练是通过“打嘟”的形式，让患者体会发声过程中声带的放松，进而放松整个发声器官甚至颈部肌群。如平调向前“打嘟”，让患者保持上身稳定，自然闭合双唇，深吸气，气流由肺部发出；呼气时，双唇振动并带动声带振动向正前方发“嘟——”的音，重复10次。注意发“嘟——”时是平调，并且要连贯持续。

2. 手指按压法　指治疗师以手指按压于患者喉部某处，改变喉软骨的位置，以提高或降低患者音调。对于音调过高的手指按压步骤可包括：①下压甲状软骨时发元音，患者发一个拉长的元音 /ɑ/ 或 /i/。同时治疗师将右手食指放于患者甲状软骨切迹上，拇指和中指分别固定于两侧的甲状软骨板，食指用力，将甲状软骨向后向下推，同时让患者发 /ɑ/ 或 /i/，此时患者的音调会立刻降低。②保持低音调后过渡到发其他音，治疗师移开手指，让患者自己把拇指和食指轻轻地按压在甲状软骨上进行发声，体会并记住低音调发声时喉的位置。然后移开手指，仍然维持这种喉的位置和音调进行发声，逐步过渡到发其他音并在平常说话时使用此音调。

3. 音调梯度训练法　是通过阶梯式音调上升或下降的训练，使患者建立正常音调，并增加言语时音调控制的能力。可用降调哼音调，但在某个音调处停顿。在停顿的音调处，使用对应音调从1数到5，要求数数时音调尽可能地稳定在同一音调上。进一步用唱歌形式将韵母 /ɑ/、/o/、/e/、/i/、/u/、/ ü / 配上某种音调以降调的形式唱出。然后，在停顿的音调处，用对应音符的音调分别唱出6个韵母，并用最后的那个音调说出韵母（图3-5-1）。

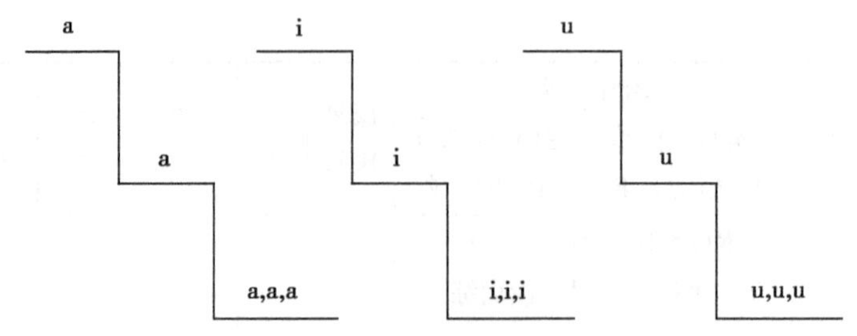

图 3-5-1　降低音调的训练

4. 音调实时反馈训练　言语治疗师在为患者进行音调异常的矫治前，应先让患者建立音调概念。在建立音调概念的游戏中，利用患者的听觉和视觉，通过让患者听到、看到自己的音调变化对卡通人物动作的影响，并通过音调变化诱导来认识音调。可用不同的游戏反复让患者体会音调，逐渐熟悉音调的概念，进而让患者能在游戏中尝试着改变自己的音调。

训练过程中需要实时监控患者的言语嗓音现状，可通过言语基频参数测量得到（表 3-5-5）。

表 3-5-5　ICF 言语嗓音治疗的训练监控

日期	言语基频（F_0）	言语基频状况（↓、正常、↑）	言语基频标准差（F_0SD）	言语基频标准差状况（↓、正常、↑）	相对年龄/岁	实际年龄/岁	是否音调正常	损伤程度	
09.12	221Hz	↑	18Hz	↓		25	否	初始值	2
								目标值	1
09.13	215Hz	↑	19Hz	↓		25	否	最终值	2
09.14	201Hz	↑	19Hz	↓		25	否		2

注：↑升高；↓降低

（五）言语嗓音疗效评价

在实施阶段治疗计划的过程中，根据患者能力和训练安排，可在阶段中期和末期或仅在阶段末期再次进行 ICF 言语嗓音功能评估，以便对治疗效果进行整体评价（表 3-5-6）。

表 3-5-6　ICF 言语嗓音疗效评价表

<table>
<tr><td colspan="7">初期评估</td><td rowspan="4">目标值</td><td colspan="6">中期评估（康复 1 周）</td><td rowspan="4">目标达成</td><td colspan="6">末期评估（康复 2 周）</td><td rowspan="4">目标达成</td></tr>
<tr><td colspan="2" rowspan="3">ICF 类目组合</td><td colspan="5">ICF 限定值</td><td colspan="6">ICF 限定值</td><td colspan="6">ICF 限定值</td></tr>
<tr><td colspan="5">问题</td><td rowspan="2">干预</td><td colspan="5">问题</td><td rowspan="2">干预</td><td colspan="5">问题</td></tr>
<tr><td>0</td><td>1</td><td>2</td><td>3</td><td>4</td><td>0</td><td>1</td><td>2</td><td>3</td><td>4</td><td>0</td><td>1</td><td>2</td><td>3</td><td>4</td></tr>
<tr><td>b3100 嗓音产生</td><td>言语基频（F_0）</td><td></td><td></td><td></td><td></td><td></td><td>1</td><td></td><td></td><td></td><td></td><td></td><td></td><td>×</td><td></td><td></td><td></td><td></td><td></td><td></td><td>√</td></tr>
</table>

二、器质性嗓音障碍治疗案例示范

（一）患者基本信息

通过询问患者的病史、家族史、康复史并查阅患者的相关诊断材料来收集患者的基本信息；与患者进行简单沟通会话，初步获得患者的能力情况，并填写患者基本信息表，如表 3-5-7 所示。

表 3-5-7 患者基本信息表

医院、康复机构、特殊教育学校、资源中心

患者基本信息

姓 名 王 × 出生日期 1972.1.18 性别：☑ 男 □ 女

检查者 陈 × × 评估日期 2021.5.23 编号 002

类型：□ 智力障碍 □ 听力障碍 □ 脑瘫 □ 自闭症 □ 发育迟缓

□ 失语症 □ 神经性言语障碍（构音障碍）

□ 言语失用症 ☑ 其他 器质性嗓音障碍（喉癌术后）

主要交流方式：☑ 口语 □ 图片 ☑ 肢体动作 □ 基本无交流

听力状况：☑ 正常 □ 异常 听力设备：□人工耳蜗 □助听器 补偿效果

进食状况：无明显异常

言语、语言、认知状况：在言语嗓音方面，存在句长短、呼吸控制能力下降、呼吸与发声不协调的现象，听感上含有嘶哑声

口部触觉感知状况：口部触觉感知正常

（二）言语嗓音功能评估

言语嗓音功能精准评估包括呼吸功能精准评估、发声功能精准评估、喉功能精准评估、共鸣功能精准评估四个部分，对言语嗓音相关参数进行客观测量，辅以主观评价，由言语治疗师根据主客观评估结果填写言语嗓音功能精准评估表。将言语嗓音功能精准评估结果转换为 ICF 限定值，并根据 ICF 言语嗓音功能损伤等级完整地填写 ICF 言语嗓音功能评估表。

本案例中患者是喉癌术后，存在器质性嗓音障碍，且重点在呼吸功能问题，因此首要的是对其呼吸功能进行评估和康复治疗（表 3-5-8、表 3-5-9）。

表 3-5-8 呼吸功能精准评估表（49 岁，男）

日期	第 1 次测 MPT	第 2 次测 MPT	MPT 取较大值	MPT 状况（偏小、正常）	MPT 最小要求	相对年龄 / 岁	实际年龄 / 岁	是否腹式呼吸
05.23	4.5s	5.1s	5.1s	偏小	22.5s		49	是
日期	第 1 次测 cMCA	第 2 次测 cMCA	cMCA 取较大值	cMCA 状况（偏小、正常）	cMCA 最小要求	相对年龄 / 岁	实际年龄 / 岁	呼吸和发声是否协调
05.23	4.2s	4.3s	4.3s	偏小	8.6s		49	否

表 3-5-9 ICF 言语嗓音功能评估表

<table>
<tr><td colspan="3">身体功能
（即人体系统的生理功能损伤程度）</td><td>无损伤</td><td>轻度损伤</td><td>中度损伤</td><td>重度损伤</td><td>完全损伤</td><td>未特指</td><td>不适用</td></tr>
<tr><td colspan="3"></td><td>0</td><td>1</td><td>2</td><td>3</td><td>4</td><td>8</td><td>9</td></tr>
<tr><td rowspan="2">b3100</td><td rowspan="2">嗓音产生
(production of voice)</td><td>最长声时（MPT）</td><td>☐</td><td>☐</td><td>☐</td><td>☒</td><td>☐</td><td>☐</td><td>☐</td></tr>
<tr><td>最大数数能力（cMCA）</td><td>☐</td><td>☐</td><td>☐</td><td>☒</td><td>☐</td><td>☐</td><td>☐</td></tr>
<tr><td rowspan="2"></td><td colspan="9">通过喉及其周围肌肉与呼吸系统配合产生声音的功能
包括发声功能、音调、响度功能；失声、震颤、发声困难</td></tr>
<tr><td colspan="9">信息来源：☒病史　☐问卷调查　☐临床检查　☒医技检查</td></tr>
<tr><td></td><td colspan="9">问题描述：
持续稳定的发声时间为 5.1s↓，正常范围≥22.5s，呼吸支持能力、呼吸与发声协调能力存在重度损伤
持续、旋转地发“1”或“5”的最长时间为 4.6s↓，正常范围≥8.6s，呼吸支持能力、呼吸与发声协调能力存在重度损伤
有关呼吸功能的进一步描述：
1. 呼吸支持能力方面建议进行如下治疗
（1）实时反馈治疗，选择如声时实时反馈训练、起音实时反馈训练等治疗方法
（2）传统治疗，选择如呼吸放松训练、发声放松训练、数数法、“嗯哼”法、快速用力呼气法、缓慢平稳呼气法、逐字增加句长法等治疗方法
2. 呼吸与发声协调能力方面建议进行如下治疗
（1）实时反馈治疗，选择如声时实时反馈训练、音调实时反馈训练、词语拓展实时反馈训练等治疗方法
（2）传统治疗，选择如呼吸放松训练、发声放松训练、唱音法、啭音法等治疗方法</td></tr>
</table>

由此可得出，该 49 岁喉癌术后的器质性嗓音障碍患者最长声时（MPT）为 5.1s，最大数数能力（cMCA）为 4.6s，呼吸功能 ICF 损伤等级均为 3 级重度损伤，需要为其制订言语嗓音治疗计划并实施康复治疗。

（三）言语嗓音治疗计划

根据患者存在功能损伤的类目选择本阶段计划进行的治疗任务，随后可依据患者能力和治疗需求勾选相对应的治疗项目和方法。此外，治疗计划的制订还需确定治疗计划实施的人员和本阶段的治疗目标，建议采用 ICF 限定值来设定目标。

本案例中选取嗓音产生中的呼吸功能部分为该患者制订言语嗓音治疗计划（表 3-5-10）。

根据该患者损伤情况，选择发声功能中的训练方法，包括呼吸放松训练、缓慢平稳呼气法、唱音法和声时实时反馈训练从传统康复和现代化康复两个角度为患者进行后续的康复治疗。本阶段治疗预期该患者在言语基频方面可以改善至 2 级中度损伤，本阶段训练结束后，可对患者的呼吸功能再次进行评估，查看是否达到预期训练目标值。

表 3-5-10 ICF 言语嗓音治疗计划表

治疗任务（15 项）		治疗方法 （实时反馈治疗：S10+V4 项） （传统治疗：R12+P15+R10 项）	康复医师	护士	言语治疗师	特教教师	初始值	目标值	最终值
言语嗓音功能									
b3100 嗓音产生	A1 最长声时（MPT）	实时反馈治疗 □ 情绪唤醒、发声诱导 □ 声音感知实时反馈训练 ☑ 声时实时反馈训练 □ 音调实时反馈训练 □ 响度实时反馈训练 □ 起音实时反馈训练 □ 清浊音实时反馈训练 □ 共振峰实时反馈			√		3	2	
	A2 最大数数能力（cMCA）	□声门接触率的反馈训练 □ 词语拓展实时反馈训练 放松训练 ☑ 呼吸、发声放松训练 □ 哈欠 - 叹息法 呼吸方式异常 □ 生理腹式呼吸训练 □ 拟声法 □ 数数法 □“嗯哼”法 呼吸支持不足 □ 快速用力呼气法 ☑ 缓慢平稳呼气法 □ 逐字增加句长法 呼吸与发声不协调 ☑ 唱音法 □ 啭音法 □ 气息式发音法 □ 甩臂后推法			√		3	2	

（四）言语嗓音康复治疗的实施及实时监控

1. 呼吸放松训练 指将节律的呼吸与放松运动相结合，通过手臂和肩部的运动带动肋间肌群和肩部肌群运动，使这些肌群乃至全身都得到放松，从而促进呼吸系统整体功能提高。呼吸放松训练主要适用于呼吸功能异常。在进行呼吸放松训练时，患者与治疗师动作应自然、放松，并与呼吸相结合。

2. 缓慢平稳呼气法 指让患者深吸气后，缓慢平稳持续地发音，来提高患者言语时对呼气的控制能力，从而为患者的言语提供稳定持久的呼吸支持，其主要适用于呼吸支持不足。该方法的动作要领是深吸气后呼气，呼气时气流必须平缓、均匀，并注意控制声时。患者可以进行缓慢平稳呼气并发声时，可结合实时视听反馈设备进行声波模式下的缓慢平稳呼气法训练，如图 3-5-2（见文末彩插）所示，当患者发"孵"音时，产生第一段声波图像，延长声母部分（绿色声波段），紧接着发"喝"音时产生第二段声波图像。发音时缓慢平稳呼出气流的时间越久，声波的长度越长。

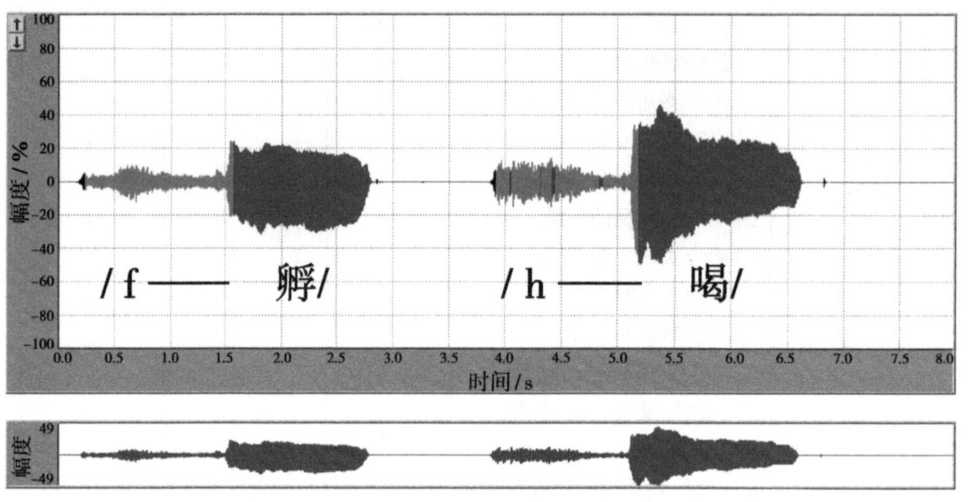

图 3-5-2 缓慢平稳呼气法结合声时实时反馈训练

3. 唱音法 通过让患者连续地发长音、短音，或者长音和短音交替发音，来提高患者言语呼吸支持能力，促进患者呼吸与发声的协调，提高其言语时灵活控制气流的能力，从而轻松地发音，主要适用于呼吸与发声不协调，也适用于呼吸支持不足。当患者掌握唱音法的要领时，可结合实时视听反馈设备进行声波模式下的唱音法训练，如图 3-5-3 所示（见文末彩插），当患者一口气发长短交替的音 /yɑ——yɑ——yɑ、yɑ/ 时，观察声波图像，维持声波图像的稳定，并进行正确的起音。发音过程中不可换气、漏气，保持声波前后连贯。

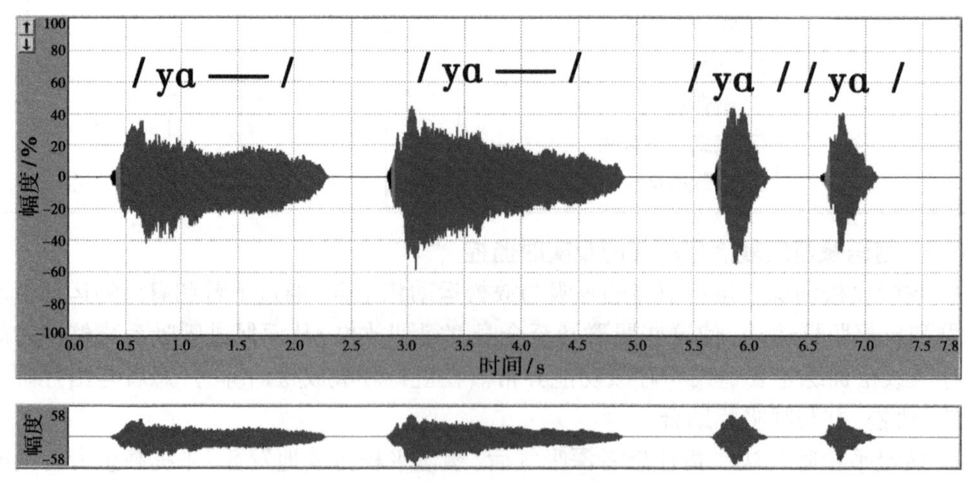

图 3-5-3 唱音法结合声时实时反馈训练（声波模式）

训练过程中需要实时监控患者的言语嗓音现状，可通过呼吸功能的相关声学参数测量得到，见表 3-5-11。

表 3-5-11 ICF 言语嗓音治疗的训练监控

日期	第 1 次测 MPT	第 2 次测 MPT	MPT 取较大值	MPT 状况（偏小、正常）	MPT 最小要求	相对年龄 / 岁	实际年龄 / 岁	是否腹式呼吸	损伤程度	
05.23	4.5s	5.1s	5.1s	偏小	22.5s		49	是	初始值	3
									目标值	2
05.24	6.5s	7.1s	7.1s	偏小	22.5s			是	最终值	3
05.25	8.8s	10.1s	10.1s	偏小	22.5s			是		3
……										
日期	第 1 次测 cMCA	第 2 次测 cMCA	cMCA 取较大值	cMCA 状况（偏小、正常）	cMCA 最小要求	相对年龄 / 岁	实际年龄 / 岁	吸气和呼气协调否	损伤程度	
05.23	4.2s	4.3s	4.3s	偏小	8.6s		49	否	初始值	3
									目标值	2
05.24	4.5s	4.3s	4.5s	偏小	8.6s			否	最终值	3
05.25	4.6s	4.8s	4.8s	偏小	8.6s			否		2
……										

（五）言语嗓音疗效评价

在实施阶段治疗计划的过程中，根据患者能力和训练安排，可在阶段中期和末期或仅在阶段末期再次进行 ICF 言语嗓音功能评估，以便对治疗效果进行整体评价（表 3-5-12）。

表 3-5-12 ICF 言语嗓音疗效评价表

<table>
<tr><th colspan="7">初期评估</th><th rowspan="4">目标值</th><th colspan="6">中期评估（康复 1 周）</th><th rowspan="4">目标达成</th><th colspan="6">末期评估（康复 2 周）</th><th rowspan="4">目标达成</th></tr>
<tr><th colspan="2" rowspan="3">ICF 类目组合</th><th colspan="5">ICF 限定值</th><th colspan="6">ICF 限定值</th><th colspan="6">ICF 限定值</th></tr>
<tr><th colspan="5">问题</th><th rowspan="2">干预</th><th colspan="5">问题</th><th rowspan="2">干预</th><th colspan="5">问题</th></tr>
<tr><th>0</th><th>1</th><th>2</th><th>3</th><th>4</th><th>0</th><th>1</th><th>2</th><th>3</th><th>4</th><th>0</th><th>1</th><th>2</th><th>3</th><th>4</th></tr>
<tr><td rowspan="2">b3100 嗓音产生</td><td>最长声时（MPT）</td><td></td><td></td><td></td><td></td><td></td><td>1</td><td></td><td></td><td></td><td></td><td></td><td></td><td>×</td><td></td><td></td><td></td><td></td><td></td><td></td><td>√</td></tr>
<tr><td>最大数数能力（cMCA）</td><td></td><td></td><td></td><td></td><td></td><td>2</td><td></td><td></td><td></td><td></td><td></td><td></td><td>×</td><td></td><td></td><td></td><td></td><td></td><td></td><td>√</td></tr>
</table>

三、神经性嗓音障碍治疗案例示范

（一）患者基本信息

通过询问患者的病史、家族史、康复史并查阅患者的相关诊断材料来收集患者的基本信息；与患者进行简单沟通会话，初步获得患者的能力情况，并填写患者基本信息表，如表3-5-13所示。

表3-5-13 患者基本信息表

姓　名	马××	出生日期	1946.11.25	性别：☑男　□女	
检查者	张××	评估日期	2021.4.19	编号	003

类型：□智力障碍　□听力障碍　□脑瘫　□自闭症　□发育迟缓
□失语症　□神经性言语障碍（构音障碍）
□言语失用症　☑其他　神经性嗓音障碍（帕金森病）
主要交流方式：☑口语　□图片　□肢体动作　□基本无交流
听力状况：☑正常　□异常　听力设备：□人工耳蜗　□助听器　补偿效果
进食状况：无明显异常
言语、语言、认知状况：在言语嗓音方面，响度低下，存在嘶哑声和气息声现象；其余方面未见明显异常
口部触觉感知状况：口部触觉感知正常

（二）言语嗓音功能评估

言语嗓音功能精准评估包括呼吸功能精准评估、发声功能精准评估、喉功能精准评估、共鸣功能精准评估四个部分，对言语嗓音相关参数进行客观测量，辅以主观评价，由言语治疗师根据主客观评估结果填写言语嗓音功能精准评估表。将言语嗓音功能精准评估结果转换为ICF限定值，并根据ICF言语嗓音功能损伤等级完整地填写ICF言语嗓音功能评估表。

本案例中该帕金森病患者存在神经性嗓音障碍，且聚焦在发声功能中的音质问题，因此对其进行发声功能评估和康复治疗（表3-5-14、表3-5-15）。

表3-5-14 发声功能（音质）精准评估表（74岁，男）

日期	尽可能响地发/æ/音，类似英文发音			听感评估
04.19	基频微扰	振幅微扰	声门噪声（NNE）	是否嗓音滥用
	0.27%	4.22%	－8.63dB	是
	粗糙声R	嘶哑声H	气息声B	是否嗓音漏气
	0	1	2	是

表3-5-15 ICF言语嗓音功能评估表

身体功能（即人体系统的生理功能损伤程度）			无损伤	轻度损伤	中度损伤	重度损伤	完全损伤	未特指	不适用
			0	1	2	3	4	8	9
b3101	嗓音音质	基频微扰（粗糙声）	□	□	□	□	□	□	□
		声门噪声（气息声）	□	☒	□	□	□	□	□
		振幅微扰（嘶哑声）	□	☒	□	□	□	□	□

续表

<table>
<tr><td rowspan="3"></td><td>通过喉及其周围肌肉与呼吸系统配合产生声音的功能
包括发声功能、音调、响度功能；失声、震颤、发声困难</td></tr>
<tr><td>信息来源：☒病史 □问卷调查 □临床检查 ☒医技检查</td></tr>
<tr><td>问题描述：
基频微扰为0.27%，正常范围≤0.62%，无粗糙声
声门噪声为-8.63dB↑，正常范围≤-9.6dB，嗓音音质存在轻度损伤，存在轻度的气息声或嘶哑声
振幅微扰为4.22%↑，正常范围≤3.74%，嗓音音质存在轻度损伤，存在轻度的粗糙声或嘶哑声</td></tr>
</table>

由此可得出，该74岁男性神经性嗓音障碍的帕金森病患者的声门噪声为-8.63dB，振幅微扰为4.22%，存在嘶哑声和气息声现象，嗓音音质ICF损伤等级为1级轻度损伤，需要为其制订言语嗓音治疗计划并实施康复治疗。

（三）言语嗓音治疗计划

根据患者存在功能损伤的类目选择本阶段计划进行的治疗任务，随后可依患者能力和治疗需求勾选相对应的治疗项目和方法。此外，治疗计划的制定还需确定治疗计划实施的人员和本阶段的治疗目标，建议采用ICF限定值来设定目标。

本案例选取嗓音音质部分为该患者制订言语嗓音治疗计划（表3-5-16）。

表3-5-16 ICF言语嗓音治疗计划表

<table>
<tr><th colspan="2">治疗任务（15项）</th><th>治疗方法
（实时反馈治疗：S10+V4项）
（传统治疗：R12+P15+R10项）</th><th>康复医师</th><th>护士</th><th>言语治疗师</th><th>特教教师</th><th>初始值</th><th>目标值</th><th>最终值</th></tr>
<tr><td colspan="2">言语嗓音功能</td><td colspan="8"></td></tr>
<tr><td rowspan="2">b3101
嗓音
音质</td><td>A9 声门噪声（气息声）</td><td rowspan="2">实时反馈治疗：
□ 情绪唤醒、发声诱导
□ 音调实时反馈训练
□ 响度实时反馈训练
□ 清浊音实时反馈训练
□ 嗓音 jitter 反馈训练
☑ 嗓音 NNE 反馈训练
☑ 嗓音 shimmer 反馈训练
放松训练：
□ 发声放松训练
□ 哈欠-叹息法
☑ 张嘴法
音质异常：
□ 喉部按摩法
□ 咀嚼法</td><td></td><td></td><td>√</td><td></td><td>1</td><td>0</td><td></td></tr>
<tr><td>A10 振幅微扰（嘶哑声）</td><td></td><td></td><td>√</td><td></td><td>1</td><td>0</td><td></td></tr>
</table>

续表

治疗任务(15 项)		治疗方法 (实时反馈治疗：S10+V4 项) (传统治疗：R12+P15+R10 项)	康复医师	护士	言语治疗师	特教教师	初始值	目标值	最终值
b3101 嗓音 音质		□ 哼鸣法 □ 气泡式发音法 □ 半吞咽法 □ 吸入式发音法 ☑ 吟唱法							

根据该患者损伤情况，选择发声功能中的训练方法，包括张嘴法、吟唱法、嗓音 shimmer 反馈训练和嗓音 NNE 反馈训练从传统康复和现代化康复两个角度为患者进行后续的康复治疗。本阶段治疗预期该患者在言语基频方面可以改善至 0 级无损伤，本阶段训练结束后，可对患者的嗓音音质再次进行评估，查看是否达到预期训练目标值。

（四）言语嗓音康复治疗的实施及实时监控

1. 张嘴法　是指通过视觉提示等方式，帮助患者培养张嘴发音的习惯，增加发音时嘴的张开度，从而协调发声器官和构音器官之间的运动，为获得更好的音质奠定基础。

2. 吟唱法　是指用类似唱歌的形式，流畅连贯地说话，使音调响度变化较小，声带振动舒适规律，从而改善音质。当患者掌握吟唱法的要领时，可结合实时视听反馈设备进行基频模式下的吟唱法训练，如图 3-5-4 所示，用吟唱法发一个双音节词如“蛤蟆”，用单一的音调连贯发音，并延长后一个字的韵母部分。一口气重复发尽可能多的音，如“蛤蟆 - 蛤蟆 - 蛤蟆 - 蛤蟆 - 蛤蟆……”。观察基频曲线，维持基频曲线的稳定，基频上下起伏幅度在一个相对较小的范围内，帮助患者稳定声带振动的规律，改善音质。

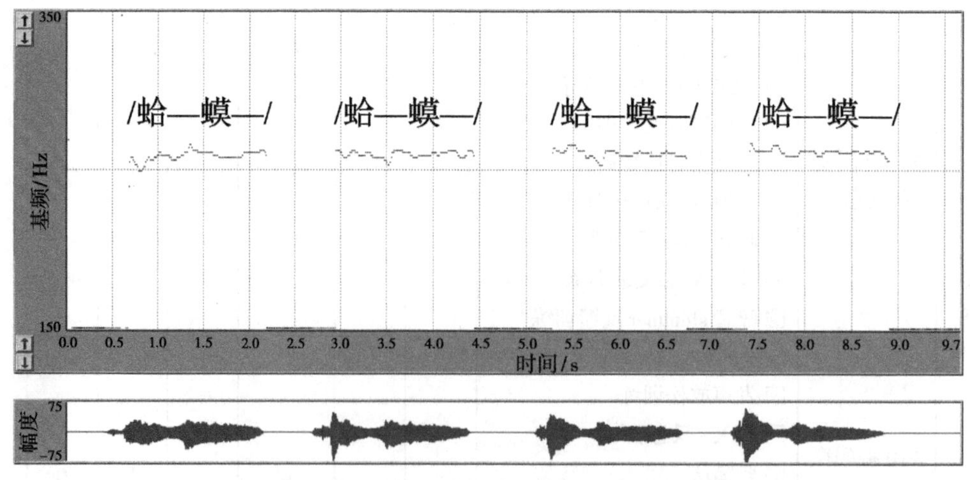

图 3-5-4　吟唱法结合声时实时反馈训练(基频模式)

训练过程中需要实时监控患者的言语嗓音现状，可通过嗓音音质的相关参数测量得到(表 3-5-17)。

表 3-5-17　ICF 言语嗓音治疗的训练监控

日期	基频微扰	振幅微扰	声门噪声	听感评估是否嗓音漏气		损伤程度		
						基频微扰	振幅微扰	声门噪声
04.19	0.27%	4.22%	–8.63dB	是	初始值	0	1	1
					目标值	0	0	0
04.20	0.31%	4.31%	–8.85dB	是	最终值	0	1	1
04.21	0.25%	4.10%	–9.67dB	否		0	1	0
……								

（五）言语嗓音疗效评价

在实施阶段治疗计划的过程中，根据患者能力和训练安排，可在阶段中期和末期或仅在阶段末期再次进行 ICF 言语嗓音功能评估，以便对治疗效果进行整体评价（表 3-5-18）。

表 3-5-18　ICF 言语嗓音疗效评价表

初期评估							目标值	中期评估（康复 1 周）						目标达成	末期评估（康复 2 周）						目标达成
ICF 类目组合		ICF 限定值						ICF 限定值							ICF 限定值						
		问题						干预	问题						干预	问题					
		0	1	2	3	4			0	1	2	3	4			0	1	2	3	4	
b3101 嗓音音质	声门噪声						0							√							√
	振幅微扰						0							×							√

（万　萍）

参 考 文 献

[1] 万萍 . 言语治疗学[M]. 北京：人民卫生出版社，2018.

[2] 金星，朱群怡，黄昭鸣，等 . 共鸣障碍的促进治疗[M]. 上海：华东师范大学出版社，2011.

[3] 尹敏敏，张梓琴，刘叙一，等 . 嗓音训练对改善脑卒中后痉挛性发声障碍患者音质的疗效[J]. 听力学及言语疾病杂志，2021，29(1)：74-76.

[4] 刘巧云，侯梅 . 儿童语言康复治疗技术[M]. 北京：人民卫生出版社，2019.

[5] 孙韡郡 . 发声障碍的促进治疗[M]. 上海：华东师范大学出版社，2011.

[6] 万萍，黄昭鸣，魏霜，等 . 鼻音功能异常聋儿的评估与矫治个案研究[J]. 听力学及言语疾病杂志，2008，16(2)：152-153.

[7] 刘杰，李利，余波，等 .1~3 期帕金森病患者的嗓音特征研究[J]. 听力学及言语疾病杂志，2020，28(1)：28-30.

[8] 万勤，黄昭鸣，卢红云，等 . 口腔共鸣障碍的矫治[J]. 中国听力语言康复科学杂志，2012(5)：379-381.

[9] 万勤，徐文 . 嗓音障碍康复治疗技术[M]. 北京：人民卫生出版社，2019.

[10] 席艳玲，黄昭鸣 . 言语障碍康复治疗技术[M]. 北京：人民卫生出版社，2020.

[11] 庾晓萌，邱卓英，李孝洁，等 . 基于世界卫生组织国际分类家族构建儿童交流障碍诊断与干预理论架构与方法[J]. 中国康复理论与实践，2020，26(1)：21-27.

[12] 尹敏敏，葛胜男，邱卓英，等．运用世界卫生组织国际分类家族构建儿童构音障碍诊断、评估和整体康复方案[J]. 中国康复理论与实践，2020，26(1)：28-36.

[13] 张磊．呼吸障碍的促进治疗[M]. 上海：华东师范大学出版社，2011.

[14] 张奕雯，HUANG L，邱卓英，等．基于世界卫生组织国际分类家族构建言语嗓音功能障碍的诊断、评估和康复体系[J]. 中国康复理论与实践，2020，26(1)：37-44.

[15] 王勇丽，黄昭鸣，邱卓英．ICF言语功能评估标准[M]. 南京：南京师范大学出版社，2020.

[16] WHITLING S，LYBERG-ÅHLANDER V，RYDELL R.Absolute or relative voice rest after phonosurgery：a blind randomized prospective clinical trial[J].Logopedics Phoniatrics Vocology，2018，43(4)：143-154.

[17] RAPOPORT S K，JAYME M，NAZANEEN G.Voice Changes in the Elderly[J].Otolaryngologic Clinics of North America，2018，51(4)：759-768.

[18] LECHIEN J R，FINCK C，KHALIFE M，et al.Change of signs，symptoms and voice quality evaluations throughout a 3-to 6-month empirical treatment for laryngopharyngeal reflux disease[J].Clinical Otolaryngology，2018，43(5)：1273-1282.

第四章 构音与音系障碍的康复

第一节 概　　述

一、构音与音系障碍的定义

构音与音系障碍(articulation and phonological disorders)是儿童言语语言发展过程中常见的语音障碍类型,属于儿童言语障碍(speech sounds disorder)。常发病于学龄前和学龄期儿童,可伴随儿童整个语音语言习得的过程。

(一) 构音障碍

构音(articulation)主要是用于描述人们在发音时的物理运动、器官的位置移动和肌肉运动能力,是一种可以被看到、听到的明确的发音行为。构音障碍指因为错误的和不准确的发音行为导致产生出不标准的语音,也就是常说的“口齿不清”,也被称为“功能性构音障碍”以区别于“器质性构音障碍”和“运动性构音障碍”等。这种现象在学龄前和学龄期儿童多见,没有明确的器官结构缺陷或者神经运动障碍等病因。这种不标准的声音并不会影响到儿童整个语音系统(phonetic system)的对比性。例如,侧化的 /si/,虽然不是标准的 /si/,但是听者都能明白。构音障碍强调的是构音动作的错误或者不协调,并不涉及认知、神经运动和语言障碍。

(二) 音系障碍

音系障碍(phonological disorder)是一类较为常见的言语障碍,常见于语音语言发展期的儿童,是儿童在语音语言学习过程中尚未掌握正确的语音组合规则或者习得错误而表现出的言语障碍。音系障碍不是单纯的构音行为或者构音动作不标准造成的语音错误表现,而是儿童发音行为背后的规则错误对整个语音系统产生的影响,是缺乏对语音系统的基本认知,而不仅仅是发音的技巧,因此可以将音系障碍理解为更复杂的言语障碍。一般而言,音系障碍的患儿,语音清晰度较低。部分音系障碍的儿童还表现出拼读困难、对音节的切分和辨别障碍,还可能伴随着其他领域的语言困难(例如词汇和语法)。

正常儿童语音音系历程发展大致遵循一种可被预期的速度及表现,如果儿童音系历程出现偏差,并明确影响语音清晰度,称为音系障碍(phonological disorder)。部分儿童可随着年龄增长而自行改善,而部分严重者在后期的学习和阅读理解上也会受到显著影响。

1. 音系规则　不同的语言系统(无论英语还是汉语)都有相应的音系规则,例如哪些音素可以相互组合,哪些音素可以出现在何种位置,多少数量的辅音可以组合出现在单词的开头或结尾,这些规则就是音系规则(phonological rule)。在英语中,一些特定的音素只能出现在特定的位置。例如:/p/ 可以出现在单词的开头、中间和结尾;/ng/ 可以出现在单词的中间和结尾,但是不能出现在开头。而哪些可以进行组合的音也是有规则的,比如,/t/ 和 /r/ 可以组合成辅音丛(consonant cluster)出现在单词的开头,如“train”“trouble”,/h/ 和 /y/ 可以组合成单词的开头“hygiene”“hypotheses”等等。而一些音是不可以组合的，例如 /b/ 和 /g/ 就不能组合。在普通话里，有着更严格明确的音节组合规则，示例如下：

（1）辅音只在音节的开头或末尾出现，没有复辅音。普通话音节的构成形式为 CV、CVV，除了辅音 /ng/ 外，几乎所有辅音（声母）只能出现在音节的前面，不出现在音节的中间或者结尾（/ng/ 可出现于结尾），这便是确定的位置和组合方式。

（2）一个音节最多四个音素，最少可以是一个音素。

（3）元音在音节中占优势。

（4）可以没有辅音，但不能没有声调和韵腹。

（5）开口呼韵母：除了不与 /j、q、x/ 相拼外，能与其他各类声母相拼。

（6）齐齿呼韵母：不与唇齿音、舌根音、舌尖前音、舌尖后音相拼。

（7）合口呼韵母：不与舌面音 /j、q、x/ 相拼，可以与其他各类声母相拼，但与双唇音和唇齿音相拼时，只限于单韵母 /u/。

（8）嘬口呼韵母：只与舌尖中音 /n、l/ 和舌面音 /j、q、x/ 相拼。

2. 音系历程　音系历程（phonological progress）在发育中的儿童，由于认知发育和整个口腔功能的发展限制，未能达到成人的成熟语音系统，而出现有规律的简化或改变，这一过程称为音系历程。这种改变以一种规则的方式呈现在一组音节或者相同构音位置的音上。音系历程常被用于描述儿童语言系统发展中的现象，同时也用于描述音系障碍的临床表现。

Lowe 认为音系历程是“能够改变语音的种类、顺序并导致发音简化的系统性声音改变”。Grunwell 对音系历程的作用总结为：在对儿童语音进行评估中，音系历程作为基本的描述方法，可鉴别分析儿童的语音系统类型与成人的语音目标的差别。这种以分析建立正确的语音的组合规则为评估和治疗模式的“音系历程”，改变了过去以行为改变为主流的治疗方式，被广泛地运用到语音评估与治疗中。

3. 音系意识　音系意识（phonological awareness）是个体能够有意识地分析语音结构与组合的能力。儿童一般在 3~4 岁就可以意识到音节的构成单位，随年龄增长这种能力不断发展加强。例如，正常儿童听到“婆婆”/po po/ 这个词时，知道“婆”的开头辅音是 /p/；当他们听到一个连续的句子时，能轻松切分句子中的单字和词组，这便是音系意识。音系意识包括：对韵律（prosody）的感知和识别，对音位的切分，对不同声音的协调，对音节的识别，对语音的切分和根据读音拼写的能力。

音系意识是从婴幼儿期开始发展，从比较浅层的音系意识到深层次的音系意识。它是一个连续发展的过程：①儿童不能分辨不同声音的音系差异；②儿童能够分辨出不同声音的音系上的差异，并且能够发出部分有差异的声音；③儿童能清楚分辨音系差异，而且能准确地发出不同音系特征的声音。

1）押韵的感知：押韵的敏感性是音系知觉发展的早期能力。研究显示，2~3 岁的儿童能观察并捕捉到“押韵”的声音，比如对于押韵的儿歌，儿童都能轻松地感知到押韵的部分，从而很快地掌握。

2）音节结构的感知：4 岁左右的儿童，可以辨别音节的结构，区分声母和韵母，比如，知道“桃 /tɑo/”可以分成 /t/ 和 /ɑo/。

3）音素的感知：包括音素的切割与组合。为音系发展中更高级的认知能力，儿童在 5~6 岁以后才能对一个单词按照顺序拆分成音素。

4）音系意识缺陷的影响：音系意识缺陷的儿童，往往伴随认知缺陷。较多研究发现音系意识缺陷儿童通常有以下几种表现：比同年龄正常儿童言语产出水平低，语言发展（language development）迟缓，比单纯构音障碍的儿童更难进行干预，读写能力低下。

二、构音与音系障碍的病因与分类

（一）病因

不同于运动性言语障碍，目前功能性构音与音系障碍尚未找到明确的病因与发病机制，患者均无器官结构或神经肌肉协调性障碍，多发于学龄前和学龄期儿童。美国言语语言听力协会在对于构音与音系障碍的解释中描述称，构音与音系障碍是与发音动作和语言规则相关的语音障碍。构音障碍侧重于描述个体语音产出问题，比如说扭曲和替代性障碍。音系障碍指一种可以预测的规则错误，例如前置构音、塞音化、音节后位辅音的省略等。对于儿童，这两种错误很难清晰地分割，所以也有学者将其归纳为“言语障碍”。

尽管构音与音系障碍的病因尚未明确，但是已有的研究显示出与之相关的高风险因素。

1. 性别差异　在多种言语障碍类别中，比如语音习得迟缓、儿童言语失用、口吃、构音障碍等，男性的发病率高于女性。Kenny 等的研究显示，3~5 岁的儿童中，男孩比女孩出现的语音错误更多。Gillon 认为女孩的音系意识比男孩好。

2. 产前和围产期问题　Byers 和 Fox 等人发现，母亲在怀孕期间的压力较大或发生感染、分娩期间出现并发症、早产和出生时体重过低等因素，可能导致儿童语音习得延迟和障碍。

3. 家族史　家庭成员，特别是直系亲属（父母或兄弟姐妹）有言语或语言问题的儿童，更有可能出现构音与音系障碍。

4. 持续性分泌性中耳炎　持续性分泌性中耳炎会导致儿童听力损失，对声音的听辨感知能力低下，从而有更高的言语障碍风险。

5. 遗传性疾病　一些遗传性疾病患者是语音障碍的高风险人群，比如 21- 三体综合征患儿，因为认知障碍，语音语言习得迟缓，可伴发多种语音障碍和音系障碍。

（二）构音与音系障碍分类

儿童语音音系发展过程中，最常见的错误为省略、替代、添加、扭曲和同化。

1. 省略性错误　在讲普通话的儿童主要表现为音节首位的辅音缺失，说英语的儿童表现为音节首位或音节末位的辅音被省略或删除（例如“谢谢”说成“叶叶”，“姑姑”说成“呜呜”，“cup”说成“cu”，“spoon”说成“poon”）。

2. 替代性错误　用一个辅音替换目标音的辅音部分，这可能会导致失去音位对比。替代性错误包括方法替代和位置替代，方法替代指用某一种发音方法的辅音替代另一种发音方法的辅音，例如用塞音代替擦音，用擦音代替塞擦音，鼻音代替塞音等。位置替代指用舌部某一构音区域内的辅音代替另一区域内的辅音，例如舌前音替代舌后音，舌面音替代舌前音等。替代历程在儿童语音语言发育早期常见。例如，“杯 /bei/”替代“飞 /fei/”，“塔遮 /tɑ zhe/”代替“卡车 /kɑ che/”；“thing”替代“sing”，“wabbit”替代“rabbit”。

需要注意，讨论替代性错误时，要注意区分方言与真正的构音障碍。某些地区的方言中，/h/ 与 /f/ 会混淆使用，南方地区平翘舌音和前后鼻音也没有严格的区分。

3. 添加性错误 把一个音节中没有的音位添加或插入到目标音节中。例如:“bgɑ”代表“爸(bɑ)”,“buhlack”代表“黑色(black)”等。

4. 扭曲性错误 因为发音动作不规范,患者为了试图达到正确的音位而选择发出最可能接近目标音的语音,双唇和舌位偏移,声音被改变的现象。

5. 同化性错误 在词组或者语句中,某个音受前后邻近音的影响,变成与前面或者后面的音节相似的声音。例如:“葡萄 /put ɑo/”变成“/pu pɑo/”就是前音同化,“/pu tɑo/”变成“/tu tɑo/”就是后音同化。

值得注意的是,语音语言发展期的儿童,都会经历从尝试发声、牙牙学语、习得、逐渐熟练到准确掌握的过程,在这个过程里,不同阶段会出现不同比例的语音不清。比如在3岁左右,15.2%左右的儿童有发音异常,到了6岁,约3.8%左右的儿童会发音不清。这些发音异常或者发音不清其实包含了构音障碍与音系障碍的症状,而且很难泾渭分明地分割。因此,虽然治疗师需要分辨两种障碍的差异,但在评估与治疗时,需要结合二者。

三、构音音系的正常发展

儿童构音音系的发展就是儿童语音语言习得的过程。这是一个循序渐进且又非常复杂的过程,与儿童认知发展水平呈正相关,体现了认知及社会、家庭环境等诸多因素的综合作用。因此,儿童语音语言的习得一直是认知科学、心理学、语言学领域的重要研究课题。自20世纪以来,语言学家和心理学家从不同角度进行了大量研究,语言学家从语言构成角度,心理学家从语言的处理 - 产生 - 接收角度,行为学家从刺激与行为反应的角度对儿童语音语言习得发展进行广泛的分析探讨。无论哪一种角度,或者哪一类学派,儿童语音语言发展的内容均包括语音、词汇、语义、句法等部分,因此讨论构音音系的发展,必须放到儿童整个语音语言习得的大系统中。

(一)儿童语言习得的相关理论

1. 儿童获得语言的过程大致可划分为几个阶段。

(1)非自控阶段:出生后到6个月,不能区别语言和非语言的声音,但可分辨表示不同感情的声音。

(2)牙牙学语阶段:6个月到1岁左右,已能分辨主要元音和辅音。

(3)单词阶段:1岁左右开始,产生了最早的语义能力。

(4)双词阶段:1岁半到2岁,产生了最早的语法能力。

(5)简单句阶段:2岁到2岁半开始,能正确掌握语序、层次等基本的句法结构形式。

(6)复杂句阶段:能正确使用虚词和掌握形态变化。

2. 儿童并不需要特殊的训练就能掌握母语,到底是怎样获得的,对此心理语言学家历经了数十年的研究,但仍未获得完全一致的看法。关于儿童是怎样掌握母语的规则系统,主要有三种理论。

(1)先天决定论:乔姆斯基认为儿童学习说话是先天遗传的能力,即新生儿出生时即带有语言习得装置。这个装置主要包含两个内容:①一套包括若干范畴和规则的语言普遍特征;②先天的评价语言信息的能力。该装置是人类大脑中特有的、专门用于处理语言的结构。因此,乔姆斯基认为语言获得是先天的,儿童先天获得了这种内在能力,在主动积极、充满创造性的活动中获得语言,并掌握一套句子怎么构成、怎么使用和怎么理解的规则。

通常儿童在4~5岁左右完成语言习得。

（2）后天环境论：以反射和行为主义学说为基础，认为儿童语言发展是对成年人语言行为的模仿，是在适合的刺激、反应和强化中习得的行为。认为语言发展是“刺激-反应”的结果。Allpport在1924年首先提出模仿说，其后新行为主义学家Skinner的强化说，认为儿童语言学习是通过对成人发音的模仿的“自动的自我强化”。儿童模仿成人说话，并自动强化自己的试探性言语行为，从而不断增加讲话的频次。在模仿和强化中，儿童逐渐掌握各种音位、音节直至词语、复杂的句子，都是通过不断强化和累积而逐步习得的。

（3）环境与主体相互作用论：皮亚杰认为语言是儿童众多符号功能中的一种，角度认知发展是语言发展的基础，语言结构会随着认知结构的发展而发展。儿童的语言学习是自身的主体与客观环境相互作用的结果，且具有创造性。他认为认知系统适当的发展是语言发展的先决条件，儿童的语言学习能力只是认知能力的一种。认知发展先于语言发展，语言发展以最初的认知发展为前提，语言是认知发展的结果。儿童在产生有意义的词前必须先建立概念。比如儿童没有见过苹果或飞机，是不可能真正说出这些词的。该理论强调了认知对于语言发展的意义。

（二）儿童语音习得

儿童语音语言发展包括语音、词汇、语义、句法的习得掌握，其中语音的习得是儿童语言发展的基础和衡量指标。儿童语音习得是指儿童在自然过程中潜意识地掌握语音系统的过程。通常分为以下四个阶段：①建立言语的基础（出生~1岁）；②从字、词到连续发音（1~2岁）；③言语产出增加（2~5岁）；④熟练的语句与读写（6岁以后）。

全世界有200多种语言，为了探究儿童语音习得的时间趋势、错误模式是否一致，是否有一定的规律，从20世纪30年代起，学者们对不同语言的儿童语音发展做了大量研究，发现儿童语音的习得有着普遍的规律和趋势，比如习得的时间、顺序，甚至错误的形式都具有一致性。对于这种一致性趋势，主要有三种理论。

1. 语音的普遍性理论　生成音系学的创始人乔姆斯基提出“非逆项一致性”的法则。他强调语言的内在性，认为各民族儿童语音习得的先后顺序是一样的。一个音位习得的早晚，主要取决于该音位在世界语言中的分布情况，音位分布越广泛则习得越早，而只存在于母语中的独特或罕见音，习得较晚。比如：元音/ɑ、i、u/，双唇音/m、b、p/是全世界大部分语言系统里具有的音位，所以儿童会较早地习得；塞音也是普遍存在于所有的语言中，所以塞音先被儿童习得；唇音和齿音习得后才能有软腭和硬腭辅音；儿童一定要先学会塞音，才能有擦音；先掌握了塞音和擦音才能发展出塞擦音等。这种规律是普遍的不可逆的匹配现象。用这种普遍性规则来解释儿童语音的发展，具有开创性的意义，后来的研究大都是在这一基础上的深入和拓展。

2. 生理模式　Locke等人提出了儿童尚未发育完善的发音和听觉机制在音位习得中的作用。对于那些容易发出和辨识度高的音位先习得，这从语音学上发音的难度和技巧差异可以得到印证。Walsh和Steeve等认为，唇、腭和舌头等运动成熟的发展，使婴幼儿从牙牙学语发展到精确的构音，因而不同语言背景的儿童，在习得音位的早晚和速度上会有相似处。

3. 功能负载量　Pye、Ingram和List的研究发现，如果一个音位在某一语音系统中的功能负载量比其在另一语音系统中大，那么这一音位在前一语言中的习得会早于后者。该理论将语音习得与所处的语言环境本身建立了直接的联系，但缺陷在于，功能负载量的定义不能反映语音系统中元音、音节结构、重音和声调在语音习得中的作用。

儿童的语音习得是一个相当复杂的过程，事实上，以上任何理论模式都不能完全解释不同语言中语音习得的顺序和规律。有学者提出，儿童语音习得受两个因素影响：发音器官的可视性和发音的难易程度，即儿童在学习发音的过程中，会注意成人的声音和发音器官之间的联系，对于嘴唇、牙齿或者舌尖等可以明显看到的器官动作，儿童会观察并模仿这些嘴唇、牙齿的形状和动作，从而相对较早地学会这些声音。比如双唇音 /m、p、b/ 都是可视度高的辅音，而舌根音 /k、g/，还有 /j、q、s、z、c/ 等，不能直观地看到舌位变化，所以习得时间稍晚于双唇音。对于元音习得也适用这个理论，非圆唇的低元音，比如 /ɑ、o/ 因为口型明显，所以基本在 1 岁左右习得，而圆唇元音，习得会延后。元音比辅音先习得是因为元音的发音方法相比于辅音简单，没有复杂的成阻、持阻和除阻过程。

（三）普通话儿童的语音音系发展

国内学者自 20 世纪 70 年代起，对汉语普通话儿童的语音习得做了大量研究。结果发现，音节的发展阶段与英语儿童相似，也是从单音节逐步过渡到多音节。从音系的角度，普通话一个音节可以划分成四个成分：声调、音节首辅音、元音和音节尾辅音。研究大都围绕这四个方面。

1. 音调习得　李嵬等的研究表明 1 岁半到 4 岁半期间是说普通话儿童语音发展最显著的时期，其中声调的习得完成得非常早，在 1 岁半之前就已基本结束。其他研究显示，儿童声调的发展中，一声第四声习得较早，二声和三声习得晚。这是因为声调在汉语中作为最为突出的特征，汉语作为声调音节，声调是最有识别性的，而且不同的声调具有不同的语义，所以是儿童最先习得的。

2. 音位习得　元音的习得早于辅音，3~4 岁的儿童能够习得所有的元音并准确发出。儿童在 1 岁左右，能习得非圆唇的低元音。比如：/ɑ、o/；辅音的习得按照鼻音—塞音—滑音—流音—擦音—塞擦音的顺序；发音部位靠前的辅音早于发音部位靠后的辅音，塞音早于摩擦音，鼻音早于非鼻音；音节尾的辅音习得早于音节前的辅音；不送气辅音的习得早于送气音。

祝华等对 129 名儿童的研究发现，普通话辅音习得发展的年龄顺序如表 4-1-1 所示。从这个表格可以看出，有些辅音一旦学会了就很快稳定下来，比如 /b、n、d/，而 /j、q、s/ 从出现到稳定的时间比较长。这也从另一个角度证实了辅音的发展顺序。

表 4-1-1　普通话辅音习得发展的年龄顺序

年龄	音位出现（90% 标准）	音位习得（90% 标准）
1 岁 6 个月 ~2 岁	d, t, g, m, n, h, j, q, x	d, m
2 岁 ~2 岁 6 个月	f, s, zh	n
2 岁 7 个月 ~3 岁	b, l	b, t, f, h, x
3 岁 1 个月 ~3 岁 6 个月	p, k, ch	g, k
3 岁 7 个月 ~4 岁	sh	p
4 岁 1 个月 ~4 岁 6 个月	z, c, r	l, s, r, j, q
4 岁 7 个月及以上		zh, ch, sh, z, c

3. 常见的语音错误　儿童讲普通话常见的语音错误表现为同化、省略和替代。其中替代可分为前置、后置、塞音化、不送气化、滑音化等，目的都是简化音节难度。有较高比例的儿童在语音习得早期出现前后音节的首位辅音同化，但会随年龄增加而自动纠正，前置化的自我纠正效果不明显。替代性错误中，普通话儿童比较多的是卷舌音 /zh/、/ch/、/sh/ 被平舌音 /z/、/c/、/s/ 替代。

元音的主要问题是简化，比如三元音简化为双元音，双元音简化为单元音。

（尹　恒）

第二节　构音与音系障碍的临床表现与诊断

一、构音与音系障碍的临床表现

构音与音系障碍的主要临床表现是语音不清（不同于语言障碍可能出现的语形、语法、语义及语用等方面的异常，参见第六章）。这一表现同其他言语障碍，例如运动性构音障碍、器质性构音障碍类似，但除了从导致言语障碍的病因上可以进行区分外，在临床表现方面，构音与音系障碍也有其特点。

语音清晰度是评价言语障碍程度的综合指标。构音与音系障碍随着其障碍的类型和程度不同，可对语音清晰度产生不同的影响，清晰度有高有低。在言语产生的不同阶段中，包括呼吸、嗓音、共鸣、构音以及音调等，都可能出现非器质性异常导致的言语、呼吸、嗓音、共鸣、构音及音调的障碍。例如，以声母广泛不送气为主要表现的构音障碍患者（即用不送气音代替送气音），可能存在言语呼吸功能异常，并可能合并嗓音异常和音调异常。此外，主动性鼻腔构音的患者，即使并不存在腭咽功能障碍，却仍表现出在与 /i/ 组合的音节中出现鼻音的情况。因此，并不能从构音与音系障碍的名称上狭义地认为，这一类型的障碍仅仅累及患者的构音系统。有关言语呼吸、嗓音和共鸣障碍的临床表现，可参考其他章节深入了解。在本章节中，我们将重点介绍与构音与音系障碍密切相关的构音方面的表现。

音节是汉语的基本单位，包括声母、韵母及声调。根据语音学的体系，将声调划分为超音段的部分。根据构音与音系障碍所累及的音节成分不同，可以表现为声母的异常、韵母的异常，以及超音段（声调）的异常。针对构音障碍，错误类型分析是一种较为常用的定性描述障碍的方法（具体评估分析方法详见本章第三节），即通过比较患者实际所发的音素和目标音素的区别，来分析患者在构音过程中可能出现的问题。

（一）声母异常

1. 声母遗漏 / 省略　主要表现为患者发声韵组合时，省略声母部分的发音，直接发出后面的韵母，如 /gu/ → /u/、/zhu/ → /u/。

2. 声母扭曲　主要表现为患者发声韵组合时，将声母部分的发音扭曲，主观听感上并不是只有韵母部分的发音，但又无法找到一个确切的音素可以用来描述患者发出的目标声母，如 /zh、s、sh/ 发音扭曲。

3. 声母替代　声母替代是声母发音异常最主要的表现之一，包括发音部位替代和发音方式替代。常见的发音部位替代有双唇替代唇齿，如 /fei/ → /bei/；舌尖替代舌面、舌后部，如 /qi/ → /ti/、/gɑ/ → /dɑ/ 等。常见的发音方式替代有塞音替代擦音、擦音替代塞擦音、不送气音替代送气音等，如 /fɑ/ → /bɑ/、/ji/ → /xi/、/pɑo/ → /bɑo/ 等。

（二）韵母异常

在一个音节里，两个或三个元音结合在一起称为复元音。两个元音结合成的是二合元音，三个元音结合成的是三合元音。复韵母是指由两个或三个复元音构成的韵母。韵母缩减表现为三合元音缩减和二合元音缩减。三合元音缩减表现为患者将三合元音缩减为二合元音或单元音，通常处于中间的元音或主要元音保留，而其他元音被删除，如 /iɑo/ → /iɑ/ 或 /ɑo/，/uei/ → /ei/。二合元音缩减表现为患者将二合元音缩减为单元音，其中听起来最为响亮清晰的元音通常会被保留，如前响复韵母中 /ɑo/ → /ɑ/，后响复韵母 /uɑ/ → /ɑ/。

（三）超音段（声调）的异常

除了在音节水平出现异常表现外，音系障碍患者在超音段水平也可能表现出声调、节奏（rhythm）以及断句等异常。在汉语普通话中，主要通过一声、二声、三声和四声四个主要声调进行区分，而音系障碍患者则可能只使用某一到两个声调，出现声调的差异，进而影响语音语义的表达。

（四）其他

音素库（phonetic inventory）常用于描述构音障碍患者实际发出的音素。将正常普通话儿童音素库作为参考标准，构音障碍的儿童可表现为不同程度音素库的减小，严重构音障碍患者可能仅存在有限的几个音素。

（五）音系历程

而对于音系障碍，则多采用音系历程（phonological process）来描述患者实际所发的音位和目标音位之间的差异。音系历程首先是在衍生音系学中提出来的。不同于构音障碍中错误类型的是，尽管两者都用来描述实际错误发音和目标发音之间的转变，但是音系历程更侧重于对“系统化”语音改变的描述，也就是说随机发生的或者无规则性“错误类型”并不能视为音系历程。比方说，塞音化理论上应该影响到患者所有语音中的摩擦音，即普通话音系系统中五个摩擦音都可能受到影响。但如果实际评估中，只有一个摩擦音 /s/ 被 /t/ 所替代，则更倾向于用错误类型来描述，而不认为是音系历程。音系历程根据受到影响的语音单位，可大致分为以下三类。

1. 音节结构历程　主要表现为音节结构的改变，常见的是省略音节中的某一组成部分，例如声母，有时也会出现韵母或音节添加的情况。声母省略是普通话学前儿童常出现的历程，多见于年龄较小的儿童或是严重音系障碍的患者，对语音清晰度影响甚大。此外，也有可能出现音节末尾鼻韵母的省略等情况。

2. 替代历程　表现为说话者系统性地改变某一组语音的语音特征，例如把送气特征变为不送气的特征。这一音系历程的种类较多，在儿童中发生率也较高。有属于构音位置的改变，如后置化；有属于构音方式的改变，如塞音化；有属于送气方式的改变，如不送气化等。

3. 同化历程　即一个音素受到附近其他音素的影响而产生语音的改变，增加某些共有的特征。例如，患者可能把“恢复”说成“飞复”。同化历程在唇音、齿槽音、软腭音、鼻音或不送气音上较为常见，相邻音素、音节甚至跨多个音节的音素都可能产生影响。除了音系障碍的患者外，正常说话时也可能出现同化历程的口误，但这种历程对于语音清晰度影响较小。

需要注意的是，在正常发育的学龄期儿童当中，也可能出现不同类型的音系历程，例如不卷舌化、塞音化等，各音系历程出现的比率在整体上呈现随着年龄增长逐渐下降的趋势，最后达到稳定。

音系障碍患者除了表现出音系历程的异常外，还可能在音系感知和音系短期记忆方面有所缺陷，即音系意识的异常。对于音系感知任务，包括不同类型的听觉辨识、听觉识别以及听觉监测等均可能得分低于同龄儿童。同时，由于音系记忆上的限制，导致此类患者无法保留住语音音系的内容，或是无法将音系表征转换成为构音动作，以实现构音动作的程序化，最终导致构音系统无法执行动作或失误，出现语音错误。临床上即表现为非词复诵能力低于同年龄的正常发展儿童。

同时，相对于构音障碍中的音素库，在音系障碍中，患者具有区别意义特征的音位数量即音位库（phonemic inventory）要落后于正常发展群体。此外，其发音的异常还可能随着音节的位置出现不同。由于音系是语言系统中不可分割的重要部分，因此音系障碍的患者，其语法和词汇的发展也可能存在异常。有关语言发展水平的评估，可参考第六章。

二、构音与音系障碍的诊断

一般在言语障碍中，排除发展性因素外，非器质性的言语障碍即属于构音与音系障碍的范畴。因此，构音与音系障碍的诊断，是一种根据发病原因而得到的语音障碍的诊断类型。具体来说，即指患者具有某种持续性的语音错误，这些错误在超过某特定年龄之后没有消失，仍旧存留。根据定义可知，"持续性"和"超过"这两点是诊断构音与音系障碍的要点。其中，"持续性"是指患者持续发生某类语音错误超过半年，而"超过"是指在患者的生理年龄范围内，患者目前存在的语音错误本应该消失却依旧存在的情况。某些儿童在语音发展阶段中，出现一定时间某些特定类型的发音错误，过了一定时间后即恢复正常的情况，则不能当作构音与音系障碍，而是称为语音发展异常为宜。

然而，对于构音障碍和音系障碍的鉴别诊断，则需要结合患者的临床表现进行区分。如果患者仅表现为音素发音障碍，即在不存在器质性异常情况下出现发音的异常，音位区分以及语言等其他模块无明显异常，则属于构音障碍的范畴。而如果患者即便能够发出某一音素，却不能正确使用某一音素，或是在音位区分、语法或词汇等模块也偏离正常水平，则属于音系障碍的范畴。

区别特征在鉴别构音障碍和音系障碍中有着重要的作用。例如，同样是 /z/ 和 /c/ 发音异常的患者，前者尽管不能正确发出这两个音，但是会使用两个不同的发音来分别替代 /z/ 和 /c/ 两个目标音，即提示此患者的音系系统中是知道这两个音是不同的。而另一位患者，则用同样一个错误发音来替代 /z/ 和 /c/ 的发音，导致这两个音的错误发音是一样的，无法实现 /z/ 和 /c/ 两个音位具有区别意义的功能。这种情况下，则提示我们前一位患者可能为构音障碍，而后一位患者则可能存在音系障碍。

实际临床工作中，构音障碍和音系障碍的鉴别诊断，对于治疗方案的选择有着积极的指导作用。但是，这两种诊断并不是互斥的。也就是说，在同一个患者身上，可能既存在构音障碍也存在音系障碍，这就给临床诊断带来挑战。需要言语治疗师对患者的构音音系情况进行详细的评估分析，才能做出正确的诊断。

（万　勤）

第三节 构音与音系障碍康复评估原则及方法

一、构音与音系障碍的评估原则

（一）早期评估

语音评估是有效治疗的基础。在正式治疗之前，需通过评估了解患者的语音能力或语音错误的类型，才可有的放矢地制订治疗计划和方案。

（二）全面收集资料

构音与音系障碍的评估基础主要是搜集资料的工作，搜集患者语音错误的资料以及和语音异常的原因等信息，包括病史、构音器官检查、语音测试结果或其他症状等客观信息。其中语音错误的信息最为重要，包括语音错误是否具有一致性，这些信息对于制订治疗的策略具有决定性的作用。

（三）主观评估和客观评估相结合

语言是人际之间信息交流的载体。语言的主观性决定了专业言语治疗师的主观评估是评价构音与音系障碍的重要手段。但是，为了更为全面了解患者的构音音系状态，还需要结合声学分析（如基频等）、s/z 比值等客观评估手段。

（四）基于生活场景的动态评估

构音与音系障碍的评估，需要最大程度地反映患者在日常生活中的交流情况。因此，在选择评估工具时，除了使用一些标准化的评估工具外，还需要通过和患者的对话、患者照顾者提供的视频等形式，对其实际沟通情况进行评估。同时，患者的构音音系情况还会随着治疗的进展发生变化，需要言语治疗师在治疗过程中定期进行阶段性评估，动态监测其发展变化，及时调整治疗计划和方案。

（五）评估的准确性

准确评估是制订正确治疗方案的重要保障，因此需要确保评估的准确性。主观构音音系评估的准确度很大程度上取决于言语治疗师的专业程度，例如语音转录的正确性等，需要通过专业的培训和不断地操作练习。而客观评估的准确性则取决于对仪器设备的正确操作和使用，需要严格按照操作规范进行。

二、构音与音系障碍的评估方法

构音与音系障碍的评估包括对患者的询问，以及对其构音能力、构音器官、听觉能力（例如语音辨识能力等）等其他相关能力的评估（例如听力检查、语音认知功能等）。评估的过程是言语治疗师与患者的互动过程。具体包括：搜集基本资料、初步的观察、面谈、非正式的语音评估、正式的语音评估、结果分析、评估总结并给出建议或预后判断。

（一）基本信息采集

在进行正式评估之前，需通过询问患者和／或家属（主要照顾者）了解其障碍发生发展的情况，包括既往检查和治疗的内容，了解有无接受过听力检查，是否有神经系统的疾病，肌肉发展情况等。还需对其牙齿及其他构音器官进行初步的检查。同时需要注意观察患者发音情况，也可以通过患者和其照顾者之间的沟通进行观察。对于低龄儿童，可通过数数，询问其衣服、鞋子的信息，或是通过图片及玩具展开对话，获得有代表性的语言材料，从而可获得有关清晰度、错误发音情况、照顾者和患者对错误发音的反应等初步信息。

（二）筛查评估

筛查旨在通过某些检查活动发现需要进一步检查的患者，并不要获得全面的信息来作出诊断。有可能患者本身存在障碍，仍能够通过筛查，即出现假阴性的情况。筛查工具可有一定的假阳性，但要尽可能降低假阴性，以免对真正有障碍的患者造成漏检。目前，在构音与音系障碍领域尚无标准化的筛查工具。但临床上，言语治疗师常通过自编的测试短句或者自发对话对患者的构音音系情况进行初步的筛查。

（三）系统评估

系统检查旨在采集全面具体的信息，通常包括以下几个部分：

1. 言语产生机制的检查　这一部分主要是针对呼吸、发声、构音及共鸣系统等的评估。评估旨在了解患者言语生理机制的结构及功能是否正常，包括静态的结构观察以及动态的功能测量。

2. 构音音系评估　构音音系的评估主要通过展示的图片，诱导患者进行自发命名，从而对其发音情况进行检查，得出音素的正确率。这一评估实施简便且易于评分，可提供定性的评估结果，即患者有哪些不正确的发音。音系评估则可进行错误类型的分析，以了解患者的内在音系系统。其实，音系评估也是在评估发音，但比构音评估更加全面。

（1）构音音系评估工具：标准化构音音系评估工具需提供常模，具有一定的信度和效度，可将患者发音的情况与其他个体进行比较，也可在患者康复治疗过程中多次评估，并进行纵向比较。但是标准化评估工具通常只能评估患者在词语水平的发音情况，并不能真实反映其在连续会话中的情况，测试发音不全面。

在普通话方面，正式出版的构音 / 音系测试工具并不多见，目前较为常用的有以下几种。

1）“黄昭鸣 - 韩知娟”汉语构音能力评估表：这一工具由黄昭鸣等人研发。由 52 个单音节词组成，包括了 21 个声母、13 个常用韵母及 4 个声调。同时根据最小语音对的原则，组成 9 个声母音位对比对，6 个韵母音位对比对，以及 3 个音调音位对比对。可适用于儿童和成人，考察患者的音位习得、音位对比及构音清晰度。

2）改良 Frenchay 构音障碍评估量表：评估针对患者的反射、呼吸、舌、唇、下颌、软腭、喉、言语可懂度等 8 大项目进行评估，主要用于运动性构音障碍的患者。在言语测试部分，主要包括了对单字、短句以及自由会话水平的评估，考察患者发音正确性和可懂度。采用等级的方式（5 个级别）对每个测试模块进行评分。河北省人民医院康复中心于 1988 年对这一评估法中的言语可懂度部分进行了修改，目前在国内应用较为广泛。

3）中国康复研究中心构音障碍检测法：由李胜利等人借鉴其他国家的构音障碍评定方法，结合汉语普通话音系特点，于 1991 年提出了这一检测法。检测包括构音器官检查和构音检查两大部分。在构音检查部分，主要考察患者词语及短文层级的构音水平。适用于运动性言语障碍等言语障碍的评定。

4）普通话语音发展测验：由香港大学苏周简开和周兢等编制，可用于对 2~7 岁普通话儿童的语音发展情况进行一般评估，也可用于语音发展障碍的检测和评价。测验基于对北京、西安、成都和南京等四个地区 600 名儿童的普通话语音测试和分析构建常模。测验包括两个部分。第一部分通过图片命名的形式，测试患者 44 个音节的发音（包含汉语拼音所有声母、韵母及音节）。第二部分通过看图说话的形式，测试患者在连续会话中发音的情况。测试经过信度和效度检验，是适用于普通话的一个标准化的构音 / 音系测验工具。

5）华语构音 / 音系临床测验工具：由台北护理学院王淑慧等人编制，评估根据主题式的图片，向患者提问，让患者自主说出图片中的物体或动作。通过 32 项测试题目，可引导 67 个目标词汇语音的产生。测试提供一个基于台湾地区 81 名年龄在 2~6 岁儿童的小型常模，但无年龄参照常模。在信效度方面，这一工具仅提供语音转录的不同评分者之间的信度校验，无重测信度或测试工具的效度信息。

（2）自发性语音评估：为了更为全面、真实地反映患者的发音情况，在标准化发音测试之外，还可通过多样性的语音样本，例如描述图片、讲故事、描述物体功能、解决问题和对话等形式，对患者进行发音评估。评估的同时需同步进行录音或录像，并尽可能多地做转录，对于后期可能无法听懂的部分尤其要做好标记。

（3）诱发测试：旨在测试患者在言语治疗师的提示下，能否正确发出目标发音。测试结果可用于治疗方案的制订和预测治疗效果。有学者认为，针对非可诱发音素的治疗可以产生更好的类化效应。可诱发性的测试主要采用非词仿说的形式，主要针对语音评估中出现错误的语音加以深入的测评。这一评估介于评估和治疗之间，同时具有评估和治疗的性质。

（4）听知觉的评估测试：包括多种形式，如辨识任务、识别任务和监测任务等。

（5）发音错误一致性的评估：若患者无法正确发出目标音，还需进一步考察目标音在不同语境环境下、多次发音测试中表现的错误是否一致，统计所出现的不同错误类型及比例，这一结果对患者构音与音系障碍的病因及预后的判断有一定的提示作用。

（6）选择合适的构音音系评估工具：综上，评估工具需尽可能充分地包含患者的语言材料，符合患者年龄和构音音系发展水平，能够提供标准化的评估结果，能够分析错误类型。

（四）构音音系评估结果的分析

1. 构音音系错误的分析方法

（1）正误分析法：即对患者的发音情况是否正确做出判断。这一结果分析方式操作简便，结果形式便于告知患者其发音情况，并可作为治疗情况的记录。但是这一方法无法提供有关患者构音音系错误类型的具体信息。

（2）错误类型分析法：即对患者的发音情况进行分类，包括正确、省略、替代、扭曲和添加等。丢失的严重度高于替代类型，因为丢失错误对于语音清晰度影响较大。扭曲大致可以分为轻微的扭曲和严重的扭曲。轻微的扭曲听起来还是属于该目标音，即同位音，一般不影响清晰度；而严重的扭曲，即错误的语音听起来完全不像原来的目标音，也不像语音系统中的任何一种音素，有怪异的特质，会影响清晰度。这一分析方式相较于正误分析法可提供有关患者发音情况更为丰富的信息。但是对于正常发音中存在的变体情况没有给出明确的定义。对于丢失类型，声门停顿等情况没有给出明确的界定。扭曲和替代也可能出现不易区分的情况。

（3）语音转录分析法：语音转录即通过语音符号描述发音情况，技术要求难度高。对于错误发音，转录技术不是简单评价，而是准确描述。可分为宽式转录和严式转录，严式转录较宽式转录更能保留构音动作的细节。

2. 语音异常的严重度指标

（1）声母正确率：指正确声母个数占所有声母总数的百分比，用于评价患者构音与音系障碍的严重程度。声母正确率在85%~95%之间提示轻度障碍，65%~85%之间为轻中度，50%~65%之间为中度，小于50%为重度。使用声母正确率来评价严重程度需要考虑患者的年龄，对于尚在语音发展中的低龄儿童，并不适用于这样的标准。

（2）语音清晰度：是对语音整体性评价的重要指标之一。清晰度是指说话者的语音可以被听者理解的程度。尽管构音能力是影响清晰度的重要因素，但听者与说话者的熟悉度和一些语调特征也会影响清晰度。测试可选择日常生活中常用的双音节高频词图片25张，测试者依次出示25张测试图片，让患者认读，每张图片读2遍。测试人员分为三个级别：一级为直接接触者，即患者家长和他的言语治疗师；二级为间接接触者，可包括测试对象的亲属或者社会工作者；三级为无接触者，即与该患者无直接关系的人员。4名测试人员面对患者，根据其读音，将听到的内容按顺序记录下来，每词正确计1分，每字正确计0.5分，每名患者满分25分。最后将4名测试人员记录的正确数累加，即可获得患者的言语清晰度（speech clarity）。在学前阶段，患者的清晰度和年龄存在显著相关性。儿童清晰度正常标准为：3岁时清晰度为75%，4岁时为85%，5岁时为95%。也可采用等级法（例如，优、良、中、差）对患者的语音清晰度进行评价。对于构音与音系障碍的患者，清晰度越低代表障碍程度越严重。

3. 音系历程　是用来分析语音转变的一种方法，寻找出由原本音素改变为另一个不同音素的规律性。患者可能表现出某些可预测的语音错误，显示出语音系统中某些语音类型的改变规律，这些语音形式变化的规律即称为音系历程。音系历程的分析只是一种分析语音错误的方法，是一种发音错误的整理，无法推测患者内部是否真有此规则的运作，亦无法排除动作限制等因素。根据受累及的语音单位大致可以分为音节结构历程、同化历程和替代历程等三大类。

（五）临床应用中的注意事项

1. 构音音系发展中儿童的评估　在临床上，有些患者由于罹患先天性疾病、后天创伤或语言发展迟缓等，无法配合常规的构音音系评估或自由对话的评估，可采取以下替代方法采集相应的语料以进行评估：①引导其进行物体命名；②请家长提供患者在家中发音的视频；③请家长将患者熟悉的物品带到治疗室；④直接由家长提供患者能够发出的音素信息；⑤如果无法配合构音器官的检查，可以请小动物“帮忙”或通过患者的进食行为了解；⑥如果无法配合其他评估检查，如语言发展评估，可以采用家长问卷的形式。

对于构音音系发展中患者音系系统的评估，并不以正常成年人的标准作为参考，而主要考察以下几个方面：

（1）语音的广度：即患者已经出现和/或稳定发出的声母和韵母的总数。可让患者与家长一起玩耍某一适龄玩具，记录在这一过程中出现的声母和/或韵母数量。

（2）音节的形态：包括韵母和声韵母音节形态等。在患者和家长一起玩耍某一适龄的玩具过程中(时间至少30min),记录患者使用的50个词语。分别记录这一过程中有意义和无意义发音的次数。每一个发音被定义为一个水平。第一水平指单元音、单个声母样的音节或者声韵母结构(由声门停顿音、半元音或者/h/构成)。第二水平指VC结构、CVC结构(其中声母为同一个)或者是CV结构(但声母不同于第一水平)。第三水平即由不同位置和方式的声母参与构成的音节结构。计算每一水平出现的频率。

(3)音素使用的环境等。

2. 重度构音与音系障碍患者　遇到重度构音与音系障碍的患者,无法进行必要的沟通和交流时,可选择特定的话题,使会话内容结构化(如,如何去餐厅点餐),以便言语治疗师进行评估。在评估过程中,言语治疗师需将不清楚的内容进行复述,并记录下来。

(六)小结评估及预后判断

对于患者构音音系的准确评估,是后续干预治疗的基础。评估除了需了解患者有哪些目标音出现错误以外,还要对错误发音类别、错误形式、音系历程,错误发音的一致性、清晰度、可诱发性及严重程度等进行考察。在综合评估的基础上,对患者构音与音系障碍康复治疗的预后进行判断。

(尹　恒　姜成惠)

第四节　构音与音系障碍康复治疗原则及方法

一、治疗原则

根据国际功能、残疾和健康分类(ICF)——儿童和青少年版,对于构音与音系障碍的患者,言语治疗师除了要考察其健康状况(身体结构和功能)之外,还需把其环境及日常活动和参与技能纳入考量,强调活动和参与度的重要性。患者的活动可为其提供学习的机会,有效的活动参与可降低其失能的情形。因此,言语治疗师在评估时,要了解患者的日常生活和活动,以及其言语使用状况与限制。在制订治疗目标时,传统的治疗旨在提升患者言语语言技能。而根据ICF-CY的建议,还需增加活动参与度的内容。这就要求言语治疗师要了解患者及其家庭的需求,协助患者排列出需求目标的优先顺序,规划出可促进语言沟通的活动。

(一)选择适宜的治疗对象

1. 治疗对象符合构音与音系障碍的诊断　即由于构音动作错误,或者语音结构规则错误而导致的语音不清,这种错误具有明显规律性,甚至导致整个单词、语句意思改变,影响语音的清晰度。排除运动性和器质性言语障碍(organic speech disorder),构音与音系障碍不是构音器官的肌肉运动障碍,而是更倾向于语言障碍,是错误的或特定的音位表达所致。对于一些儿童来说,音系发展的障碍影响表达(语音障碍)和接收(音系意识)。他们不具备掌握语音系统的能力,掌握音位感知能力尤为困难,不能把音素分解为音位。儿童4岁之前处于语音发育阶段,某些构音错误也可以看作是发育过程中未成熟的发音。

2. 发音器官(形态、结构)未见异常　无腭裂、严重牙颌畸形、严重舌系带短缩、先天性软腭麻痹等,如有器质性缺陷或者功能障碍患者,需对其结构缺陷和功能矫治后再行言语治疗。

3. 听力正常　但是要注意有无分泌性中耳炎、轻度或中度听力障碍、高频突发性聋等情况。某些高频听力损失，也可能会出现发音异常，要注意排除这些因素。

（二）治疗方式的选择

1. 直接与间接治疗模式　直接治疗是言语治疗师直接训练患者，给予刺激，要求反应。间接治疗则是不直接对患者做治疗，而是通过对患者的主要照顾者提供咨询、建议与训练，从而改变患者的沟通或语言的环境。

2. 个别治疗与团体治疗　根据在一次治疗活动中患者的人数，治疗模式可分为团体治疗和个别治疗。通常在治疗初期或是构音治疗时以个别治疗为主，音系导向的治疗则可能采用个别或团体治疗，或两者结合。在疗程中，团体治疗多用于“类化期”，治疗师可引导患者之间产生互动的团体动力，如竞争或合作的关系，来促进患者的语音产生类化。而在“建立期”，个别治疗的成效则优于团体治疗。

3. 治疗内容　根据治疗重点的不同，通常可分为构音治疗、音系治疗、语言治疗三类。言语治疗师需根据患者语音异常的严重程度、语音错误的本质或合并障碍等因素，为患者选择合适的治疗方法。

（三）治疗策略

1. 根据全面的语音分析和评估，拟定相应的训练计划　正常的语音发育具有一定的规律性，构音与音系障碍的患者其清晰度低于同龄正常人群。在进行语音训练前首先收集患者的资料，进行全面的分析评估，针对患者障碍问题和障碍程度安排训练顺序，根据目标细化训练内容。

2. 纠正异常的发音习惯，建立正确的发音模式　一般来说，需解决患者异常的发音习惯，必须确保语音训练的连续性和稳定性。语音的形成是一个条件反射过程，而时间则是形成条件反射不可缺少的因素。语音训练过程就是改正异常的发音习惯、建立正确发音模式的过程。在治疗过程中，不同阶段的患者有不同的目标音。无论患者是哪种类型的错误，必须明确目标音。

在选择目标音的过程中，可选择患者最容易习得，最容易激发的音。挑选患者最容易激发的音，能为他们建立起学习的信心和乐趣。容易学习的音，通常容易观察和模仿，容易辨音，方便患者学习和自我监控。如双唇音 /p/、塞音 /t/、擦音 /s/。此外也可以在儿童早期习得的发音中去选择目标音。遵循从易到难的原则，治疗流程从音素 - 音节 - 单音节词 - 多音节词 - 短语 - 简单句 - 复杂句逐级递进。可以先给患者做目标音的示范，让其模仿，也可利用图片、跟读词语、跟读句子等方式训练，完成语音训练的全过程，逐步建立一个正确的发音模式系统。

改正异常的发音习惯，建立正确发音模式的过程，必须保证有足够的训练时间及训练强度，循序渐进，不能急于求成。建议治疗每周 1~2 次，每次 30~40min 为宜。在总治疗时长相同的情况下，1 周内进行 4 次语音治疗比进行一次长时间的语音治疗疗效更佳。

3. 音系障碍的患者其语音组合不同于构音障碍，不是简单的构音错误，而是语音组合规则的错误。它反映的是语音在患者大脑中储存的方式，患者实际产生语音的方式以及联结这两个过程的规则。在治疗策略中，最重要是引导患者语音规则的学习。

4. 及时反馈　治疗师在治疗过程中对患者错误发音进行及时的反馈，会对治疗产生积极的作用。治疗师需注意阶段总结，及时调整训练目标。由于患者在语言能力、理解力、语言环境等方面存在差异，不同患者可采用不同的方法或目标音。

二、功能性构音与音系障碍的治疗方法

（一）治疗目标

1. 治疗目标的组成构件　治疗目标包括对象（患者）、要改变的构音音系行为、条件和达到的程度等四个部分。例如：患者在视觉和听觉提示下，可以在发 10 次双唇音 /p/ 中做到 8 次正确发音。又如，患者在治疗师示范后，可以发 10 个含舌尖音的词汇，正确率达 80%。

2. 长期目标　即使患者的构音音系发展能达到同龄正常发展儿童的水平。可参考：以 0~6 岁儿童的语言发展作为治疗目标；以一年所能达到的水平作为长期目标；先找出患者目前的发展阶段，再往下个年度的目标前进。

3. 短期目标　在长期目标之下，患者在一个相对较短的时间里，例如 6 个月、3 个月、1 个月、2 周等训练阶段所要达到的目标。短期目标要与长期目标相一致。无论长期或者短期目标，在目标设定时可遵循 SMART 原则：S 即明确性（specific），M 即可衡量（measurable），A 即可达成（achievable），R 即合理性（realistic），T 即时限性（time-bound）。此外，治疗目标的设定需要根据患者的完成情况进行动态调整。例如，如果患者的某项发音任务完成的正确率小于 50%，可调整任务再简单一些。如果正确率在 51%~80% 之间时，可维持原有的任务。当正确率大于 80% 时，可增加任务难度。

4. 选择目标音素的原则　据传统的选择目标音的原则，建议选择患者音系系统中较早发展出来的、可以诱导的、非一致性高的音素。选择患者对其语音特征容易理解、容易学习的音素。选择对清晰度影响大、对社交互动影响大的核心音素。可采用最小对比的形式，将正确发音与错误发音进行对比，且建议选择低频字进行练习。

现代观点则认为，治疗目标的选择应聚焦于语音系统之中可以产生类化的音素，即不可诱导、发展较晚的音素。在一致性方面，选择错误性较为一致的发音，主要改变其内在表征错误的音素。对于患者语音知识方面，选择其了解不多的音素。在语音标记性方面，选择有标记性的，以促进无标记的特征出现。不同于传统观点，现代的观点采用最大对比对作为治疗的媒介。同时关注高频字，以产生最大的改变效果。

（二）构音与音系障碍的康复治疗组成部分

成功的构音与音系障碍的康复治疗，需要根据治疗目标，对治疗的构成部分进行设计和准备，包括治疗的形式、活动以及材料等。

1. 治疗的层级　在治疗中，需根据患者的言语能力选择不同治疗层级。首先是听知觉的训练，旨在促进患者由外而内实现语音表征的内化历程。在此基础上，再充实此语音表征的内涵与联结，进行音系层次的练习，包括音的意义联结，构成音节，语音的类别区分等。随后进行语音动作练习，使患者想到该音就能做出正确的构音动作。最后，可进行音系意识的训练，以巩固仪式层次语音的概念并在意识层次控制语音表征。例如在 CV 音节、双音节词语、多音节词语、短语和句子等水平自由拆解或合并拼成相关音节的能力。在语音建立阶段，语音治疗实际上是一连串刺激的输入、反应及回馈的事件。如此结构化的训练旨在加强刺激与反应的联结。

2. 类化治疗　即将在治疗室里学习的效果应用到日常生活中去，或指在没有直接训练的部分也可产生治疗效果，即所谓的举一反三、触类旁通。类化包括两类：①刺激目标的类化，一种刺激的方式类化至不同种的刺激；②反应目标的类化，被教学的目标类化至未教学的目标，包括语音特征的类化、语言单位类化以及语言情境的类化等。在语音建立之后，就进入语音的类化期，朝向能在日常生活自主表达的目标前进。治疗师的提问是尝试类化的开端。在机械化的仿说练习的后期，可加入一些问答与互动的环节，让患者新习得的目标音有机会类化到自发性言语阶段。可通过讲故事、描述家庭照片、角色扮演、主题性游戏、脑筋急转弯问答，以及一些小型的运动游戏等进行练习。此外，教导患者自我监控的技巧也有助于类化。

3. 治疗的形式　可根据患者的年龄和特点进行选择。对于青少年及成年人可选择以练习为主的治疗形式。对于年龄大的儿童，可采用练习和游戏相结合的形式或者结构化的游戏。而对于年龄小的儿童，考虑其活泼好动、注意力时间短的特点，可采用以游戏为主的治疗模式，将治疗的内容融入游戏中。

4. 治疗的活动　在治疗的不同阶段可采用不同的治疗活动。在初期，可通过玩声音和感知游戏，帮助患者建立对目标音的感知能力。在对目标音的教授阶段，可通过发音器官的彩绘、绘图及美工、口腔动作练习、模仿和复述等，教授患者发音的基本技巧。在巩固强化阶段，可通过自发性言语、对话及角色扮演、讲故事（脚本）、绘本共读、示范及判断、自我修正及监控等，帮助患者类化、应用所习得的发音技巧。

5. 治疗的材料　各种材料都可被应用在治疗过程中，包括用于构音器官教学的模型、反馈治疗的镜子、用于巩固强化的训练卡片、绘本、玩具及动画等。

（三）治疗师在构音与音系障碍康复治疗中需具备的基本技能

治疗师是治疗的重要部分，也是最为活跃的部分。治疗师需要具备的专业技能包括治疗的技巧、说话的策略、提示的技巧以及观察与样本分析的技巧等。

1. 治疗的技巧　在治疗的不同阶段，治疗师可采用不同的治疗技巧。在目标音诱导阶段，治疗师可通过隐喻、描述、示范、提示及发音位置逐步形成等技巧，帮助患者建立正确发音。进入治疗强化阶段，治疗师可通过语音密集式刺激、最小语音对、音节和词汇的构建、协助性说话等技巧，帮助患者巩固稳定目标音的发音。

示范是最为常用的一种治疗技巧，是在患者较难达到训练目标时，治疗师示范的一个发音行为，以供患者仿说，降低其犯错的概率。示范可分为直接示范和间接示范。直接示范要求患者直接模仿治疗师的某一特定行为。间接示范则是让患者暴露于治疗师提供的一些特定行为之下，产生潜移默化的影响。

仿说又分为立即仿说和延宕仿说。仿说对患者的短时记忆力有一定的要求。要求仿说的刺激越长，仿说难度越大。延宕仿说有助于患者表征的内化，并可训练患者的短期记忆能力等综合能力。

2. 说话的策略　治疗师在治疗过程中的表达方式，在构音音系治疗及早期语言干预治疗中扮演着重要的作用，具体策略包括妈妈式的说话、扩张、模仿错误发音、示范、平行说话、要求再说一次或说明等。

（1）提示的技巧：治疗师所给予的提示是患者从错误发音引导出正确发音的“学步车”。提示的技巧包括音系察觉、直接提示、间接提示、等待反应及正回馈。随着患者发音正确率的提升，还需要应用一定的提示退出技巧，帮助患者建立独立自主发音的能力。

（2）增强的策略：在语音治疗中，增强旨在使患者能够更好地配合治疗师的训练任务。增强物包括患者喜欢的物品、游戏以及治疗师的口头称赞等。在初始阶段，增强的比例可以较为密集或频繁，以维持患者参与训练的积极性。随着治疗的进行，可逐渐增加训练量和增强物的比例。

（3）反馈技术：是构音与音系障碍康复治疗的重要组成部分。在刚开始练习的时候，反馈需要具体明确地告诉患者要如何去做。随着训练的进展，反馈的内容即可以对和错形式告诉患者。

3. 对语音样本的观察和分析　治疗师在治疗过程中，要对患者语音样本进行实时及阶段性的观察和分析，包括：患者完成目标音的练习次数；不经过提示可以正确发音的次数；提示之下正确发音的次数；自我修正的次数；自发性言语中，类化的次数等重要指标。

三、构音障碍的治疗方法

模仿是学习一个新动作的基础。构音与音系障碍治疗的过程，即治疗师给予患者一个（言语）动作示范，并加以说明，让患者进行观察，再进行模仿和学习，直到患者可以学会正确的（言语）动作指令为止。根据行为理论模型，动作的示范即提供刺激，而学习则是一种建立刺激和反应的联结。患者做出反应后，治疗师给予反馈。患者借由治疗师给予的反馈，再去修正自己的行为。之后再次尝试达到目标行为。治疗师则再次给予反馈，如此循环，直到患者达成正确的动作目标为止。

因此，语音治疗可分为建立新的行为、巩固、类化以及自我监控等四个阶段。在建立期，主要是塑造患者新的构音行为。在巩固期，患者逐渐将新的构音行为取代旧的行为，将个别的语音动作应用到短句中，即实现跨语言单位和跨情境的类化学习。随后，患者逐渐发展出自我监控，并通过复习以维持构音障碍治疗的效果。这一阶段需要治疗师定期随访检查。随后，复查和随访的频率可以逐渐减少，并使用功能性、自发性的言语作为评估的材料。

构音障碍的治疗主要关注患者是否具备发音所需要的相关运动技能，包括听辨的内容，主要适用于：①患者在其语音库中并没有出现某一个特定的音素，并且无法诱导出来；②患者可以发出某一音素，但仅限于几个语境下，并且不能随时发出这个音素；③患者无法对这个音素是否正确进行辨听；④患者可以根据要求发出某个音素，但是不能很快地将这个音素应用在音节或词语当中。

耳朵训练对治疗师和患者都有很大的帮助。首先，治疗师需要使患者能够在不同的声音当中，将所要教授的目标音挑选出来。然后是筛选，即在一个更为复杂的语音环境中将目标音选出来。接着是诱导，治疗师将通过一些提示使患者能将目标音发出来。最后是辨识，即培养患者辨别自己发音是否正确的能力。

在此类构音障碍目标音的选择中，通常遵循由易到难的顺序。对于声母的选择，塞音通常先于塞擦音，之后是擦音；不送气音先于送气音；构音位置则按照由前（唇齿）到后（软腭）的顺序展开。对于韵母来说，从单韵母再到复韵母。在单韵母中，/ɑ、i、u/ 较为简单，可以先于其他韵母介入处理。

常用的构音障碍康复治疗方法包括传统训练法、Van Riper 传统方法、语境应用法和核心词汇法等。

（一）传统训练法

这一方法强调通过让患者模仿治疗师的发音，或治疗师直接教导患者发音的位置，也可通过对一个已经掌握的、类似的发音进行修改来发出目标音。当患者在某一些环境下可以发出这个音的时候，可以作为诱导。随后，按照音素、无意义的音节、词语、短语、句子、对话，依次进行训练。

（二）Van Riper 传统方法

这一方法包括四个阶段：①听觉训练，即对目标音的认知、目标音在一系列音素中的指认，密集的语音听觉训练，正确发音和错误发音的辨别，患者听自己的发音并找出错误发音；②语音表达训练；③稳定阶段；④类化阶段。

（三）语境应用法

这一方法旨在建立单个音以外的发音技能。需要找到正确发音的语境进行练习（例如，慢速、不同重音、拖长、分解法等）。再变换语境，采用不同的韵母环境、无意义音节、词语和词语对、复述句子、描述练习等进行发音技能的练习。

（四）核心词汇法

这一方法可用于建立单个音以外的发音技能。这一方法基于患者的语音库和其已有的发音、听辨、触觉以及肌肉控制的能力，强调模仿和反复练习，主要适用于严重的、非一致比率大于或等于 40% 的患者。言语治疗师需要和患者及其家长一同选出适合患者的 50 个常用词语，每周教授 10 个词语，周内多次训练，在每周训练结束前进行评估，将已经稳定发音的词语剔除出去。

（五）特殊群体

对于大年龄儿童和成年的构音障碍患者，除了采用听觉作为主要的反馈手段之外，还可帮助患者发展其他反馈手段，包括触觉、视觉、声谱图、腭电图、超声等，促进正确发音方式的建立。

四、音系障碍的治疗方法

不同于构音障碍所关注的音素，音系障碍关注的是音位（即区别意义特征），以及患者的音系系统（发音广度和分布，音节形态和音位对比、错误类型等）。通常，患者的多个音位可能表现出相同的错误类型，可予以集中干预。

常用的音系治疗策略包括最小语音对治疗法、最大差异治疗法、复杂治疗法、多重对比治疗法、音系过程治疗法、后设语音治疗法以及音位变体治疗法等。

（一）最小语音对治疗法

这一方法将最小语音对作为治疗的首选目标。最小语音对指有很多共同的特性，但是在一到两个发音特征上存在差异的语音对。此方法适用于以替代为主要错误类型、目标音的可诱导性好、错误类型一致性好的患者。作为目标音的最小语音对可选择由正确和错误发音构成的语音对、差异小的语音对、语音发展过程中先习得的语音对、对语音清晰度影响较大的语音对、诱导性较好的语音对。最小语音对治疗法，首先强调对概念的讲解，然后进行辨听的练习，最后再进行发音的练习。这一方法旨在让患者了解当有音系错误时，会使他人产生语义误解，让患者察觉错误发音所带来的语义改变，以增强他们正确发音的动机。

（二）最大差异治疗法

这一方法将发音特征差异最大的音位对作为训练的目标，旨在通过较多的语音特征差别增强患者学习的效果。此法适用于中度至重度音系障碍的患者。发音特征差异最大的音位可从患者语音系统尚未出现的音位中选择两个，这两个音位需存在很大的发音差距。通过训练，要求患者模仿能力在连续 2~7 次考察中达 75% 的正确率。或者，自主发音（即无提示下）的能力在连续 3 次考察中达到 90% 正确率。

（三）复杂治疗法

此法是最大差异治疗法的延伸，这一方法给予患者较多的音系知识的输入，从而产生更好的类化效应。复杂治疗法关注的是哪些音位需要干预，而不是怎样干预。复杂治疗法基于对患者音系知识详细的评估，主要适用于音系障碍中发音广度较少的患者。复杂度高的音位常被选择作为干预治疗的目标。在响度方面，按照韵母、半元音、边音、鼻音、浊擦音、清擦音、浊塞音、清塞音的顺序依次递减。从可诱导性方面考虑，非可诱导音可以产生更为广泛的类化效应。在显著性方面，若高的显著性特征已经存在于患者的音系系统中，则默认低水平的显著性特征已经掌握。从塞擦音、擦音、塞音、边音、鼻音、浊音、清音，显著性依次递减。在语义方面，无意义的音往往更早获得类化效应，且效果持久。可通过无意义的假词构建语音对，加以模仿练习。

（四）多重对比治疗法

通过训练多个音位对比对，帮助患者在较短的时间内提升清晰度，适用于严重的音系障碍，但要求患者的听力和智力水平在正常范围。最小语音对和最大语音对均可选择。

（五）音系历程治疗法

适用于持续使用个别或几个音系历程的患者，不适用于使用不同音系历程且清晰度较差的患者。可以实现对错误音系历程的抑制（例如音节简化历程）。可以根据音系历程出现的频率、音系历程的清晰度、患者年龄以及音系发展历程来确定音系目标。

（六）循环治疗法

开始循环治疗没有特定的前提条件，旨在帮助患者建立正确发音，而不是巩固发音。这一治疗方法的基本原理主要基于正常语音发展历程，即逐渐掌握，而不是一蹴而就。适用于清晰度差、多重构音障碍的患者。可以先建立循环，准备训练词语的卡片，再通过结构化的训练流程，即回顾—听觉爆炸—目标音卡片训练—通过游戏进行发音练习—测试可诱导性—听觉爆炸—再次循环。所有目标音系历程都练习完了，一个循环结束，第二个循环接着开始。

（七）后设语音治疗法

即利用音系意识来刺激患者作出语音产出的改变，达到语音 / 音系的健全发展。这一疗法以患者形成的语音中介知识，来改正其构音行为。借由患者本身对语音音系知识的学习，在意识上识别、修正自己的构音行为。主要适用于年龄较大，且有较好的认知和言语动作能力的患者。

（八）音位变体治疗法

适用于中度到重度音系障碍，以及以 2~3 种音系历程为主要障碍的患者。目标音的确定需符合正常语音发展过程中可能出现的音系历程、简化历程、对清晰度影响大的历程、常用的历程等。首先要有发展音系意识、建立概念，再在音素水平、音位水平、词语水平等发展音系和沟通意识。

五、以语言为导向的语音治疗

基于语言是一项沟通表达的综合能力这一理念，有学者提出了以语言为导向的语音治疗，即在提升患者语言能力的同时，其语音能力也得到了相应的改善，主要适用于年龄较小的构音与音系障碍的患者，或者合并有语言发育异常（迟缓）的患者。常见的治疗方式包括全语言教学法、自然情境教学法、关键词介入法以及基于语音清晰度与正确性的自然语音治疗法。这些语言取向的治疗法强调语言的自然学习取向，将语言学习发生于日常生活互动的情境中，并通过日常的活动加以促进。多采用非结构化或低结构化的活动形式，强调以儿童为中心，以患者的兴趣为出发点，营造环境中的沟通需求，提升患者自发启动沟通对话的动机以增加沟通频率。这一治疗方式多采用间接治疗的模式，重视对家长的培训和咨询。语言取向的语音治疗可以促进患者语言能力的综合发展，但是由于聚焦度低，短时间内成效不明显，需要较长的治疗过程。

六、构音与音系障碍康复治疗的注意事项

在以上章节中，我们分别从构音障碍和音系障碍的角度介绍了其康复治疗的方法。需要指出是，构音障碍和音系障碍的治疗策略并非完全割裂，这两种障碍也可能同时出现在一个患者身上。因此，在治疗中可能偏重于某一治疗策略，也可能多种治疗策略同时使用。

对于构音与音系障碍的不同康复治疗方法，可从三个方面进行评价。首先是有效性，即康复治疗的方法是否可以改变患者的语音系统。研究发现：多次短的训练要比少数几次长的训练更为有效；多样性的训练条件比单一的训练条件更为有效；随机呈现不同的目标音比持续反复显示同一目标音更为有效；让患者关注正确音的发音方式，比让其关注发音器官的具体运动更为有效；整个音比单个发音成分的练习更为有效。其次考察治疗是否有效果，即患者的语音是否类化到日常生活中的应用层面。再者是治疗的效能，即某一治疗方法在时间、金钱及结果等方面，是否比其他治疗方法更好。现有的康复治疗策略多从理论角度提出，以供治疗师在临床康复治疗中参考，其治疗效果的评价还有待通过更多循证医学的验证。

（姜成惠　张文婧）

第五节　构音与音系障碍康复治疗案例示范

一、案例的基本信息

陈××，男，7岁半，小学二年级。患儿在城市生活，主要照顾者为母亲，在家庭及学校以普通话进行交流沟通。

主诉：患儿说话较晚，2岁才叫妈妈，3岁能说词组和短语，语音不清，不爱说话，目前学校学习拼音困难，语速较快，阅读困难。除了家长外，同学老师都听不懂孩子说话，家人大多数可以猜出他的意思，要求治疗。

二、基本检查

1. 基本情况　行为和配合度良好，能用语言简单提要求，发音不清晰，有仿说意识。能进行简单对话，在叙述时，使用的句子比较短。

2. 生长发育　家长提供患儿的生产过程与发育史均正常，无重大疾病。生长发育正常，身高体重均达到同龄儿童标准。

3. 构音器官检查　舌、嘴唇、牙列、硬腭、软腭等构音器官结构及形态未见异常，舌和嘴唇的运动协调，咬合正常，软腭上抬正常，嗓音正常范围。

4. 听力检查　纯音测听、多频稳态听觉诱发测验等结果均在正常区间，中耳功能正常。

5. 智力检查　智商处于边缘水平（IQ=70），其他韦氏儿童智力检查结果基本正常。

三、构音音系的评估及结果

1. 评估对象为7岁6个月，采用单音节、双音节、三音节短语及短句诵读进行测试。

2. 患儿除了在词汇、短语中出现，在对话里也有如下表现：塞音 /k/ 被替代，/k/ 被 /g/ 替代；塞擦音 /q、c、z、ch、zh/ 被 /j/ 替代；边音 /l/ 表现为辅音省略。具体见表4-5-1。

表 4-5-1　构音音系评估具体表现

评估音节	评估表现	音系历程
夸 /kuɑ/	瓜 /guɑ/	不送气化
快 /kuɑi/	怪 /guɑi/	不送气化
渴 /ke/	葛 /ge/	不送气化
考 /kɑo/	搞 /gɑo/	不送气化
康 /kɑng/	刚 /gɑng/	不送气化
辞 /ci/	几 /ji/	舌面音替代
知 /zhi/	机 /ji/	舌面音替代
吃 /chi/	机 /ji/	舌面音替代
泣 /qi/	记 /ji/	不送气化
切 /qie/	街 /jie/	不送气化
自 /zi/	记 /ji/	舌面音替代
力 /li/	意 /i/	声母省略

3. 患儿前鼻韵母被后鼻韵母替代，表现为 /ɑn、en、in/ 被 /ɑng、eng、ing/ 替代。

4. 患儿可以切分和拼读声母与单韵母音节，无法切分和拼读声母与复合韵母音节。

5. 患者的音调及断句正常，但无法识别短句中的押韵词汇。

6. 患儿的辅音正确率为40%，重度构音与音系障碍。

四、评估分析

1. 从家长提供的既往史及韦氏智力评估结果显示，该患儿有早期语音语言发育迟缓的问题。

2. 患儿错误类别表现为替代和省略。

3. 患儿表现出多种错误音系历程，如不送气化、声母省略、声随韵母省略及复韵母简化。并具有音系知觉障碍、拼写困难和阅读困难。辅音省略的规律主要表现在边音上，替代历程表现为在塞擦音及擦音上。

4. 由于患儿具有多种复合音系错误历程，因而导致其语音清晰度低，语言沟通可懂度低，可能是导致其不爱说话的主要原因。而且患儿的音系感知异常，因而表现为拼写及阅读困难。

5. 患儿应尽早进行言语康复干预。

五、治疗计划

1. 长期目标　患儿建立好语音系统，包含晚期发育的语音。内容为调整患儿的音系知觉、建立正确的音系规则及构音行为训练。

2. 短期目标

（1）听觉训练：主要包括对音节辨听、对比和音素切分。目的是帮助患儿分辨不同音节的差异，这个阶段不需要患者模仿发音或者准确发音，选用的音节应该是日常生活中常用的，这样可以帮助患儿更好地结合生活常识进行视觉、触觉、听觉的综合感知。

1）制作目标音的音节拼音、图形和文字卡片，通过图卡与比喻法，让患儿理解不同音节的组成结构差异。

比如患儿将“力 /li/”读成“一 /yi/”，通过视觉对比两张图卡上音节拼音、文字及图形的不同，让患儿理解两者的差异，并且多次让患儿说出两者的差异。

2）言语治疗师通过诵读刚才的图片，让患儿从听觉感知层面反复对比两音节的差异，患儿可以明确指认出两者差别后，由患者自己诵读两个音节，同时指认对应图卡。

3）认识目标音的发音部位及方法：利用儿童的 21 个辅音发音舌位、方法图，展示患儿错误辅音的正确发音部位及方法，引导患儿建立正确发音部位及方法的概念。选择治疗目标音的原则，是参照正常儿童的语音发育顺序，由易到难进行。

4）帮助患儿了解韵律规则及概念，理解并可自行找出韵律规则。比如儿歌“满天星 /xing/，一闪一闪像眼睛 /jing/。小弟弟，数星星 /xing/，数来数去数不清 /qing/”，押韵在复韵母 /ing/ 上，所以指出并引导患儿找出押韵音节，在患儿理解后，可以扩展训练。

（2）声母音位对比训练：先选用最小音位对的材料，应该是单音节词，一组单音节词应该是以音位对中的两个声母开头，并且两个单音节词韵母和音调应完全一致。训练时，可以向患儿展示两个单音节词图片，由治疗师诵读，让患者模仿，并强调两个单音节词之间的差异，可以让患者逐渐区分二者，减少使用的错误发生率。

（3）声母音节拆分训练：将目标音的单音节词汇，拆成声母（目标音辅音）+ 单韵母（元音），比如说卡 /kɑ/，拆分成 /k/ 和 /ɑ/，掌握后，按照由易到难的顺序，将看 /kɑn/ 拆分为 /k/ 和 /ɑn/，以此类推。

（4）构音训练：主要以发音错误的辅音为目标音，进行训练，同时结合口部运动治疗提高舌的肌力、灵活性及稳定性。主要以辅音 /c/ 的诱导为例进行说明。

辅音 /c/ 诱导：首先通过 /c/ 的舌位和方法图或视频，让患儿先认识发音部位及方法。该患儿主要问题是 /c/ 被 /j/ 替代，从发音部位来看，舌尖前音 /c/ 被舌面音 /j/ 替代，所以应该诱发患者将发音部位前移，言语治疗师可以通过示范或者让患儿观看舌位图，了解发音位置所在，接着可用压舌板或棉签诱导患儿建立 /c/ 的发音部位，/c/ 正确发音部位为舌尖下抵齿背。发音方法上，/c/ 和 /j/ 都属于塞擦音，但 /c/ 属于送气性塞擦音，气流较大，言语治疗师可以通过吹气的方法（比如吹纸片、吹手背等）让患儿感受送气的气流，诱发患儿将气流从成阻部位挤出。

（5）类化训练：类化主要包括刺激目标的类化及反应目标的类化。刺激目标的类化包括刺激方式的类化（听觉刺激可类化至图片视觉刺激）、语言环境的类化（比如从言语康复治疗室至学校）。反应目标的类化包括语音部位的类化及语音方法的类化，比如患儿的音系历程表现为不送气化，/k/ 说成 /g/，如将 /k/ 的送气习得后，可将送气的方法类化至未习得的辅音 /p、t/ 等。

（张文婧）

参 考 文 献

[1] 刘春燕．普通话儿童语音习得研究综述[J]．徐特立研究：长沙师范专科学校学报，2006(4)：34-38.

[2] 李嵬，祝华，BARBARA D，等．说普通话儿童的语音习得[J]．心理学报，2000(2)：170-176.

[3] 苏周简开，周兢．普通话语音发展测验[M]．南京：南京师范大学出版社，2000.

[4] 童宝娟．华语构音与音韵障碍学[M].2 版．台北：华腾出版社，2016.

[5] 温宝莹．雅可布逊与儿童研究语音习得[J]．南开语言学刊，2008.11(1)：147-152.

[6] 席艳玲，黄昭鸣．言语障碍康复治疗技术[M]．北京：人民卫生出版社，2020.

[7] 郑静宜．儿童语音异常：构音与音韵的评估与介入[M]．台北：心理出版社，2021.

[8] BERNTHAL J E, BANKSON N W, JR FLIOSEN P.Articulation and phonological disorders: speech sound disorders in children[M].8th ed.Boston: Pearson, 2016.

[9] BAUMAN-AENGLER J.Articulation and phonology in speech sound disorders: a clinical focus[M].5th ed.California: Pearson, 2016.

[10] BYUN T M, SWARTZ M T, HALPIN P F, et al.Direction of attentional focus in biofeedback treatment for/r/ misarticulation[J].International Journal of Language & Communication Disorders, 2016, 51(4): 384-401.

[11] DODD B.Differential diagnosis of pediatric speech sound disorder[J].Current Developmental Disorders Reports, 2014, 1(3): 189-196.

[12] EADIE P, MORGAN A, UKOUMUNNE O C, et al.Speech sound disorder at 4years: prevalence, comorbidities, and predictors in a community cohort of children[J].Developmental Medicine & Child Neurology, 2014, 57(6): 578-584.

[13] EICHER J D, STEIN C M, DENG F, et al.The DYX2 locus and neurochemical signaling genes contribute to speech sound disorder and related neurocognitive domains[J].Genes Brain and Behavior, 2015, 14(4): 377-385.

[14] ROEPKE E, BROSSEAU-LAPRÉ F.Vowel errors produced by preschool-age children on a single-word test of articulation.Clinical Linguistics & Phonetics, 2021, 35(12): 1161-1183.

[15] BROSSEAU-LAPRÉ F, GREENWELL T.Innovative service delivery models for serving children with speech sound disorders[J].Seminars in Speech & Language, 2019, 40(2): 113-123.

[16] GIERUT J A, MORRISETTE M L, DICKINSON S L.Effect size for single-subject design in phonological treatment[J].Journal of Speech Language and Hearing Research, 2015, 58(5): 1464-1481.

[17] HRASTELJ L, KNIGHT R A.Ingressive speech errors: a service evaluation of speech-sound therapy in a child aged 4; 6[J].International Journal of Language & Communication Disorders, 2017, 52(4): 479-488.

[18] EECEN K T, EADIE P, MORGAN A T, et al.Validation of Dodd's model for differential diagnosis of childhood speech sound disorders: a longitudinal community cohort study[J].Developmental Medicine & Child Neurology, 2019, 61(6): 689-696.

[19] LIEGEOIS F J, TURNER S J, ANGELA M, et al.Dorsal language stream anomalies in an inherited speech disorder[J].Brain, 2019, 142(4): 966-977.

[20] MCLEOD S, CROWE K, SHAHAEIAN A.Intelligibility in context scale: normative and validation data for English-speaking preschoolers[J].Language Speech & Hearing Services in Schools, 2015, 46(3): 266-276.

[21] MOGREN S, SJGREEN L, AGHOLME M B, et al.Orofacial function in children with speech sound disorders persisting after the age of six years[J].International Journal of Speech-Language Pathology, 2020, 22(5): 526-536.

[22] NAMASIVAYAM A K, PUKONEN M, GOSHULAK D, et al.Investigating intervention dose frequency for children with speech sound disorders and motor speech involvement[J].International Journal of Language & Communication Disorders, 2019, 54(4): 673-686.

[23] SILVERI M C, INCORDINO F, MONACO R L, et al.Neural substrates of the 'low-level' system for speech articulation: evidence from primary opercular syndrome[J].Journal of Neuropsychology, 2017, 11(3): 450-457.

第五章 腭裂语音障碍康复

第一节 概 述

一、相关概念

腭裂的语音治疗是集医学、语音学、心理学、听力学、教育学、言语病理学等多学科于一体的综合性学科，在唇腭裂序列治疗中，腭裂语音治疗已成为一个重要的环节。

（一）腭裂语音障碍的定义

腭裂语音障碍是腭裂术后因结构异常或不良代偿性发音习惯所导致的语音障碍。

（二）腭裂语音障碍病因与分类

1. 腭裂语音障碍病因

（1）腭裂术后代偿性不良发音习惯导致的功能性构音障碍，即构音器官没有运动障碍和结构异常，但产生的声音又异常，故称为功能性构音障碍。

（2）腭裂术后腭咽闭合功能恢复期或腭咽闭合功能协调异常。

（3）腭裂术后语音处于发育期或语音发育迟缓：大多为错误构音动作固定化或构音发育不成熟，和个体差异与语言环境有很大的关系。

（4）腭裂术后复裂、穿孔、腭咽闭合不全等结构性缺陷导致的语音障碍。

（5）听力、智力障碍等因素导致的语音语言障碍。

2. 腭裂术后语音障碍分类

（1）以发音部位和发音方式为标准进行分类

Ⅰ类：发音部位异常。这类患者发某类辅音时各发音器官不能达到正常阻碍气流的位置，但对发音气流阻碍方式的能力正常。具体表现为：①发唇音（含唇齿音）/b、p、m、f/ 时上下唇或上齿下唇不能形成正常接触，常见将舌伸入上下唇之间，即齿间音；②发舌尖前音 /z、c、s/ 时舌尖前端未能与上下前牙舌侧接触形成阻碍，而常用舌面与腭部接触，而形成 /j、q、x/ 音等；③发舌面前音 /j、q、x/ 时，舌面前部不能与硬腭前部形成阻碍，常以舌体向上后移位形成腭化性语音；④发舌根音 /g、k、h/ 时舌根未能与软腭形成阻碍，如把 /g、k/ 发成 /d、t/ 等。

Ⅱ类：发音方式异常。各发音器官能形成正确阻碍位置，即发音部位正确，但对发音气流阻碍的方式不正确或不协调。其表现为：①发塞音 /b、p、d、t、g、k/ 时相应发音器官发音位置正确，但不能将气流以爆破方式冲出或透出口腔而把 /d、t/ 发成 /n/，或发上述音的同时伴发声门停顿音；②发擦音 /f、h、x、sh、r、s/ 时不能将发音气流以摩擦挤出的方式成声，常把 /f/ 发成 /v/，/x/ 发成 /i/ 或发上述擦音时伴发咽擦音；③发塞擦音 /j、q、zh、ch、z、c/ 时仅有单纯塞音或单纯擦音方式而不能将两者有机结合成声，常把 /j、q/ 发成 /x/ 等；④在 /b/ 与 /p/、/d/ 与 /t/、/g/ 与 /k/、/j/ 与 /q/、/zh/ 与 /ch/、/z/ 与 /c/ 这六组辅音中，各组内两辅音仅在发音方式上有送气与不送气的区别，每组中前一个音无明显气流伴随发音冲出口腔，后者均伴有较强气流冲出，常见的是把送气性辅音发成送气性辅音，即非送气化。

Ⅲ类：发音部位 + 发音方式异常。这类患者包括两种情况，一种是发某类辅音时是发音部位异常，发另一类辅音时是方式异常。另一种情况是发某类辅音时既有发音部位，又有发音方式异常，其典型表现是声门停顿音伴发音部位异常，常见发 /b、p/ 均呈 /o/，发 /d、t、g、k/ 均呈 /e/ 等。

（2）以腭裂语音障碍产生原因进行分类

1）器质性构音障碍：指腭裂、腭裂术后腭咽闭合不全、腭裂术后腭瘘、复裂等结构异常导致的语音障碍。主要受影响的辅音是 /b、d、g、j、z、zh/，其他辅音或少数元音也会受到影响。

2）腭裂术后功能性构音障碍：指腭裂术后腭咽功能正常，无腭瘘及其他结构异常之外的构音障碍，如腭化构音、侧化构音、替代性构音等。

（三）腭裂语音障碍发病机制

1. 腭裂术前的腭部分缺失或腭裂术后腭咽闭合不全使之不能形成腭咽闭合，发音时不能形成足够的口内压力，患儿语音发育时会出现以下 2 种情况。

（1）不可避免地出现共鸣音异常，如带有过高鼻音或鼻漏气的语音。

（2）应用上声道可能应用的发音器官来控制发音气流，试图使发出的语音接近正常，或使鼻音或鼻漏气相对减轻，从而形成不良代偿性发音习惯，常见的如声门爆破音、咽擦音、腭化音等。

2. 因听力障碍、智力发育迟缓或异常、语音语言发育环境不具备等引起的替代性发音及其他异常发音。

二、腭裂语音的产生及临床特点

（一）腭裂语音的产生

腭裂患者由于口鼻腔相通，发音时不能形成完全的口鼻腔分隔状态，也就不可能在口腔内形成足够的压力，同时也影响了发音共鸣腔的形状和发音活动中气流的走向，形成了空而深的、明显的鼻音，既“过高鼻音”或“过度鼻音”。舌的活动也会因腭部结构的缺损及口腔形状的异常而受到影响。出现各种异常的代偿性发音动作。咽部，声门等也因上述结构的缺陷而出现各种异常的代偿性发音动作，从而形成了我们所听到的“腭裂语音”。

（二）腭裂语音的临床特点

1. 声音鼻音化现象　主要表现为说话时带有一种浓重的鼻音。在发音时，由于口鼻腔相通，从声带发出的声音同时进入口腔和鼻腔，在口鼻腔内同时出现共鸣，形成一种深而空的鼻音性声音。我们常常把它叫作“过高鼻音”或“过度鼻音”。除腭裂患者外，腭裂术后腭咽闭合不全的患者也会出现“过高鼻音”现象。

2. 鼻漏气　是指发音时气流通过鼻腔并与鼻道内组织发生摩擦而形成的一种气流声，腭裂术后患者如果出现持续性的鼻漏气，通常提示有腭咽闭合不全的存在。但少数情况也有可能是腭咽闭合动作与其他发音器官运动不一致等因素所引起。

3. 辅音变弱或音素遗漏 如前所述，在普通话中，音节（即汉字）几乎都是由辅音加元音组成的。腭裂和腭咽闭合不全的患者，由于不能在口腔内形成足够的压力，大多音节中的辅音成分勉强发出，使我们很难听清其辅音部分；有时辅音成分完全消失，只能听到音节中的元音。这种情况除腭裂术前或腭咽闭合不全患者外，也有可能因形成了固定的发音模式而在腭裂术后腭咽闭合功能正常的情况下继续存在。

腭裂或腭咽闭合不全对音素会产生影响。①对辅音的影响：22 个辅音中绝大多数辅音发音时舌与腭部接触或接近，而且都需要有足够的口内压力才能发出，因此必受影响。主要有 /b/、/p/、/d/、/t/、/f/、/l/、/g/、/k/、/h/、/j/、/q/、/x/、/zh/、/ch/、/sh/、/r/、/z/、/c/、/s/。②对元音的影响：与辅音比较，元音发音时对口内压力的要求低，因此就其清晰度而言，影响也是最小的，但由于元音是声波在口腔内以不同性形状及大小的共鸣腔共振而产生的，而腭裂或腭咽闭合不全改变了原有共鸣腔形状和大小，因此不可避免地产生共振异常，即过高鼻音现象。

4. 不良代偿性发音 腭裂患儿由于腭部裂开或腭裂术后腭咽闭合不全，不能形成口鼻腔分隔，患者常常用舌根与咽后壁接触而形成舌咽闭合，或用舌体堵塞腭部裂隙，或用声带开闭动作来对发音气流进行控制，使其发出相对易被听懂的声音；久而久之，这种发音动作变成一种固定的代偿性的发音习惯，如声门爆破音、咽擦音等、腭化构音、侧化构音、不良发音习惯如吐舌、前伸下颌等在功能性或结构性语音障碍中均可发生，即使在腭裂术后或腭咽闭合不全矫正术后，这些不良代偿性发音习惯依然存在，从而继续对患儿产生影响。

5. 构音障碍具有明显的个体差异，归纳起来通常分为以下几类。

（1）省略性错误（omission）：指一个音节中的辅音或者元音部分缺失，属于音节结构的简化，可表现在音节的各部分：辅音省略、介音省略或复合元音简化。临床以压力辅音省略最常见。

（2）替代性错误（substitution）：患者用错误的辅音和元音替换了原有的音素。如果患者选择用发育早期的简单语音来代替目标音，就形成替代错误，辅音替代错误可表现为不同发音部位替换，如 /g/ → /d/，也可表现为不同发音方式替换等，如 /p/ → /b/。

6. 异常面部表情 发音时伴随耸鼻、皱眉、吐舌、前伸下颌等表情腭咽闭合不全引起的鼻漏气或口内压力不足的代偿性动作。

三、腭裂语音障碍康复评估原则及内容

（一）腭裂语音障碍评估原则

1. 明确腭裂术后是否存在语音障碍。

2. 对所存在的语音障碍进行分析、归类，并对其程度进行评定。

3. 结合其他仪器检查做出治疗计划。

4. 记录不同年龄阶段语音发育的变化。

（二）腭裂语音障碍评估内容

1. 发音器官的检查评价

（1）唇：唇部外形是否对称，上唇是否过紧，有无瘢痕过紧，上唇黏膜与上前牙槽突是否粘连等。

（2）鼻：鼻孔是否塌或内有瘢痕条索，鼻中隔有无偏斜，有无口鼻瘘，发音时有无鼻翼收缩或鼻漏气。

（3）舌：舌体形态和大小有无异常（如巨舌等），有无舌系带短，发音时舌前伸、后缩、左右活动是否受限。

（4）硬软腭：检查腭部有无腭瘘，形态有无异常，软腭有无明显瘢痕，软腭长度有无明显过短，发 /ɑ/ 音时有无活动，软腭与咽后壁的距离及咽腔大小。腭裂术后腭咽闭合不全患者常常有明显的软腭过短、严重瘢痕或动度不足。

（5）牙列与咬合：牙列有无缺失以及缺失数量，牙槽突裂有无修复等。如前牙缺失会影响唇齿音、舌尖音等的发音；有无反颌、开颌、偏颌、牙弓狭窄。严重的反颌会影响唇音、唇齿音等的发音；发 /i/ 音时下颌是否随发音前伸。

（6）面部肌群：发音时面部肌肉随鼻翼和嘴唇紧张性收缩。

2. 语音主观评价　主观语音评价主要包括两方面：一是语音清晰度测试；二是发音错误类型评价。主要是通过主观判听来完成。

（1）语音清晰度评价：采用汉语语音清晰度测试字表对语音障碍患者进行语音清晰度测试。通过语音清晰度计算，将语音障碍的程度进行定量评价。语音清晰度测算方法（详见第一章第三节）。

（2）发音错误类型评价

1）功能性构音障碍：腭咽闭合功能正常，唇、舌、齿等构音器官没有任何运动障碍和结构异常，但产生的声音异常。

2）器质性构音障碍：腭裂术后语音障碍患者存在腭部复裂、穿孔、腭咽闭合不全等结构性缺陷。

（3）腭裂患者语音治疗疗效评价

1）语音清晰度评价，采用语音清晰度字表进行评价。

2）各辅音与不同元音组合的音节评价。

3）各类词组、短句评价。

3. 语音客观评价　客观评价是指利用各种仪器或电子设备对腭裂术后语音障碍的患者进行检查分析评价，以对腭裂语音障碍性质进行评估，其中主要是腭咽闭合功能的评价。

（1）头颅侧位 X 线平片：选用头颅定位侧位片静止位，发 /i/ 等元音来观察软腭与咽后壁的距离，主要用于腭裂患者腭咽闭合功能的评价，同时也可观察软腭长度、动度、厚度及咽腔深度，是一种简单、应用广泛、应用时间较长的方法，为了对软腭的运动功能进行评价（图 5-1-1，图 5-1-2）。

（2）鼻咽镜：鼻咽镜可通过摄像机直接观察软腭、咽侧壁、咽后壁的运动情况，是一种直接观察的检查手段，其主要特点是可对患者腭咽闭合状况进行定性评价，它不仅可以对腭咽部的形态和功能进行检查评价，还可以指导治疗方案的制订。

应用鼻咽镜对腭咽部进行观察只限于水平方向，在静止状态下可观察到腺样体的大小、软腭形态是否对称、是否有咽扁桃体的存在；运动状态下可观察到腭咽闭合是否完全、腭咽闭合的类型、软腭及咽侧壁运动程度；如果腭咽闭合不完全，可观察腭咽开口的大小及位置（图 5-1-3，图 5-1-4，见文末彩插）。

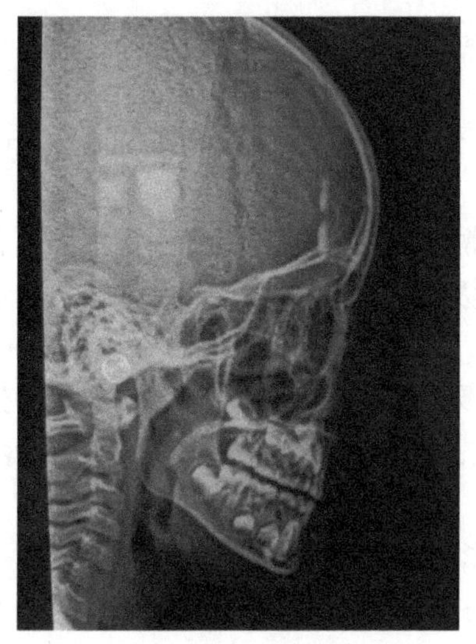

图 5-1-1　头颅侧位 X 线平片（静止位）

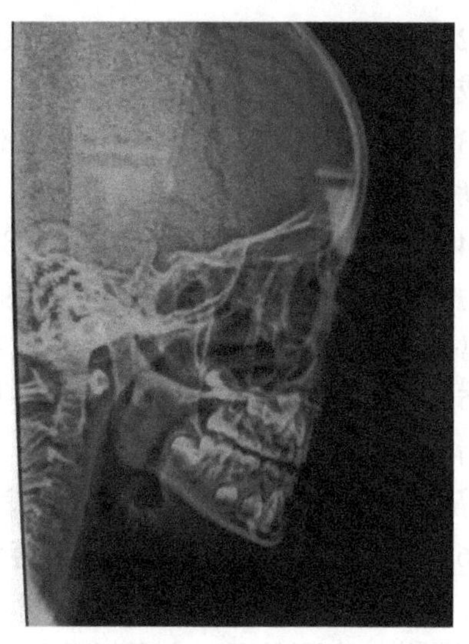

图 5-1-2　头颅侧位 X 线平片（发“衣”音位）

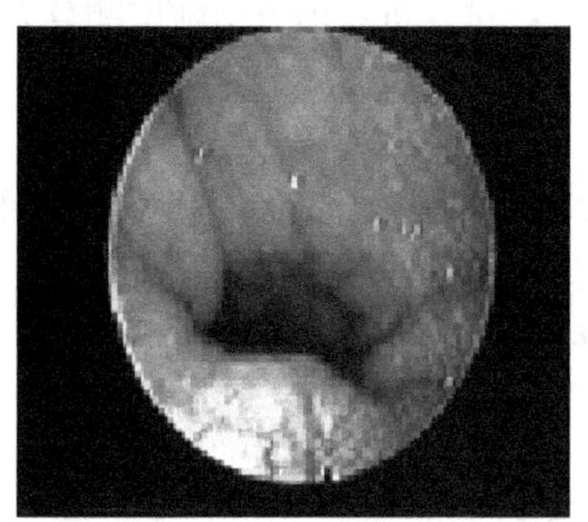

图 5-1-3　鼻咽内窥镜（静止位）

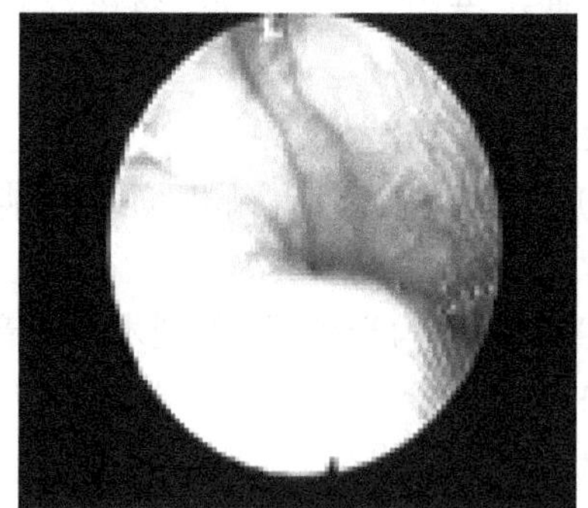

图 5-1-4　鼻咽内窥镜（发“衣”音位）

单独使用鼻咽镜或头颅侧位 X 线平片评价腭咽闭合是不全面的，因为每个技术只从单一方向和角度反映发单元音时的状态，有时有假阳性或假阴性出现，因此必须结合两者检查评价才能得到客观的结论。

（3）鼻镜测试：利用气流遇冷会产生雾气原理，用有数字刻度的不锈钢板，嘱患者发送气音（如 /p、t、s、x、f/），或在吹水泡同时，将不锈钢板放置于患者鼻底部，根据鼻漏气在板面上雾气长度与范围来大致判断腭咽闭合功能。闭合良好不产生鼻漏气，腭咽闭合不全严重者在发闭元音 /i、u、v/ 时也会有明显的雾气产生。

（4）与语音障碍有关的评价

1）听力检查评价，听力检测在 40dB 以下；适合进行语音康复治疗。

2）智力检查评价，智力测试在 70 以上可以进行语音康复治疗。

四、腭裂语音治疗的适应证选择

腭裂术后语音障碍并非都能通过语音治疗解决，能否取得成功取决于多种因素，因此，对腭裂语音障碍的适应证选择就显得尤为重要。语音治疗适应证主要有：

1. 腭咽闭合功能已恢复，但存在各种不良代偿性发音习惯；腭裂术后腭咽闭合功能恢复期，发音器官无明显结构异常患者。

2. 边缘性腭咽闭合患者，可试行语音训练治疗，必要时再行咽成形术。

3. 患者具备一定的理解能力，听力、智力基本正常，听力检测在 40dB 以下，智力测试在 70 以上，可以进行语音训练。

4. 语音治疗患者年龄　语音治疗的最小年龄应是患者能基本理解和接受语音治疗师或家长的指令，并能进行配合和模仿，一般在 4~6 岁，合作困难者则推迟到 5~7 岁。

（陈仁吉）

第二节　腭裂语音障碍的临床表现与诊断

一、腭裂语音障碍的表现

腭裂患者最主要的问题是进食和语音障碍。患者因为腭部骨组织和软组织的缺损，口腔、鼻腔完全连通，发音时气流同时进入口腔、鼻腔，造成鼻腔共鸣过重，形成过高鼻音。同时，口腔内气压低，无法保持发压力性辅音所需要的压力，出现压力辅音缺失，或者代偿性使用声门、咽部作为构音位置，替代口腔构音。即使在手术后，部分患者虽然腭部裂隙封闭，但是腭咽口阀门的开放和关闭功能存在缺陷时，口鼻腔仍然不能完全分隔，发口腔音时，多余的气流进入鼻腔，形成高鼻音和鼻漏气；口内的气流减少、气压下降，形成压力辅音省略、弱化、元音简化或者不能说长句，语句停顿增加等等各种语音障碍，有些患者为了维持原来的发音方式和发音时的口腔压力，甚至会改变构音位置，形成代偿性构音行为，综合而成“腭裂语音”（cleft palate speech）。

腭裂患儿和其他非唇腭裂儿童一样，会主动参与学习语音和环境语言的形式。在语音语言发育的早期阶段，解剖结构的异常可能与影响儿童语音系统的音韵历程相互作用。根据患儿不同的发育年龄、语音语言发育过程、语音发育状况与语言的交互作用，进行诊断和鉴别诊断需要的信息也各有不同。比如，面对一个语音不清的腭裂手术后患者，为了帮助其获得清晰、正常的语音表达，需要外科手术纠正腭咽功能障碍，还是由语音语言治疗师通过语音治疗来改善，这需要综合患者的语音、腭咽功能表现而确定。

二、腭裂语音障碍的特点

腭裂语音（cleft palate speech）是一系列与腭裂和腭咽闭合不全（velopharyngeal insufficiency，VPI）有关的语音障碍，其临床症状复杂，主要受到腭咽部结构和功能的影响，同时还与患者的构音方式、学习行为，甚至言语环境和语言背景等诸多因素密切相关。腭裂语音以共鸣异常、鼻漏气和构音异常为其主要特点，部分患者还可能伴随不同类型的嗓音异常。

（一）共鸣异常

当声道（咽腔、口腔和鼻腔）内的声音能量失衡，会出现共鸣异常（resonance disorder）。腭裂患者当存在腭咽闭合不全、鼻道堵塞或鼻中隔偏曲时，会表现出不同类型的共鸣异常，其中以过高鼻音、低鼻音、混合性鼻音为常见。

1. 过高鼻音（hypernasality）　是腭裂语音中最典型的特质，发音时过多的声音能量在鼻腔中共鸣导致的共鸣异常。正常人群发非鼻音句时，软腭上抬，咽侧壁收缩，与咽后壁接触，腭咽口关闭，气流进入口腔，在口腔内形成共鸣；发鼻音音节时，软腭不与咽后壁接触，腭咽口开放，气流进入鼻腔，在鼻腔内共振，形成高鼻音。因此，正常的发音是需要腭咽口根据语音本身的需要，恰当而协调地开放关闭，控制气流走向，保持口腔、鼻腔气压。存在腭咽闭合不全时，即腭咽口不能完全关闭，过多气流进入鼻腔，形成过高鼻音。

过高鼻音有程度差别，多以治疗师的听觉感知划分，一般分为正常、轻度高鼻音、中度高鼻音和重度高鼻音。不同的等级的高鼻音反映不同的腭咽闭合不全，现有的研究显示，治疗师辨听出的重度高鼻音对应比较大的腭咽不全间隙，而轻度的高鼻音对应较小的腭咽间隙。

2. 低鼻音（hyponasality） 当发鼻辅音 /m/、/n/、/ng/ 或者鼻元音 /ing/、/ong/、/en/ 等需要鼻腔共鸣的声音时，鼻腔共鸣不足甚至消失，即出现低鼻音。低鼻音通常由鼻咽气道的阻塞或者狭窄所致，常见的原因包括咽成形手术后鼻咽气道堵塞或者狭窄；鼻炎、鼻甲肥大、鼻道偏曲造成鼻道堵塞，扁桃体和腺样体肥大患者也可出现该症状。

另外，还有一种特殊的低鼻音，称为 Cul-de-sac 共鸣。“Cul-de-sac” 在法语中指只有一个开口的盲道，形容一种堵塞性的低鼻音，比如在发 /mi mi mi/ 时捏住鼻孔，气流被堵在鼻道而不能释放，音质低沉模糊。还有部分双侧扁桃体过大患者，口咽部被肥大的扁桃体堵塞，发音时气流不能进入口腔，在口咽部共鸣，听起来就像嘴巴里含着土豆在讲话，所以也被称作“含土豆音”。

3. 混合性鼻音（mixed rhinolalia） 指混杂了过高鼻音和过低鼻音的现象。这似乎是矛盾的状态，但在临床确实存在，多出现在咽成形术后患者，一方面因为咽瓣手术缩小了腭咽间隙，造成患者在发鼻音句子的时候，该有的鼻腔共鸣不足，但是患者仍存在腭咽闭合不全的问题，所以在发压力性音节时出现过高鼻音和鼻漏气。这种情况常见于同时存在腭咽闭合不全和鼻咽腔阻塞，如表面不规整的肥大腺样体可能干扰完善的腭咽封闭，同时妨碍声音进入鼻腔，表现为同时存在低鼻音和鼻漏气。言语失用症患儿由于连续性讲话时腭咽部运动不协调，也可能产生混合性鼻音。

（二）鼻漏气

鼻漏气（nasal emission）是典型的腭裂语音特征，表现出患者发音时气流从鼻腔逸出的现象。鼻漏气通常发生在压力性音节，比如 /xi/、/qi/、/ci/、/si/ 等，因为发这些音时需要口腔内保持足够的气压，但是患者的腭咽闭合口不能完全关闭，一部分气从腭咽口流进入鼻腔，从鼻腔释放，形成鼻漏气。有鼻漏气症状的患者，面部不自觉地伴有特征表情，比如鼻翼翕动、眉头紧蹙等。

需要注意的是，过高鼻音和鼻漏气都是与腭咽结构和功能缺陷有关的语音特征，提示存在腭咽闭合不全。虽然这两种情况常常伴随发生，但不能将二者混淆。过高鼻音是共鸣障碍，是伴随元音出现的音质异常；鼻漏气常见于发高压力辅音时，腭咽口不能关闭导致空气流过鼻腔，听觉上可感受到明显的鼻腔气流释放。

根据评估者对鼻漏气的听觉感知，可分为不可闻及的鼻漏气和可闻及的鼻漏气。

1. 不可闻及的鼻漏气（inaudible nasal emission） 有腭咽闭合不全的患者在发压力辅音时有少量的气流从鼻孔漏出，这种少量的气流不会有明显的气流摩擦声，但可以通过雾镜上形成的水雾（图 5-2-1，见文末彩插），或者用棉棒的棉絮飘动检测（图 5-2-2，见文末彩插）。

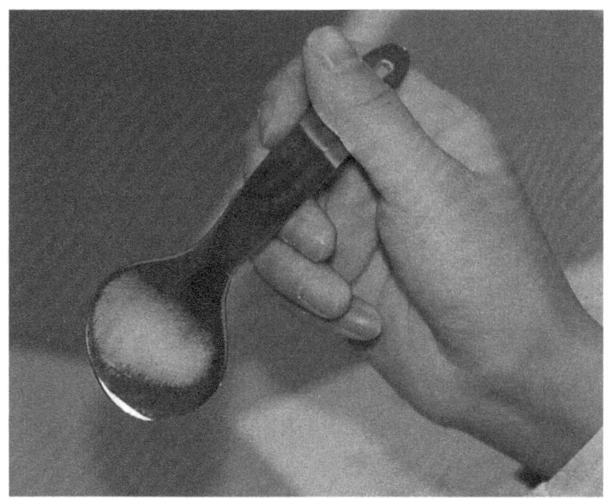

图 5-2-1 鼻漏气在雾镜上形成水雾

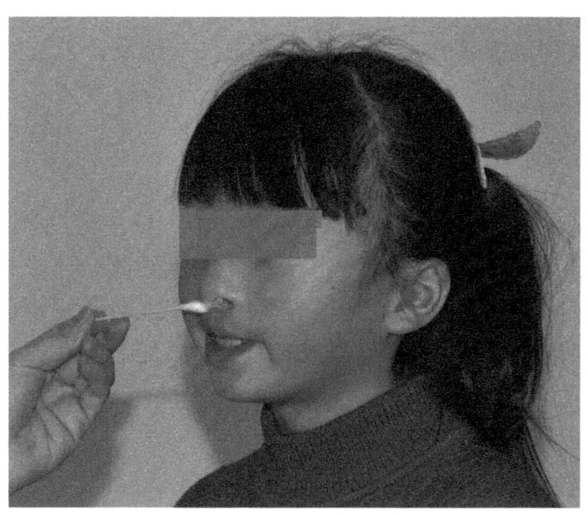

图 5-2-2 棉签棒测试鼻漏气

2. 可闻及的鼻漏气（audible nasal emission） 当较多的气流经由鼻腔漏出时，所听见的气湍流所产生的噪声。可闻及的鼻漏气容易被感知。

（三）构音异常

构音是唇、舌、牙齿、腭部等发音器官在神经系统的支配下进行的协调运动。正确的构音行为取决于三个条件：正常的结构，正常的神经肌肉运动和正确的学习。腭裂患者大都没有神经肌肉协调性障碍，但由于本身的构音器官畸形情况、手术年龄、术后腭咽闭合的效果、听力受损的程度及治疗情况、智力等均不同，可出现多种构音障碍。

腭裂患者的构音问题可追溯到早期腭裂修复手术前口腔的缺陷。在语音和语言发育的早期阶段，婴幼儿的发音运动行为不成熟，且由于腭部的缺陷，容易发展出简化的语音规则，导致部分语音省略或者替代，特别是在辅音上，因为除了部分鼻辅音和边音，塞音、擦音和塞擦音都需要借助一定的口腔气压才能完成成阻、持阻和除阻的构音过程。不同个体对于相似结构缺损会出现不同的应对策略，比如，腭咽闭合不全患者口腔气压不够时，一部分患者会采用省略的策略，省掉需要较高气压的辅音，只发剩余的元音而形成省略性错误；如果患儿选择用发育早期的简单语音来代替目标音，就形成替代错误；如果患者为了达到正确的声音而选择发出最可能接近目标音的语音，就形成扭曲错误；如果患者保留发音方式，而牺牲发音位置，把构音位置后移到声门或者咽部，就出现代偿性构音。

尽管腭裂构音障碍具有明显的个体差异，归纳起来通常分为以下几类。

1. 省略性错误（omission） 这是腭裂患者最常见的构音错误，指一个音节中的辅音或者元音部分缺失，属于音节结构的简化，可表现在音节的各部分：辅音省略、介音省略或复合元音简化。临床以压力辅音省略最常见。患者由于腭咽结构的异常，口腔气压分流，在发高压力口腔辅音时，口内不能保持足够的气压，省略掉辅音，只保留音节中剩余的元音部分，形成省略性错误。最影响语音的可理解度和清晰度，除了与音韵规则有关外，腭咽闭合不全也是最大的影响因素。

2. 替代性错误（substitution） 患者用错误的辅音和元音替换了原有的音素。如果患者选择用发育早期的简单语音来代替目标音，就形成替代错误；如果患者为了发出正确的声音而选择发出最可能接近目标音的语音，就形成了扭曲错误。

替代包括方法替代和位置替代。方法替代指用某一种发音方法的辅音替代另一种发音方法的辅音，例如用塞音代替擦音，用擦音代替塞擦音，鼻音代替塞音等。位置替代指用舌部某一构音区域内的辅音代替另一区域内的辅音，例如舌前音替代舌后音，舌面音替代舌前音等。

3. 代偿性构音（compensatory misarticulations） 是一种主动性学习性构音障碍，也是腭裂患者典型的构音错误。患者发辅音时，由于口腔气流经闭合不全的腭咽口分流至鼻腔，出现鼻漏气和口内压力不足，导致患者为了在气流分流之前利用声门或者咽部发音，将原来的构音成阻点移到功能异常的腭咽阀门或者声门，以便利用口咽腔后部更充足的压力，缓解腭咽闭合不全造成的口腔气压不足。常见的代偿性构音包括声门塞音、咽塞音、咽擦音及鼻擦音等。

研究显示咽喉代偿构音模式可能是早期患儿牙牙学语时（6 个月龄）就已经出现，这个时期患儿尚未接受腭裂修复手术。有学者认为这是患儿的一种对腭部裂隙的代偿策略，这种行为可延续保持，直到手术后，腭咽功能已经改善，但是代偿行为却并不会消失，而是持续影响患者的构音，造成腭咽功能不足的假象，这需要治疗师在评估中辨别诊断。

（1）声门塞音：最常见的腭裂代偿性构音，患者利用声门的快速开放或者关闭，声带封闭，声门下压力聚集并突然释放形成，产生的一种以塞音为表现的构音错误。由于它最常替代塞音，也可以替代所有的压力性辅音。发声门塞音时可观察到或者触及患者喉部运动。

（2）咽塞音：舌根后缩与咽后壁接触，形成构音点，阻断气流，再快速打开释放。一般替代舌根塞音 /g/、/k/。

（3）咽擦音：当舌位靠后，舌根后部与咽壁之间形成狭窄缝隙，气流摩擦通过产生的声音。常见于替代擦音和塞擦音，尤其是 /x/、/s/、/ch/、/c/、/z/、/zh/ 等。

（4）鼻擦音：发音时舌体或舌背上抬，气流向鼻腔流动，经过狭窄的气道形成摩擦，听起来像鼻辅音 /n/、/m/ 并伴随可闻及的鼻漏气。最常累及摩擦音，如 /s/、/x/、/f/ 等。如果伴发的鼻漏气噪声非常明显有湍流则称为后鼻擦音，这种发音的典型特点是堵住患者鼻孔，完全不能发出声音。

（5）双重构音：是指患者在两个不同的构音部位以同样的方式同时发音，常见口腔塞音构音的同时伴随声门塞音。例如在患者发双唇音 /p/ 时双唇紧闭，同时发出一个声母塞音。

（6）后置构音：是后退的舌与软腭或咽壁之间成阻构音。其目的是在气流从腭咽闭合不全口或者腭瘘口漏出之前，充分利用气流压力构音，同时也可助推软腭向上形成腭咽闭合，因此也可视作一种代偿策略。

4. 辅音弱化　也是腭裂语音的典型症状之一，是一种被动性构音异常。辅音弱化本身不是构音错误，并不是患者没有习得正确的构音方法和技巧，而是腭咽闭合不全造成的。由于腭咽闭合不全，气流从鼻腔分流，口腔压力降低，口腔压力辅音模糊不清，但当患者堵住鼻子，口腔压力充足时，刚才含糊不清的辅音立即变得清晰。例如当腭咽闭合不全漏口较大时，即使患者发音时构音位置方法正常，但塞音 /b/、/d/ 听起来很像鼻音 /m/、/n/。如果检查者在发音时堵住患者的鼻子，患者所发的音会更接近正常。这类患者并不需要特别的语音治疗，手术纠正腭咽功能后能自行好转。

腭裂相关的结构和功能缺陷既可以影响构音部位，也可影响构音方式，但更多见的是保留正确的发音方式，转换构音位置，用构音部位偏移的声音替代。例如患者乐于用声门塞音替代塞音，用咽擦音替代擦音，也可见构音位置不准确会造成扭曲。从音韵学的角度来看，这些异常构音模式的形成反映了正常的音韵系统对错误构音系统的调整，提示音韵系统正常，而构音不准确。研究发现腭咽闭合不全更容易干扰某些发音方式和发音部位的音，擦音比塞音更容易出错，涉及舌接触的语音比只涉及唇的音更容易发生构音异常。

（四）嗓音异常

临床经验和研究数据显示，腭裂患儿的嗓音障碍较非唇腭裂儿童更常见。临床上常表现为声音嘶哑和气息样发声。常见的原因是腭咽闭合不全，患者为了获得足够的发音气压而采用代偿性构音行为。腭裂患者往往采用咽喉塞音或者咽擦音代替口腔辅音，特别是声门塞音，构音位置在声带，患者通过快速而大力的声带强制性内收和突然外展，完成塞音所需要的成阻、持阻和除阻过程，导致声带损伤，出现相应的症状，比如声带小结，声带增厚、水肿、炎症，声门关闭不全和过度收缩等。患者在腭咽闭合状态改善后，其嗓音症状会逐渐改善。

（五）音量和声调问题

部分腭裂患者为了维持足够的音量，必须使声门上压力比平常更高，而这样会造成更明显的过高鼻音和鼻漏气。因此，部分患者采用降低音量和声调的方法来减轻或掩盖过高鼻音或鼻漏气的症状。

还有部分患者，特别是低龄儿童，合并中耳功能异常和分泌性中耳炎，导致听力损失，可出现音调异常。主要表现为音高异常和音调单一。

三、腭裂语音障碍的诊断

腭裂语音障碍是一类典型的因为发音器官结构缺陷导致的器质性语音障碍，具有非常显著的声音特征：过高鼻音和代偿性构音障碍。相较于其他类型的言语障碍，器官结构功能正常与否，直接映射在发音上，因此在诊断中需要对腭咽闭合功能以及构音表现分别进行评估诊断，以确定后续的语音康复内容。

（一）询问病史

语音诊断的第一步是询问病史，目的是获得患者的基本治疗情况，其中包括唇腭裂分类、手术治疗史、家族史，以及其他疾病情况。

1. 基本情况　患者的出生年月、体重、性别、家庭信息等。对于低龄患儿，需与照顾者交谈，了解日常生活中与患儿的互动情况，患儿目前的语音语言发展情况。

2. 唇腭裂分类　对裂隙位置、裂隙程度和裂隙形态分类。

（1）唇裂分类：按照位置分为单侧唇裂和双侧唇裂；按照裂隙程度分为完全性唇裂和不完全性唇裂。

（2）腭裂分类：通常按照裂隙程度分为腭隐裂、软腭裂、不完全性腭裂和完全性腭裂。

3. 其他疾病　患者是否患有其他先天性疾病和后天疾病，比如先天性心脏病。

4. 治疗史

（1）手术治疗史：患者曾经历哪些手术，以及手术年龄、手术医院、手术方式等。

（2）语音治疗史：语音治疗年龄、治疗周期、治疗频率等。

（二）专科检查

腭裂手术后口腔形态结构，比如瘢痕、腭瘘等，会影响患者腭咽功能和构音，因此专科检查的目的是评估患者口腔结构与语音障碍的关系。

1. 腭部检查　检查腭部瘢痕，软腭长度和软腭发音上抬运动的力量与协调性，悬雍垂形态，扁桃体大小，同时检查有无腭瘘以及腭瘘的大小、位置。

2. 牙列检查　检查上下牙咬合情况、牙弓形态、张口程度、龋齿和缺牙情况。

3. 舌运动检查　检查舌运动是否协调、伸舌是否有偏斜、舌肌的力度等。

4. 唇部检查　检查唇部瘢痕、双唇是否可以完全闭合以及开闭的协调情况和力量。

（三）语音评估

1. 评估环境　应在安静独立的房间中进行，以减少噪声、杂音的影响和干扰。房间墙面采用隔音材质，墙面装镜子，并固定于墙面，边角经保护处理，目的是在评估和治疗中方便患者通过镜子看清楚口形、舌位等，给患者直接的视觉反馈。镜子高度以患者坐位姿势下能平视最佳。有条件的单位，可配置高保真的录音存储设备，同步记录声音样本，作为后期教学和治疗效果评价的基础。

评估治疗室的设计应温馨且充满童趣，桌椅高度适宜，材质安全，让儿童轻松舒适，消除他们对医疗环境天生的恐惧心理，更好、更快地适应环境，轻松迅速地进行评估和治疗。

2. 筛查　正式的测试和分析需要一定的持续时间和患者的配合，为了提高工作效率，在门诊可以通过筛查来初步判患者是否需要接受进一步的语音、语言或者听力的全面评估。

筛查通常只需要几分钟时间，收集的语音样本也很有限。对于小年龄患者，可以采用开放性话题，引导他们说出自己的名字、家庭成员、家庭地址，从 1 数到 10，讲讲最喜欢的电视节目。部分唇腭裂患儿合并综合征，他们的认知、语言和行为发展上，有可能慢于同龄儿童，因此筛查的同时应观察患儿的玩耍行为，手势的类型和复杂性，沟通的意愿，对指令的理解，自主发音，说话时多用单字、词、短句还是完整句子等。言语治疗师通过筛查，很容易发现那些确实存在语音语言障碍，需要接受进一步评估和干预。

3. 正式的语音评估　通过对患者共鸣状况、构音音系表现，语言发展等内容进行详细的测评，评估患者目前的腭咽功能和构音音系发展相较于同龄人是否正常，评价手术效果，为下一步治疗提供诊断基础。

语音评估内容需根据唇腭裂疾病特征和腭裂语音特性而设定（详细内容见本章第四节）。例如：针对鼻漏气的压力敏感音节重复，可甄别患者是否存在鼻漏气，以及鼻漏气涉及的音节；针对过高鼻音的非鼻音字组合句，可评价是否有过高鼻音及程度；通过混合语句和鼻音句，可判断患者是否有过低鼻音或者混合性鼻音等。全面检测患者不同声韵母组合，不同构音方法的声母在词组、连续性句子和自发性对话中的表现，以正确评估患者构音音系表现和发展。

（四）辅助检查

前面的筛查和语音评估都是基于专科治疗师的听觉辨别，对于有过高鼻音和鼻漏气等腭咽闭合不全表现的患者，需要进一步客观检查。

1. 鼻音计　鼻音计（nasometer）是临床最常用的测量鼻化度的设备（图 5-2-3）。操作简单，无侵入性，可以在不干扰发音的情况下测量患者连续性说话中口鼻腔能量比值，常用来诊断与治疗鼻腔共鸣异常。

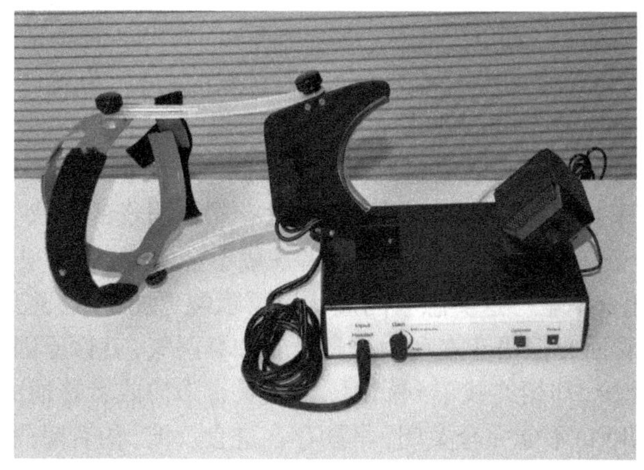

图 5-2-3　鼻音计

鼻音计的原理是通过隔离板和两个定向麦克风在患者连续发音时分别采集口腔和鼻腔输出的声能，自动计算出鼻音分值，数值为百分数。分值越高提示鼻腔能量越高，间接反映发音状态下的腭咽闭合程度。在临床上，鼻音计可以用来评估共鸣和腭咽功能、上气道的堵塞和低鼻音、筛选腺样体切除的高危人群和评估手术效果。除了测量鼻音分值，鼻音计还可以作为可视化反馈用于语音治疗，特别是临界性腭咽闭合不全的患者，可以通过计算机屏幕上实时的数据波形反馈。让患者在发音过程中自我监控，自觉地调整腭咽收缩与构音动作，实现辅助语音治疗。

2. 鼻咽喉镜　是目前各治疗中心首选的腭咽功能的客观检查方法。鼻咽镜是一种可随意弯曲、柔软、纤细的内腔镜，将鼻咽镜插入鼻腔，在腭咽口平面上方位置，从冠状位直接观察软腭的鼻腔面和咽壁，检查时，让患者自然地发音，通过广角镜头，从电脑显示屏上能持续观察发音过程中软腭及咽壁收缩运动的形态、程度、协调性及对称性等。它也是诊断黏膜下腭隐裂和评估咽瓣术后腭咽闭合的最佳仪器。

鼻咽喉镜因为能在连续的发音中直观、全面、动态地观察到腭咽口各部分的形态功能，所以被广泛使用，但作为一种侵入性检查设备，对患者黏膜的刺激比较大，而且需要患者很好的配合度，小年龄患者较难配合（图 5-2-4）。

3. 头颅侧位造影　是临床比较广泛使用的辅助评估技术，拍摄患者静息和发闭元音 /i/ 时候的头颅图像，从矢状位观察整个腭咽腔的结构，软腭和咽后壁形态、长度以及发音时软腭上抬动度。头影侧位造影因为没有侵入性，所以相比鼻咽内镜，儿童更容易接受。但是需要注意的是，造影片只能拍摄矢状位的发音瞬间软腭和咽后壁的形态，不能全面反映连续说话时候腭咽腔的运动，所以具有局限性。

4. 其他　一部分治疗师倾向使用计算机语谱图记录患者的语音，从声学角度辅助腭咽功能评估，但不是临床常用的方式。

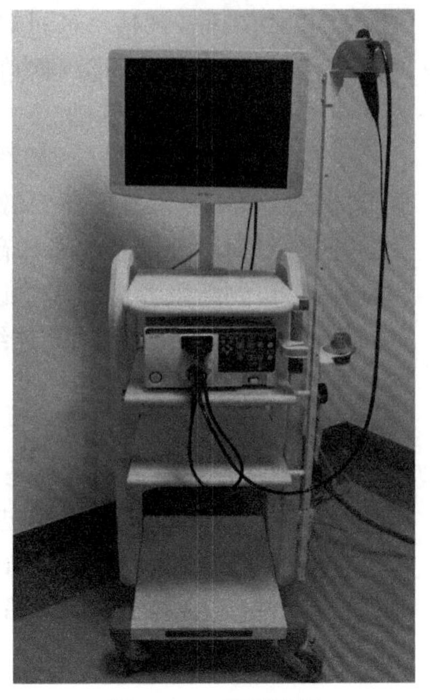

图 5-2-4　鼻咽喉镜

（五）鉴别诊断

腭裂语音评估时，需要注意以下两种特殊的腭裂。

1. 腭隐裂　腭隐裂又称黏膜下腭裂，是一类特殊的腭裂，患者腭部没有明显的裂隙，部分患者仅有悬雍垂末端分叉，或者表现为腭中缝上呈现出一条淡蓝色黏膜透明带（图 5-2-5，见文末彩插），但是患者有过高鼻音和鼻漏气等典型的腭裂语音。腭隐裂的特殊性还表现在，尽管属于腭裂，但一定比例的患者没有腭裂语音的症状。对该疾病的诊断依赖腭部形态和语音检查，而没有语音症状的患者一般不会就诊，因此很容易被漏诊或误诊。

2. 先天性腭咽闭合不全　这类患者的症状比腭隐裂更加隐蔽，患者的腭部形态完全正常（图 5-2-6，见文末彩插），但语音表现为过高鼻音和鼻漏气，就诊原因多是发音不清，而且患者大都经历多次就诊，却始终找不到病因，当做嗓音障碍或者普通的构音障碍治疗。这类患者存在先天的腭咽口不能完全关闭，早期存在进食反流，语音障碍症状同于腭裂患者。因此，对于口腔形态无异常，但是有明显鼻音患者，需要高度警惕。

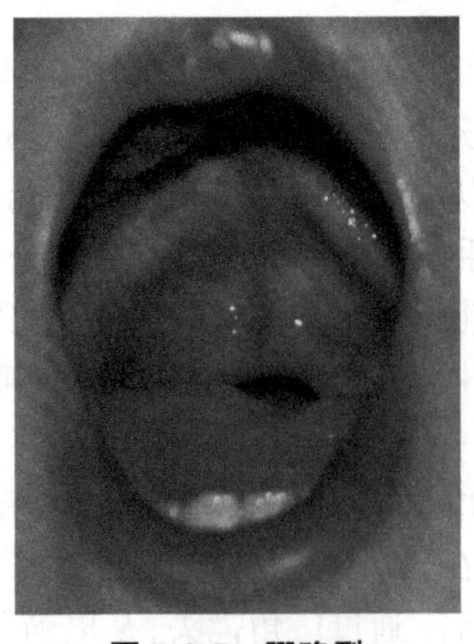

图 5-2-5　腭隐裂

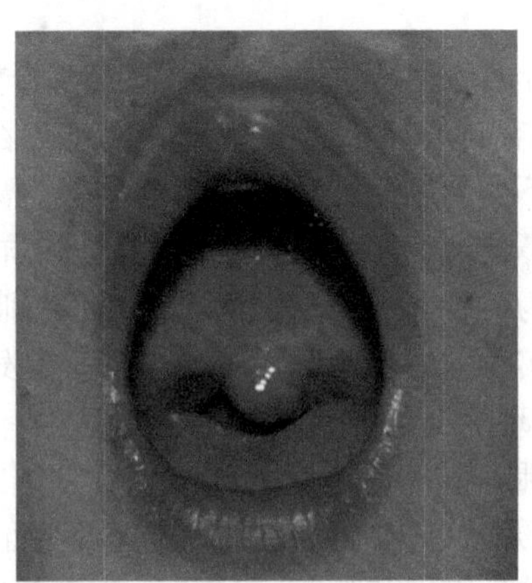

图 5-2-6　先天性腭咽闭合不全

（尹　恒）

第三节　腭裂语音障碍康复评估原则及内容

一、腭裂语音障碍评估原则

（一）明确腭裂术后是否存在语音障碍

在患者条件允许的情况下，建议腭裂手术的患者在术后 3~6 个月进行复查，检查其术区的愈合情况。在 8 个月 ~1 岁左右进行腭裂修复，且术区恢复良好，无瘘孔等并发症出现的患者建议 4~6 岁左右进行语音评估其是否存在腭咽闭合不全或仅为不良发音习惯、代偿性发音等。

一般来讲，在汉语普通话中正常的语音发育期在出生后到 5 岁之间，有研究结果表明，部分唇腭裂患儿的语音发育往往要比同龄正常儿童晚 1 年左右。在进行语音训练治疗时也应该按照患儿的语音发育年龄制订相应的训练治疗计划同时记录下不同年龄阶段的语音发育变化。因此，有经验的语音治疗师通常通过对患者的语音检查及患者的发育情况先进行主观判断，就大致可以明确患者是否需要二次手术来完善腭咽闭合从而改善发音。当发 /bɑ/ 时，软腭、咽侧壁、咽后壁的协调运动会使此时的鼻腔和口腔通道瞬间封闭，口腔压力增加，从而清晰地发出正确的音节。因此，在临床的语音检查判断过程中通常从 /bɑ/ 音的产生就可大致明确患者的腭咽闭合状况，若发音较弱或转变为送气音，则需要考虑到腭咽闭合不全的问题。当患者发出 /ɑ/ 时，可以直观地看到患者口内情况，如软腭的长度及动度，咽后壁、咽侧壁的动度是否良好。对于腭咽闭合较差的患者，我们需要对其进行二次手术为良好的恢复发音打基础；而不良发音习惯及代偿发音我们可以通过语音治疗来纠正。

（二）对所存在的语音障碍进行分析、归类，并对其程度进行评定

在对收集到的语音样本进行分析时，如果腭裂儿童手术后语音恢复不理想，除了考虑手术、不良发音习惯等因素外，还要考虑很多音素包括儿童的年龄、发育状况、语音和语言的发育等问题。

（三）结合其他仪器检查做出治疗计划

使用仪器检查和分析也是客观评估，是通过直接和间接的客观手段观察发音器官的运动以及腭咽闭合功能的状况。临床常用的仪器包括 X 线头颅定位侧位片、纤维鼻咽镜、多角度 X 线动态录像、鼻音计、语图仪等。其中鼻咽镜是临床中应用较广泛的评估仪器，其对患者创伤较小，并且可在直视下观察到患者说话时腭咽闭合情况，并且能够排除是否存在腭隐裂，为手术方案的选择提供重要的线索，但对患者配合程度要求较高。

（四）记录不同年龄阶段语音发育变化

语音的发育有一定的顺序和规律性，一般来讲，在汉语普通话中正常的语音发育期在出生后到 5 岁之间，有研究结果表明，部分唇腭裂患儿的语音发育往往要比同龄正常儿童晚 1 年左右。因此，如果腭裂儿童手术后语音恢复不理想，除了考虑手术、不良发音习惯等因素外，还应考虑到语音发育年龄的问题，在进行语音训练治疗时也应该按照患儿的语音发育年龄制订相应的训练治疗计划，同时记录下不同年龄阶段的语音发育

变化。

为便于了解儿童的语音发育状况，我们将正常儿童的语音发育特点作一简要介绍。

1. 正常婴幼儿的语音发育阶段

（1）语音前期（1 个月 ~1 岁）：这一时期，婴幼儿首先发出反射性的声音或类似于声门停顿音的声音，随后发出带有鼻音的元音，如 /ɑ/（啊）等。7~12 个月时会无意识发出某些元音及少数辅音以及某些类似音节的声音。这一时期也叫作“呀”语阶段，是语音发育中一个敏感而重要的时期。

（2）从语言前期到说出第一个词（1~2 岁）：这一时期婴幼儿部分元音及简单辅音的发育逐渐形成，并掌握了音节（字）的发音能力，到后期已经具备了使用语言系统的能力，并能说出有意义的词语以进行简单的思想表达。

（3）系统性发育阶段（2~5 岁）：这一时期儿童各辅音及元音的发育逐渐完善，以各辅音为基础形成的词汇量迅速扩大，语言表达的能力也迅速提高。这一阶段的后期即 5 岁左右，已能对儿童的语言进行评价。所以腭裂术后对患儿的系统性语音评价在 5 岁左右进行较为可靠。

2. 语音发育过程中音素的发育　如上所述，正常婴幼儿最早出现的音是鼻音化的元音，然后是简单的辅音如双唇鼻辅音 /m/ 等。从发音部位来看，辅音发育的顺序为唇音、舌根音、舌尖中音、舌尖前音、舌尖后音及舌面前音。从发音方式来看，辅音发育顺序为鼻音、塞音、擦音，最后是塞擦音。以下是汉语普通话各辅音及其相关词汇发育的年龄表。表中各辅音或字词的出现只代表大多数正常儿童的语音发育状况，由于存在个体差异，应当具体问题具体分析（表 5-3-1）。

表 5-3-1　汉语普通话辅音发育表

年龄 / 岁	辅音字母	字或词
2	/b、m/	爸爸、杯、妈妈、猫
2.5	/p、f、n/ /g、k、h/	苹（果）、飞（机）、奶狗、裤、花
3	/t、d、x/	糖、灯、鞋
3.5	/l、q、j/	可乐、气球、姐姐
4	/s、c、z/	伞、菜、嘴巴
5	/sh、ch、zh、r/	书、吃饭、猪、人

二、腭裂语音障碍评估内容

（一）腭裂患者语音治疗疗效评定

腭裂术后语音评估和语音治疗密不可分，在语音治疗之前必须先进行语音评估，根据评估结果，判断是否需要进行语音训练以及制订语音治疗的方案。训练期间根据患者理解以及配合状况来适时调整治疗计划和方案。精准的评估是评定语音治疗疗效的必要条件，评估可分为主观评估与客观评估，无论哪种评估方式，最终只有把不同的语音障碍准确分类并划归不同的病因，才能对症训练实现明确且有效的治疗。

（二）腭咽闭合功能评定

具备良好的腭咽闭合是实现正常语音的必备条件，正确评定腭咽闭合的状况，决定着后期治疗方式的选择。目前国际上常用的诊断方法为主观评估和客观评估。腭咽闭合功能的评估主要看进流食时有无鼻腔反流，发音时有无过高鼻音、鼻漏气，压力性辅音是否正确等。

1. 主观评估　主观评估也就是语音判听。由专业有经验的语音治疗师通过使用标准化的构音测试工具对患者进行语音记录和分析，在主观判听中主要通过鼻漏气、过高鼻音、特定模式的语音错误、面部特殊表情以及鼻倒流等临床特征来判定腭咽闭合状况。

2. 客观评估　客观评估也就是仪器检查与分析，是通过直接和间接的客观手段观察发音器官的运动以及腭咽闭合功能的状况。临床常用的仪器包括X线头颅定位侧位片、纤维鼻咽镜、多角度X线动态录像、鼻音计、语图仪等。

3. 腭咽闭合功能康复

（1）按摩软腭：有助于加快软腭瘢痕软化，恢复软腭活动度。

（2）发音练习：采用简单易行的非鼻音性音素或音节发音练习，建议拖长发单元音，如/ɑ/、/o/、/e/、/i/等。

（3）增加口内压力的康复训练：深吸气后将空气吸入口腔使口内压力增到最大时再将气流从双唇间慢慢逸出。

（4）吹纸片或吹水泡练习：是一种简单易学的可以用来增强腭咽闭合功能的方法。

（三）语音清晰度评定

国内临床上多采用上海交通大学编制的“汉语语音清晰度测试字表”来进行语音清晰度评定。要求在无任何干扰的室内环境一对一进行录音。录音前，让患者熟练朗读字表和文章短句，录音时患者自然放松，取坐位，口距麦克风5cm，按提示要求逐字逐句朗读，审听要求与上述同一环境，然后由两人各自按其所听清楚的语音逐字进行记录，将记录所得结果与字表逐一核对，找出患者异常发音的语音，再计算出两人审听结果取平均值，以百分比的形式表示结果。根据语音清晰度可判断语音障碍程度：71%~96%为轻度语音障碍，36%~70%为中度语音障碍，0~35%为重度语音障碍。

（四）语言交流能力的评定

在临床的言语康复治疗中可以发现，训练过程中大多数的腭裂患者在发单个字时清晰度较高，但在连续语流状态下发句子时清晰度偏低。对腭裂语音障碍患者的评估除了要求具备清晰、连续、协调地进行发音的能力，还应注重患者的语言交流能力。可从听力理解、语言表达、语义、句法等方面进行整体语言评定。

三、腭裂语音障碍评估方法

（一）简单对话

目的是对是否存在语音障碍得出总体印象。患者群体中儿童居多，对医生及诊室环境较恐惧且抗拒。治疗师可以与患者随意聊天，在聊天过程中根据患者发音来做大致的判断，判断腭咽闭合状况，有无鼻漏气、过高鼻音、不良发音习惯，以及后续是否需要客观检查来辅助评判等。简单对话可以询问患儿姓名、家在哪里、最喜欢的东西、从1到10数数等。

（二）口腔临床检查

主要检查有无结构异常，如腭瘘、牙列缺失、舌系带过短等。

可嘱患者抬头 45°，医师对患者口腔进行整体检查，是否存在结构异常，如腭瘘、牙列缺失等，还可对患者做口腔运动功能检查，例如伸舌、卷舌、下舔、左右滑动等，观察是否存在张口受限、伸舌困难、舌系带过短等情况，通过对患者口腔的临床检查得出一个初步判断。

（三）语音错误及语音清晰度检查评价

采用患者自读或带读方式，并进行文字记录，同时采用录音或同步录音录像的方式进行记录。在安静无噪声的录音室内，嘱患者口腔距离麦克风大约 5cm，选用汉语语音清晰度字表通过录音或同步录音录像的方式进行记录，大年龄患者可自读，年龄小的患儿可由专业语音师带读，同时进行文字记录。录音结束后需要多位语音师评估，其语音清晰度平均数即为该患者的语音水平，同时还需要对患者的语音错误类型进行分析与归类，然后制订出符合患者自身情况的治疗方案，后期训练过程中适时调整以达到更好的治疗效果。

（陈仁吉　张文婧）

第四节　腭裂语音障碍康复治疗原则及内容

腭裂异常语音治疗已成为唇腭裂序列治疗的一个重要组成部分，它不同于传统汉语语音教学，在纠正错误发音部位与发音方法的同时，还需考虑到腭裂、腭咽功能障碍等结构性因素对语音的影响。因此，腭裂异常语音治疗是根据汉语语音声韵特点及腭裂语音发音特点，运用传统语音教学与行为诱导相结合的治疗模式，使患者恢复正常语音功能。

一、语音治疗的原则

（一）语音治疗的条件

1. 腭部生理功能　腭裂患者因口鼻腔相通，不能形成腭咽闭合而影响语音功能，应恢复腭部解剖形态及软腭生理功能，为正常发音创造良好条件。

2. 腭咽闭合功能　腭裂修复术的目的是重建腭咽闭合功能，但术后仍有患者会存在腭咽闭合不全（velopharyngeal incompetence，VPI）。腭咽闭合不全是形成代偿性发音的主要因素，表现为鼻漏气、鼻腔异常共鸣、辅音脱落与弱化。因此，VPI 患者需做咽成形术改善腭咽闭合功能后再进行语音治疗；对于软腭严重瘢痕挛缩等组织结构差无条件手术者也可在腭咽部放置发音辅助器再行语音治疗。在鼻咽镜等仪器下确诊的边缘性腭咽闭合，或主观判听仅轻度鼻化音、能较清晰发出其中 1~2 个不送气压力性辅音、软腭动度及吹气训练效果符合条件的语音障碍者，可考虑做尝试性语音治疗。

3. 年龄　语音治疗原则上应早发现、早干预。但考虑到患儿语音与语言发育进程及配合认知能力等因素，2~3 岁患儿对存在的错误发音可在言语治疗师的跟踪指导下进行以家长配合为主的早期引导式干预，以尽可能减少不良发音习惯形成。系统语音治疗一般在 4~5 岁开始，此年龄段儿童语音与语言发育较为完善，对构音部位及发音方法有一定协调控制能力。语音治疗虽没有年龄上的限制，但还是应提倡小年龄时期进行治疗，因为相对于年龄大的患者，年龄小的患儿不良发音习惯形成时间短且肌肉运动功能也相对强。

4. 牙列不齐及咬𬌗关系　清晰的发音需要发音器官形态结构完整。腭裂继发牙列不齐、牙缺失及上颌发育不良导致的反𬌗、牙弓狭窄等畸形会影响到发音时唇、舌、齿、腭正常构音部位。对存在牙颌面畸形，需正颌、正畸的语音障碍患者，年龄大者可考虑先正颌、正畸治疗，改善咬𬌗关系后再语音治疗；年龄小的患者如暂时不具备正颌、正畸治疗的条件，可先行语音治疗、提高语音清晰度，待后续正颌、正畸治疗后如果对原已适应的发音方式及发音部位因咬𬌗关系结构的改变又出现新的构音障碍，导致语音清晰度下降，尤其是Ⅲ类错𬌗正颌术后还可能导致或加重 VPI，还需要做咽成形术，术后定期进行语音评估，必要时再进行语音治疗。

5. 听力　腭裂会因腭帆肌功能下降使咽鼓管通气不畅而易致中耳积液而患中耳炎，可伴有听力障碍，严重者会因声音传导异常使信息反馈错误、语音辨听困难而导致语音障碍，应给患儿做听力筛查，其听阈应小于 30dB，避免错误诊断影响治疗效果。幼儿期是语言发展与学习重要阶段，有中耳炎的患儿应给予及时治疗。

6. 智力　语音治疗是学习、模仿、认知的过程。部分综合征型唇腭裂患者会伴有智力发育迟缓或智力低下问题，而在语音发育迟缓和智力低下之间常常会相互影响，比如腭心面综合征（velo-cardiofacial syndrome，VCFS）患者。对这类患者，除了语音评估，还需智商测试，智商不能低于 70 分，若认知及配合能力差，可考虑调整治疗周期与治疗方案。对腭裂伴有语音及语言发育迟缓者，应在幼儿时期进行早期干预以促进语音及语言发展。

（二）语音治疗形式

1. 个性化训练　一对一训练：根据每个患者不同代偿语音及语音障碍程度、不同年龄、生理结构、认知配合等特点进行针对性治疗。

2. 群体训练　小班化训练：对同一类代偿性语音并且个体差异不明显，如同一类腭化音，可多位患者集中在一起训练。

3. 视频训练　为方便外省市患者，部分符合条件者可选择远程示教。

（三）训练时间与周期

1. 训练时间　一般每周 1~2 次，每次 30~45min，根据患者具体情况加以调整。此外每天在家由家长督促按所教内容与方法练习巩固 2h 左右，为有序进入下一环节内容打下基础。

2. 治疗周期　一般 10~20 次为一个周期，可依完成内容和进度做增减。治疗周期结束后，需定期复查。在督促患者的同时也能便于发现问题给予及时纠正。

3. 巩固周期　言语是一种习惯，如果没有持续的巩固，已形成的正确发音也会随时间而退化。因此治疗周期结束后还需自行练习 3 个月左右，直至能熟练准确与人交流。

二、腭裂语音障碍康复治疗

（一）生物反馈疗法

通过本体感觉、视觉、听觉、触觉等生理上的信息反馈，指导患者学会自我调节和自我控制某些功能。常用的方法有：

1. 身体反馈　通过屏气、吹气等行为训练，促使软腭提升，达到增强腭咽闭合功能的目的。

2. 视觉反馈　大多数行为是通过观察而获得新经验的方式。用声波、图形、视频等进行可视化模仿训练；用镜子对照口形、牙齿、舌位等来掌握正确构音部位；用鼻漏气测试管或雾镜观察发音时有无鼻漏气；在治疗师各种手势提示下引导患者发音；通过直视鼻咽镜下腭咽闭合的动态影像并结合构音部位进行视觉反馈训练。

3. 听觉反馈　辨听是学会正确发音的前提。通过辨听提示患者对错误与正确发音作出有效反馈，可采用患者自身发音与录音、录像反复对比，直至掌握正确发音方法。视听反馈是语音治疗常用的训练方法。

4. 触觉反馈　采用辅助性手段帮助患者掌握正确构音部位，逐步学会自我控制。如用口镜抬起舌尖到上齿龈；用压舌板轻压舌尖向后使舌根触碰软腭。

（二）语音治疗基本方法

1. 诱导法　对发音方法及发音部位错误所致的代偿性语音，采用送气方式相同或构音部位接近的音进行诱导。

（1）发音方法诱导：由于送气方式改变而导致的辅音脱落、弱化，可以用吹气球、吹水泡等吹气行来诱导压力性辅音送气。

（2）发音部位诱导：对舌后缩形成的错误构音，用齿间音 /θ/ 诱导舌前伸，也为训练舌尖前音、舌面音打下基础。

2. 归类法　发音部位或发音方法相同的辅音归为一类，先纠正其中一个目标音，再训练与之相同性质的其他辅音。

（1）发音部位相同：唇音 /p/、/b/，舌尖中音 /t/、/d/，舌根音 /k/、/g/；舌尖前音 /s/、/c/、/z/，舌尖后音 /sh/、/ch/、/zh/，舌面音 /x/、/q/、/j/。

（2）发音方法相同：送气塞音：/p/、/t/、/k/，不送气塞音：/b/、/d/、/g/；擦音 :/f/、/s/、/x/；送气塞擦音：/c/、/q/，不送气塞擦音 /z/、/j/。

3. 递进法　VPI 代偿性语音治疗，由除阻时声门开放口内压力相对小的送气辅音到声门关闭口内压力相对大的不送气辅音；从送气擦音到送气塞擦音再到不送气塞擦音。即：/s/ → /c/ → /z/，/sh/ → /ch/ → /zh/，/x/ → /q/ → /j/；送气塞音→不送气塞音，/p/ → /b/，/t/ → /d/，/k/ → /g/。

4. 比较法　用吹纸片比较送气与不送气音，用捏鼻与不捏鼻比较发音时有无鼻化音。

（三）语音治疗流程

对腭裂语音作出正确的评估，是制订治疗方案、采取有效治疗方法、获得良好语音功能的前提。

1. 评估

（1）发音器官

1）鼻：评估鼻形态，有无鼻翼塌陷、鼻甲肥大、鼻中隔偏曲，发音时鼻翼收缩情况。

2）唇：评估唇裂类型，唇形态、唇闭合、对称性，有无上唇后缩、下唇前突。

3）牙、牙列：评估牙缺失、多生、错位，牙列拥挤，牙列不齐。

4）舌：评估舌形态、灵活度，有无舌系带过短，有无发音时舌前伸、后缩、偏斜。

5）腺样体、扁桃体：评估有无扁桃体肥大（入咽腔）、腺样体肥大（对气道影响）。

6）硬腭、软腭：评估软腭活动度、形态，腭部形态（穹窿高窄）、腭裂类型（完全性腭裂、软腭裂、黏膜下裂、悬雍垂裂、腭瘘）。

7）咬殆：评估有无反殆，开殆，偏殆，深覆殆，深覆盖。

8）颌骨：评估有无牙弓狭窄，牙槽突裂，上颌发育不良，下颌后缩，发音时下颌前伸、后缩、偏斜。

（2）腭咽闭合功能

1）吹水泡（blowing）：吸管放入水杯，屏气状态下测试一口气吹水泡的持续时间。VPI 患者一般持续 4~6s 左右，腭咽闭合良好者可持续 20s 左右。

2）雾镜（fogged mirror）：将不锈钢镜放置鼻底部，发送气音时根据镜面产生雾气的范围来判断鼻漏气程度。

3）鼻咽纤维镜（nasopharyngeal fiberscope，NPF）：①直接观察软腭、咽侧壁动态影像判断腭咽功能：腭咽闭合完全、边缘性闭合、腭咽闭合不全。②闭合类型：冠状闭合、环状闭合、矢状闭合。③制订治疗方案作参考，排除不良发音习惯导致的非结构性 VPI。

4）头颅侧位片（lateral cephalometric radiographs）：发长元音时定位软腭提升与咽后壁间的距离，并与静止位对比，来判断腭咽闭合功能情况。

5）鼻音计（nasometer）：通过发音时口、鼻腔输出的声能，计算出鼻腔声能大小，间接反映腭咽闭合功能。

6）气流、气压（air pressure-flow）：通过发音时口腔、鼻腔的压力和气流流量，间接判断腭咽闭合功能。

（3）腭裂语音：采用音素、单音节组成的“汉语清晰度测试字表”，并结合词语、短句，由二位以上言语治疗师以主观判听为主、并结合仪器检测对腭裂语音进行评估。依据：①元、辅音的异常共鸣与鼻漏气；②声母弱化和脱落；③发音时舌、唇、齿、腭、下颌等部位构音运动的协调情况，综合得出患者的语音清晰度及代偿性语音。有条件可借助计算机语音处理系统（computer speech lab，CSL）对元音共振峰、塞擦音充值条、擦音噪声乱纹、嗓音起始时间等进行音声频谱分析。

2. 诊断

（1）语音清晰度：是评估言语障碍的一项重要指标，是辨听言语的听懂度及音节中声母（辅音）的清晰程度，尤其构音部位与送气方式的错误是影响语音清晰度的主要因素。可采用不同辅音组成 100 个音节的测试字表，得出正常音节所占百分比即为语音清晰度值。

（2）鼻化音（高鼻音）：综合元音与辅音作出轻度、中度、重度判断。VPI 患者一般高元音较低元音易检测到鼻化音，其中元音 /i/ 最敏感。相比低元音，元音 /i/ 开口度小、舌位高，在口腔内形成的共鸣腔小、发音时声音能量释放也少，相对于鼻腔压力就大。辅音可结合压力性辅音鼻化音脱落与弱化程度来判定。

（3）代偿性语音：分 VPI 与非 VPI，代偿音可单一类型出现，也可两种以上类型同时出现。

1）声门塞音（喉塞音）：VPI 最多见的后部代偿音，气流受阻于声门，由开放的声门冲出并振动声带发出爆破音，形成辅音脱落。另外，声门阻碍处与原正常发音部位（如 /c/ 舌尖与前牙）形成双重构音时，除阻后部分气流可在口腔阻碍部形成微弱摩擦，辨听音节时辅音与元音的界线呈现模糊、不清晰，形成辅音的弱化。辅音脱落与弱化表现为舌后缩、鼻漏气、口鼻腔共鸣，可累及所有压力性辅音。

2）咽喉摩擦音：VPI 后部代偿音，气流经舌根与咽喉阻碍处发出的摩擦音，表现为口鼻腔共鸣，多为辅音弱化，累及舌尖前音、舌面音和舌尖后音较多。

3）咽塞音：VPI 后部代偿音，气流经舌根与咽后壁阻塞处发出的挤压声，口鼻腔共鸣、辅音脱落，累及舌根音较多。

4）腭化音：非 VPI 前部代偿音，发音时舌面中部上抬，气流经舌面与腭前部发出的舌面中塞擦音，表现为舌尖被舌面取代，发出介于 /t/ 和 /k/ 或 /d/ 与 /g/ 之间的舌面中塞擦音，或舌面后移，发出近似 /ki/ 或 /gi/（近似日语き、ぎ），如 /jie/ → /gie/。累及舌尖前音最多、其次为舌面音与舌尖后音。以舌尖前音、舌面音较多见，其次为舌尖后音、舌尖中音。腭裂继发上颌发育不足、牙弓狭窄、上前牙拥挤、腭瘘等容易引起舌代偿性后移、舌面抬高与腭构成阻碍。

5）侧化音：非 VPI 前部代偿音，发音时舌卷曲、偏斜，舌与腭前部构成阻碍，气流从舌齿边侧口角流出，伴有一侧或两侧口角牵动。以舌面音、舌尖前音和舌尖中音多见。偏殆、牙槽突裂处有腭瘘或牙、牙列缺失易导致发音时舌偏斜。

6）齿间音：非 VPI 前部代偿音，舌尖露于前牙间，发音时气流由舌齿缝隙处摩擦成声，以舌尖前音、舌面音多见。反殆、开殆、牙列缺失、舌体肥大易暴露舌尖。

7）替代音：非 VPI 前部代偿音。①双唇塞音 /p，b/ →唇齿擦音 /f/，可见于上颌前突与下颌后缩；②塞音 /t，d/ 舌尖与齿龈→舌尖与上唇代偿，可见于上牙缺失、反殆；③擦音 /f/ →双唇音 /ϕ/，可见于反殆、上前牙缺失；④塞音 /k/ → /t/，/g/ → /d/；/s/ → /t/，/z/ → /d/，可见于非 VPI 腭瘘、牙槽突裂；⑤边音 /l/ →浊擦音 /r/，可见于舌系带过短。

8）鼻腔构音：多为非 VPI 后部代偿音，舌后缩、舌根上抬与下降的软腭形成封闭空间，关闭口通道，气流不经口腔完全通过鼻腔流出，产生鼻共鸣，发音似鼻韵尾 /ng/。捏鼻发声有鼻闷堵声。鼻腔构音在功能性构音、腭裂术后、听力障碍等患者中都可能会出现。与 VPI 语音障碍不同的是，鼻共鸣只在个别口辅音或元音中出现，而不是所有压力性辅音或元音都出现。

（4）异常辅音分布：按发音部位（舌尖前音、舌尖后音、舌面音、舌尖中音、舌根音）分布，或按发音方法（塞音、擦音、塞擦音）分布。VPI 型多以发音方法分布为主，其中不送气音较送气音易形成辅音脱落，送气音易形成辅音弱化。非 VPI 型多以发音部位分布为主。

3. 计划　①对于 VPI 代偿音，主要是持阻障碍所致的发音部位与发音方法错误，首先要通过手术解决腭咽闭合不全结构问题，在正常腭咽闭合功能基础上重建舌构音部位、诱导送气方式；②对于非 VPI 代偿音，主要是成阻障碍所致的发音部位错误，以重建舌构音为主。最终目标为消除代偿音，恢复正常语音清晰度。

4. 语音治疗具体方法　以汉语语音传统教学为基础，结合行为诱导模式进行语音训练。

（1）腭咽闭合功能训练：腭裂术后或咽成形术后腭咽闭合恢复时间因人而异，加之原有的不良发音习惯，多数患者术后语音清晰度并不能提高，因此需要进行腭咽闭合功能训练，为后期语音清晰度改善打下基础。正常人在屏气状态下吹气与发口辅音时腭咽完全闭合，吹气与发音的闭合形式也相似。基于此，用屏气使软腭提升的吹气方法，不仅有助于软腭运动及腭咽闭合功能，还能提高压力性辅音持阻所需的口内压力及除阻所需的气流释放，因此吹气训练可作为 VPI 语音治疗的一项基础训练。

1）屏气：双唇抿紧，屏气使软腭提升，保持口内压力。屏气时以不能同时进行口鼻吸和呼为软腭提升有效，每次训练持续数秒。可用情景诱导患者置身于刺激性浓烟中或在水中游泳时做反射性憋气动作。

2）吹气：①吹水泡：吸管放于盛水杯中，深吸气后双唇抿住吸管、在持续屏气状态下缓慢释放气流并通过吸管在水中吹出小水泡。一般可以由开始时的5~8s，训练后达到20s以上。②吹气球：当鼻漏气减少到口内压力足够时可以训练吹气球。深吸气后双唇抿住气球、屏气提升口内压力后气流冲破阻力使气球吹大。注意吹水泡时有无鼻漏气可做捏鼻与不捏鼻比较，两者时间接近则为有效。当鼻漏气减少到能吹出气球，则可认为腭咽闭合功能已得到明显增强。

吹气训练也适用腭裂术后患儿语音的早期干预，用吹口琴、吹口哨、吹龙等行为方式来促进腭咽功能。

（2）元音训练：以单元音（单韵母）训练为主，复元音（复韵母）可结合到声韵母转化的音节训练中。元音需要软腭提升关闭腭咽腔，软腭提升高度又与舌位高低有关，开口度小，舌位高，软腭提升；/i/ 是元音中舌位最高、最前的，软腭提升最高，因此训练 /i/ 也可增强软腭动度、促进腭咽闭合。由于元音不受发音器官阻碍，较辅音更容易诱导舌位，对于和元音舌位相近的辅音可在训练元音基础上去诱导辅音的发音部位。

1）低元音 /ɑ/ 和高元音 /i/：都是展唇、舌位前伸，舌尖抵下齿。先练习开口度大的元音 /ɑ/ 使舌位前伸、降低，舌根部放松，保持舌位前伸不变，开口由大到接近闭合，舌面前向腭前部隆起；增强音高、延长音长3s，并保持舌、唇、下颌稳定。

鼻腔构音治疗关键在于纠正舌根部上抬与软腭的下降，也就是降低舌位，提升软腭。用 /ɑ/ 诱导舌位前伸、舌根降低与放松，避免与软腭接触，在此基础上训练舌位高、舌前伸的元音 /i/ 可使软腭提升。/ɑ/ → /i/ 的训练可作为鼻腔构音去代偿的舌位诱导，然后再进一步诱导其他压力性辅音。

2）高元音 /i/ 和 / ü /：韵母中圆唇与不圆唇是构成音位对立的条件。/i/ 展唇和 / ü / 圆唇都是舌面前高元音，舌尖向下且舌面向上腭隆起。先发 /i/，延续声音，保持舌位不变，唇由展变圆发出元音 / ü /，可反复对镜练习口形。

3）高元音 / ü / 和 /u/：/ ü / 和 /u/ 都是圆唇高元音，开口大小相似，/ ü / 舌位在前且舌尖近下齿，/u/ 舌位在后且舌尖近下齿龈，舌位比 / ü / 稍低，二者按唇形相对不变，舌位由前向后方法训练。

4）中元音 /e/ 和 /o/：都是舌面后半高元音，/e/ 为不圆唇自然状态，/o/ 为圆唇。先发 /e/，舌尖远离下齿背，延续声音，唇由展变圆，舌稍往后发出 /o/，或 /o/ 和 /e/ 变换练习。

5）注意事项：在延长音高、音长、提升软腭的同时注意保持舌位、唇形、开口度的稳定。单元音之间的诱导应尽量找出元音之间的共性，以减少舌、唇、开口度的变化。在判断有无鼻化音可用捏鼻与不捏鼻发音比较，捏鼻不产生鼻堵声为有效。

（3）辅音训练：依次训练音素、音节、词组、短句、短文和会话。

VPI 代偿音训练可按发音部位由前到后，顺序为：唇音→唇齿音→舌尖前音、舌尖中音→舌面音、舌尖后音→舌根音；按发音方法由易到难、顺序为：塞音→擦音→塞擦音、送气音→不送气音。非 VPI 代偿音主要以所出现的错误构音部位或送气方式来决定。每个目标音纠正后再分别带入此目标音组成的不同音节及由多音节组成的语句训练。

训练方法遵循辅音三阶段。①成阻：气流经过开放的声门到达口腔各发音部位受阻。②持阻：软腭提升关闭腭咽腔并保持口内压力。③除阻：气流从各阻碍部位放开后释放形成塞音；气流从缝隙处平稳释放形成擦音；气流从阻塞部位由松开到放开，再释放形成塞擦音；除阻时声门通过开放（或收小）与关闭控制肺部气流来决定送气与不送气音。

1）双唇音：送气塞音 /p/→不送气塞音 /b/。

A. VPI代偿音

声门塞音：舌后缩，唇爆发无力，辅音脱落，/p/、/b/→近似鼻化元音 /o/ 或 /m/，或送气弱形成辅音弱化。

发音部位：双唇抿紧，舌前伸。对舌后缩者，先上下唇抿住舌尖，纠正后再按正确部位训练。

发音方法：屏气使软腭提升关闭腭咽腔，积聚口内压力、模仿吹气球时气流冲破双唇阻力后发出爆破声。先不振动声带无声送气，气流释放后声音随气流发出 /p/ 音。在 /p/ 屏气增压基础上，增强唇部气流阻力爆发出 /b/。二者比较可用吹纸片，/p/ 冲出气流较强，能吹动纸片，/b/ 不能吹动。

注意事项：压力性辅音发音时为避免舌后缩，需保持屏气到气流释放。无声送气有助于除阻时气流释放充分，避免声带提前振动致声母浊化形成辅音脱落。可用手放于喉部感觉有无引起声带振动。对反殆、唇裂术后唇挛缩不对称者，需加强唇部力量。塞音送气与不送气区别在于送气音除阻时声门开放，有肺部气流呼出，冲出气流强；不送气音除阻时声门关闭且没有肺部气流呼出，冲出气流弱。

B. 非VPI代偿音

发音方法替代：无送气，同部位 /p/→/b/，“婆婆”发成“伯伯”。

发音方法：双唇抿紧无声吹气，纸片吹动后声音随气流发出爆破声。

2）唇齿音：送气擦音 /f/。

声门塞音：舌后缩，辅音脱落 /fu/→近似鼻化元音 /u/，或送气弱形成辅音弱化。

发音部位：上齿与下唇形成缝隙，似露齿微笑。对上前牙部分缺失或反殆者，可上齿轻咬下唇。

发音方法：双唇合拢留有缝隙，模仿吹蜡烛或吹水泡时的吹气方式，发出双唇吹气音 /ɸ/，延续吹气同时下颌稍向后移变为上齿触碰下唇，气流经唇齿缝隙摩擦而出，先不振动声带无声送气，气流送出后再振动声带随气流发出 /fu/。

注意事项：擦音的送气方式比较平稳且无压力变化，与吹水泡的送气方式相似，故可采用此方法诱导擦音送气。选用 /fu/ 来练习是为了能较长时间稳定发音部位不变，使气流有足够时间摩擦。另外观察发音时鼻漏气情况可用雾镜来判断。

3）舌尖中音：送气塞音 /t/→不送气塞音 /d/。

A. VPI代偿音

声门塞音：舌后缩、舌尖无力；辅音脱落，/t/、/d/→近似鼻化元音 /e/，或送气弱形成辅音弱化。

发音部位：舌尖抵上齿龈。舌后缩致舌尖无力可前牙咬住舌尖，借助下前牙使舌尖推向上齿龈，纠正后再按正确构音训练。

发音方法：除阻时舌尖用力，借助下前牙可增加舌尖力度，屏气后模仿舌吐气时推开舌尖下滑，先无声送气，气流释放后声音随气流发出 /t/。/d/ 可在 /t/ 屏气增压基础上，增强阻塞部位气流阻力爆发出 /d/。/t/ 气流强能吹动纸片，与 /d/ 做比较训练。

注意事项：咬住舌尖有助于纠正舌后缩，增加舌尖力度。除阻时要避免开口度过大，导致舌尖过早下滑、无力而产生弱化。有反殆者应避免舌尖与上唇形成构音点、或使舌尖后移使舌面抬高。

B. 非 VPI 代偿音

腭化音：舌面上抬，气流通过舌面与硬腭阻碍处发出的介于 /t/ 和 /k/、/d/ 和 /g/ 之间的舌面中塞音，或表现为辅音脱落。

发音部位：舌尖上抬抵上齿龈，控制舌面上抬可用上下前牙咬住舌尖，纠正后再按正确构音训练。

侧化音：与介音 /i/ 拼合的音节中会出现，舌尖上抬不到位或下滑时偏斜，气流由舌齿边侧口角流出。

发音部位：以 /t/、/d/ 为基准音，舌尖抵上齿龈，带出有介音 /i/ 的音节，如 /t/ → /ti/，/t/ → /tian/，/d/ → /di/，/d/ → /diao/。舌尖下滑时避免偏斜，也可用前牙咬住舌尖，有效后再按正确构音训练。

替代音：前后发音部位替代，如 /t/ → /k/，/d/ → /g/。送气方法替代，如 /t/（送气）→ /d/（不送气）。

发音部位：舌前伸、舌根放松，舌尖上抬抵住上齿龈。

发音方法：发音方法相同，可模仿舌吐气，气流推开舌尖下滑发出 /t/；再以 /t/ 的相同发音部位带出不送气 /d/。

注意事项：对镜观察舌位与开口度大小。/t/ 开口度过小，除阻时会产生舌与前牙的摩擦噪声，训练时可用小指放于一侧齿间保持开口度。

4）边音 /l/：舌尖上抬不到位或舌尖向后近硬腭，近似舌尖后浊擦音 /r/。VPI 与非 VPI 发音特点相似，一般鼻化音不明显。

发音部位：保持开口度，舌尖上抬抵住上齿龈，舌两边留有空隙，或借助口镜抬起舌尖到上齿龈。

发音方法：发音时舌尖稍加用力、舌根部放松，舌尖下滑时气流从舌两侧边缘流出。

注意事项：主要是引导舌构音部位。保持开口度，避免舌尖向后或向下，与 /r/、/n/ 混淆。与带介音 /i/ 相拼的音节，避免下滑时舌尖偏斜形成侧化音。如舌尖上抬受限，需注意有无舌系带过短。

5）舌尖前音（平舌音）：送气擦音 /s/ →送气塞擦音 /c/ →不送气塞擦音 /z/。

A. VPI 代偿音

声门塞音：舌后缩，辅音脱落，/s/、/c/、/z/ 近似鼻化音 /r/，或送气弱形成辅音弱化。

发音部位：展唇、似微笑，前牙对齐闭合。/s/ 是舌尖与下齿背形成缝隙，/c/、/z/是舌尖与下齿背形成阻塞。舌后缩用发音方法相同、发音部位接近的齿间擦音 /θ/ 诱导，前牙轻咬舌尖使舌平展、前伸。

发音方法：①保持齿间音 /θ/ 舌位前伸，模仿吹水泡的送气方式使气流从舌齿缝隙吹出，延续 /θ/ 的送气方式，舌尖由上下齿间向后平移为舌尖与下齿背构成阻碍，由 /θ/ → /s/ 反复训练。②还可用已纠正的唇齿音 /f/ 送气方式进行诱导，在延续 /f/ 送气同时，构音部位由唇齿变为舌尖与下齿背，气流从舌齿缝隙摩擦而出，先无声送气，气流平稳送出后声音随气流发出 /s/。/c/ 在 /s/ 的基础上，增强塞与擦的噪声压力，送出气流强，形成送气塞擦音

/c/；同样在 /c/ 的基础上，增加舌尖与齿阻塞部位的气流阻力，送出气流弱，形成不送气塞擦音 /z/。

咽喉摩擦音：鼻化音，舌后缩，气流经舌根与咽喉阻碍处发出的摩擦音，以辅音弱化为主。

发音部位：齿间音 /θ/ 诱导舌前伸后再按 /s/ 构音部位训练。

发音方法：延续 /θ/ 的送气方式，舌尖由齿间向后平移为舌尖与下齿背构成阻碍，由 /θ/ 到 /s/ 反复练习。

注意事项：保持舌、唇、下颌稳定。注意除阻时擦音与塞擦音气流释放时的不同压力，塞擦音除阻是先塞后擦，即阻塞→松开→放开，除阻时 /s/、/c/ 声门由开放到收小，有肺部气流呼出，气流释放强；/z/ 声门开放到关闭，气流释放弱且口内压力较大，除阻时需保持压力，避免声带提前振动形成辅音脱落。咽喉摩擦音去代偿应注重诱导舌前伸、舌根放松。

B. 非 VPI 代偿音

腭化音：舌面上抬，气流经舌面中与硬腭阻碍处发出的舌面中塞擦音。

发音部位：以舌尖前元音 /–i/、/ɿ/ 为基准音，前牙闭合，舌平伸，舌尖近下齿背。

发音方法：保持 /–i/、/ɿ/ 舌位不变、随声音送出气流发出 /s/。再由 /s/ 带出同部位 /c/、/z/。

侧化音：舌卷曲、偏斜，气流从舌齿一侧或两侧口角流出，似口水杂音，伴有口角牵动。

发音部位：以舌尖前元音 /–i/、/ɿ/ 为基准音，保持舌平展；舌偏斜可用齿间音 /θ/ 纠正，由 /θ/ 到 /s/ 反复练习至舌位正确。

发音方法：稳定 /–i/、/ɿ/ 舌位不变、随声音送出气流发出 /s/。

齿间音：舌尖暴露于齿间，气流经舌齿间摩擦成声。

发音部位：前牙闭合，舌尖与下齿背构成阻碍，送气方式与 /θ/ 相同。

注意事项：纠正腭化、侧化、齿间音主要是诱导舌构音部位并保持舌平展稳定。腭化音是纠正舌上抬，侧化音是纠正舌偏斜，齿间音是纠正舌过伸。腭化和侧化都可用齿间音 /θ/ 进行舌位诱导，并且能直观舌的形态及动态变化。

6）舌尖后音（翘舌音）：送气擦音 /sh/ →送气塞擦音 /ch/ →不送气塞擦音 /zh/。

A. VPI 代偿音

声门塞音与咽喉摩擦音：发音特点与舌尖前音相似。

发音部位：用已纠正的舌尖前音 /s/ 诱导舌尖后音 /sh/。以 /s/ 为基准音，舌尖平放与下齿背成缝隙变为舌尖向上与硬腭前部成缝隙。

发音方法：送气方式同舌尖前音，可用已纠正的擦音 /s/ 与 /sh/、塞擦音 /c/ 与 /ch/、/z/ 与 /zh/ 比较。延续 /s/ 送气方式，保持舌位前伸，舌尖由平向上与硬腭前部成缝隙，气流经缝隙摩擦而出，先无声送气，再声音随气流发出 /sh/。再以 /sh/ 为基准音保持舌位不变，增强塞与擦的噪声压力及阻塞部位的气流阻力带出同部位 /ch/、/zh/。

B. 非 VPI 代偿音

腭化音：发音特点与舌尖前音相似。

发音部位：用发音部位相近的舌尖后元音 /–i/、/ʅ/ 诱导 /sh/ 发音部位，舌尖上翘与硬腭前构成阻碍。

发音方法：保持 /–i/、/ʅ/ 舌位不变，气流随声音在舌尖与硬腭前缝隙处摩擦发出舌尖后

音 /sh/。

注意事项：保持舌、唇、下颌稳定，避免舌尖向后上翘。在纠正舌尖后音前应先巩固好舌尖前音，否则容易使二者混淆，还需多做二者舌位比较练习。如：四十，十四，四是四，四十是四十，十四是十四……。

7）舌面音：送气擦音 /x/ →送气塞擦音 /q/ →不送气塞擦音 /j/。

A. VPI 代偿音

声门塞音：舌后缩，辅音脱落，/x/、/q/、/j/ →近似鼻化元音 /i/；或送气弱形成辅音弱化。

发音部位：前牙对齐闭合，用发音部位近似的舌面前元音 /i/ 诱导 /x/。或用已纠正的舌尖前音 /s/ 为基准音，舌前伸不变，舌尖由平向下，舌面前隆起贴近硬腭前部。

发音方法：送气方式同擦音 /s/、塞擦音 /c/、/z/。保持元音 /i/ 舌位不变，随声音送出气流发出舌面音 /x/。或以 /s/ 为基准音，延续送气同时，舌尖由平向下使舌面前隆起，气流经舌面与硬腭缝隙处摩擦而出，先无声送气，气流平稳释放后声音随气流发出 /x/。在 /x/ 基础上增强塞与擦的噪声压力及阻塞部位的气流阻力，带出同部位的 /q/ 与 /j/。

咽喉摩擦音：鼻化音，舌后缩，气流经咽喉阻碍处发出摩擦声。

发音部位：齿间音 /θ/ 诱导舌前伸，或以 /s/ 为基准音，舌位前伸不变，舌尖由平向下，舌面前贴近腭前部。

发音方法：用送气方式相同的 /s/ → /x/ 比较训练，延续 /s/ 送气方式，舌尖由平向下，气流经舌面与硬腭缝隙处摩擦成 /x/。

注意事项：因舌尖前音与舌面音的送气方式相同，舌尖前音送气方式建立后，舌面音的纠正主要是构音部位诱导。避免舌尖用力发成英文字母 /c/。

B. 非 VPI 代偿音

腭化音、侧化音、齿间音发音特点同舌尖前音。

发音部位：用舌面前元音 /i/ 诱导 /x/。舌尖抵下齿，舌面前向腭前部隆起。

发音方法：保持元音 /i/ 舌位不变，随声音平稳送出气流，发出舌面音 /x/。

注意事项：/i/ 与 /x/ 衔接时，保持唇、舌、下颌稳定，避免衔接时下颌开闭致舌面部抬高或舌偏斜形成腭化或侧化音。

8）舌根音：送气擦音 /h/。鼻化音，送气弱，易形成弱化。

发音部位：开口度大，舌根与软腭形成缝隙，舌尖向下有利于舌根向后抬高。

发音方法：模仿喘气或对着雾镜哈气，气流从舌根与软腭缝隙处摩擦发出 /h/，先无声送气再声音随气流发出 /h/。

注意事项：/h/ 开口大、口内压力小、送气方式简单，可作为治疗初期肺部气流呼出、由口吹气的训练。发音时避免双唇靠近和 /ɸ/ 混淆，或舌根与软腭阻塞形成舌根音 /k/。

9）舌根音：送气塞音 /k/ →不送气塞音 /g/。

A. VPI 代偿音

声门塞音，辅音脱落 /k/、/g/ →近似鼻化元音 /e/；或送气弱形成弱化，近似擦音 /h/。

发音部位：保持开口度，舌尖向下，舌根上抬抵住软腭。可用压舌板或口镜向后轻压舌前部使舌根上抬向软腭靠拢。

发音方法：模仿咳痰声或含水抬头做漱口诱导，气流经舌根与软腭处突然释放，先无声送气再接元音 /e/ 发出送气塞音 /k/。在 /k/ 构音部位基础上，加大阻塞部位气流阻力爆发出

不送气塞音 /g/。

咽塞音：舌根后缩与咽后壁构成阻塞，咽肌参与收缩发出的挤压声，伴有鼻化音，辅音脱落。

发音部位：用擦音 /h/ 诱导舌根前移近软腭部，放松咽部肌肉。

发音方法：以 /h/ 为基准音，模仿咳痰声使舌根上抬贴近软腭，先无声送气再接元音 /e/ 发出 /k/。

注意事项：VPI 代偿音多有习惯性舌后缩，舌根音的构音部位可能会累及其他舌位前置的辅音，因受其影响使舌位后置，所以在舌根音训练同时需反复巩固之前已纠正的辅音。

B. 非 VPI 代偿音

替代音：前后发音部位替代，舌尖上抬。常见于舌根音替代舌尖中音，/k/ → /t/，/g/ → /d/。

发音部位：用元音 /ɑ/ 诱导舌尖下降后再做舌根部向后提升；也可用压舌板轻压舌前部来控制舌尖上抬。

发音方法：模仿咳痰声音，先无声送气，再接元音 /e/ 发出 /k/。再由 /k/ 带出同部位 /g/。

注意事项：发音时保持舌、下颌稳定。

（4）音节：能清晰发出单个辅音并使其巩固后，即可带入相应同声母音节训练。①音素连续法：以音素为单位，连续拼成音节，如：/s–ɑ–o/ → /sɑo/。②三拼连续法：把带介音（/i/、/u/、/ ü /）的音节分为声、介、韵三部分，拼读时，把介音作为单独一个音，连续读成一个音节（声→介→韵），如：/j–i–ɑn/ → /jiɑn/。③声韵连续法：把音节分成声母与韵母二部分，先发声母，不停顿连续滑向韵母，如 /c–ui/ → /cui/。先找准声母的发音部位，待声母清晰发出后直接滑向韵母。在声母向韵母滑动时保持口内压力，并延续声母的气流呼出，平稳过渡到韵母。④声母音节连续法：前后声母一致，先发声母，保持构音部位与送气方式不变，连续发出该声母的音节，如 /s / → /sɑi/。

另外，音节训练应同时加入四声（阴平、阳平、上声、去声）的训练。

注意事项：腭裂异常语音以辅音为主，音节训练应提高声母清晰度，以避免辅音的脱落与弱化。声韵连续法注重声母清晰度、保证声韵母衔接时的口内压力，并避免转化时声母与韵母间停顿。另外音节训练还需注意唇形（展和圆）及舌位（前后与高低）变化，尤其是与韵母开头为圆唇音的合口呼 /u/，或撮口呼 / ü / 相拼时，声母滑向韵母时唇由展到圆、舌位由前到后，应避免声母受韵母舌位变化的影响提前圆唇化，使舌位过早抬高、后移，影响声母清晰度。声母音节连续法能使已纠正的辅音准确带入到音节的同一声母中去，起到强化声母的作用。

（5）词组：在熟练、清晰发出每个音节基础上，采用不同音节组成相应双音节词组训练。①同声母音节训练后进入到同声母双音节词组，如：细心、学校、向下。②所有同声母双音节词组训练后进入到不同声母双音节词组，如：机器、草地、彩色。

注意事项：注意控制协调好前后音节的发音部位、气流压力释放、舌位、开口度的衔接。前后音节声母都是压力性辅音，后音节尤其是不送气塞音或塞擦音应避免声母提前浊化；前音节收尾元音与后音节声母的衔接变化大，且后音节时长短、音强弱，在口内压力不足的情况下就容易产生辅音的脱落或弱化。

（6）短句：根据同声母训练的双音节词组组成相应短句，每个短句尽可能多地出现同一声母组成的词组。所有同声母辅音、音节、词组巩固熟练后进入不同声母组成的综合词组和短句训练。如：现在他是四年级的小学生了、弟弟喜欢吃快餐。要求句中的每个音节能清晰发出，音节与音节平稳过渡（表5-4-1）。

表5-4-1　辅音训练内容列举

音素	音节	词组	短句
/k/	/ke/, /kou/	口渴，可口，可乐	口渴了，要买可口可乐
/f/	/fei/, /fang/	飞鸟，放飞，南方	飞鸟放飞飞南方

注意事项：要注意音节音联中的音节音渡。语速过快，相邻音节易相互融合，致使发单个音节清晰，连成短句后个别音节存在不清晰，所以要控制好音节之间的节奏。

（7）短文和会话：在患者能熟练、清晰地读出所有各类型短句后，可进入短文和会话训练。内容可以丰富多样，如：诗歌、绕口令、看图讲故事等。在会话训练中要求对错误发音及时纠正。在日常用语中也要积极创造良好的语言环境，多用普通话交流。

（8）心理疏导：唇腭裂患者因面部畸形、语音障碍，会有不同程度自卑、交流恐惧心理，因此在训练过程中对患者应以鼓励为主，消除心理症结；营造温馨的学习环境；在寓教于乐中激发患者的学习意愿，与他们结为良师益友。

5. 评价　治疗后再次对患者进行语音评估，评价治疗效果。在语音治疗期间，需定期做语音评估，及时反馈方法的有效性，以便发现问题及时改进。

6. 结语　腭裂语音以异常辅音为主，把相同发音部位或发音方法的辅音归为一组，纠正其中一个相对易学的目标音，或者在相同性质辅音里挖掘出某个正确音，以此为切入点，进而带出其余性质的辅音，这种协同作用有助于训练效果的提高与治疗周期的缩短。

单纯汉语语音教学不能完全适用于腭裂语音的治疗，采用易模仿、构音部位接近的音去诱导目标音的发音部位，利用吹气和发音时腭咽闭合形式一致的特点去诱导目标音的送气方法，不仅简单易学，也更能适应腭裂语音的特点。治疗方法选择还需根据患者自身发音特点不断在训练中磨合调整，最终匹配到适合该患者的有效方法。

（蒋莉萍）

第五节　腭裂语音障碍康复治疗案例示范

一、病例资料

患儿王某，男，1岁时因单侧不完全性腭裂行腭裂修复术，术后由于发音不清、听懂度差，于6岁时到上海交通大学医学院附属第九人民医院唇腭裂治疗中心就诊。患者无听力、智力障碍，语言表达能力较好，所有压力性辅音清晰度差且有明显鼻化音，经主客观评估诊断为腭裂术后VPI，行咽后壁瓣成形术。术后一个半月复诊，准备进行语音治疗。

二、语音治疗程序

(一)评估与诊断

采用上海交通大学医学院附属第九人民医院“汉语语音清晰度测试字表”(表 5-5-1)进行音声采集,由两位言语治疗师对患者进行语音治疗前评估及诊断。

表 5-5-1 汉语语音清晰度测试字表

<table>
<tr><th>项目</th><th>内容</th></tr>
<tr><td>一、元音</td><td>/ɑ/、/o/、/e/、/i/、/u/、/ ü /</td></tr>
<tr><td>二、辅音</td><td>/b/、/p/、/m/、/f/、/d/、/t/、/n/、/l/、/g/、/k/、/h/、/j/、/q/、/x/、/zh/、/ch/、/sh/、/r/、/z/、/c/、/s/</td></tr>
<tr><td>三、字表</td><td>
<table>
<tr><td>波</td><td>白</td><td>杯</td><td>报</td><td>本</td><td>怕</td><td>表</td><td>票</td><td>不</td><td>夫</td></tr>
<tr><td>门</td><td>忙</td><td>没</td><td>法</td><td>朋</td><td>走</td><td>词</td><td>在</td><td>宿</td><td>坐</td></tr>
<tr><td>三</td><td>四</td><td>字</td><td>德</td><td>到</td><td>他</td><td>大</td><td>地</td><td>点</td><td>对</td></tr>
<tr><td>哪</td><td>你</td><td>路</td><td>女</td><td>绿</td><td>了</td><td>来</td><td>里</td><td>两</td><td>题</td></tr>
<tr><td>志</td><td>这</td><td>中</td><td>吃</td><td>产</td><td>村</td><td>程</td><td>住</td><td>说</td><td>春</td></tr>
<tr><td>是</td><td>少</td><td>授</td><td>上</td><td>日</td><td>生</td><td>人</td><td>睡</td><td>刷</td><td>去</td></tr>
<tr><td>向</td><td>熊</td><td>七</td><td>小</td><td>先</td><td>进</td><td>京</td><td>学</td><td>泉</td><td>裙</td></tr>
<tr><td>几</td><td>家</td><td>介</td><td>九</td><td>见</td><td>观</td><td>光</td><td>快</td><td>哭</td><td>画</td></tr>
<tr><td>客</td><td>和</td><td>个</td><td>工</td><td>国</td><td>银</td><td>迎</td><td>用</td><td>五</td><td>我</td></tr>
<tr><td>埃</td><td>二</td><td>一</td><td>也</td><td>要</td><td>有</td><td>喂</td><td>晚</td><td>翁</td><td>语</td></tr>
</table>
</td></tr>
<tr><td>四、词组</td><td>1. 诗词 2. 司机 3. 稀奇 4. 机器 5. 可口 6. 哥哥 7. 批评 8. 爬坡 9. 棒冰 10. 吐痰 11. 电灯 12. 商店 13. 大叔 14. 拉链 15. 算术 16. 操场 17. 粽子 18. 学校 19. 铅球 20. 京剧</td></tr>
<tr><td>五、短句</td><td>五一一三七九四
请问有人在家吗?
跑跑跳跳,宝宝最喜欢吃葡萄
猜一猜,我是谁?
爸爸哥哥常常唱歌
姐姐你去哪儿啊?
上街买东西
给我买一把雨伞吧
好,我一定给你买
你真是我的好姐姐</td></tr>
</table>

1. 发音器官静态检查 唇部、鼻孔对称,牙列无缺失、无齿槽突裂及牙弓狭窄,上颌无后缩,咬殆关系正常。无舌系带短,腭裂修复术后瘢痕较平,已完成咽后壁瓣成形术。

2. 发音器官动态检查 发压力性辅音时鼻翼收缩,舌后缩,舌活动度良好,发元音 /ɑ/ 见软腭、咽侧壁动度欠佳。

3. 计算机语音分析 元音共振峰在高频区能量减弱、可见附加共振峰;塞音、塞擦音充值条消失、擦音乱纹消失或稀疏不均。

4. 鼻漏气检查 ①吹气测试:一口气吹水泡时间 6s,吹气球失败。②雾镜测试:雾镜放置鼻底,发压力性送气音有雾气产生(图 5-5-1,见文末彩插)。

5. 鼻化音 元音与口辅音为口鼻腔同时共鸣,中度鼻化音,高元音 /i/、/ ü / 鼻化音最明显。

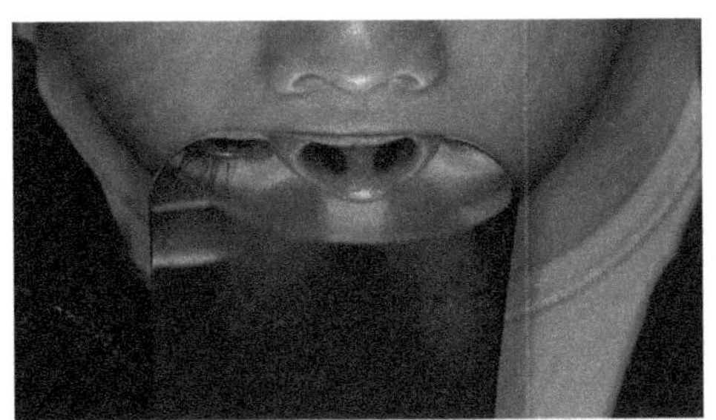

图 5-5-1 雾镜测试鼻漏气

1）异常辅音分布：①辅音脱落：塞音 /b/、/d/、/g/、/k/，擦音 /s/、/sh/、/x/，塞擦音 /z/、/c/、/zh/、/ch/、/j/、/q/；②辅音弱化：塞音 /p/、/t/，擦音 /f/。

2）语音清晰度：29%。

3）VPI 代偿音：声门塞音。

（二）治疗计划

加强腭咽闭合功能，消除鼻化音；纠正舌后缩，诱导正确发音部位与发音方法，恢复正常语音清晰度。每周治疗 1 次（预估 15 次），每次 30min，回家后由家长指导患儿每天巩固训练 2h 左右。

（三）语音治疗

1. 腭咽闭合功能训练

（1）屏气、吹气：双唇抿紧、屏气使软腭提升，每次持续 3~5s，在学会屏气基础上进入吹水泡训练，训练时保持在持续屏气中完成吹水泡动作，定时用捏鼻与不捏鼻比较二者吹水泡时间来检测鼻漏气情况；在吹水泡接近 20s 时，患儿在增强口内压力基础上尝试吹气球训练（图 5-5-2，见文末彩插）。

（2）效果：训练二周后患者吹水泡时间达到 23s，并能一口气吹出气球。将雾镜放置鼻底无明显雾气，提示腭咽闭合功能训练有效。

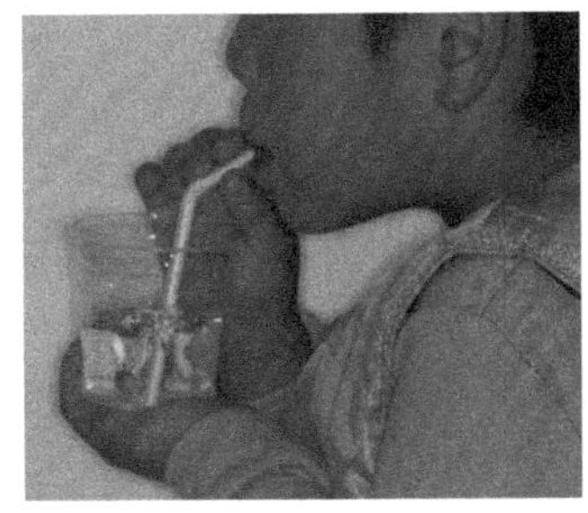 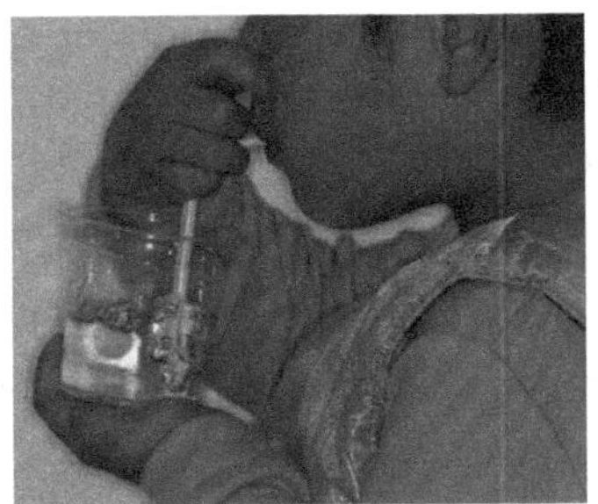 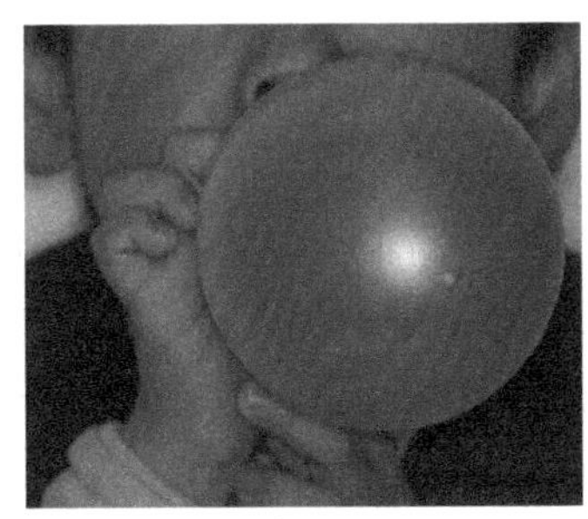

图 5-5-2 腭咽闭合功能锻炼

2. 提升软腭，消除鼻化音 高元音 /i/、/ ü / 训练

（1）元音 /i/：展唇、前牙合拢，舌前伸近下齿，舌面前靠近硬腭前部，舌根放松，音高增强，延长音长 3~4s 并保持舌位稳定，使软腭充分提升，反复训练。

（2）元音 / ü /：保持元音 /i/ 舌位相对不变，发元音 /i/ 并延续声音，同时唇由展变圆使唇部紧张发出 / ü /，延长音长 3~4s 并保持舌位稳定不变，对镜反复训练口形（图 5-5-3，见文末彩插）。

效果：发元音时捏鼻与不捏鼻比较，二者声音接近，捏鼻不产生鼻堵音。

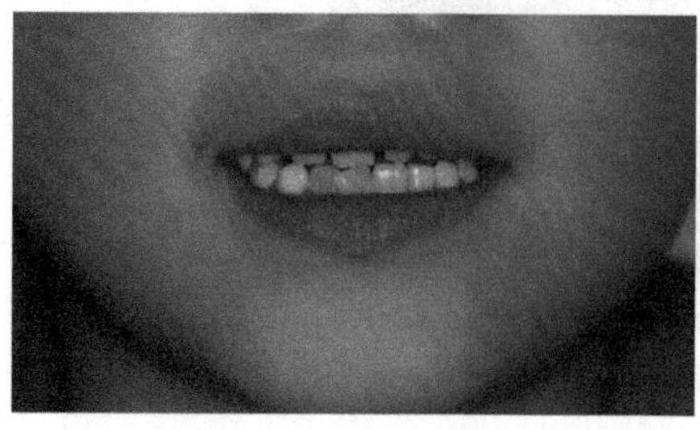
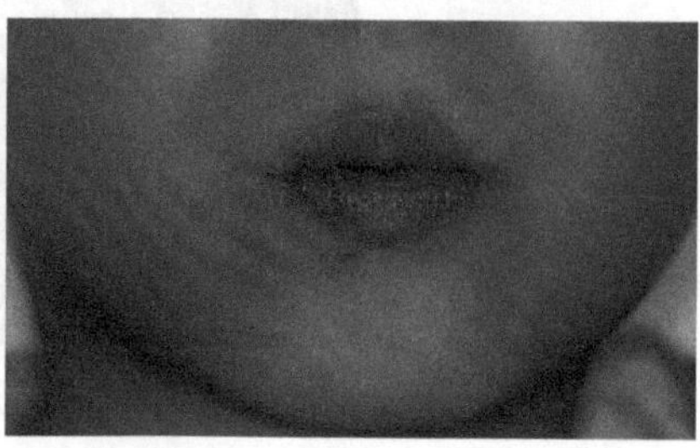

图 5-5-3　元音 /i/、/ü/ 口形比较

3. 辅音训练　按照单音、音节、词组、短句、短文和会话的顺序进行。

按 VPI 型代偿音训练，发音部位由前到后，双唇音→唇齿音→舌尖中音、舌尖前音→舌面音、舌尖后音→舌根音；发音方法由易到难，塞音→擦音→塞擦音、送气音→不送气音。

（1）双唇塞音：送气塞音 /p/ →不送气塞音 /b/。

发音特点：舌后缩，唇爆破无力；/p/ 送气弱形成弱化；/b/ 脱落→近似鼻辅音 /m/。

训练方法：屏气，积聚口内压力，模仿吹气球时气流冲破双唇阻力后发出爆破声，并吹动纸片。先无声吹气，再随气流发出声音 /p/。/b/ 在 /p/ 基础上增加双唇气流阻力爆破而出，训练后通过吹纸能比较出 /p/、/b/ 送气与不送气效果（图 5-5-4，见文末彩插）。

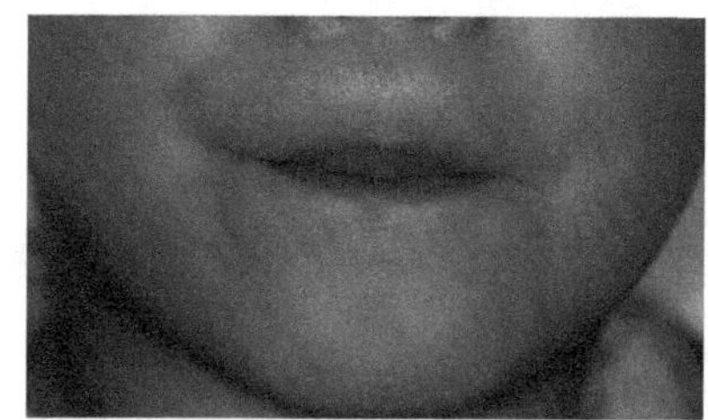
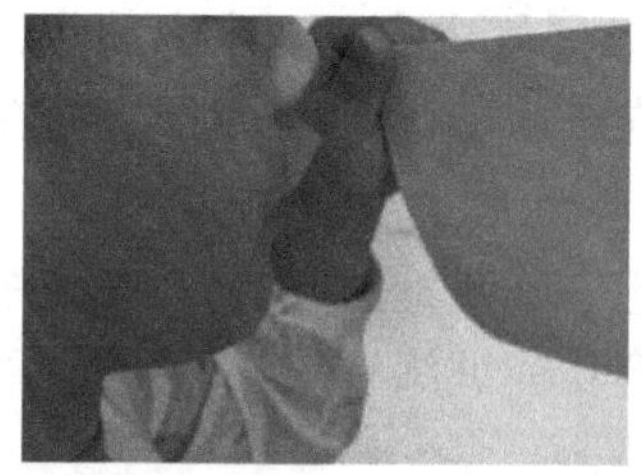
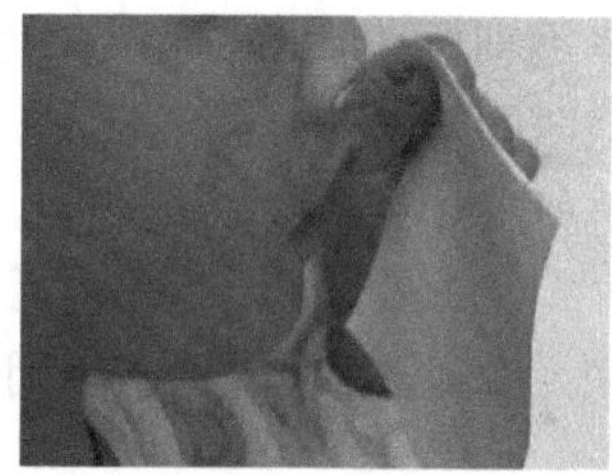

图 5-5-4　送气音 /p/ 与不送气音 /b/ 吹纸片比较

双唇音 /p/、/b/ 可清晰、熟练地发出后，分别带入各自相应音节训练，采用声韵连续法，注重声母清晰度，如 /pang/，声母 /p/ 清晰发出后不停顿连续发出 /ang/，所有 /p/ 与 /b/ 音节完成后分别进入到同声母组成的双音节词组练习，最后根据同声母训练的双音节组成相应短句。如：/pan/，/pei/，/po/，/pa/；盼盼，培养，婆婆，爬坡；盼盼陪婆婆爬坡。/ba/，/bu/，/bang/，/bao/，/bei/；爸爸，不帮，宝宝，背包；爸爸不帮宝宝背背包。

（2）唇齿音：送气擦音 /f/。

发音特点：送气弱，/f/ 弱化。

训练方法：双唇留有缝隙，模仿吹水泡时的吹气方式，气流经双唇发出双唇吹气音 /ɸ/，延续吹气同时下颌稍后移，发音部位变为上前牙触碰下唇，气流从唇齿缝隙平稳吹出。先无声吹气，气流送出后声音随气流发出唇齿音 /f/（图 5-5-5，见文末彩插）。练习后用雾镜放于鼻底下显示无明显雾气。

/f/ 清晰发出后带入相应音节训练，采用声韵连续法，如 /fa/，声母 /f/ 发出后不停顿跟出后续韵母 /a/。所有音节完成后进入同声母 /f/ 组成的双音节词组练习，最后由声母 /f/ 组成相应短句。如：/fu/，/fa/，/fang/，/fei/，/fang/；辅音，发音，方法，飞鸟，放飞，南方；辅音发音方法难；飞鸟放飞飞南方。

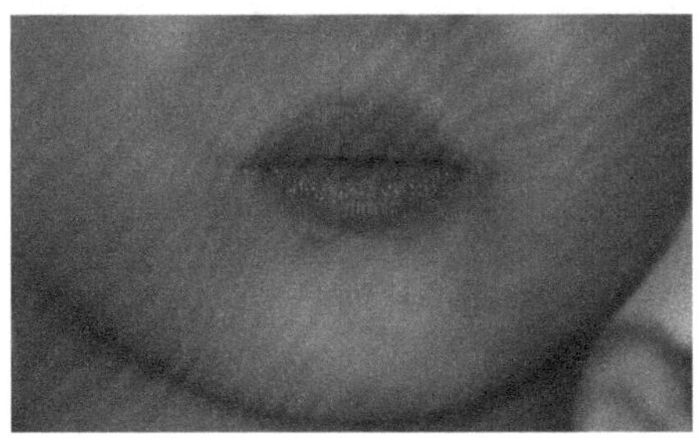
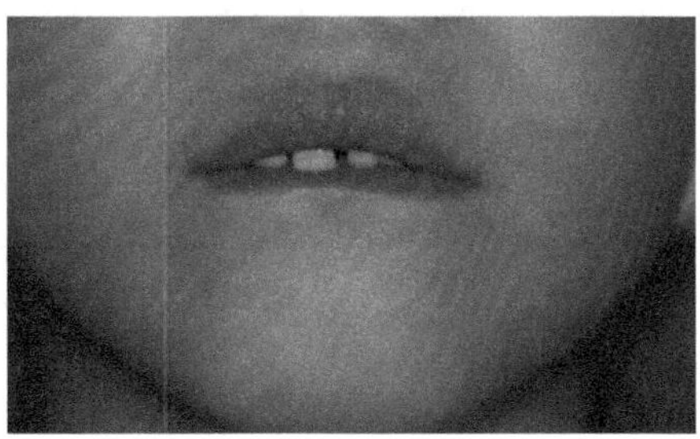

图 5-5-5 双唇吹气音 /Φ/→唇齿擦音 /f/ 练习

（3）舌尖中音：送气塞音 /t/→不送气塞音 /d/。

发音特点：舌后缩，舌尖无力抵住上齿龈，/t/ 送气弱形成弱化，/d/ 脱落→近似鼻化元音 /e/。

训练方法：舌后缩用上下牙咬住舌尖，借助下牙使舌尖推向上齿龈以增加舌尖力度，屏气后做舌吐气，使气流推开舌尖下滑发出 /t/，舌位稳定后下牙离开舌尖，按正确构音部位舌尖抵上齿龈训练（图 5-5-6，见文末彩插），/t/ 气流强能吹动纸片。/d/ 在 /t/ 基础上增加阻塞部位的气流阻力爆发出 /d/。

舌尖中音 /t/、/d/ 清晰发出后，采用声韵连续法，分别带入各自相应音节训练，所有 /t/ 与 /d 音节 / 完成后分别进入到同声母双音节词组及短句练习。如：/tong/，/tiao/，/tian/，/tao/，/tuan/；儿童，跳远，甜桃，汤团；儿童挑甜蜜桃汤团。/di/，/die/，/dao/，/dan/，/dou/，/diao/；弟弟，跌倒，斗胆，掉地；弟弟一跌倒，鸭蛋都掉地。

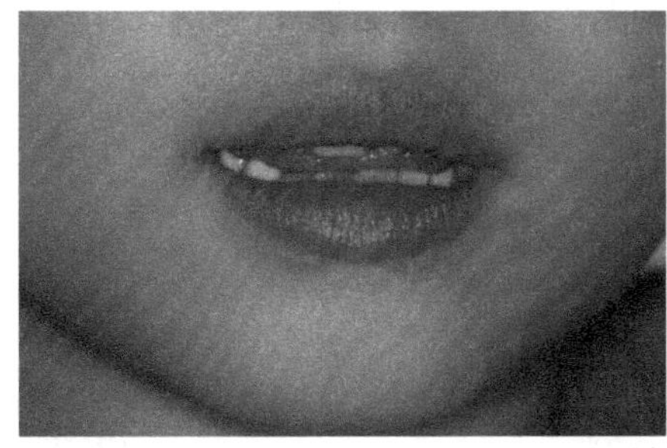
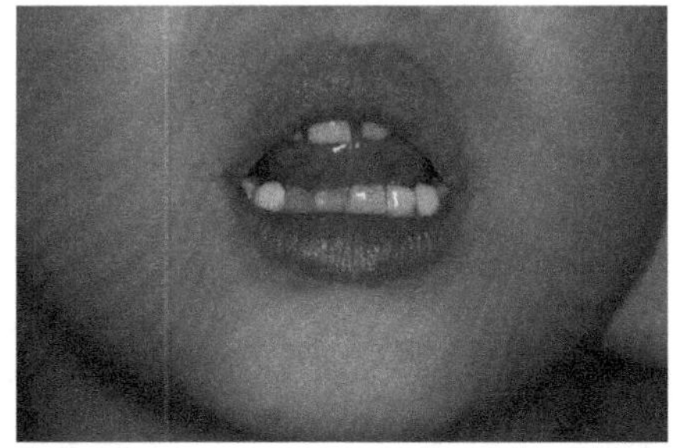

图 5-5-6 舌尖抵住上齿龈练习

（4）舌尖前音（平舌音）：送气擦音 /s/→送气塞擦音 /c/→不送气塞擦音 /z/

发音特点：舌后缩，无送气，/s/、/c/、/z/ 脱落→近似鼻化音 /r/。

训练方法：舌后缩用发音方法相同的齿间擦音 /θ/ 诱导舌前伸，前牙咬住舌尖，舌体平展，模仿吹水泡送气方式使气流经舌齿间缝隙吹出，延续 /θ/ 的送气方式不变，舌尖由齿间向后平移，与下齿背成缝隙，气流经缝隙摩擦而出，先无声送气，再声音随气流发出 /s/。由 /θ/ → /s/ 反复训练（图 5-5-7，见文末彩插），借助镜子对照舌、口形与下颌稳定情况。/c/ 在 /s/ 基础上，增强舌尖与齿的塞与擦的噪声压力，形成送气塞擦音 /c/；同样在 /c/ 基础上，增加舌齿间阻塞部位的气流阻力，发出不送气塞擦音 /z/。

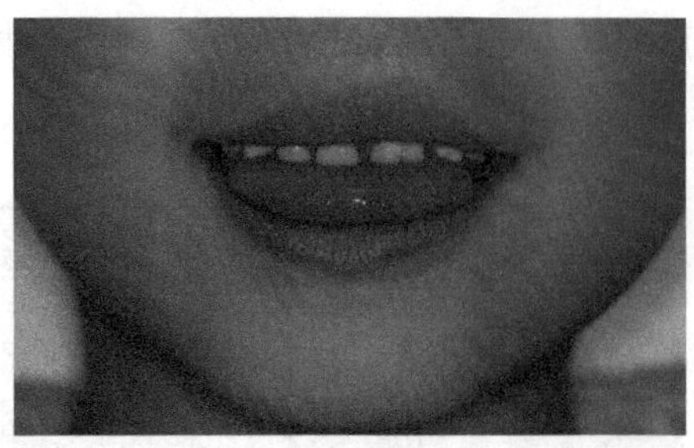
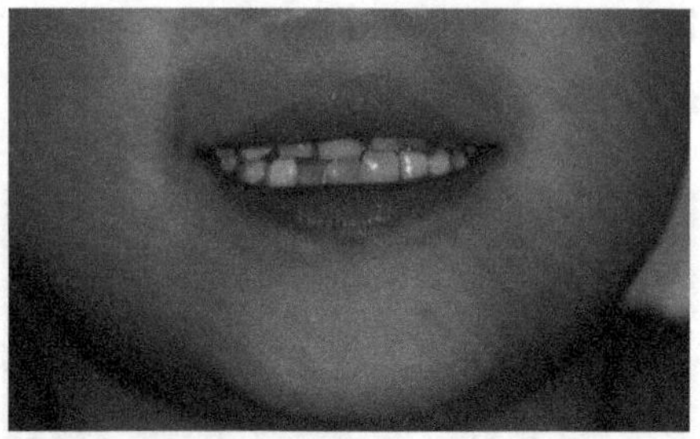

图 5-5-7　齿间音 / θ / 诱导舌尖前音 /s/

舌尖前音 /s/、/c/、/z/ 清晰发出后，采用声韵连续法，分别带入各自相应音节及同声母双音节词组、短句练习。如：/si/，/sui/，/suan/，/su/；四岁，速算，四岁我会算速算。/cai/，/cong/；菜园，洋葱；菜园有叶菜、洋葱。/zuo/，/zai/，/zao/，/zi/，/zong/；座位，枣子，粽子；昨晚再买枣子粽子。

（5）舌尖后音（翘舌音）：送气擦音 /sh/ →送气塞擦音 /ch/ →不送气塞擦音 /zh/。

发音特点：舌后缩，无送气，/sh/、/ch/、/zh/ 脱落→近似鼻化音 /r/。

训练方法：用已纠正的舌尖前音 /s/ 诱导 /sh/：先以 /s/ 为基准音，保持舌位前伸及送气方式不变，舌尖由平向上与硬腭前部构成缝隙发出 /sh/（图 5-5-8，见文末彩插）。再以 /sh/ 为基准音保持舌位不变，增加噪声压力与阻塞部位的气流阻力带出 /ch/、/zh/。熟练后加强 /s/ 与 /sh/、/c/ 与 /ch/、/z/ 与 /zh/ 比较练习，如：四是四，十是十，四十是四十，十四是十四。

舌尖后音 /sh/、/ch/、/zh/ 清晰发出后，采用声韵连续法，分别带入各自相应音节及同一声母双音节词组、短句练习。如：/shu/，/shi/，/she/；叔叔，摄影，事实；叔叔是摄影师。/che/，/chang/，/cheng/，/chu/；乘车，长城，出门；乘车沿长城出城门。/zhen/，/zhong/，/zhua/，/zhu/，/zhi/；站长，制止，真正，摘花；珍珍终于抓住蜘蛛。

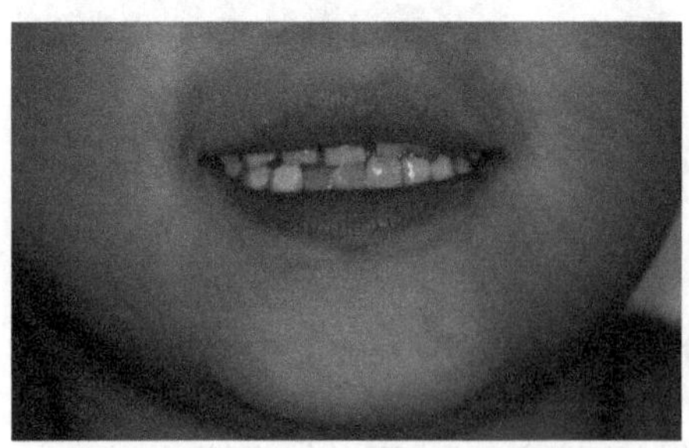
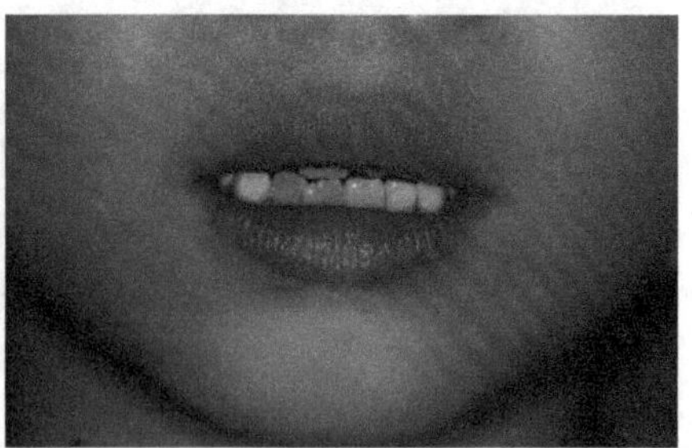

图 5-5-8　舌尖前音 /s/ 诱导舌尖后音 /sh/

（6）舌面音：送气擦音 /x/ →送气塞擦音 /q/ →不送气塞擦音 /j/。

发音特点：舌后缩，无送气，/x/、/q/、/j/ 脱落→近似鼻化元音 /i/。

训练方法：以舌面前元音 /i/ 为基准音，延续声音、保持舌位稳定下送气，气流经舌面与硬腭缝隙处摩擦成 /x/（图 5-5-9，见文末彩插），再以 /x/ 为基准音，保持舌位不变，增强噪声压力和阻塞部位气流阻力带出同部位的塞擦音 /q/ 与 /j/。

舌面音 /x/、/q/、/j/ 清晰发出后，采用声韵连续法，分别带入各自相应音节及同声母双音节词组及短句练习。如：/xi/，/xiong/，/xing/；喜欢，熊猫，猩猩；我喜爱熊猫与猩猩。/qiu/，

/qing/，/qi/，/qian/；球迷，氢气，签名；球迷用氢气球让球员签名。/jiu/，/jing/，/ju/，/jie/；九月，京剧，节目；九月九日有京剧节目。

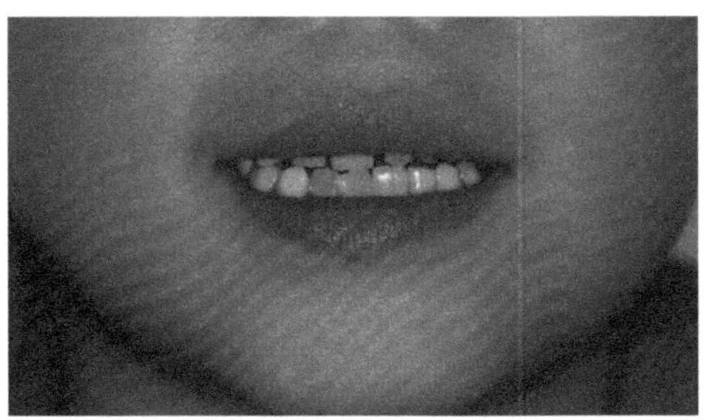

图 5-5-9 元音 /i/ 诱导舌面音 /x/

（7）舌根音：送气塞音 /k/ →不送气塞音 /g/。

发音特点：舌后缩，/k/、/g/ 脱落→近似鼻化元音 /e/。

训练方法：用口镜轻压舌尖向后、向下，诱导舌根上抬向软腭靠拢，屏气形成压力后模仿咳痰声诱导气流经舌根与软腭处瞬间释放，先无声送气再后接元音 /e/ 发出 /k/（图 5-5-10，见文末彩插）。保持 /k/ 舌位不变，增加气流阻塞力度爆发出 /g/。

舌根音 /k/、/g/ 清晰发出后，采用声韵连续法，分别带入各自同声母组成双音节词组及相应短句练习。如：/kou/，/ke/；口渴，可口，可乐，我口渴；要喝可口可乐。/ge/，/gan/，/gai/，/gong/；哥哥，感冒，应该，外公，隔离；哥哥感冒应该跟外公隔离。

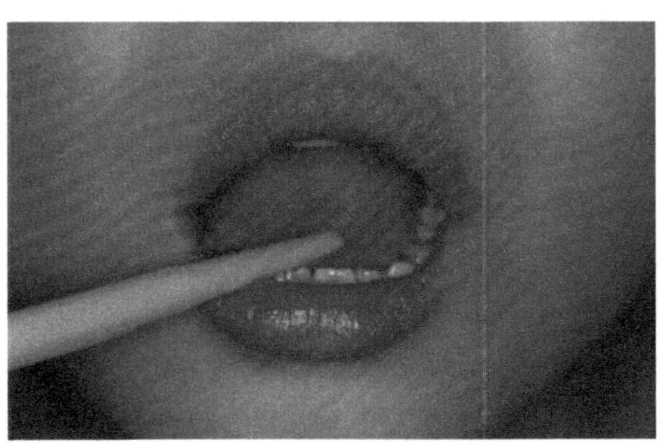

图 5-5-10 诱导 /k/ 构音部位

（8）熟练、清晰读出所有辅音音节组成的各类型短句后，进入综合性词组、短句训练。如：哥哥给我讲科学家的故事，早晨做完早操吃早餐，从北京搬家到上海。

所有内容巩固强化后，最后训练短文和会话，内容是背儿歌、讲童话故事，进行提问式会话训练，在训练中捕捉错误发音并及时纠正。

（四）评价

治疗周期 1 次 / 周，共 15 次。计算机语音处理系统（computer speech lab，CSL）分析：元音共振峰高频区能量增强、额外共振峰消失，塞音、塞擦音可见充值条，擦音、塞擦音乱纹能量增强且均匀分布；语音清晰度 100%，无鼻化音，短句、短文朗读时音节衔接清晰，但会话交流个别词语存在辅音弱化。继续巩固训练 2 个月后复查，会话交流顺畅，清晰度佳。半年后复查，会话交流已达正常水平。

（蒋莉萍）

第六节　相关器质性语音障碍康复

语音语言是人类特有的交流工具，清晰的语音及流畅的口语表达取决于正常发音器官的结构以及相互之间的协调配合。口腔内包含了重要的发音器官，许多发生在口腔的疾病都有可能造成语音障碍，以下将介绍部分相关器质性语音障碍。

一、舌、腭部分缺损的言语障碍

（一）舌缺损

舌是构音活动中最活跃的发音器官，舌体大小、形态，舌的活动度以及舌系带均有可能对发音活动有影响，以下将从这几方面探讨舌对语音的影响。

1. 舌体大小、形态

（1）巨舌：巨舌（macroglossia）是一种罕见的疾病，分为原发性和继发性两大类，由于舌体巨大，堵塞口咽腔，并伸于口外，可能会影响患者的呼吸、咬合、吞咽（swallow）、咀嚼、言语、外观及心理等方面。手术是其主要的治疗方式，药物治疗的方式也在不断地探索中。无论选择何种手术方式都应该从舌背侧而不是腹侧切除，以避免损伤舌神经、舌下神经和舌动脉，并维持舌的固有形状，与此同时应避免舌尖的切除，因为舌尖与语音发音有极其紧密的联系。

（2）舌切除术后：正常发音活动中，舌不仅可以任意改变形态和位置，调节共鸣腔的形状，还可以协同相邻组织，共同完成发音动作。但是手术或外伤后，舌原有的形态和功能发生了改变，无法配合完成规范发音动作，导致语音障碍的产生。在舌癌切除术后患者当中尤其明显，严重影响患者的语音功能和生存质量。孙坚等依据舌切除后缺损部位和范围的不同，对患者术后语音清晰度是否会受到影响做了相关研究。按舌缺损部位分组，分为舌前部切除组、舌中部切除组、舌后部切除组和半侧舌切除组，结果表明舌前部切除组和半舌切除组术后的语音清晰度显著低于舌中部和舌后部切除组，而舌前部切除组和半舌切除组以及舌中部切除组和舌后部切除组术后的清晰度下降值间并无显著性差异。舌缺损部位可在一定程度上影响舌癌患者术后语音功能，舌前部切除者术后语音恢复度低于舌后部切除者。

2. 舌的活动度　为评价舌癌患者术后舌活动度，采用两种方法。①以大开口时舌的最大前伸位作为评判参考的依据，嘱患者大开口用力伸舌，舌的最前缘距下颌中切牙切缘的距离记为舌最大前伸距，并依此将伸舌受限程度分为 3 级。Ⅰ度受限：舌最大前伸≥1.0cm。Ⅱ度受限：0cm＜舌最大前伸距＜1.0cm。Ⅲ度受限：舌最大前伸距为 0cm，即用力伸舌时，舌最前缘不能超过下颌中切牙切缘。②口腔轮替运动速率是衡量舌部运动灵活程度的一个重要指标，患者需要在 4s 内发出最多特定音节，发音位置从前往后，例如音节 /tɑ/、/chɑ/、/kɑ/ 等。伸舌受限及舌体活动度差也会影响发音动作，造成言语障碍。

3. 舌系带异常　舌系带最常见的异常为舌系带过短，最严重的情况可发生舌固连。舌系带短属于先天性发育异常，常见表现有伸舌、卷舌困难，对母乳喂养、吞咽、言语清晰度（speech clarity），以及心理有不同程度的影响。对舌系带短的诊断比较直观，患者舌头无法正常自由前伸，舌头伸出口外的部分过短，而且舌尖被舌系带牵拉出现凹陷，呈“W”形。国外研究发现儿童语言障碍与舌系带短之间没有显著的联系，因此不建议在婴儿早期就进行舌系带分离术来预防未来的发音问题。综上所述，舌系带短对发音的影响需要实事求是，切忌以手术解决作为第一准则。

（二）腭缺损

腭（palate）又称口盖，分隔口腔与鼻腔，参与吞咽、调节声音共振腔及言语的构音等活动。腭分为硬腭与软腭两部分：硬腭（hard palate）占腭的前 2/3，呈穹窿状，有牙弓围绕；软腭（soft palate）占腭的后 1/3，附着于硬腭后缘并向后延伸。

腭部缺损常见的是先天性唇腭裂、面裂导致的，腭裂由于解剖结构异常，难以在口内形成足够的压力，易导致代偿性发音习惯和腭裂语音障碍的产生。到目前为止，国内外暂未有统一的腭裂分类方法，根据腭部裂隙的不同程度可分为软腭裂、不完全性腭裂、单侧完全性腭裂以及双侧完全性腭裂。另一种是将腭裂分为三度的分类方法：Ⅰ度，限于腭垂裂；Ⅱ度，部分腭裂；Ⅲ度，全腭裂开。此外，还有一种类型称为腭隐裂（或腭黏膜下裂），指的是腭部黏膜表面完整，软腭中间部分较薄呈透明状，伴有悬雍垂裂和硬腭后缘触有缺损。值得探讨的是临床上有部分腭隐裂患者的语音功能只受轻微影响，如患者对自身语音发音没有高标准要求，可先不行手术治疗。

另一类常见的是由于外伤、肿瘤和腭咽部手术导致的腭部缺损，此类改变了局部的解剖结构，破坏了腭部的完整性，可一定程度上对语音功能造成影响。

二、牙列缺失、咬合错位等有关言语障碍

牙列是位于上颌骨或下颌骨上的牙的集合，咬合则是上下牙的接触状态，牙列、咬合关系异常也会在一定程度上影响发音功能。

（一）牙列缺失

正常牙列外形规则、整齐，每个牙在牙槽骨内有其特定的位置，牙与牙之间紧密邻接，牙齿结合嘴唇和舌头，通过对气流的控制，在辅音发音中扮演着重要作用，发音过程中儿童由于牙列缺失无法完成相关的发音动作而产生言语障碍。其中乳牙前牙过早脱落对乳牙牙弓和言语障碍的影响尤为明显，国外研究发现乳牙前牙过早脱落对 /s、z/ 等音影响较为明显。

丛佳通过对牙齿缺失的研究分析得出结论为：牙齿缺失不仅会改变患者发音腔的物理结构，也对口腔生理机能产生重要影响，尤其是全口或半口牙列缺失时对语音功能的影响更加明显。全口或半口牙列缺失时需进行全口义齿或半口义齿的修复，修复后患者的语音功能可得到不同程度的恢复。但是由于基托的覆盖阻断了发音时来自舌、腭、牙槽嵴等处的反馈舌无法精确定位容易致使发音不准，而且义齿本身使口腔共鸣腔容积有所改变也使语音发生不同程度的改变。李隽等通过对戴义齿至少 1 年者和有正常牙齿者的比较证实了这一点并且认为主要是辅音出现异常。分析还认为：由于绝大多数患者舌的代偿和适应能力强且下颌基托对口腔容积的改变影响较小，而发音时舌与腭接触的频率较高所以上颌基托成为影响发音的主要结构。

（二）错殆畸形

王丽等针对错殆畸形对发音的影响研究得出：近代错殆畸形是指牙齿、牙弓、颌骨和颅面位置及关系不调引起的各种畸形，病因分为遗传和环境因素两大类，其临床表现

主要为口颌系统结构的异常，如牙齿排列及牙弓形态异常，同时有可能伴发口颌功能的异常。国内外学者通过大样本调查发现，错殆畸形患者比咬合正常者发生发音缺陷的可能性更大，错殆的程度可能直接影响到发音缺陷的严重程度，且安氏Ⅲ类错殆对发音效果的影响最明显。骨性异常指标与发音的关系不大，而牙源性的错殆畸形与发音关系较密切。研究表明错殆畸形对语音的影响主要发生在 /z/、/c/、/s/ 和 /zh/、/ch/、/sh/ 等音中，因为这些音的发生对舌的具体位置和切牙间气流的精确方向非常敏感，主要表现为发音失真和发音替代。错殆畸形中，前牙开殆被普遍认为是引起发音失真现象的最常见咬合特征，且前牙开殆患者中尤其是 /d/、/t/、/s/、/ch/ 等音存在咬字不清或发音异常现象，矫正后患者的发音错误明显减少，其语音功能也有显著提高。这些研究均提示错殆畸形可能会影响语音功能，所以错殆畸形诊疗计划的实施在一定程度上对完善语音功能具有积极的作用。

（张文婧　陈仁吉）

参考文献

[1] 王国民. 唇腭裂修复术与语音治疗[M]. 上海：世界图书出版社，2013.

[2] 王国民，朱川，袁文化，等. 汉语语音清晰度测试字表的建立和临床应用研究[J]. 上海口腔医学杂志，1995，4(3)：125-127.

[3] 陈仁吉，王光和，孙勇刚，等. 腭裂术后功能性语音不清分类的初步研究[J]. 中华口腔医学杂志，1995，30(1)：17-20.

[4] 陈仁吉，王光和，孙勇刚，等. 腭裂术后功能性语音障碍发音特点研究[J]. 中华口腔医学杂志，1998，33(5)：285-288.

[5] 蒋莉萍，王国民，杨育生，等. 腭裂咽成形术后患者语音治疗疗效评价[J]. 上海口腔医学杂志，2004，13(5)：444-446.

[6] 蒋莉萍，王国民，杨育生，等. 腭裂咽成形术后患者异常语音的发音特点研究[J]. 中国口腔颌面外科杂志，2005，3(1)：48-50.

[7] 蒋莉萍，王国民，袁文化，等. 腭裂术后语音训练方法初探[J]. 上海口腔医学杂志，1998，7(2)：104-106.

[8] 蒋莉萍，刘琼，娄群，等. 吹气训练在 74 例腭裂患者语音治疗中的效果评价[J]. 中国口腔颌面外科杂志，2021，19(5)：445-448.

[9] 蒋莉萍，王国民，杨育生，等. 齿间音 θ 在异常语音治疗中的作用[J]. 上海口腔医学杂志，2010，19(6)：565-567.

[10] 蒋莉萍，王国民，杨育生，等. 不同年龄组咽成形术后异常语音治疗的效果[J]. 中国口腔颌面外科杂志，2017，15(4)：354-356.

[11] 石冰. 唇腭裂与面裂畸形[M]. 2 版. 北京：人民卫生出版社，2020.

[12] ALIGHIERI C, BETTENS K, BRUNEEL L, et al. Comparison of motor-phonetic versus phonetic-phonological speech therapy approaches in patients with a cleft (lip and) palate: a study in Uganda[J]. International journal of pediatric otorhinolaryngology, 2020, 131: 109849.

[13] Jiang L, Yang Y, Liu Q. Speech Therapy in velocardiofacial syndrome after palatopharyngeal pharyngoplasty[J]. The Journal of Craniofacial Surgery, 2018, 29(7): 1709-1712.

[14] KUMMER AW.Speech therapy for errors secondary to cleft palate and velopharyngeal dysfunction[J]. Seminars in Speech and Language, 2011, 32(2): 191-198.

[15] WITZEL M A, TOBE J, SALYER K E.The use of videonasopharyngoscopy of biofeedback therapy in adults after pharyngeal flap surgery[J].Cleft Palate J, 1989, 26(2): 129-134.

[16] YAMAOKA M, MATSUYA T, MIYAZAKI T, et al.Visual training for velopharyngeal closure in cleft palate patients; a fibrescopic procedure(preliminary report)[J].J Maxillofac Surg, 1983, 11(4): 191-193.

[17] BESSELL A, SELL D, WHITING P, ET AL.Speech and language therapy interventions for children with cleft palate: a systematic review[J].The Cleft Palate-Craniofacial Journal, 2013, 50(1): 1-17.

[18] 孙静，陈仁吉，任卫红，等．上颌骨缺损赝复体修复前后语音效果分析[J]. 北京口腔医学，2013，21(4): 202-205.

[19] 王立新，高晓辉，陈仁吉．骨性Ⅲ类患者发音错误与颅面组织结构的相关性[J]. 北京口腔医学，2011，6: 342-345.

[20] 张文靖，陈仁吉.173例功能性构音障碍患者辅音错误特点分析[J]. 北京口腔医学，2016，24(1): 29-31.

第六章 发育性语言障碍的康复

第一节 概　述

一、发育性语言障碍的定义

发育性语言障碍(developmental language disorder,DLD)根据世界卫生组织ICD-11定义为儿童语言习得以及语言理解和语言表达(口语或手语)持续存在困难,这些困难出现在儿童发育早期,并且导致功能性缺损,特别是对个人社交的影响。与智力相当的同龄儿童相比,这些儿童的语言理解和语言表达能力显著落后。但需要排除神经性损伤和其他神经发育或感觉障碍,例如听力损失、孤独症谱系障碍、智力发育障碍等。

(一)发育性语言障碍和语言障碍以及特定型语言障碍的关系

发育性语言障碍是在2016年CATALISE全球专家共识建议在临床上使用的术语。和发育性语言障碍相关的两个临床上常用的术语分别是《精神障碍诊断与统计手册》第五版(Diagnostic and Statistical Manual of Mental Disorder,DSM-5)中的语言障碍和临床科研中最常用的特定型语言障碍(specific language impairment,SLI)。

根据美国2013年发表的第五版《精神障碍诊断与统计手册》,语言障碍的诊断标准如下。

1. 因理解或表达缺陷而在说、写、肢体语言及其他形式上出现语言获得和使用的持续困难,包括以下内容:

(1)词汇量少(词语理解和使用方面)。

(2)句子结构受限(根据句法规则将词语组成句子)。

(3)叙述缺陷(使用词汇和句子解释或描述一系列事件或对话能力)。

2. 语言能力大幅度地、可量化地低于所期望的年龄水平,导致有沟通、社会参与、学业成就或职业工作出现上述单一或多个能力的功能限制。

3. 症状始于发育早期。

4. 非听力或其他感觉损伤、运动障碍、其他医学或神经疾病;也非智力障碍(智力发育障碍)或全面发育迟缓导致的上述缺陷。

发育性语言障碍和语言障碍两个临床术语的定义基本一致。特定型语言障碍和它们的区别在于,特定型语言障碍对非语言智商的要求需要在正常值。因此,发育性语言障碍和语言障碍儿童包括非语言智商在85分以下但又不符合智力障碍诊断的儿童,而特定型语言障碍的诊断不包括这些儿童。

(二)发育性语言障碍和与其他障碍关联的语言障碍的关系

听力障碍、孤独症谱系障碍、智力障碍、唐氏综合征等儿童发育障碍性疾病中的语言功能缺损被称为与其他障碍关联的语言障碍,也被称为继发性语言障碍(language disorder associated with other disorders)。其与发育性语言障碍组成了广义的语言障碍。

（三）发育性语言障碍和语言发育迟缓的关系

发育性语言障碍和语言障碍的诊断标准中都特别提到语言出现持续困难。发育性语言障碍的诊断一般在 4 岁及以上才确定下来。而在 4 岁前语言能力大幅度低于同龄人的儿童中约有一半在 4 岁以后赶超上来，语言能力进入正常水平。因此，建议针对 4 岁以下语言显著落后的患者，在排除了其他发育神经疾病之后可诊断为语言发育迟缓。

二、发育性语言障碍的分类

（一）表达性发育性语言障碍

表达性发育性语言障碍是指儿童语言表达能力显著落后于同龄人但其语言理解能力正常。临床上语言表达障碍的儿童早期表达词汇少，迟迟不会讲句子，即使可以讲句子，在讲述一件事时经常会用很多不特指的词，比如“东西”“这个”“那个”或用很多“嗯”。

（二）混合性发育性语言障碍

混合性发育性语言障碍是指儿童在语言理解和表达上都显著落后于同龄人。临床上患有语言表达障碍的儿童的预后优于患有混合型语言障碍的儿童。同时，和语言表达障碍的儿童相比，患有混合型语言障碍的儿童在社交沟通上表现出来的问题更多，也会给在校学习带来很大负担。

理解是表达的基础，通常语言理解障碍的出现也伴有语言表达障碍。但有一些特殊的情况，比如一部分患有孤独症谱系障碍的儿童可能会因为有很多模仿言语（echolalia），俗称鹦鹉学舌式的说话，或因为背下来整段的句子表现出较强的语言表达能力，而其语言理解能力在功能性的沟通过程中会表现出明显缺损。

（三）语用性发育性语言障碍

语用性发育性语言障碍是指儿童的语言理解和语言表达基本技能正常，而在语言的社交使用上出现困难，比如无法在沟通中识别别人的情感，无法理解言外之意和幽默等，以及很难去发起、保持、或终止谈话或根据情景变化改变谈话的主题。第五版《精神障碍诊断与统计手册》中将社交语用沟通障碍（social pragmatic communication disorder，SPCD）列为一个与语言障碍平行的独立的障碍，但是因为还没有循证的诊断工具，这个诊断在临床中的应用暂时比较少。

（刘雪曼）

第二节　发育性语言障碍临床表现及诊断

一、发育性语言障碍的临床表现

（一）正常儿童语言发育里程碑

语言指人类社会中约定俗成的符号系统，包括口语、书面语、姿势语言（手语）的理解和表达，用以达到沟通交流的目的。语言的习得需要生理基础和社会环境，个体通过复合感官刺激（视听觉等）感受语言，大脑认知加工，最后通过运动神经和发音器官配合表达出语言。语言与副语言（包括音量、语调、语速、语气）、非语言行为（包括眼神、面部表情、肢体动作）之间整合共同达到沟通交流的目的。了解正常儿童的语言发育里程碑，可提高临床医生对发育性语言障碍识别的敏感性。

国外研究常使用儿童早期表达性语言的 5 个重要里程碑：第一次模仿、第一个单词、50 个表达性语言单词、组合语言和使用语言谈论过往经历，我国学者总结的儿童语言的发展历程见表 6-2-1。

表 6-2-1 正常儿童语言理解和表达发育里程碑

月龄 / 个月	理解	表达
0~3	对噪音警觉	哭、社会性微笑、发“咕咕”声
3~6	对声音、唤其名有反应	发笑声、咂舌声、开始牙牙学语
6~9	转头向声源	无意识说“mama”和“baba”
9~12	玩“躲猫猫”游戏；懂“不”；遵循肢体示意的 1 步指令	正确说“mama”和“baba”；挥手“再见”；开始用手势或肢体语言表达；摇头表示“不”；说除“mama”“baba”外的 1 个词语
12~15	遵循无手势或肢体示意的 1 步指令；指出身体 1 个部位	乱语似话语；说 5 个词语
15~18	指点 1 张图片；指出自己身体 3 个部位	有词语性的乱语；说 25 个词语；联合性词语“谢谢你”“没了”
18~24	开始理解代词；遵循 2 步指令；指点 5~10 张图片	说 50 个词；2 个词语的短语；早期电报式语言
24~30	懂“只有 1 个”；指图书中各部分图画	有 250 个词语；3 个词组成句；回答“什么”“哪里”的问题；说话 75% 清晰
30~48	遵循 3 步指令；指出 4 种颜色	回答“何时”问题；说自己的全名、性别、年龄；讲故事；说话 100% 清晰
48~60	开始理解左、右；懂形容词	回答“为什么”问题；说单个词的意思

早期儿童词汇理解的时间先于词汇表达，名词是儿童最先掌握的词汇，大多数儿童会说的第一个词都是名词，多为带养人的称呼，儿童最早表达的 50 个词语中以名词居多。儿童词语“爆发期”在 16~18 个月，平均词语量从 7 个猛增至 40 个，儿童最早表达的 50 个词语中以名词居多。

（二）发育性语言障碍儿童的临床表现

DLD 儿童的临床表现多种多样，主要表现为下列几方面：

1. 语言理解缺损　语言理解缺损指儿童理解词义、语义、句法或语用的能力落后于同龄人。DLD 儿童往往不能遵循正常儿童语言发育里程碑，存在语言发育延迟。他们从最开始对词汇、短语、句子理解困难，到后期理解对话、叙述事件和故事困难。DLD 儿童在区分同义词、近义词、句子言外之意、引申用意，理解具有多重含义的字或词方面存在困难，不能很好理解他人提出的问题，在遵循别人提出指令时存在障碍等。

2. 语言表达缺损　儿童出现语言表达的落后，包括开口说话延迟，语言表达发展缓慢，表达词汇量少，语言简短，句子结构受限（根据语法和形态学，将词语组成句子），语言表达逻辑错误，语言叙述能力低下（使用词汇和句子解释或描述一系列事件或对话的能力），导致沟通困难。

儿童的词汇爆发期在16~18个月直至21个月。儿童最初表达的50个词语如下。①人物：爸爸、妈妈、奶奶、爷爷、姐姐、宝宝、阿婆、弟弟、妹妹、哥哥、阿姨、叔叔、舅舅；②物品：花、蛋、虾、球、饭、糖、袜、脚、手、嘴、鼻、头、车、耳朵、眼睛、电话、帽子、灯、菜、肉、饼；③动物：狗、鸡、猫、鸭、鸟、马；④动词：吃、拿、不要、要、谢谢；⑤象声词：喵、呜呜、汪汪、咦。当儿童主动表达50~100个词语时，短语或句子开始出现。语言表达有缺损的儿童往往不能遵循以上发育的规律，存在语言发育延迟。

3. 社交沟通问题　社交沟通问题包含儿童发育早期的基本社交沟通能力缺损和语用能力缺损。基本社交沟通能力包含目光对视、共同关注、模仿、轮流等。语言运用能力是在社会环境中对语言的理解和使用存在持续的、显著的困难，如推理、理解言语幽默和辨析模棱两可的意义。基本社交沟通能力缺陷一般随着儿童的语言能力提高也有相应的提高。一部分发育性语言障碍的儿童除了在语义、句法等基本语言能力存在困难，同时伴有语用能力困难，即语言在社交沟通中的使用出现困难。语用问题的特征为：①社会性语言沟通的能力缺陷，如在问候、分享信息、社会情景下不能以适当的方式沟通等；②根据社交情境改变语言沟通的能力缺陷，如存在社会认知理解方面的困难，在场景变化时不能根据场景调整沟通的语言等；③较难在对话和讲故事中遵循规则，如主动发起沟通、纠正理解错误、总结归纳和用不同形式讲故事困难等；④难以理解抽象概念、谚语、幽默、隐喻及双关语等非字面含义。语用障碍的儿童可能会存在不恰当的社交方法、难以进行你来我往的对话、难以分享兴趣，以及在不同社交场合行为适应困难等。

DLD会严重影响儿童与家庭成员和同伴的人际关系，患儿在面对矛盾时易用冒犯行为或肢体对抗来解决问题，在日常社交沟通中易导致人际关系冲突和破坏。DLD儿童在与同伴社交互动和玩耍过程中易被打断和忽视，难以参与社交和同伴玩耍，失去向同伴学习矛盾处理方法和情绪管理技能的机会，他们可能被孤立，被排除在同龄的社交圈外，导致社交退缩和有限的亲社会行为。在各年龄段的语言康复训练中，训练人员都需要将帮助DLD儿童建立和维持不同层次的人际关系作为语言训练内容的一部分，帮助DLD儿童获得良好的社交体验，促进其社交功能的发展。

4. 伴发的情绪与行为问题　由于语言理解与表达障碍及沟通交流的困难，患儿常伴随焦虑、发脾气及攻击性行为等。语言理解和表达弱的儿童，在面对矛盾时易使用冒犯行为或肢体对抗来解决问题，而不是使用语言，进而引发一系列行为情绪问题。DLD儿童在诊疗的过程中，需特别关注其情绪和行为问题。同时，对学龄期的DLD儿童要全面关注，以避免因学校环境和同伴压力引发的情绪和行为问题。

5. 学业成就或职业工作出现单一或多方面功能限制　语言能力是学龄儿童学习成就的重要预测因素。由于DLD儿童存在语言理解和表达的困难，他们在学校期间常不能理解老师的复杂指令和要求，不能遵守规则，严重影响其学习成就。同时，他们还有明显的学习困难和同伴交往障碍，行为和情绪问题增多，导致他们对校园生活产生沮丧和失落感。

6. 其他　DLD需排除听力或其他感觉损伤、运动障碍、其他医学或神经疾病，也要排除因智力障碍（智力发育障碍）或全面发育迟缓导致的上述缺陷。

二、发育性语言障碍的诊断

（一）发育性语言障碍的诊断标准

根据ICD-11诊断标准，发育性语言障碍（DLD）表现为个体在获取、理解、产生或使用语言（口语或书面语）方面的能力显著低于其年龄和智力的预期水平，导致其沟通能力明显受限，且不能用另一种神经发育障碍或感觉缺损或神经系统疾病来解释。发育性语言障碍按照其主要受损的功能分为 4 个亚型，分别为混合性发育性语言障碍（6A01.20）、表达性发育性语言障碍（6A01.21）、主要为语用性发育性语言障碍（6A01.22）和其他特定语言功能的障碍（6A01.23）。

1. 混合性发育性语言障碍　表现为在获取、理解、产生和使用语言方面存在持续的困难，通常在生长发育早期起病，导致个体的沟通能力显著受限。个体理解语言（包括口语和文字）的能力明显低于个体年龄相应智力功能的预期水平，并且持续地伴有语言产生、使用口语或书写能力（语言表达能力）的缺损。

2. 表达性发育性语言障碍　表现为在获取、产生语言方面存在持续的困难，通常在生长发育早期起病，导致个体的沟通能力显著受限。个体语言产生、使用口语或书写能力（语言表达能力）明显低于个体年龄相应智力功能的预期水平，但理解口语、文字的能力（语言感受能力）相对完整。

3. 语用性发育性语言障碍　表现为在社交情境中理解和使用语言（例如，做出推论、理解口语幽默、解决歧义）持续的、显著的困难。通常在生长发育早期起病，导致个体的沟通能力显著受限。个体语用学语言的能力明显低于个体年龄和智力功能的预期水平，但语言感受与表达的其他成分相对完整。如果可以用孤独症谱系障碍（autism spectrum disorder，ASD）或语言感受与表达的其他成分损害更好地解释，则不适用本限定词。

4. 其他特定语言功能的障碍　表现为在获取、理解、产生和使用语言（口语或书面）方面存在持续的困难，在生长发育期起病，导致个体的沟通能力显著受限。语言能力的缺损具有特定的模式，但不符合发育性语言障碍中其他亚类的描述。

（二）发育性语言障碍诊断需要关注的内容

1. 详细完整的病史资料（通过问诊和家长访谈）

（1）语言发育水平及相关病史：以言语和非言语沟通能力为核心，详细询问儿童运动发育史、认知水平、执行功能、感知觉水平、情绪调节和社会适应能力等相关病史。

（2）出生史：母孕期、产前或围产期健康状况，如妊娠期高血压等情况；出生后健康状况，如早产、低出生体重、核黄疸等情况。

（3）生活史：教养环境、社会经济水平、父母教育水平等，年长儿关注校园生活环境及人际关系情况。

（4）家族史：家族语言落后、ASD、发育迟缓等神经发育疾病家族史。

（5）疾病史：儿童是否有 ASD 等其他神经发育性疾病史，是否有视力障碍、中耳炎、脑损伤等疾病史。

2. 行为观察

（1）儿童语言和非语言沟通能力：语言沟通能力包括儿童与同伴、家长和医生等的语言沟通能力；非语言沟通能力包括目光注视、共同关注、肢体动作、表情等。

（2）儿童游戏能力及想象力：不同年龄阶段有不同的游戏能力和想象力，假想性游戏能力集中反映了这些能力。例如，1 岁多的幼儿可以假装打电话、躲猫猫，2 岁多的幼儿可以用胡萝卜喂小兔子等，3 岁多的儿童可以进行角色扮演。

3. 体格检查　包括身高、体重、头围、听力、视力等一般情况检查。其中听力筛查和视力筛查对语言发育落后儿童的鉴别诊断尤为重要。

4. 其他 包括儿童气质特征、认知能力、注意力、运动能力、情绪调节能力、行为问题等。

(三)语言评估的方法

1. 筛查方法 参照常模的标准化筛查。

(1)早期语言发育进程量表(Early Language Milestone Scale, ELMS):适用于0~3岁的婴幼儿,包括语音和语言的表达、听觉感受和理解、与视觉相关的理解和表达三个部分,全面评估婴幼儿语言能力(表达、理解、与视觉相关的表达和理解)。

(2)梦想婴幼儿语言沟通测评系统(Diagnostic Receptive and Expressive Assessment of Mandarin-infant & Toddler Screener, DREAM-IT-S):适用于0~3岁婴幼儿的普通话语言筛查工具,包含语言理解、语言表达、社交沟通、认知玩耍4个主要能区,结果可显示通过或未通过。未通过的儿童要进行梦想婴幼儿语言沟通测评系统(DREAM-IT)的进一步诊断性评估。

(3)梦想普通话儿童语言能力筛查(Diagnostic Receptive and Express6ive Assessment of Mandarin-screening, DREAM-S):适用于2.5~8岁儿童的普通话语言筛查工具,能够快速准确地筛查出语言发育落后的儿童,包含语言理解和语言表达两部分,结果可显示通过或未通过,通过建议每6~12个月跟踪筛查,未通过者建议进一步接受全面的语言诊断性评估。

2. 诊断评估方法

(1)参照常模的标准化评估

1)梦想普通话听力理解和表达能力标准化评估(DREAM-C):适用于2岁半~8岁儿童,包括听力理解、语言表达、语义和句法共四个方面,是我国首个诊断性地参照常模的儿童普通话标准化语言测试。

2)梦想婴幼儿语言沟通测评系统(DREAM-IT):适用于0~3岁的婴幼儿,包括语言理解、语言表达、认知玩耍、社交沟通等四个方面,能够对婴幼儿语言能力和相关沟通能力进行全面测评。

(2)非正式的评估

1)具有固定题目和测试规则的评估:有些语言评估虽然没有经过建立常模和信效度科研的严格评价,但是也有固定题目和测试规则,这类评估不是诊断性评估,而是一种非正式评估。①语言发育迟缓检查法(sign-significance, S-S):适用于1~6.5岁儿童,包括促进学习有关的基础性过程、符号与指示内容的关系、交流三方面对儿童进行语言发育的评价。②普通话表达性叙事测试(Mandarin Expressive Narrative Test, MENT):是针对4岁6个月~9岁11个月的讲普通话的儿童的一个叙事评估。测试儿童在没有任何口头提示的情况下看图叙事,考察其叙事的全面性、连贯性、复杂性以及叙事的宏观结构(macrostructure)(比如,对图片上主要人物的指代是否清楚,"穿红衣服的姐姐和最矮的那个弟弟"还是"她……他")等,并且检查对故事的总体理解和对故事中"心理理论"(theory of mind)的理解。普通话表达性叙事测试可评估儿童语义和句法技能在叙事中的使用情况,可以和参照常模的标准化语言评估结合使用。

2)其他非正式评估:详细请见"发育性语言障碍康复的评估内容"小节。

(四)发育性语言障碍的鉴别诊断

1. 听力损失 听力损失可发生于儿童期不同年龄,引起语言发育迟缓、语音发育障碍、沟通能力降低、合作性降低和心理情绪改变等表现。除了常见的感音神经性听力障碍和传导性听力障碍以外，比较少见和特殊的有小儿听神经病和听觉中枢处理障碍，表现症状均为在竞争背景噪声环境或在混响的声学环境中理解语言困难。其中，小儿听神经病的症状还包括听觉功能障碍及言语识别能力差、言语识别率降低等特点。在临床上，各种儿童期听力损失重点需要与语言发育迟缓、ASD 等进行鉴别。

（1）主要鉴别要点：病史提示存在听力损伤，在鉴别诊断中尤其要注意后期发生听力损失的儿童。儿童在听力损失发生前，其沟通及语言发育正常，但在听力损失发生后可以出现语言、沟通能力下降和心理情绪变化，语言能力下降特别突出。听力损失儿童可能有中耳炎的病史。复发性积液性中耳炎或慢性积液性中耳炎可能导致传导性听力障碍，可能突然出现对语言回应差的表现，需要进行听力测试。部分听力损失儿童与家长仍有一定的沟通能力，特别是非语言的沟通能力（比如手势等）与 ASD语用性沟通障碍不同。

（2）听力检查组合测试：通过鼓室图、耳声发射（otoacoustic emission，OAE）检查、听性脑干反应（auditory brainstem response，ABR）、行为测听等判断是否有听力损失。如鼓室图为 B 型或 C 型高度提示有中耳炎；OAE 异常，气导短声 ABR 反应阈值 >35dBnHL；行为测听 500Hz、1 000Hz、2 000Hz 和 4 000Hz 的平均听阈大于 26dBHL 均提示可能存在不同程度的听力损失。

2. 智力障碍 / 全面发育迟缓　智力障碍（智力发育障碍）在发育阶段起病，包括智力和适应功能两方面的缺陷，表现在概念、社交和实用的多个领域。智力功能缺陷表现在推理、问题解决、计划、抽象思维、判断、学业学习和从经验中学习的困难；适应功能缺陷导致个体的独立和社会功能水平低于社会文化标准，表现为家庭、学校、工作和社区等多个环境下的社交、社会参与和独立生活的能力受损。

全面发育迟缓是指个体在 2 个及以上的领域未达到正常同龄儿水平，该诊断适用于 5 岁以下无法进行标准化智力评估的儿童。说话晚通常是智力障碍患儿首诊的主诉。

智力障碍患儿、全面发育迟缓通常伴有 DLD 的表现，区别在于 DLD 特指语言领域的功能受损，其智力和社会适应能力不一定受影响，而智力障碍患儿的智商（IQ）低下，且社会适应能力存在不同程度的损伤。

3. 孤独症谱系障碍　孤独症谱系障碍（ASD）是一种起病于童年早期的神经发育障碍，其两大核心特征包括社交和社会互动障碍，以及重复刻板的行为或狭隘的兴趣和活动模式。ASD 患儿可同时存在智力或语言发育的障碍，临床上需与 DLD 进行鉴别诊断及共患病的诊断。ASD 的语言发育水平个体差异较大，可以从无口语到语言智商基本正常（仅有语用性障碍）。ASD 的核心表现是社会交往能力的缺陷，包括非语言沟通（注视、共同关注、肢体语言、表情等）和语言沟通障碍（主要为语用性障碍，少数为结构性障碍）。而 DLD 的核心障碍表现在语言发展的多个维度障碍，如语言理解、表达、社交语用的一个及以上领域，而非社交沟通障碍。

4. 遗传代谢性疾病　儿童语言障碍经常是多种遗传代谢性疾病的常见共病，甚至部分病人以说话晚、语言落后作为首诊主诉。遗传代谢性疾病除了语言落后外，常常伴有其他重要的线索，如运动功能落后、智力障碍、特殊面容、多种畸形、代谢异常等。如 21- 三体综合征患儿常以智力障碍为主要特征，但其中大多数儿童的语言发育也常常落后，且语言表达落后更突出。该病以染色体异常为主要鉴别点。迪格奥尔格综合征（DiGeorge syndrome）患儿会出现语言发育迟缓、学习障碍、先天性心脏病以及特殊面容，可根据染色体基因缺失鉴别。脆性 X 染色体综合征患儿有重度智力低下，还有 ASD 的表现，如重复性语言、语用技能差、难以维持话题的特点，可借助 *FMR1* 基因分析鉴别。雷特综合征（Rett syndrome）患儿表现为逐渐丧失原有的口语能力，并出现特征性手部运动，如搓手，其语言障碍与 *MECP2* 基因突变有关。遗传代谢性疾病的鉴别需要进行代谢功能检测、染色体、基因等的检查。

5. 脑性瘫痪　脑性瘫痪是出生前或出生后早期，由各种原因引起的非进行脑损伤，或脑发育异常导致的中枢性运动障碍，主要表现为姿势、肌张力和神经反射的异常，通常于婴儿期起病。临床上分为痉挛型、不随意运动型、共济失调型、肌张力低下型及混合型。因脑损伤部位和程度不同，脑性瘫痪患儿可伴有不同类别、不同程度的神经发育障碍。由于脑性瘫痪患儿异常的姿势、肌张力和神经反射，影响构音器官的功能，其语音、语调和言语流畅性发育会受到不同程度的影响。脑性瘫痪患儿约 80% 有构音障碍，约 20% 有语言落后，需要与 DLD 进行鉴别，可通过完整评估脑性瘫痪患儿智力、语音及语言功能、构音器官功能的评估，发育评估，运动功能、肌张力测定等方法来鉴别。

6. 神经系统性疾病　脑发育异常、颅脑器质性病变（脑炎、肿瘤等）、严重脑外伤、癫痫、脑血管疾病等多种神经系统疾病，如果病变部位累及语言中枢脑区，均会导致不同程度的语言障碍。儿童宫内发育迟缓、围产期窒息等不良孕产因素导致儿童脑发育异常，可能出现全面发育迟缓，包括语言障碍，可以通过询问个人史鉴别。儿童脑炎后期可能出现失语、语言迟钝、智力低下、兴奋多动等认知功能异常的后遗症，可以通过采集既往病史鉴别。儿童严重脑外伤可出现持续性的语言障碍。癫痫如累及颞顶区则会影响语言发育，比如获得性癫痫性失语（acquired epileptic aphasia），表现为获得性语言功能衰退、听觉性失语，多伴有癫痫发作，可通过脑电图特征性改变进行鉴别。

7. 选择性缄默症　选择性缄默症（selective mutism，SM）是以患儿在某些需要交流的场合（如学校，有陌生人或人多的环境等）持久地拒绝说话，而在其他场合言语正常为特征的一种临床综合征。SM 的实质是一种焦虑障碍，而非语言障碍。其多起病于 5 岁前，上学后才引起临床关注，部分儿童自行缓解，但社交焦虑的症状还会持续。与 DLD 儿童不同，SM 儿童语言发育是正常的，但却只在家里等熟悉的情境下说话，而在陌生不熟悉的情境下拒绝说话。选择性缄默症发生率较低，是一种少见病，我国至今没有大规模流行病学数据，国外研究显示，SM 发病率一般为 0.47%~0.76%，也有部分国家或地区报道的发病率低于这一范围，提示其诊断可能与地域文化有一定关系。当患儿在开始上幼儿园或小学时不说话，许多国内家长往往误认为孩子性格内向或害羞，容易造成漏诊的现象，若家长在就诊过程中有相应的描述时当予以排查。一部分 SM 的儿童和发育性语言障碍共病，这给鉴别诊断带来了一些挑战。

8. 心理社会剥夺　由于现代社会工作压力和时间的不断增长，大部分儿童由祖父母或外祖父母照顾和陪伴，隔代抚养是我国比较常见的教育模式。研究表明，家长与儿童的沟通方式、儿童的应答行为、家庭背景等与 3 岁前幼儿的词汇量均存在一定的相关性。同时，屏幕时间增加等负面影响了家长和儿童有效互动时间。这些语言环境的因素都可能影响到儿童的语言发育。更极端的情况，比如儿童生长发育期若严重缺乏丰富的语言刺激环境也会出现语言障碍，包括留守儿童在生长发育早期严重缺少与家人的语言交流、遭受忽视和虐待。研究发现，经历过虐待或忽视的儿童的语言发展显著延迟，且儿童年龄越小，其语言发育越容易受到虐待和忽视的影响。因此，对 DLD 儿童进行家庭环境的评估十分必要，尽早发现儿童语言发育中存在的不良心理社会环境，对家长进行家庭语言有效互动的指导；对受虐待和被忽视的有心理社会剥夺的儿童的语言和心理问题及早干预。

（郝 燕）

第三节 发育性语言障碍康复评估原则及内容

一、发育性语言障碍康复的评估原则

（一）在国际功能、残疾和健康分类框架下全面评估

《国际功能、残疾和健康分类》（International Classification of Functioning, Disability and Health, ICF）是世界卫生组织2001年颁布的用以描述健康及其相关状况的理论框架和分类体系。ICF从残疾人融入社会的角度出发，对个人的健康状态进行了全面分类，符合“生物－心理－社会”的健康理念。该模式提出：身体结构、功能、活动与参与、环境因素、个人因素是相互影响的关系，各项目之间是双向作用的多维度模式，其中身体功能、身体结构、活动与参与属于人体功能，环境因素和个人因素属于背景性因素。在该框架下，不仅要考虑疾病的后果，还要考虑健康状况与背景性因素的相互作用，这些对于康复非常重要。根据ICF框架和理念，在发育性语言障碍的康复过程中，需要全面评估儿童整体的健康状况。既要关注儿童身体结构与功能的发育，如注意力，也要关注儿童活动与参与的情况，如儿童与他人沟通的情况，还要关注环境及个人因素的影响，如儿童的具体照护人。在全面分析儿童各方面的因素后，才能从功能出发，为儿童制订系统、全面的康复方案。

（二）综合评估

儿童是一个整体，语言的发育更是一个复杂的过程，太多的因素会直接或间接地影响语言发育。因此，儿童的语言评估应该是综合的，既要重点评估沟通、语言、言语三个领域，也要考虑认知、感知觉、运动、环境因素。同样是语言发育迟缓或障碍的儿童，其核心的问题可能是不同的。例如，有的是语言理解、语言表达和言语能力（如语言的清晰度）落后；有的是早期基本沟通技能、语言理解和语言表达落后；还有的是认知能力超过平均值，语言理解正常，但是语言表达落后；还有一些儿童患有“与其他障碍关联的语言障碍”，比如“与孤独症谱系障碍关联的语言障碍”，其社交沟通的缺损是康复的核心部分，所以需要通过综合的评估来分析儿童的障碍点所在，这样才能为其制订恰当的康复计划。

（三）多学科合作

评估一个儿童的语言能力并不像测量儿童的身高、体重一样，只需简单记录资料。语言是一个多维度、复杂且多元的系统，其中包含很多互相影响和关联的学科，如神经、心理、语言、听力、康复等学科。儿童语言能力会因沟通对象、沟通场景、沟通主题的不同而有所差异，也会受到其他诸多能力的影响，因此需要多学科合作（interprofessional practice, IPP）共同参与评估。2010年世界卫生组织提出了评估的跨学科临床实践模式（framework for action on interprofessional education and collaborative practice），该模式非常强调跨学科的团队合作，儿童全面的语言评估需要言语治疗师、听力师、发育行为儿科医师、儿童心理医师、作业治疗师、物理治疗师、学前教育老师、家长等共同参与，才能为儿童制订最合理且最个性化的康复训练方案。

（四）定期评估和动态评估

评估不仅是为了诊断儿童是否存在语言发育问题，也是为了帮助制定干预目标和判断康复治疗的效果。因此，在语言康复中需要进行定期的全面评估和动态的评估。动态的评估是在每一次康复训练中都要用到的评估，可以帮助言语治疗师判断儿童能否达到课堂目标，进而灵活地调整给予儿童的提示层级（示范＋手势→示范→手势→无提示）。定期的全面评估一般每3个月或6个月进行一次，需要进行全面的标准化语言评估和动态评估，可以帮助言语治疗师判断前期康复训练的效果，并调整现在的康复计划以更好地匹配儿童语言能力的变化。因此，我们要不断地对儿童进行“评估—干预—再评估—调整干预计划”。

（五）重视家长的参与

ICF的理念非常重视家长和儿童的需求以及家庭环境对儿童活动和参与的影响。WHO提出的跨学科临床实践模式也强调了以家庭为中心，评估时必须将家庭的需要放在第一位，以提高家庭的生活质量为主要目的。在发育性语言障碍的康复过程中，一方面，家长可以提供儿童基础资料和儿童在不同场景下的语言表现情况，另一方面，了解家长和儿童的需要可以帮助制订适宜的、有效的康复计划，提升康复效果。因此，在对儿童进行语言评估时，我们必须重视对家长的访谈。

二、发育性语言障碍康复的评估内容

（一）评估目的

发育性语言障碍的评估是一个过程，包括搜集有效及可靠的资料、整理及解释这些资料，然后做出判断，确定康复目标和制订康复计划。在评估前，首先应明确评估目的是什么。针对不同的评估目的，评估的内容和着重点将有所不同。在语言康复中，常见的评估目的有以下几种：

1. 确定儿童是否存在语言发育问题，如果存在，主要是何种问题。

2. 确定语言问题的严重程度，是仅表达落后还是理解与表达均落后？和语言紧密相关的认知玩耍、沟通以及言语是否也有落后？以及与同龄儿童之间的差距有多大？

3. 指导制订干预的计划，包括治疗目标、治疗频率、治疗内容等。

4. 监测干预的效果，主要通过干预前后评估结果的对比。

（二）评估前准备

1. 搜集基本资料　语言评估最基本的过程是搜集儿童的有关资料。除了医学资料外，家长、家庭成员、具体照护人、教师等都是与儿童有实际互动和直接接触的人，可以通过他们获取更多有关儿童语言沟通能力的信息和资料。基本资料的搜集将对制订干预目标有着重要的作用。

搜集资料的方式主要有问卷和访谈。搜集的主要内容如下：

（1）儿童的现病史、出生史、发育史、既往史、家族史、康复治疗史、辅助检查、兴趣爱好等。

（2）家庭成员、家庭具体照护人、照护人文化程度、家庭主要使用的语言体系、家庭成员对儿童语言问题的态度等。

（3）儿童在家庭中或在学校里与他人沟通的基本情况，如什么时候会主动与人沟通、通过什么样的方式沟通、沟通情况如何等。

（4）家长目前最想解决的问题。

2. 系统观察　观察儿童与不同对象沟通时的表现，可以更全面地了解儿童在不同情境下的沟通行为，初步掌握儿童语言问题的特点，为后续的标准化评估做准备。

观察的方式主要有录像观察和直接观察。观察的主要内容如下：

（1）语言前技能：专注力、聆听能力、模仿能力、轮流意识等。

（2）游戏能力：日常生活中游戏所处的水平，比如感官探索性游戏为主或象征性游戏为主。

（3）语言理解能力：执行他人指令、回答他人问题、理解故事内容等。

（4）语言表达能力：词汇丰富度、口语长度、复杂度、清晰度、流畅度等。

（5）社交语用能力：沟通动机、沟通方式、沟通回合、沟通目的等。

（6）其他能力：粗大运动、精细运动、兴趣爱好等。

（三）评估内容

1. 评估的范畴　参考刘雪曼提出的“综合性语言评估的临床框架”，发育性语言障碍的综合评估范畴应包含沟通、语言、言语、认知、感觉、运动和环境。其中，沟通、语言和言语是言语治疗师要重点进行测评的三个领域，认知、感觉、运动和环境的信息可能来源于跨学科临床实践模式团队中的其他成员，需要言语治疗师综合考虑。

（1）沟通：人与人之间要想进行沟通，需要有一些共通的媒介或符号，如手势、表情、语言、文字等。在儿童的语前阶段，基本社交沟通能力是儿童语言发育的基础。随着儿童语言能力的提高，儿童的社交沟通能力也逐渐提高。在沟通方面，需要重点关注儿童的沟通动机、沟通方式、沟通回合数等。其中，沟通动机包括要求、拒绝、展示、炫耀等；沟通方式包括手势、目光、口语、文字等；沟通回合数则是指完整的信息传递和接受过程的数量。

（2）语言：语言主要包括了三个主要部分。①语言的形式：即语言所采用的符号及模式，包括发音、构词、文法规则，包括句法和音系。②语言的内容：即人们所要表达或了解的意思，又称为语义。③语言的使用：即传讯者与接收者之间的沟通意图，以及语言在使用时的情境及功能，又称为语用。语言的形式、内容和使用是儿童语言能力的组成部分，因此综合的语言评估需要详细地评估语言的各个部分。

（3）言语：对一般人来说，说话是一件毫不费力的事情，可是其实它是一个非常复杂的神经肌肉传导及协调的过程。要使这个过程顺利发生，必须具备以下条件：①大脑先形成一个沟通意念；②大脑将意念传到口部肌肉；③大脑支配口部肌肉口语表达，用什么语音来构词以及用什么语调；④大脑要同时将信号传送到负责口语表达的口部肌肉，如嘴唇和舌头；⑤口部肌肉必须要有足够的力量并相互协调来完成大脑的指令；⑥肺部必须正常，可以控制呼吸系统产生气流；⑦声带必须处于良好状态，可以很好地振动发声；⑧听觉必须监控自己的口语表达，以便可以适时修正。言语能力就是这个过程中保证清晰度和流畅度的能力。因此，在发育性语言障碍的评估过程中，言语的评估需要考虑到以上这些因素。

（4）认知：认知是指人对客观世界的认识，它包括感知觉、记忆、注意、思维等心理过程。儿童的语言发育和认知发展关系极为密切，儿童在学习语言的过程中逐渐认识世界，也在认识世界的过程中不断发展语言。语言的形成过程可以分成三个阶段：①接触现实，积累早期经验；②建立早期概念；③固定语言符号，形成语言。其中①②阶段就是认知发展的过程。早期儿童通过玩耍来发展认知，因此可以通过观察儿童的玩耍能力来帮助判断儿童的认知水平。比如，让孩子玩杯子这样一个场景，如果孩子只是拿起来咬一咬、敲一敲或者直接把杯子扔着玩，那么这个孩子还没有理解和认识杯子，仅处于语言形成过程的第一阶段，但是如果孩子拿起杯子做喝水的动作，那么说明这个孩子已经建立了杯子的概念，处于第二阶段了。这两种情景，反映出儿童的认知发展水平不同，今后习得语言的时间也会不同。所以评估中可以通过观察儿童的玩耍能力来了解其认知水平，进而判断该儿童语言康复的难易程度，以制订相应的康复训练目标和计划。

（5）感觉：感觉包括视觉、听觉、嗅觉、触觉、味觉、前庭觉和本体觉。儿童对客观世界的认识是从感知觉开始的，这些感觉发育的水平会直接或者间接地影响儿童的语言发育。如听觉是影响语言发展的直接因素，只有听觉功能正常，儿童能听得见和听得清，才有可能说得好。聋儿在过去往往会成为聋哑儿就是这个原因。一个双侧极重度听力损失的儿童，如果没有及早发现并佩戴助听器或植入人工耳蜗，那么他通过听觉来发育的语言能力会严重受损。在门诊中重度和极重度听力障碍的儿童会比较容易被发现并接受干预，但是仅有轻中度或者单侧听力损失的儿童，却往往容易被忽视，他们的语言学习，特别是在有噪声环境下的学校学习和社交依旧会面临挑战。因此，言语治疗师必须关注儿童的听力和听觉功能。触觉也会影响儿童语言的发展。一个触觉高度敏感的儿童会不自主地减少通过触觉来感知周围环境的行为，那么他建立物件概念的过程就会变得漫长，这就有可能降低其词汇发展的速度。同时，触觉高度敏感的儿童可能会排斥与同伴的身体接触，这样也会影响其社交语言能力的发展。视觉和语言的发展亦息息相关。一个有视力障碍的儿童很难关注到他人的动作、手势、表情等肢体语言。对于生活中常见的事情，他往往会因缺乏视觉提示而难以理解。同时，他也很难模仿成人的口型、发音以及肢体语言，进而造成语言学习上的困难。因此，言语治疗师在康复训练前必须要评估和了解儿童的感觉功能。

（6）运动：运动功能主要包括粗大运动和精细运动，也涉及肌力、肌张力、关节活动度、姿势及反射等方面。运动的发展可以帮助儿童移动自身，进而不断探索周围的世界。儿童通过手的触摸、抓握以及手部的其他操作来感知自我，了解物体、他人以及环境的特征，随着时间的积累，他们会产生经验和概念，这是固定语言符号的前提。而有运动障碍的儿童会在言语形成上面临更大的挑战，如肌张力的异常会导致整体姿势控制和运动的异常，不仅影响其粗大运动和精细运动，也会影响其呼吸、发声、构音等言语功能。同时这类儿童由于口腔运动功能不良也会影响言语的输出及与他人的沟通。因此，言语治疗师在评估时要与物理治疗师、作业治疗师交流，了解儿童运动功能的发育情况，尤其是对于多重障碍的儿童。

（7）环境：儿童的生活环境对其语言发育至关重要，因此在对儿童的语言进行综合评估时必须要考虑该儿童的语言环境是否优质或是否存在问题。评估时要关注儿童照护人的语言数量、语言质量、亲子互动质量、屏幕暴露时间、独自玩耍时间、家庭中的语言体系、家庭成员、家长对儿童语言发育的关注程度及家长期望等。只有认真分析儿童语言环境的优势和劣势，才能在康复训练中去利用和发挥儿童的优势，帮助其提升康复训练效果。

2. 语言的正式评估和非正式评估的内容　在发育性语言障碍的诊断过程中会进行语言的正式评估和非正式评估。正式评估即参照常模的标准化评估，在“发育性语言障碍的诊断”一节中已经详细阐述，本节的内容则重点介绍言语治疗师在康复训练前开展的非正式评估及其内容，以更深入细致地了解儿童的语言行为和能力，指导康复计划的制订。

正式评估是指运用参照常模的标准化评估测试出儿童在没有提示的情况下和同龄儿童相比显著落后的语言技能，从而对儿童的情况做出判断和解释。参照常模的标准化测试是指根据测试使用地区和儿童的年龄建立常模，依照严格的程序和要求来进行测验的设计、编题、预测、实施、计分及分数解释，同时经过严格的信效度科研检验的测试。非正式评估一般运用标准化测试以外的其他方法来收集资料，评估人员不需要按照固定的流程和方法，往往是在自然情境中，运用一些特别设计的活动去观察儿童的语言及行为。言语治疗师要想得到儿童有效的语言信息和资料，不能单单依靠正式评估的结果，这样有可能会欠缺一些自然情境下的语言资料，导致不能全面掌握儿童的语言发展能力。因此，对言语治疗师来说，既要获取儿童正式评估的结果，也要有非正式评估的印象。

非正式评估按评估的种类分语言样本评估和动态评估。

（1）语言样本评估：包括情境化的刺激测试和自然情境下的语言样本分析。情境化的刺激测试是指在真实环境下给予儿童一些特定的活动，以观察其语言能力，如可以与儿童玩来回推球的游戏来评估其轮流意识。自然情境下的语言样本分析是指搜集儿童在自然情境下的语言样本，并在事后进行分析，如搜集儿童与同伴玩耍时的语言样本，分析其词汇丰富度、句子长度、语用能力等。用于测试的活动需依据儿童的年龄、目前的语言能力和期望评估的特定行为来设计，并在实施过程中进行调整。非正式评估的优点在于：在相对自然的环境下评估，所取得的语料更贴近儿童在生活中的实际表现出的能力；具有个性化，尤其适用于有文化差异或有特别需要的儿童；评估过程不固定，较有弹性，允许评估内容和过程有变化。但也有一些缺点：评估方法较为主观，缺乏客观性；进行测试的步骤并非标准化，信度及效度依赖言语治疗师的经验和技巧，对评估人员要求较高。

（2）动态评估：动态评估也是非正式评估的一种，通常结合正式评估进行。正式评估的结果作为一个起点，即儿童在没有提示的情况下不能独立完成的该年龄段应该掌握的语言技能。通过尝试提供不同种类和不同程度的提示，找到儿童在什么样的提示下、在什么样的场景下可以开始掌握正式评估中发现的无法独立完成的语言技能。这个动态评估也是寻找儿童的最近发展区（zone of proximal development，ZPD），即寻找儿童无法独立完成某个语言技能的难度区和通过成人或更有经验的同伴的帮助而能完成该语言技能的难度区之间的过程。

非正式语言评估按评估的内容分语言前技能评估、语言理解评估和语言表达评估。非正式评估按评估的模式来分，在儿童早期非正式评估的模式可以是直接互动评估或亲子互动评估。学龄儿童主要以直接互动评估为主来收集沟通能力和语言样本的信息和进行动态的评估。

（1）语言前技能：泛指幼儿正式进入语言阶段以前的一些基础能力，包括专注力、模仿能力、轮流意识、游戏技巧、物体恒存概念、聆听能力、沟通意愿和能力、环境性理解及发声能力等。语言前技能各项能力评估的重点见表6-3-1。

表6-3-1 语言前技能评估内容

评估能力	评估重点
专注力	注视眼前的物体
	注视与自己沟通的人
	视线跟随物体的移动
	共同关注

续表

评估能力	评估重点
模仿能力	模仿玩玩具
	模仿动作
	模仿面部表情和口型
	模仿语音
轮流意识	一来一往的互动能力
游戏技巧	感官探索性游戏
	功能性游戏
	象征游戏
	规则游戏
物体恒存	没有看到对象，也仍然知道物体的存在
聆听能力	对声音做出反应
	转向声源
	对自己的名字有反应
环境性理解	理解环境性指令
	对熟悉的活动有期待
发声能力	发出声音
	运用同一语音代表同一事物
沟通意愿	有需要时会主动寻求成人帮助
	吸引成人去注意特定的事物
沟通能力	回应成人的方法
	表达需要的方法
	表达挫折的方法
	表达快乐的方法

（2）语言理解能力：进行语言理解能力评估的主要目的是了解儿童注意语言的能力以及他们理解所听到的语言的能力。主要内容包括口语指令、词汇、语法、故事。语言理解各项能力评估的重点见表6-3-2。

表6-3-2　语言理解评估内容

评估能力	评估重点
理解口语指令	跟从步骤指令：一步骤、二步骤、三步骤、四步骤
	跟从元素指令：一元素、二元素、三元素、四元素
理解词汇	名词、动词、形容词、空间方位词、上位词、时态词……
理解语法	问句、主动句、被动句、否定句、比较句、复合句……
理解故事	理解故事发生的时间、地点、人物、起因、经过、结果、人物感受……

（3）语言表达能力：语言表达是一个复杂的认知过程，个体先要有一个概念或感觉，再以适当的词汇，依照语法顺序组成句子，以表达这个概念或感觉。语言表达能力的评估包括词汇的使用、句子类型、句子长度、叙事能力以及表达清晰度和流畅度等。语言表达各项能力评估的重点见表 6-3-3。

表 6-3-3　语言表达评估内容

评估内容	评估重点
表达词汇	名词、动词、形容词、空间方位词、上位词、时态词……
表达句子类型	陈述句、疑问句、祈使句、否定句、感叹句……
表达句子长度	平均句长
叙事能力	描述个人事件或日常程序
	叙述故事发生的时间、地点、人物、起因、经过、结果和人物感受
言语	表达清晰度和流畅度

（四）撰写评估报告

当所有的评估结束后，言语语言康复师便需要综合分析获取的儿童在沟通、语言、言语、认知、感觉、运动和环境等方面的信息资料，撰写评估报告。目前国内外公认的评估记录法是以问题为导向的评估记录法，即 SOAP 评估记录，它包含 4 个方面：主观资料（subjective，S），客观资料（objective，O），评估（assessment，A）和计划（plan，P）。

1. 主观资料（S）　主要是指儿童及家长的需求，以及家长提供的资料，包括主诉、儿童一般情况（如年龄、性别等）、现病史、出生史、发育史、家族史等。

2. 客观资料（O）　是指各种真实的资料，包括语言正式评估、语言非正式评估、其他发育评估、辅助检查等。

3. 评估（A）　是指根据获得的主、客观资料，通过综合分析，对问题做出全面的评价，包括诊断、鉴别诊断、障碍程度及预后等。

4. 计划（P）　是针对儿童存在的功能障碍所制订康复治疗计划，并拟定近期目标与远期目标。

（五）评估注意事项

1. 评估前

（1）评估室应保持评估环境安静、光线明亮、桌面干净整洁。

（2）应考虑各类评估的适用范围和优缺点，选择符合临床需求且适合儿童的评估，明确评估目的。

（3）与儿童建立良好的关系。

（4）先与家长交流，了解家长诉求、儿童在家中使用的语言、儿童的兴趣等信息。

2. 评估时

（1）正式评估

1）要注意根据评估的规则使用比较自然的语言发出指令或提问，避免肢体及视觉提示。

2）要积极关注儿童是否愿意配合，关注其参与动机及专注力，可以适当多称赞儿童。

3）要给予儿童足够的时间思考与回应，尽量不要打断儿童说话，更不要因为儿童不说话就着急给予口头提示或帮他说话。

4）应减少家长的提示或干预。

5）系统地记录评估结果，不熟练的评估人员可以将评估过程录音或录像，方便评估结束后做分析。

（2）非正式评估：在评估的过程中根据儿童的能力尝试不同种类、不同程度提示，包括没有提示到最大限度的提示。

3. 评估后

（1）认真撰写评估报告。

（2）向家长解释报告内容，包括康复方案和预后等。

（3）整理好评估资料、评估工具和评估室。

（童梅玲）

第四节　发育性语言障碍康复训练原则及内容

一、发育性语言障碍的康复训练原则

（一）在国际功能、残疾和健康分类框架下开展语言康复训练

美国言语语言听力协会（American Speech-Language-Hearing Association，ASHA）在言语语言治疗（speech language therapy）实践范围和言语语言治疗专业的首选实践模式中将ICF作为语言康复实践的基本框架。言语治疗师需要在全面评估儿童的基础上，针对儿童存在的主要问题，在ICF的框架下，系统、全面地对儿童的语言障碍进行干预。发育性语言障碍儿童往往在身体结构上未见明显异常，因此干预的重点应放在身体功能、活动和参与以及背景性因素上。在身体功能方面，可以重点加强儿童视听感知、认知策略等训练；在活动和参与方面，应以语言要素和语言运用为训练重点；在背景性因素方面，应丰富儿童的兴趣爱好，指导家庭改善语言环境，提供丰富的语言交流机会。因此，语言康复训练应以ICF为指导框架制订训练计划，以儿童为中心实施训练过程，以功能为导向考察训练内容的有效性。

（二）语言康复训练具体原则

1. 尽早开展语言干预　在2~3.5岁儿童中，语言发育迟缓的比例约为13.5%~17.5%。随着年龄的增长，部分语言发育迟缓儿童会在学龄前自然跟上同龄人的语言发育进程，而另一部分则有持续的语言发育困难，甚至导致更多的认知、学习及行为问题。在4~7岁约有7.4%~9.4%的儿童仍然大幅度落后于同龄人的语言发育水平，且这一现象很有可能持续。至今没有任何方法能够在所有2~3.5岁语迟儿童中，准确区分出哪些将来一定会被诊断为语言障碍，哪些能赶上正常语言发育儿童。大量研究表明，儿童语言干预，早比晚更有效，所以当儿童出现语言发育的落后应该尽早干预。

2. 机构训练与家庭干预指导相结合　机构训练由言语治疗师设计符合目标的训练活动来开展练习，目标突出，训练由有专业经验的言语治疗师执行，但是训练时间短，效果难以维持。而语言学习是一个长期且需要大量重复练习的过程，因此训练不能仅局限在机构中，家庭训练的开展至关重要。只要家长可以与儿童进行有质量的互动，那么任何时间、任何地点都可以在家中开展语言训练。通过家庭干预指导培训和在训练课中介入家长来指

导，家长将儿童的语言训练融入日常生活中应是机构训练的一个必要部分。专业的家庭干预指导是发育性语言障碍，特别是语言发育迟缓儿童语言康复最重要的方法。家庭指导不仅可以让儿童获得更高的训练强度，而且可以使课堂训练的目标得到更多场景的巩固和泛化。因此，只有机构训练与家庭干预指导相结合才能达到最佳的康复效果。

3. 制订个性化的康复训练方案　每位儿童都是独特的个体，没有任何两名发育性语言障碍的儿童是完全一样的。由于语言障碍的程度不同、表现不同、潜在能力不同、家庭环境不同、个性与兴趣等也不同，因此言语治疗师在康复训练前都必须对儿童做全面的评估，通过参照常模的标准化评估和非正式评估，以及观察和问诊，充分了解儿童各方面的信息，同时结合儿童日常生活的经验、当前的能力、主要需求以及兴趣等为每位儿童制订个性化的康复训练方案。

4. 以该儿童当前的语言发育阶段作为训练起点　在进行语言训练前，必须先通过参照常模的标准化评估和非正式评估了解儿童当前的语言发育阶段。因为当训练目标远高于儿童现有的语言发展水平时，儿童常会受挫，失去训练的积极性。而如果训练目标是儿童已经掌握的，训练则是在浪费时间，耽误儿童的发展。因此，言语治疗师需将儿童现有的语言水平作为起点来设定训练目标、方法和内容。

5. 横向扩展与纵向上升相结合　语言训练应同时注重两个方面的提高：一方面是在同一阶段内横向的扩展，例如儿童已经习得部分名词，则在训练过程中要扩充名词数量或者动词、形容词等；另一方面是向下一个阶段纵向延伸，例如儿童已经习得单词，则训练要将单词逐步扩充为双词短语、简单句等。这两个方面需紧密结合，共同提高。

6. 全面综合干预　发育性语言障碍不是单一的病因所致，生物学因素、认知因素、环境因素都会影响儿童的语言发育。同时，儿童是一个整体，各方面能力的发展也是相互促进的，所以在训练过程中要综合考虑儿童的认知能力、社交能力、运动能力、感觉统合能力等，如有迟缓或障碍则需要进行全面、综合干预或康复训练。

二、发育性语言障碍的康复计划制订

（一）康复计划的制订

康复计划包含训练模式、训练目标、训练强度、训练活动等。制订完善、全面的个体化康复计划可以帮助治疗师整理训练思路，保证康复训练始终在目标的引导下，按照正确的步骤开展，保证康复训练的效果和质量。

1. 训练模式　语言训练模式包括以家长干预指导为主的训练模式和以直接治疗为主的训练模式。大部分儿童语言发育迟缓和轻度的发育性语言障碍建议使用家长干预指导为主的训练模式；比较严重的语言发育迟缓、大部分发育性语言障碍和“与其他障碍关联的语言障碍”建议使用以直接治疗为主的训练模式。

家长干预指导为主的训练模式分为集体家长指导和个体化小组家长指导。集体家长指导可以在儿童接受了诊断和全面的语言评估之前或之后进行。集体家长指导的内容一般包括常见的有关儿童语言发育的误区、家长和儿童在家进行有效互动来提高语言能力的方法。个体化小组家长指导在儿童接受了诊断和全面评估之后进行，需要根据全面的语言评估给每个儿童制订个体化康复计划，小组家长指导根据个体化康复计划来执行。

直接治疗为主的训练模式又包括以言语治疗师为主导的模式、以儿童为中心的模式和综合模式三种，言语治疗师需要根据儿童的年龄、性格特点和发育水平等来选择合适的训练模式。

（1）以言语治疗师为主导的训练模式：此模式以言语治疗师为主导，是结构化程度最高的训练模式。言语治疗师严格把控训练环境，减少或消除无关的刺激，突出相关的语言刺激，同时提供明确的强化物以增加目标语言行为出现的频率，使得干预在改变语言行为方面发挥最大的作用。此模式的优点在于目标明确、清晰，言语治疗师可以最大化地增加儿童学习新语言行为的机会，可以在较短时间内多次重复和强化目标反应。但该模式的缺点在于训练情境的固化，很多儿童没有办法将已习得的语言行为在日常交流中泛化应用。

（2）以儿童为中心的训练模式：此模式将儿童放在中心位置，更多地考虑儿童的性格与兴趣，言语治疗师安排训练活动，提供机会让儿童在自然的游戏或者沟通中学会目标语言行为，除了提供儿童可能喜欢的材料外，其他时间言语治疗师都跟随儿童，耐心等待儿童的表现，然后对其表现做出回应，不直接控制活动的进程。

此模式的优点在于言语治疗师更能与儿童建立起沟通关系，可以帮助儿童在自然情境中泛化使用训练目标。但该模式的缺点在于操作更加灵活，对言语治疗师提出了更高的要求。

（3）综合模式：此模式是一种介于以上两种模式之间的一种训练模式，言语治疗师针对一个或一组特定的目标，控制训练活动和训练材料，但在操作过程中，言语治疗师注重发挥儿童的主观积极性，最大程度地诱导儿童自发地使用目标语言行为。此模式综合了以言语治疗师为主导和以儿童为中心的两类模式的优点，比以言语治疗师为主导的训练方法更加自然化，同时比以儿童为中心的训练方法更加结构化、有序化和可控化。

2. 康复训练强度　训练强度是训练效果的重要保证，因此要尽可能每天达到一定强度的训练。然而要想达到此强度，只靠机构训练是远远不够的，言语治疗师需要积极培训家长，引导家长开展家庭语言干预。只有机构训练和家庭干预结合起来才能达到每天进行、持续数月的强度，保证康复训练的效果。

3. 与家长共同制订康复目标　康复目标的制订需要重点关注家长的期望，因此康复师需要积极与家长进行沟通，一方面了解家长和儿童最想解决的问题，另一方面帮助家长了解儿童现有的能力。只有综合这两方面的信息，才能制定最具功能性的、最可行的康复训练目标。

4. 分析儿童最近发展区　结合正式与非正式评估结果，通过动态评估就可以得出儿童的最近发展区（ZPD）。训练应在儿童的最近发展区的目标开始，适当增加难度，这样既能调动儿童的积极性，又能最好地促进其发展和提升。

5. 制订远期、近期训练目标　在制订训练目标时，应遵循 SMART 原则。

（1）S（specific）：是指目标应是明确的、清晰的。如儿童可以说出五种不同水果的名称。

（2）M（measurable）：是指目标应是可以衡量的、客观的。如儿童能正确使用主谓宾齐全的句子，正确率达到 80%。

（3）A（attainable）：是指目标应是儿童能力可以达到的、可实现的。如一个已经可以使用短语的儿童可以将目标设定为“能使用主谓宾齐全的句子”，但是一个只能说少量单词的儿童就不能以此为目标。

（4）R（relevant）：是指目标应是对儿童有意义的、与儿童生活相关联的。如“能使用‘要’表达需求”这一目标比“能背诵诗词”对有发育性语言障碍儿童更有意义。

（5）T（time-bound）：是指目标应是有时间限制的。如 3 个月内，儿童可使用短语表达自己的需求。

6. 排列目标的优先次序 目标的设定应遵从一定的顺序，在安排训练目标的次序时，除了要关注上述提到的家长诉求及最近发展区外，还需要考虑以下因素。

（1）儿童障碍的程度：障碍程度不同的儿童，其学习的能力、对语言学习的经验都是不同的，在训练目标的制订中要全面综合地考虑儿童各方面障碍的程度。对于一些障碍较重的儿童，选择的训练目标应该是较为简单的、更具有功能性的、能更快运用于沟通的。而对于功能障碍较轻的儿童，除了一些基础的、功能性的训练目标外，还需要从语言的形式、语言的运用方面做更深层次的训练，帮助儿童更好地融入和同龄儿的社会交往中。

（2）考虑正常发展的里程碑：大多家长的期望是儿童可以达到同龄儿的水平。基于儿童正常发展的里程碑，康复师在制订训练目标时需要考虑与儿童年龄相符的经验和能力。同时，在正式评估列出一系列儿童在该年龄段应该掌握但是却还没有掌握的技能里，根据儿童正常发展的里程碑，言语治疗师应该优先考虑儿童先发展的语言技能作为目标。

（3）考虑训练目标的功能性：语言训练的目的是让儿童习得语言交流的社会功能，有足够的能力应对日常生活的自理、社交等活动，所以在制定训练目标时，可以按照目标的功能性和重要性去排序。

（二）康复效果的监测

及时有效地监测康复效果才能保证康复的质量。言语治疗师可以在每次训练时进行动态评估，根据课堂训练记录实时监测训练效果。言语治疗师也需要实施定期评估，一般是每 3 个月、6 个月必须进行一次全面评估，采用正式评估结合非正式评估的方法，并根据评估结果和阶段小结来监测一段时间的训练效果。监测康复效果可以帮助治疗师及时调整训练计划，如果没有监测，治疗师将很难保证现有的康复训练是一直符合儿童能力，且有效、可持续地进行着。

三、发育性语言障碍的康复训练内容

（一）发育性语言障碍的康复训练模式

1. 发育性语言障碍的训练现状 国内家庭对发育性语言障碍的康复训练重视程度较ASD 和其他发育障碍低。语言训练模式包括以家长干预指导为主的训练模式和以直接治疗为主的训练模式。研究表明，直接和间接的语言干预可有效增加语言障碍儿童的词汇量和平均句长，对表达性语言的发展直到学龄前都持续有效，并且可提高这些儿童的阅读理解能力。在临床上，并没有适合所有儿童或所有训练条件的单一方法，语言治疗师需要结合儿童实际年龄、发育年龄和诊断的实际情况进行选择和组合，而采用不同的方法。

以家长干预指导为主的间接训练是一种以训练家长和其他主要照顾者学会在自然环境（如在家中）中促进儿童语言水平发展的训练模式。言语治疗师扮演间接教育者的角色，指导语言障碍儿童的家长，帮助他们成为孩子语言进步的“推动者”。家庭中心模式的训练强调增进儿童的沟通技巧以及增加儿童家庭成员的积极关注和投入，从而促进亲子间的沟通和互动。由于我国城乡医疗、教育资源存在不均衡的现象，在经济或交通欠发达地区，语言发育迟缓儿童往往没有条件去遥远的特殊教育机构或医疗机构进行持续训练，因此，开展家庭中心模式的语言训练，有利于偏远地区或经济不发达地区的语言发育迟缓儿童在家庭环境中实现儿童语言的持续康复，具有积极的意义。

2. 国外语言障碍的常见训练方法 促进儿童语言发展的训练方法比较多，大多数方法都可以用于不同年龄及发育水平的儿童。现在非常强调在自然场景下促进儿童语言的发展，也就是说在生活中，有意义的活动对促进儿童语言的发展更有价值。下面推荐几个常见的训练方法。

（1）集中刺激法（focused stimulation）：是言语治疗师在不同的场景中提供一个目标语言的不同形式的集中输入（如单词形式、句子、或短故事），以便儿童在与治疗师的互动中通过多次接触而接收，帮助儿童处理及储存语言信息，并强化语义网络联结。此外，集中刺激法也可以在交谈的互动情境中使用，让儿童从自然的人际互动情境中，观察周围事物及他人的示范，习得语言的内容、形式和运用。

（2）随机教学法（incidental teaching）：是指言语语言康复师设计一个情境提升儿童的沟通动机，让其在互动过程中的语言和非语言沟通行为得到自然强化（如儿童通过向治疗师提要求后得到其想要的物品）。治疗师同时使用扩展和阐述的方法回应儿童的语言和沟通行为。在实际执行此教学策略时，语言治疗师的介入是随儿童的兴趣与注意焦点转换的，其关键在于要等待儿童主动发起口头请求。

（3）强化式情境教学（enhanced milieu teaching，EMT）：是一种基于自然环境的和对话的策略，用于教授语言障碍儿童特定的语言目标。EMT 模式旨在在自然的环境中使用六种策略：环境的安排、回应度、示范目标语言、拓展沟通内容、引导以及提示等，对儿童进行语言的输入和干预。除了语言治疗师在治疗环境进行干预，家长也需要在家中改变环境，提高儿童沟通动机，泛化已习得的语言。家长还可以自我评价技巧的运用情况，以便治疗师根据家长的自我评价做出反馈和总结，给予家庭训练建议。EMT 教学也需要家长在家中或其他自然环境中不断应用其基本策略，以巩固儿童语言训练目标。

上面的理论和方法都可以在以家长干预指导为主的间接训练模式和以直接治疗为主的训练模式中融会贯通。

（二）发育性语言障碍的康复内容和流程

针对 DLD 儿童，在计划安排康复训练的过程时，关键前提是掌握正常儿童语言发育里程碑和发育轨迹。儿童的语言能力表现不仅取决于儿童是否是 DLD，也会受到年龄增长、认知发育、环境等的影响。

1. 语言发育迟缓儿童常用语言康复干预内容　大部分语言发育迟缓儿童的语言康复建议使用以家庭干预指导为主的训练模式。在儿童前语言期，训练的重点应结合基本社交沟通技能、早期认知玩耍技能，语言理解和语言表达四个领域。

（1）基本社交沟通技能

1）共同关注：共同关注是沟通与学习的基础。在生活或游戏的场景下，引导婴幼儿与成人同时关注环境中的某一样物品或人，建立沟通与学习的基础。

2）互看 / 互视：婴幼儿与成人的目光接触、互看互视，这是婴幼儿进行早期社交沟通的基础，也是轮流互转的基础。言语治疗师及家长可以通过增加目光接触、微笑、面部表情和适当的身体接触与婴幼儿建立和维持互看互视。

3）沟通动机：促进婴幼儿期望将自己的信息传达出来，寻求或获得自己的目的。沟通动机可以是手势、眼神、发声或语言。言语治疗师和家长增加儿童可理解的、可表达的沟通机会，以及可理解的沟通模式（声音、手势、单词）。

4）模仿：建立完善“学习能力”的基础，就是先提升模仿能力，增加模仿的欲望和动机，这在语言康复过程中至关重要。

（2）早期认知玩耍技能：即游戏 / 游玩技巧，在真实情景下，在儿童能力范围内与之游戏互动，这是儿童早期语言发展的重要基础。游玩技巧大致分为以下 5 种：

1）探索性游戏（如扔球、传递物品、玩拨浪鼓等）。

2）功能性游戏（如滑动车子、玩水等）。

3）建设性游戏（如搭建小火车、搭建轨道等）。

4）假扮性游戏（如假装打电话，拿木棍当剑等）。

5）规则性游戏（如滑冰比赛等）。

（3）语言理解和语言表达技能

1）建立词语和简单指令的理解能力：用简单语言并配以手势，来表示和解读孩子在“看”的事物、“玩”的玩具、身处的“情境”，通过情景的解读对语言建立理解。

2）通过模仿和互动游戏提高早期的语言表达能力：从简单互动或社交游戏中的发音，到互动游戏中的功能性单字。

3）语义和句法能力的提高：儿童年龄达到 18 个月后，每天大约可以学到 9~10 个新词，每年大约可以学习 3 000 个字。儿童在语义、语法、语音、语用等方面的能力逐渐增强。言语治疗师需要熟练掌握儿童语言发育里程碑和汉语的语义、语法、语音及语用的知识。2~5 岁是儿童语言快速发展时期，正确使用绘本也能促进儿童语言发展。具体语义和句法康复内容包括：①叠词、两字词的使用（动词加名词），用生活常用词汇为目标词，创造语言环境，增加孩子表达的欲望。②颜色的理解与表达，采用配对、理解及表达的形式进行“视听说”的强化，从同物同形状，再延伸到同物不同形状的学习。③形容词的用法（大小、长短、美丑等），用多种常见物进行比较，增加不同情景的泛化学习。④数字、数量、方位词的理解与表达。如数字，可先唱有数字理解的童谣，用趣情景的趣味性和变化来加深孩子对数字的兴趣和理解，再进行排列找数字的游戏；如数量，可进行购物场景学习；如方位词，从让孩子身临其境延伸到外界事物的学习。⑤基本疑问词的理解（谁、时间、哪里、什么、为什么、怎么办等），创造故事性场景，将目标问题带入其中，用示范、引导的方式增加孩子的理解。⑥完整简单句的表达（含主、谓、宾、定、状、补，如“我拿到了一个大球”），创造儿童感兴趣的故事性场景，将目标句带入其中，用示范、引导的方式增加孩子的理解。

2. 发育性语言障碍儿童康复干预内容 处于学龄前和学龄期的发育性障碍儿童的康复干预在早期的基本社交沟通技能和认知玩耍技能的基础上，继续推动儿童的语义和句法能力提高。大部分发育性语言障碍和“与其他障碍关联的语言障碍”建议使用直接治疗为主的训练模式。在这个年龄段，除了语义和句法能力的提高以外，5 岁是儿童建构宏观叙事结构的重要年龄阶段。进入小学后，儿童开始能够表达主人公思想、情感和内部心理状态。儿童叙事也是将来阅读和书写能力的基础。对于叙事能力的康复训练可从以下方面开展。

（1）叙事结构：Labov 和 Waletsky 根据对成人叙事结构的研究将结构概括为六个成分：摘要（abstract）、人物时间地点和背景（orientation）、行动（complicating action）、观点（evaluation）、解决方法（resolution），以及结语（coda）。

（2）叙事顺序：适当地使用表达时间、因果关系或连接关系的连接词（如“然后”“接下来”等），表示时态或时间的副词（如“已经”）可使所叙述的故事更清楚、更有条理。

（3）叙事观点：一段成功的叙述除了提供听者需要知道的信息外，还会表达出叙述者的观点，这是叙述的意义所在。

叙事能力不仅仅是叙述故事，还包含很多内容。叙述者在按照时间顺序叙述故事的同时，也表达了对故事的看法，叙事是充满选择的过程，叙事可能并不完全忠于事实，可通过自己的理解选择性地向听者传达意义。因此，叙事是选择、衡量和构造的过程。

儿童的叙事能力会随着年龄、语言及认知水平的提升而发展。

五岁儿童：除了一系列词汇、语法描述图书的个别事件外，还可对故事建立一定的结构，能用恰当的语言形式对事件以及事件之间的关系做出进一步解释。

九岁儿童：能运用丰富的语言形式把故事组织得更加清楚和连贯同时也可表现出特有的文化规范。

随着儿童年龄的增长至成年，叙事能力更强，能够灵活自如地运用各种表达方式构建出一个主题明确、脉络清晰、连贯流畅的故事。

（三）发育性语言障碍的康复记录书写

语言康复干预记录的书写是干预过程的重要环节，通过记录量化的资料，方便言语治疗师尽快掌握儿童语言能力的变化进度，为下一步干预计划和目标的调整提供依据。

1. 评估记录的书写　采用SOAP评估记录法，记录内容包括主观资料（subjective）、客观资料（objective）、评估（assessment）和计划（plan）。

（1）主观资料：记录非测量性和病史信息，总结就诊儿童或照看人的主诉。

（2）客观资料：记录有可测量性的报告结果。

（3）评估：对主观、客观资料进行汇总，并记录儿童语言训练的目标和表现。

（4）计划：记录下一步的计划，包括短期计划、长期计划。

2. 评估报告的解读　测试者掌握测试的结果，了解被测试儿童的基本情况；医生综合病例信息和测试报告；医务人员组织测试者、儿童带养人参与讨论，并将结果方案呈现给儿童带养人。

四、发育性语言障碍的康复训练注意事项

（一）发育性语言障碍儿童的家庭干预指导教育

在治疗师的指导下，由父母、教育人员相结合进行的语言治疗也非常有效且有循证证据。语言治疗师要注意团结家长，帮助家长在家庭环境中进行持续的语言康复和泛化，督促家庭每天安排有效互动，以保证儿童新习得的语言技能得到有效的巩固和泛化。家庭教育是亲情的延展，且不受时间和空间的限制，可以就地取材，语言刺激数量多、强度高，可以最大程度地挖掘孩子的潜能，从而达到较好训练效果。

1. 家庭教育的实施原则

（1）遵循最近发展区的原则：家庭的教育过程中，家长应选择孩子感兴趣而不能稳定完成的内容，即是孩子的最近发展区（ZPD），来激发孩子表达语言的意愿。在与孩子沟通互动的时候，应该清楚明白自己的目标，根据孩子的兴趣引入目标，促进其语言发展。

（2）等待：在进行家庭教育的时候，家长可以创造机会让孩子与人沟通。要尝试等待，等待孩子回应或发起沟通大约15s，若孩子未出现任何回应，家长可再给予提示或示范。

综上所述，家庭干预指导是在自然轻松的环境下进行的，要贴近孩子生活，让孩子喜欢和配合。家长需清楚孩子的语言发展规律，熟悉儿童语言发育里程碑，并学会观察、记录、示范、描述、模仿、扩展、延伸、改编以及重复等康复干预内容。家庭教育的效果会是事半功倍的。

（二）发育性语言障碍儿童的康复训练常见误区

1. 误区一　孩子只要开口了就不用接着做训练了。决定孩子要不要继续训练，是根据全面评估的儿童发育水平而定。对儿童语言发育的关注需要渗透到听力理解、语言表达、词义、句法和语用等不同方面，仅仅关注“说”的能力是不够的。关注儿童的语前沟通能力，

如沟通动机、目光对视、轮流、共同关注、游戏技能和模仿等能力的训练也是至关重要的。

2. 误区二　孩子不开口说话要做口肌训练。循证研究证实，口肌训练并不是儿童语言障碍的训练方法，并不能帮助孩子"开口说话"。儿童语言能力落后，通常不是口腔肌肉的问题，而是语言理解的问题，也是我们说的接收信息，与大脑听觉处理有关。儿童需要足够的语言理解能力、游戏认知能力、沟通能力等作为基础，才具备说出有意义词语的条件。只有脑瘫儿童等，才以言语障碍为主（口腔肌肉功能是其中一个重要的原因），但这类儿童也存在语言障碍。

3. 误区三　屏幕暴露或教育类的节目提高孩子语言能力。其实，这种认知是错误的，应避免在电子设备上安装很多"早教益智类"的 App 给孩子自己学习，这不能帮助孩子早开口说话。美国儿科学会建议儿科医生告诫家长让 18 个月以内的孩子尽量不要接触手机 / 电视等屏幕，并建议多和孩子进行面对面的、有趣、有丰富体验的多感官互动。

4. 误区四　孩子不开口说话，等一等就好了。家长很容易抱有这种侥幸心理，觉得再等等，孩子就能自己达到同龄儿童的水平。真正要判断孩子是否只是单纯的语言发育迟缓，家长往往是没有这个能力的。这时需要到正规医院的儿童保健科或发育行为专科，由专业的医生和测评师，通过病史询问、观察、与儿童互动交流，并使用有科研支持的评估工具来共同判断，绝不能由家长凭自己的主观意识来判断。有语言发育迟缓的孩子一定不能等，等待可能耽误孩子的长期发展。儿童语言发育迟缓务必尽早干预。

5. 误区五　女孩的语言能力比男孩强，所以男孩普遍说话晚。其实"男孩说话晚"的说法是不成立的，因为在大规模调查中发现的普遍情况是：男孩和女孩在早期的语言发展里程碑上并没有明显的差异。所以无论家里说话晚的是男孩还是女孩，都要尽早评估和干预。

6. 误区六　孩子语迟与日常环境中使用方言或第二语言有关。事实上，方言 / 外语不会造成孩子语言发育迟缓，家长可以放心在家说方言、第二语言，这并不会造成孩子语迟。但是如果孩子同时接收两门或多门语言（含方言）存在困难，家长就应该及时带孩子就诊。

（三）发育性语言障碍的定期随访

1. 在临床工作中发现，很多家长都认为孩子一旦开始说话了（"开口"）就无须再追踪其语言能力，但儿童从开始萌发语言到追上同龄人平均标准，依然需要定期评估，以判断儿童现阶段的认知和语言水平。学龄期语言落后儿童在社交和学业方面均面临很大挑战。

2. 全面评估儿童语言能力，为语言康复训练提供科学有效的依据。语言的评估通常包括标准化评估及非标准化评估（比如动态评估）。标准化语言评估运用标准化工具精准收集语言样本，分析样本数据。而非标准化语言评估与之不同，其形式更灵活，能帮助测评者全面地观察孩子在自然语境下语言理解和语言表达的能力，也作为诊断的重要依据之一。用标准化评估与非标准化评估相结合的方式，能够更加准确及明确地了解孩子的语言水平。

3. 语言障碍的随访至关重要。首先，定期随访有助于观察儿童病情变化，明确诊断；其次，可帮助言语治疗师制订或调整治疗及康复训练方案，根据孩子的变化及时调整训练方案与目标，同时也进一步帮助家长解决当下的困难或困惑。一般来说，定期随访的频率是每 3 个月或每 6 个月 1 次。研究表明，学龄前存在语言发育迟缓的儿童，在 12 个月后随着年龄增长其语言能力有或多或少的提升，但不同孩子的提升程度存在明显的个体差异。2 岁时存在语言落后的儿童，很多人在 6 岁时的语言能力依然明显落后于正常儿童。因此，对儿童语言能力的评估应分阶段持续进行，让家长对儿童的语言进展有持续的了解，才能帮助家长和言语治疗师携手共进，在最大程度上帮助儿童的语言康复。

（童梅玲　郝　燕）

第五节　发育性语言障碍康复训练案例示范

一、儿童语言发育迟缓的康复训练案例示范

（一）病史

枚枚，女，1岁5个月。孕38周，正常分娩。出生体重3 200g。母亲没有吸烟、酗酒或吸毒史。新生儿听力筛查通过。1岁时视力筛查结果正常。“年龄与发育进程问卷”筛查发现粗大运动和精细运动发育高于界值，沟通、解决问题，以及个人－社会能力在接近界值。1岁5个月体检时家长主诉“孩子不说话”，表示很担心。粗大运动和精细运动发育达到发育的里程碑。枚枚白天由爷爷奶奶照顾，晚饭之后由妈妈照顾，周末由爸爸妈妈照顾。父母的教育程度均为大学毕业，爷爷奶奶则是高中毕业。全家平时都讲普通话，但爷爷奶奶的普通话带有上海口音。

（二）评估和诊断

1. 语言和社交沟通能力筛查　梦想婴幼儿语言沟通筛查（DREAM-IT-S）是根据婴幼儿早期语言和社交沟通发育的理论来设计的一个筛查。枚枚的筛查结果是“未通过”（图6-5-1，见文末彩插）。

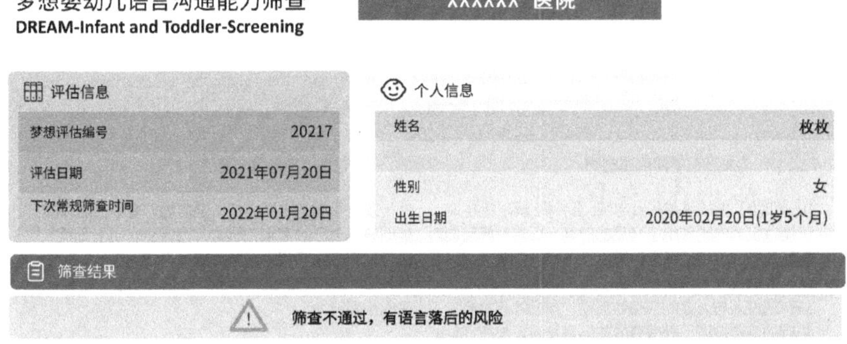

梦想婴幼儿语言沟通能力筛查
DREAM-Infant and Toddler-Screening

XXXXXX 医院

评估信息

梦想评估编号	20217
评估日期	2021年07月20日
下次常规筛查时间	2022年01月20日

个人信息

姓名	枚枚
性别	女
出生日期	2020年02月20日(1岁5个月)

筛查结果

筛查不通过，有语言落后的风险

DREAM-IT-S梦想婴幼儿语言沟通筛查（以下简称DREAM-IT-S梦想筛查）是经国际临床与学术界认可的普通话婴幼儿语言沟通筛查工具。2019年，DREAM-IT-S梦想筛查的信效度科研结果于国际权威言语语言病理学术会议——美国言语语言听力协会年会发布，并于同年在美国获得知识产权。

DREAM-IT-S梦想筛查从社交沟通、认知玩耍、语言理解和语言表达四个能区，对0~3岁婴幼儿的沟通和语言发育进行全面的筛查。

社交沟通——婴幼儿与他人沟通互动的能力（例如目光对视、轮流、共同关注等能力）是否正常发育，决定了他/她能否得到有效的语言输入，从而发展语言能力。同时，社交沟通也包括了和他人的沟通动机，是婴幼儿发展语言和发起沟通互动的基石。

认知玩耍——在婴幼儿发育早期，孩子们通过玩耍探索世界和学习知识。因此，认知玩耍能力与孩子的语言发展高度相关。

语言理解——即孩子对语言的理解能力。语言理解是语言表达的基础。试想如果孩子不能理解一个单词或句子，如何能够自如地使用呢？因此，孩子能否理解他人的语言，理解多少（语言理解能力），和他/她能否开口说话，说得多好（语言表达能力）同样重要。

语言表达——即孩子使用语言表达自己需求、想法和见闻的能力。相对于其他三个能区，孩子的语言表达能力往往更容易被家长观测到，也是许多家长们最重视的方面。一些家长发现孩子的语言发育可能面临落后，即是由于观察到孩子比同龄人“开口晚、词汇量少、句子结构简单“等语言表达特征。

以上四个能区：社交沟通、认知玩耍、语言理解和语言表达都是婴幼儿沟通和语言发育的重要能区，对于这四个能区的筛查，有助于帮助专业人士和家长了解孩子的语言沟通发展是否处在适龄水平。

语言技能发展

我们在这里列出12~18个月的宝宝应该发展出的一部分语言和沟通技能，供您参考：

- 开始理解一些方位词。例如：里面/外面，上/下。
- 可以说出10~15个简单的词语。

以上四个能区:社交沟通、认知玩耍、语言理解和语言表达都是婴幼儿沟通和语言发育的重要能区，对于这四个能区的筛查，有助于帮助专业人士和家长了解孩子的语言沟通发展是否处在适龄水平。

语言技能发展 LANGUAGE SKILLS DEVELOPMENT

我们在这里列出12~18个月的宝宝应该发展出的一部分语言和沟通技能，供您参考：

- 可以说出10~15个简单的词语。

- 开始发展象征性游戏（symbolic play），即扮家家。例如：宝贝拿着一个玩具冰激凌在假装吃。

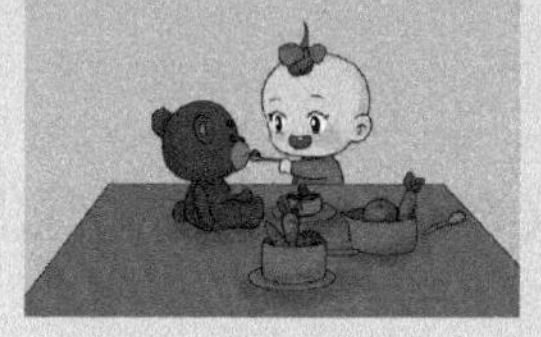

- 理解大概3个身体部位的名称。

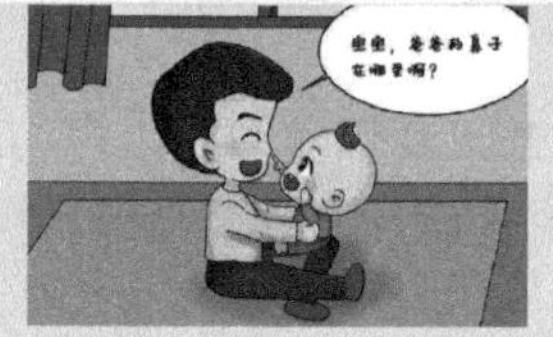

“DREAM-IT-S梦想筛查”结果是根据家长提供的信息生成，因此，筛查结果的准确性与家长对于孩子语言理解、语言表达、社交沟通与认知玩耍四个能区相关问题回答的准确性密切相关——有时家长对于问题的理解可能会存在偏差，也偶尔会难以精准判断孩子是否具有相应的能力，这些都或多或少会影响筛查的结果。

梦想婴幼儿语言沟通能力筛查

梦想评估编号　155064　儿童

专家建议 SUGGESTIONS

请关注孩子的屏幕时间

“屏幕时间”指的是孩子看电视、看手机、玩平板电脑、玩游戏机或电脑等电子产品的时间。屏幕时间可能对婴幼儿的语言沟通能力的发展有负面的影响，因为它常常会取代孩子与家长在真实世界中的互动时间，而只有通过人与人之间的有效互动，孩子才有机会学习基础的沟通技能，获得有效的语言输入。没有任何婴幼儿可以通过看电视或者看手机来习得一门语言。除了影响孩子语言和社交沟通能力发展之外，大量研究表明，过长的屏幕时间对于孩子的视力、大运动、小运动、饮食、睡眠等方面都是有害的。

美国儿科学会建议：

- 18月龄以下儿童除有家长在旁引导的视频通话，不建议有其他屏幕时间；
- 18~24月龄儿童可有少量屏幕时间，但必须以家长互动的形式帮助孩子理解屏幕活动，不建议儿童有单独的屏幕时间。

因此，我们建议家长们减少孩子屏幕时间的同时，避免在孩子吃饭时或睡前养成用电子产品“下饭”和“哄睡”的习惯哦！

应对孩子行为问题的小妙招

处于发育早期的小朋友由于语言能力有限，难以清晰地表达自己的需求和想法，很容易表现出哭闹、抢玩具、打人等行为问题。家长们如何科学应对呢？我们建议您建立合理的“奖励”机制，鼓励孩子的正面行为。

第1步：许诺——预防行为问题

提前与孩子沟通：表现出好的行为（例如在一些公共场所保持安静，不抢小伙伴的玩具等）会得到奖励（奖励可以是孩子喜欢的小玩具、小零食或者游戏时间等）。注意要用孩子听得懂的语言来讲解规则，并且刚开始的要求尽量低一些、时长短一些，比如在吃两片苹果的时候不扔碗到地上（可能只有1~2分钟），而不是让他/她在吃午饭的全程里（可能半小时左右）不扔东西。

第2步：兑现——鼓励正面行为

如果孩子全程表现很好，达到了您的要求，请立即兑现说好的奖励。如果孩子没有达到要求，不要奖励孩子，但也不要额外惩罚孩子。

复诊时间 NEXT APPOINTMENT　2022年07月28日

为了进一步了解孩子的语言理解、语言表达、社交沟通和认知玩耍能力发展的进程和特点，从而科学有效地帮助孩子提高，专家建议您到儿科医院或儿童保健机构为孩子报名更加全面、详细的0~3岁婴幼儿语言沟通测评——DREAM-IT梦想婴幼儿语言沟通测评，以及其他相关的发育筛查/评估。

图 6-5-1　DREAM-IT-S 语言和沟通筛查评估报告

因枚枚年龄是 1 岁 5 个月，除了语言发育落后外，其他发育基本正常。所以建议立刻开始接受集体家庭干预指导，同时转诊进行听力筛查和全面语言和社交沟通评估。

2. 语言和沟通能力评估

（1）标准化参照常模的语言沟通评估：梦想婴幼儿语言沟通测评（DREAM-IT）是一个通过询问家长来进行评估的早期儿童语言，以及和语言密不可分的认知玩耍和社交沟通能力评估。枚枚的评估结果如图 6-5-2 所示，见文末彩插。

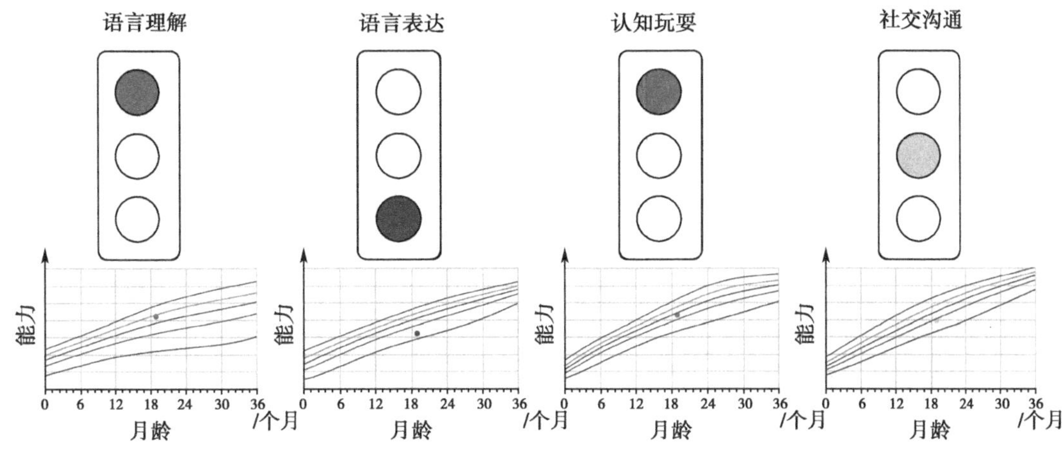

图 6-5-2 DREAM-IT 语言评估报告中直观标准分的图表

枚枚的语言理解和认知玩耍能力均在正常值范围内（语言理解百分位 72%，发育年龄 24 个月；认知玩耍百分位 48%，发育年龄 18 个月），社交沟通能力正常范围偏低（社交沟通百分位 23%，发育年龄 16 个月），语言表达能力低于正常值（语言表达百分位 9%，发育年龄 12 个月）。

辅音习得部分的结果：根据家长主诉枚枚的辅音库包括 /b/、/m/、/h/。

（2）非正式语言沟通评估

1）直接互动评估：枚枚在玩耍互动的过程中可以跟随两步指令。主要以手势或手势加"mama"声来表达自己的需要。在评估中枚枚表现出了共同关注和简单轮流的能力。枚枚也可以参与简单的假扮游戏，比如假装给娃娃喂奶。整个评估过程中枚枚发音最多的是"mama"，基本上用"mama"这个声音表达自己所有的需要。评估时治疗师多次示范"bye-bye"表示不再玩一个玩具，枚枚开始只模仿手势，评估结束前有结合手势模仿"bye-bye"的声音。评估过程中没有听到枚枚使用 /h/。

2）亲子互动观察：妈妈和枚枚的互动主要以提问和给指令为主。

（3）听力筛查：通过。

（三）康复方案

儿童早期语言发育迟缓的康复方案应该以家庭指导为主，运用前语言情景教学法作为干预的主要方法。

1. 集体家庭指导 不需要根据全面的语言沟通评估来制订个体化的康复计划，根据前语言情景干预法给家长进行集体家庭指导。集体家庭指导是早期语言干预的第一步，适合两岁以前婴幼儿语言沟通筛查没有通过，同时大运动和精细运动发育符合发育里程碑的儿童。该儿童家长接受了"爸妈带我学说话 同看同玩同说"儿童早期语言家庭训练课程作为系统的集体家庭指导干预。

枚枚的语言评估结果中，语言理解和认知玩耍在正常范围内，很有可能她属于语言发育迟缓，在4岁前可以追赶上同龄人的儿童，即语言成熟晚（late blooming）的儿童。集体家庭指导和督促家长在每天和枚枚互动中应用家庭指导中的前语言情景教学法进行干预。在3~6个月之后，枚枚有可能语言表达和社交沟通能力可以赶上发育水平。

枚枚的语言表达和社交沟通均落后于同龄人，也有可能她的语言困难会延续到学龄前期，四岁以后会被诊断为发育性语言障碍。

治疗师和家长沟通了两种可能性之后，家长选择在集体家庭指导干预之后继续接受更个体化的家庭指导。

2. 个体化小组家庭指导 根据全面的语言沟通评估，制订个体化的家长指导康复计划。枚枚接受了“爸妈带我学说话 看二等三应”家庭干预指导，即一个根据DREAM-IT语言评估制定个体化干预计划，以《爸妈带我学说话：儿童语言发展家长指导手册》为干预教材，干预疗程为3个月，干预模式为一对多家庭指导课程结合一对一视频反馈家庭指导。

（四）康复目标制订

1. 长期康复计划（6个月）

（1）孩子将自发地在日常生活中使用具有功能性的50个词汇，包括名词、动词和形容词。

（2）孩子将在日常活动中自发使用至少5个2字短语，包括动词+名词/人称代词，形容词+名词，名词/人称代词+动词等。

（3）孩子可以参与多步骤的假扮游戏，并在假扮游戏中讲话。

（4）照顾者将在互动中恰当运用“同看同玩同说”“一看二等三应”中的5个具体的家庭干预技巧。

2. 短期康复计划（3个月）

（1）孩子将在3个不同的自发游戏中，使用至少5个不同的辅音+元音语音和治疗师轮流进行社交沟通10次，准确率达到80%。

（2）孩子将在日常活动中，自发使用6个常用名词和4个常用动词，准确率达75%。

（3）孩子将在3个不同的假扮游戏中一边玩一边发声，达到基本每次玩假扮游戏的时候都发出声音。

（4）照顾者将在互动中等待孩子，并做合适孩子发育水平的回应，准确率达80%。

（5）照顾者将在互动中尽量少提问和多描述，准确率达到80%。

（五）定期跟踪评估

7个月之后（2岁1个月）的跟踪评估结果如下：

1. 标准化参照常模的语言沟通评估 梦想婴幼儿语言沟通测评（DREAM-IT）结果如下（图6-5-3，见文末彩插）。

枚枚的语言理解、语言表达、认知玩耍和社交沟通能力均在正常值以内（语言理解百分位78%，发育年龄36个月；语言表达百分位35%，发育年龄24个月；认知玩耍百分位57%，发育年龄27个月；社交沟通百分位34%，发育年龄24个月）。

枚枚的表达名词、动词和形容词加在一起已经超过60个。

辅音习得部分结果：辅音音库/b/、/m/、/n/、/h/、/d/、/t/、/g/、/k/、/j/、/q/和/x/。

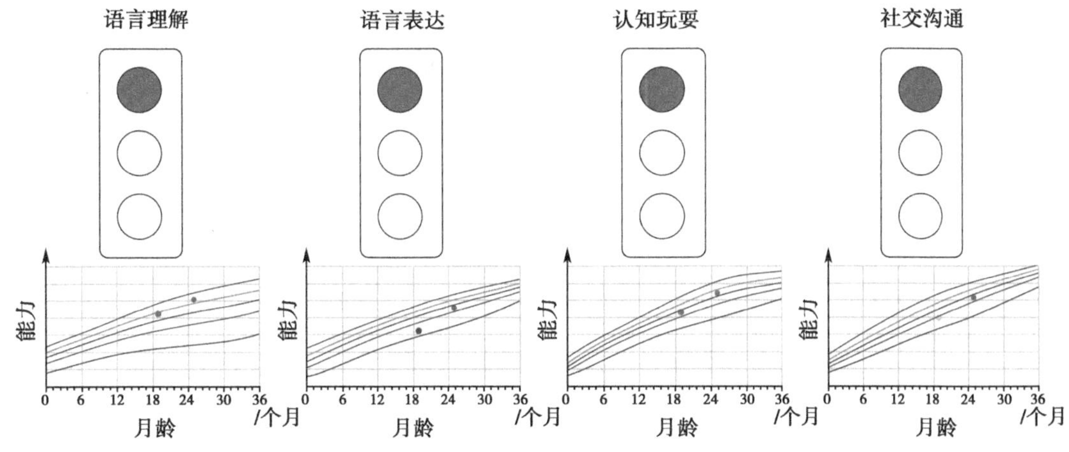

图 6-5-3 DREAM-IT 语言评估报告中直观标准分的图表

2. 非正式语言沟通评估

（1）直接互动评估：枚枚在玩耍互动的过程中可以用短语表达自己，比如"要泡泡""给妈妈"等。在假扮游戏中也可以介入多个角色扮演。

（2）亲子互动观察：妈妈和枚枚的互动方式有很大变化，妈妈在互动中运用"同看同说同玩""一看二等三应"。妈妈互动方式改变也带来了孩子互动中的变化。比如，在读绘本时，孩子会主动模仿妈妈发出的各种动物声音和动物名称。

二、学龄前发育性语言障碍的康复训练案例示范

（一）病史

小明，男，4 岁 5 个月。孕 40 周，正常分娩。出生体重为 3 500g。母亲无吸烟、酗酒和吸毒史。小明未住过院。母亲的主诉是小明的早期运动发育延迟，8~9 个月从俯卧位翻身到仰卧位，9~10 个月会独坐，10~12 个月会爬，14~16 个月才开始走路。

小明早期言语和语言发展也稍稍落后。12 个月时开始用辅音和元音发咿咿呀呀发声。20 个月开始说第一个单词，但是 3 岁前一直停留在单字阶段，而且社交沟通能力严重落后，无法和同龄人玩到一起。3 岁时幼儿园不能接收，并劝家长尽快带孩子就诊。听力筛查正常，发育评估中粗大和精细运动都在正常发育范围内。语言和沟通发育大幅落后于同龄人。小明没有刻板行为。3 岁半初诊结果：语言发育迟缓。家长仍然觉得孩子上幼儿园就会追赶上来，没有开始干预。4 岁时儿童可以讲简单句子，在幼儿园经常不听指令，和其他孩子不能互动，经常出现抢玩具和打小朋友的情况。

无家族语言障碍病史，母亲的最高学历为 2 年制大专，母亲一直是孩子的主要看护人，母亲全职在家照顾孩子，在家中使用普通话与孩子交流。

（二）评估和诊断

1. 听力筛查　通过。

2. 标准化智力评估　韦氏学龄前儿童智力测验量表修订版（Wechsler Preschool and Primary Scale of Intelligence，WPPSI-R）对小明的认知能力进行评估。评估结果为操作商 119，语言商 74，总智商 96。

3. 标准化语言评估　梦想普通话听力理解和表达能力标准化评估 - 诊断版（DREAM-C）

测试。主要测试了小明的语义和句法，以及理解能力和表达能力，提供 5 个语言能区的标准分(标准分在 80 分以下为低于正常值)：听力理解、语言表达、语义、句法、整体语言(图 6-5-4)。

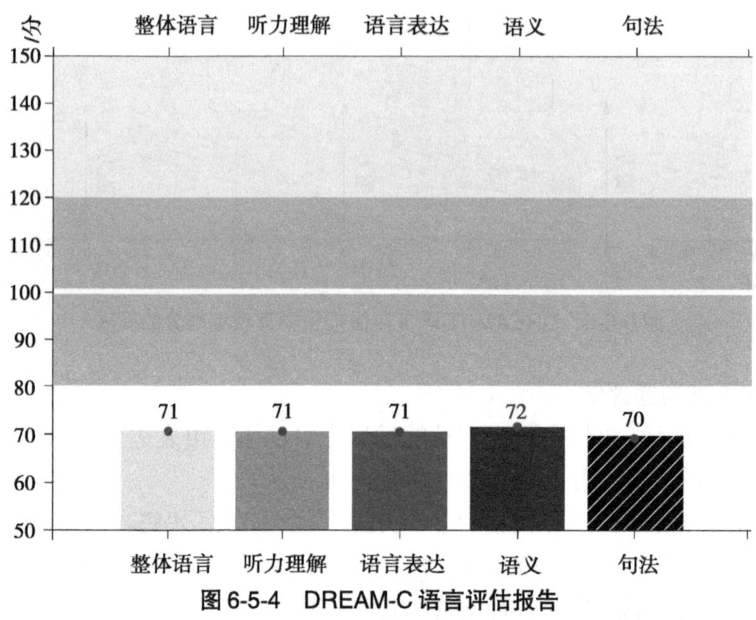

图 6-5-4 DREAM-C 语言评估报告

4. 非正式的语言评估 言语治疗师发现儿童有良好的沟通欲望，比如展示自己有兴趣的玩具和活动以及回答问题等；基本的社交沟通技能，比如目光对视和共同关注。同时，言语治疗师在非正式语言评估中也发现小明基本能通过完整的简单句子来进行沟通，但是，小明经常不能清楚地表达自己的想法，仿佛想说的词句就在嘴边，但是又说不出来，而且说话的时候也频繁地会用模糊的代词，比如“那个”来代替暂时想不出来的词。

结合 DREAM-C 语言概括部分的评估结果设计一系列非正式语言评估：在互动游戏中小明对简单方位词(比如上面、下面、里面、外面)的理解很好，对“后面”和“前面”的理解就非常差。言语治疗师多次给出演示提示后，小明开始在一个固定的游戏中理解“后面”和“前面”。小明在互动游戏中可以理解简单的否定词。但是在理解否定意图，特别是和他人的意图相关的否定，需要给小明解释他人的意图和否定的关系，小明才可以理解。小明经常回答问题时都答不到点子上。比如，在图画书《亲爱的动物园》互动阅读中问小明“为什么要把大象寄回动物园?”小明答：“我在动物园看大象。我喜欢大象，还有猴子。下一页。”即使使用问题来提示小明，“大象能不能住在你家里?”小明回答“不能”之后，再问“为什么要把大象寄回动物园?”，小明仍然不能给出恰当的回答。

言语评估：包括语音评估和口部机制评估。儿童在整个评估中的言语清晰度接近 100%。语音评估和口部机制评估的结果也都在正常范围以内。

5. 其他评估 儿童孤独症评定量表(Childhood Autism Rating Scale，CARS)结果 21 分。

(三) 康复方案

首先，运用儿童语言评估临床思路来总结小明的病史、相关信息、标准化语言评估和非正式的语言评估，标准化智商测试和言语评估的结果(图 6-5-5)。图 6-5-5 也直观地呈现出和语言发育相关的各个方面小明在评估中表现出来的是强项还是弱项。言语治疗师在综合评估中应该直接评估的三个领域：沟通、语言和言语，小明的主要问题是在语言方面。言语治疗师需要在评估中考虑到的四个相关领域：认知、环境、感知和运动，小明无特别需要关注的领域。而且标准化智商测试显示小明非语言部分的智商在平均值以上。全面了解了评估结果之后，根据语言障碍的诊断标准，小明被诊断为表达 – 理解混合性发育性语言障碍。

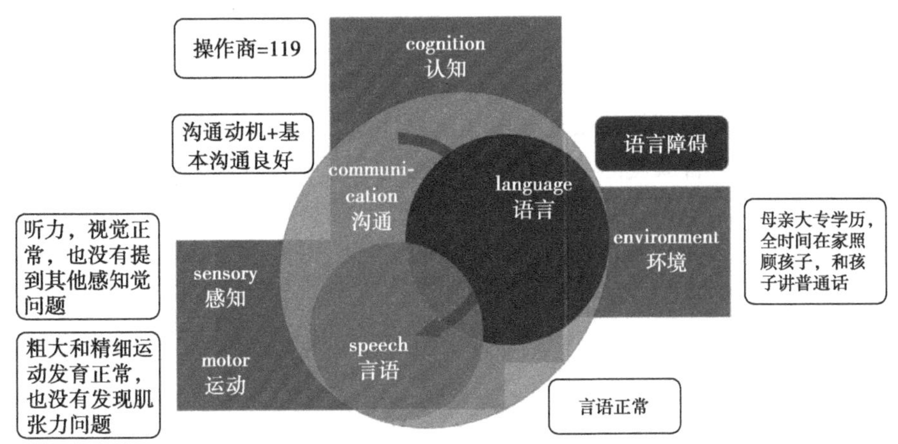

图 6-5-5　刘雪曼等的综合性语言评估临床思路应用

根据综合评估的结果和鉴别诊断的结果，建议康复方案以一对一的个体化语言直接治疗结合家长指导。频率：45~60min/ 次，1 次 / 周。

（四）康复目标制订

1. 个体化语言治疗的长期目标（6 个月以内完成）

（1）在没有提示的情况下，儿童可以在游戏和日常活动中从自己视觉角度理解 4 个不同方位词（包括“前面”“后面”“远处”“近处”），准确率达 80%。

（2）在没有提示的情况下，儿童可以在游戏中听懂“先做……，再……”“在做……之前，先做……”等事件先后的连词，准确率达到 75%。

（3）在儿童作答之前，先对“为什么”和“怎么”的不同点给予解释提示的情况下，儿童可以在听完一个大概 2~3 句话的简单故事后可以口头回答“为什么”和“怎么”的问题，正确率达到 80%。

（4）在有口头解释提示或演示提示的情况下，儿童可以在日常生活中描绘熟悉的物品（比如日常服装、学校和家庭日用相关的物件）的功用、目的和外观，以及熟悉的人物（比如老师、阿姨、司机等）的工作的内容，正确率达到 75%。

（5）在有图片提示的情况下，儿童可以运用含有正确的语法标记（包括“在”“要”“过”“了”等）的 5 个词左右的句子来复述言语治疗师讲述的含两步过程的简单事件，正确率达 80%。

（6）在无提示的情况下，儿童可以在游戏中使用“动词 + 不 + 补语”的句式，正确率达 80%。

2. 个体化语言治疗的短期目标（3 个月以内完成）

（1）在手势提示不断减少到无提示的情况下，儿童可以在游戏和日常活动中从自己视觉角度理解两个不同方位词（包括“前面”“后面”），准确率达到 70%。

（2）在有解释提示下，儿童可以在互动阅读中理解其他人用否定词表达否定的意图，准确率达到 80%。

（3）在有联想提示（描绘生活中熟悉物品的功用、目的和外观等）的情况下，儿童可以在连续 3 次的康复治疗中说出熟悉物品的名称，正确率达到 80%。

（4）在无提示下，儿童可以用完整 4~5 个词的句子恰当地描述只有一个人物和事件的简单图画，准确率达到 80%。

（五）定期跟踪评估

诊断为发育性语言障碍的儿童的语言功能将会持续落后，所以需要每 6 个月的定期跟踪评估和根据跟踪评估制订新的康复方案和康复计划。同时，在学龄前被诊断为患有发育性语言障碍的儿童的语言康复除了要考虑如何帮助儿童提高功能性的语言和沟通能力外，还要考虑如何帮助儿童发展入学前需要的语言技能，包括叙事能力和社交沟通技能，这些都是动态的康复过程中必须考虑的。6 岁儿童的语言能力位于同龄儿童的水平，可以很好地预测将来在学校需要通过语言来学习其他知识的能力。小明接下来 2 年的跟踪评估总结如下。

1. 4 岁 11 个月

（1）标准化语言评估：DREAM-C 标准化语言评估（图 6-5-6）。

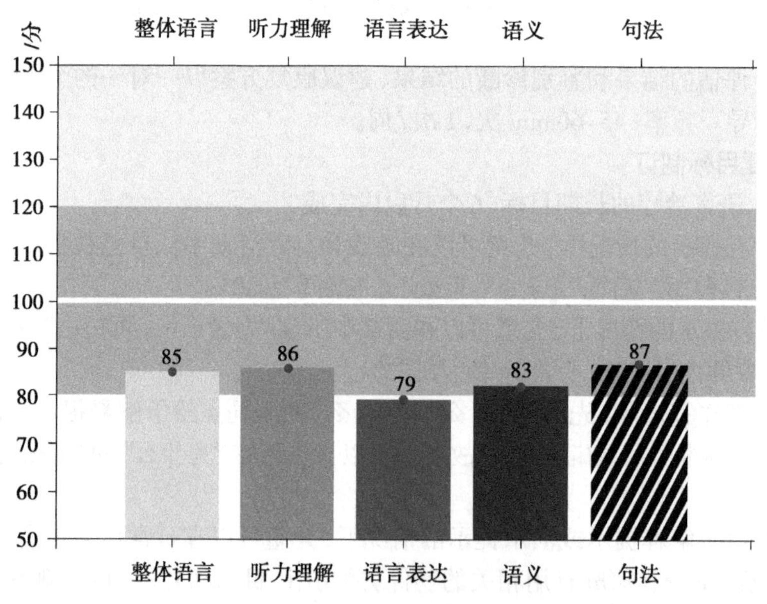

图 6-5-6　DREAM-C 语言评估报告

（2）非正式语言评估：结合 DREAM-C 语言概括部分的评估结果设计一系列非正式语言评估。小明对疑问句的理解明显提高，能用简单句子描绘简单图片。功能性词汇增加，而且在结构性的游戏中找词困难的问题也开始明显减少。但是当图片中有多个人物时，小明还是抓不住重点。小明仍然对需要从自己视觉角度配合别人的角度理解的方位词理解起来有困难。小明对表达别人意图的否定句理解起来也很困难。虽然小明的各个语言能区基本进入正常范围，但小明的语言使用能力仍然非常落后。小明在用句子描绘在幼儿园发生的事情的时候，家长反映虽然小明开始可以用语法正确的句子来描绘，但是思路混乱，完全听不懂。而且在这种情况下，小明仍会使用很多“那个”来代替具体的主语或宾语。

2. 5岁6个月

（1）标准化语言评估：DREAM-C标准化语言评估（图6-5-7）。

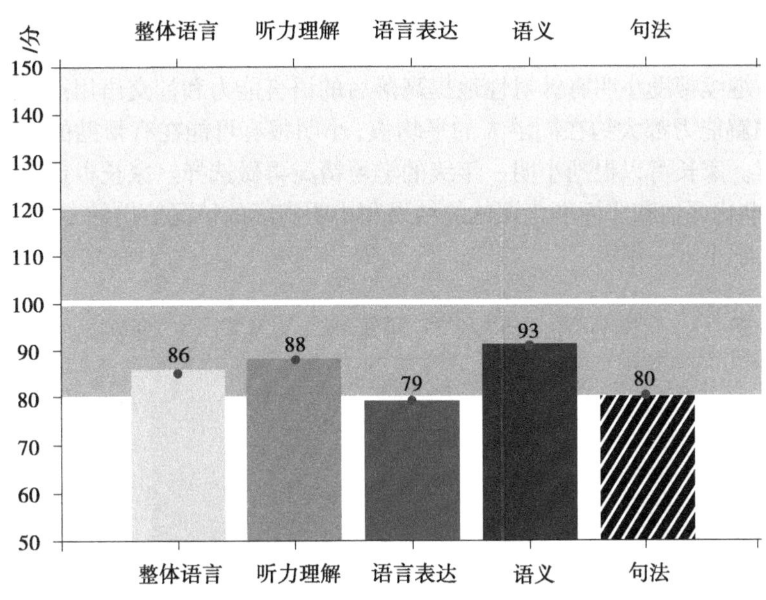

图6-5-7 DREAM-C语言评估报告

（2）非正式语言评估：结合DREAM-C语言概括部分的评估结果设计一系列非正式语言评估。普通话叙事评估（MENT）：叙事测试结果显示小明在看图叙事时还未在心里形成思路（script），所以讲出来的故事，听不出是一个情节。小明在叙事过程中对人物、时间、地点等必要背景部分的讲述也基本是缺失的。MENT叙事评估中小明正确回答了心智解读的问题，但回答对人物意图推理的问题均错误。

小明可以理解各种方位词，可以理解表达他人意图的否定句，可以理解句子之间的关联词，但可以理解的量词种类只有3~4个。在描绘图片的时候小明可以使用正确的时态标记，但是仍然偏于使用简单短句。小明仍然在描绘有故事情节的图片时抓不住重点。当小明的基本语义和句法能力提高之后，小明的语言使用能力，比如叙事能力，以及理解他人的想法和意图等方面的困难就越来越凸显。在动态的定期跟踪过程中，言语治疗师怀疑小明患有社交语用沟通障碍的共病。并且转诊给儿童康复医生。

3. 5岁11个月

（1）标准化语言评估：DREAM-C标准化语言评估（图6-5-8）。

（2）非正式语言评估：结合DREAM-C语言概括部分的评估结果设计一系列非正式语言评估。小明在讲述有两个人物的图画时在心里形成一个思路，一般可以用2~3句话讲完图画。但是，在人物增加或需要多个句子描绘一个较复杂的图画时，小明的叙事就抓不住重点了。小明正确辨识不同量词和不同名词搭配能力提高了，但是还不能在对话中正确使用这些量词。小明仍然对他人的想法和意图理解等方面表现出困难。

小明的家长还在犹豫，就小明6岁以后是应该上小学还是应该重读幼儿园大班的问题，希望得到专业的建议。言语治疗师根据小明的DREAM-C标准化语言评估结果循证地分析了利弊：小明在语义、语言理解和总体语言的能力都在正常值，但是句法和语言表达均在正常值以下。①小明重读幼儿园大班，可以有1年时间继续提升句法和语言表达能力，以胜任学校学习。但由于小区里的几个很熟悉的孩子都和小明年龄一样，家长担心重读1年可能对小明负面的影响会比较大。②小明直接入学小学，可以和老师沟通小明的句法、语言表达、叙事和理解他人的想法和意图等方面的困难。同时家长和老师积极配合，在言语治疗师的支持下继续帮助小明有针对性地提高落后的语言能力和社交语用能力。因为小明的语义和语言理解能力都大约在同龄人的平均值，小明很有可能在有帮助的情况下胜任小学一年级的学习。家长可以根据小明一年级的学习情况再做选择。家长根据言语治疗师通过DREAM-C标准化评估和非标准化评估的结果和小明实际的情况给出的专业建议做了决定。让小明直接入学小学一年级。

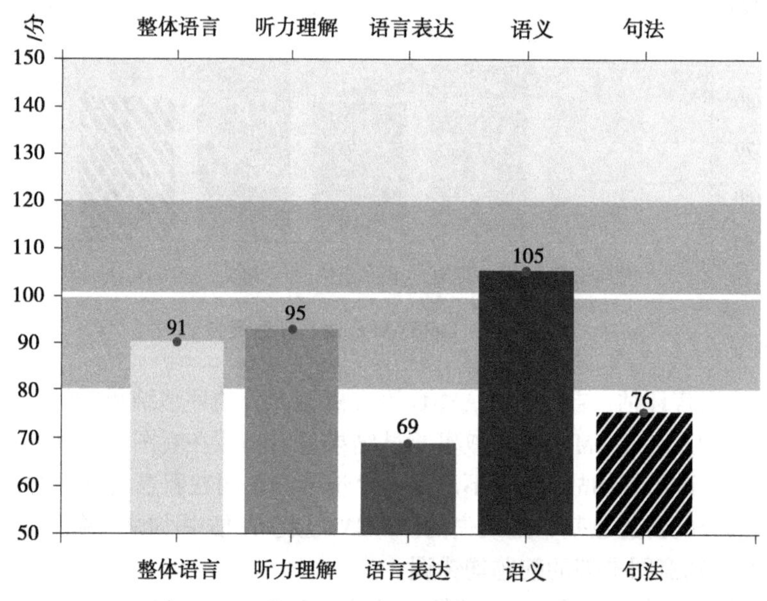

图6-5-8　DREAM-C语言评估报告

4. 6岁10个月

（1）韦氏儿童智力量表修订版（Wechsler Intelligence Scale for Children，WISC-R）：操作商118，语言商92，总智商104。

（2）皮博迪图片词汇测验（Peabody Picture Vocabulary Test，PPVT）：114分。

（3）标准化语言评估：DREAM-C标准化语言评估（图6-5-9）。

小明在言语治疗师、家长和老师的支持下顺利完成了小学第一学期的学习。小明在语义、句法、语言理解和总体语言均进入正常值。小明的语言能力落后主要表现在叙事能力和理解他人想法和意图的社交沟通方面。小明的叙事能力虽然仍然落后于同龄人，但是在心里形成故事思路和基本的故事语法（story grammar）的能力均有所提高，在理解他人想法和意图方面仍然表现出很多困难，需要言语治疗师、家长和老师在日常生活中给予很多额外的支持。

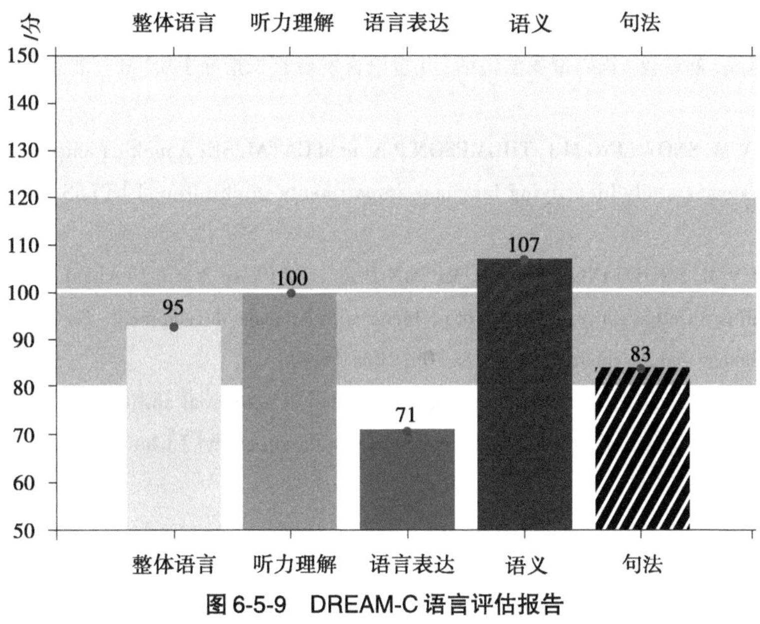

图 6-5-9 DREAM-C 语言评估报告

（刘雪曼）

参考文献

[1] 吴皓，黄治物．婴幼儿听力损失诊断与干预指南[J]. 中华耳鼻咽喉头颈外科杂志，2018，53(3)：181-188.

[2] World Health Organization.International classification of functioning, disability and health: ICF[R].Geneva: WHO, 2001.

[3] 刘巧云，陈思齐，李岩．基于 ICF 的儿童语言康复体系构建[J]. 中国听力语言康复科学杂志，2019，17(6)：401-404.

[4] 刘雪曼．儿童语言障碍与语言评估[J]. 中国听力语言康复科学杂志，2019，17(3)：161-165.

[5] LIU X L, ZAHRT D M, SIMMS M D.An interprofessional team approach to the differential diagnosis of children with language disorders[J].Pediatric Clinics of North America, 2018, 65(1): 73-90.

[6] 陈卓铭．语言治疗学[M].3 版．北京：人民卫生出版社，2018.

[7] 香港中文大学医学院耳鼻咽喉 - 头颈外科学系言语治疗科．言语治疗评估手册[M]. 香港：香港学术专业图书中心，2018.

[8] 单春雷．语言康复学[M]. 北京：人民卫生出版社，2021.

[9] 景林烨，刘雪曼，袁海英，等．浅谈语言障碍的影响与危害[J]. 中国听力语言康复科学杂志，2020，18(2)：85-88.

[10] 梁洲昕，刘巧云，陈思齐，等．语言障碍儿童语言训练的常用方法[J]. 中国听力语言康复科学杂志，2017，15(3)：229-232.

[11] O'HARE A, BREMNER L.Management of developmental speech and language disorders: Part 1[J].Archives of Disease in Childhood, 2016, 101(3): 272-277.

[12] 申夏惠，曹爱华，李沙沙，等．语言发育迟缓儿童的影响因素及综合干预疗效研究[J]. 中国儿童保健

杂志，2018，26(12)：1375-1379.

[13] 姚立群，赵晶，刘雪曼.爸妈带我学说话：儿童语言发展家长指导手册[M].北京：人民卫生出版社，2018.

[14] BISHOP D V M，SNOWLING M J，THOMPSON P A，et al.CATALISE：A multinational and multidisciplinary delphi consensus study.Identifying language impairments in children[J].PLoS ONE，2016，11(7)：e0158753.

[15] BISHOP D V M，SNOWLING M J，THOMPSON P A，et al.Phase 2 of CATALISE：A multinational and multidisciplinary Delphi consensus study of problems with language development：Terminology[J].Journal of Child Psychology and Psychiatry，2017，58(10)：1068-1080.

[16] NORBURY C F，GOOCH D，WRAY C，et al.The impact of nonverbal ability on prevalence and clinical presentation of language disorder：evidence from a population study[J].Journal of Child Psychology and Psychiatry，2016，57(11)：1247-1257.

第七章 失语症的康复

第一节 概　　述

一、失语症的定义

失语症(aphasia)是指因大脑受损引起的原已习得的语言功能减退或丧失所出现的各种症状,主要表现为对语言符号的理解、阅读、组织、表达及书写等某一方面或多个方面的获得性功能障碍。其中不包括因意识障碍、智力减退造成的言语障碍以及先天或幼年疾病造成的言语功能障碍,也不包括听觉、视觉、书写、发音等感觉和运动器官受损引起的言语、阅读和书写等方面的障碍。

由于语言功能需要多个相关的不同脑区协同工作。例如,语言的输入和接收涉及听皮质(颞横回)、视皮质(枕叶皮层)和海马等结构协同位于颞上回后部的感觉性语言中枢(Wernicke 区,Brodmann 22 区)发挥功能;运动性语言中枢(Broca 区,Broadmann 44 区和 45 区)位于额下回盖部的后部,主要负责语言的输出和表达,参与运动皮质对语音通路的控制;Wernicke 区和 Broca 区之间又通过弓状束相互联系。因此,某个或多个语言相关区域受损均可引起失语症。

二、失语症的病因

失语症常见于各种急性脑损伤,如脑卒中、脑外伤、颅内感染或缺血缺氧性脑病等,其中脑卒中是导致失语症的最常见病因,其次为脑外伤和脑肿瘤术后,颅内感染中尤其多见于单纯疱疹病毒性脑炎。此类失语症的特点是发病初期语言功能障碍较严重,随着脑部病变的病情好转,相应的症状有自然逐渐改善的倾向。

失语症也可见于慢性进展性脑部病变,如脑部肿瘤侵犯语言中枢和神经变性疾病如原发性进行性失语症(primary progressive aphasia,PPA)等,其特点是随着疾病的恶化,语言功能障碍逐渐加重。然而,由于颅内肿瘤生长缓慢,在此过程中可发生神经重组,个体间重组能力差异较大,有些患者颅内肿瘤虽然逐渐增大,失语症严重程度不仅不随之加重,反而在手术治疗前较发病初期有所减轻。

由于约 96%~99% 的右利手人群和 70% 的左利手人群的语言中枢位于左大脑半球,因此大多数失语症的发生与左大脑半球语言功能相关结构的损伤有关。另有少部分人的语言中枢位于右大脑半球或散布在双侧大脑半球,其相关语言中枢损伤亦可引起失语症。

在经典失语症模型中,失语症类型与特定脑区病变相关。额下回后部(Broca 区)与颞上回后部(Wernicke 区)受损,前者可导致运动性失语,后者可致感觉性失语。弓状束受损引起传导性失语(conduction aphasia)。额中回后部受损可引起失写症。角回受损可引起失读症。颞中回后部受损可引起命名性失语。丘脑及其联系通路受损可导致丘脑性失语。近年来提出的言语加工的双流模型强调了大脑皮质区域之间的连接,对言语加工的神经机制有了更深入的认识。背侧流由额顶叶区域，包括额下回岛盖部、三角部、中央前回、中央后回等组成。腹侧流包括大部分外侧颞叶，通过钩束延伸到额下回眶部。

三、失语症流行病学现状

目前尚无大规模的失语症病因流行病学数据，一项研究纳入 390 例左大脑半球受损后失语症患者，发现其中约 60% 为卒中患者，33% 为颅脑肿瘤患者，7% 是由其他疾病导致的失语症患者。

失语是卒中常见症状之一。全球疾病负担研究（global burden of disease，GBD）数据显示，2019 年我国卒中患病率为 2022/10 万。由于研究纳入人群、评估时间、评估方法的不同，卒中后失语症发生率的流行病学调查数据存在较大差异。

一项 Meta 分析显示卒中急性期失语症的发生率约为 30%，而慢性期发生率约 34%，其原因可能是急性期病情较重或不稳定，主要关注疾病的救治，进行语言评估的比例较少，而后期病情稳定进入康复阶段，有语言功能障碍患者均使用标准化失语症评估量表进行语言功能评定，因此发生率高于急性期。

与出血性卒中相比，缺血性卒中发生率更高。在卒中急性期，出血性卒中后失语症的发病率约为 33%，而缺血性卒中后失语症的发病率高达 62%。年龄越大，卒中后失语的发生率越高。卒中后失语症患者致残率比卒中后不伴失语的患者更高。目前我国尚无针对卒中后失语症的全国性大规模流行病学调查。

除了卒中，创伤性颅脑损伤（traumatic brain injury，TBI）是造成失语症的另一大病因。闭合性颅脑损伤后失语的发病率约为 33%，开放性颅脑损伤或火器性颅脑损伤失语症的发病率约为 40%。

脑部肿瘤切除术后，许多患者可发生失语。据估计，在接受左侧颅内肿瘤手术的患者中，高达 30%~50% 的患者术后出现语言障碍。

目前缺乏脑炎后失语的准确流行病学数据。一项小样本研究发现失语是单纯疱疹病毒性脑炎患者出院时最常见的后遗症之一，约占 46%。

原发性进行性失语症（PPA）是一种由累及认知功能的中枢神经系统变性疾病引起的获得性语言障碍，可表现为孤立的语言功能进行性受损。在起病初期（至少 2 年内）其他认知功能相对保留，语言功能受损成为影响日常活动的主要原因。起病年龄大多为 55~65 岁，男性多于女性。2011 年根据特定认知和神经影像特征将 PPA 分为 3 类：非流利型（或语法缺失型）、语义变异型（又称语义痴呆症）和少词型。少词型 PPA 的病灶部位多见于左侧颞顶联合区，其病理变化与阿尔茨海默病相同。PPA 并不常见，其患病率约为 3/10 万，其中约 45% 患者为阿尔茨海默病，约 25% 患者为额颞叶变性。

（宋为群）

第二节　失语症的临床表现

一、失语症的主要临床症状

由于大脑的解剖结构与生理功能密切相关，当脑部语言相关脑区或语言网络受损时，就会出现相应的语言障碍表现。由于语言功能的多样性和语言网络的复杂性，不同部位和不同严重程度的脑损伤表现出的言语语言症状也各不相同。在临床上，只有通过对患者语言障碍的表现及其产生原因进行识别、鉴别和分析，才能准确地判断失语症的类型及严重程度，进而选择有效的治疗方案和估计预后。失语症的临床症状可分为听理解障碍、口语表达障碍、阅读障碍和书写障碍四个方面。

（一）听理解障碍

听理解障碍是失语症患者常见的症状，是指患者对口语的理解能力降低或丧失。根据失语症的类型和程度不同可表现为字词、短语或句子等不同水平的理解障碍。常见的听理解障碍主要包括语音辨识障碍和语义理解障碍两种类型。

1. 语音辨识障碍　患者虽然听觉正常而且言语表达正常，但与他人交流时，却听不懂对方说话的内容，表现出好像听不清声音，患者可能会不断地要求对方重复或反问对方，也经常会明确地表示，自己可听到对方说话的声音，但却听不懂说话的内容。纯音听力检查常发现患者听力正常，或仅有语音频率外的高频听力减弱。患者常可准确分辨出说话声、流水声和动物叫声。由于患者书面阅读基本保留，因而可用文字进行交流。典型的语音辨识障碍也称为纯词聋，是临床上少见的语言感受性障碍。

2. 语义理解障碍　是失语症中最常见的症状之一。表现为可正确辨识语音，但因存在语义检索或提取障碍，阻碍了从语音转换或通达到语义的过程，以致产生对听觉性语言部分或完全理解困难。根据语义理解障碍严重程度的不同其表现也不同：语义理解障碍严重的患者，不能理解日常生活中常用物品的名称或简单的问候语；中度障碍的患者会出现可理解常用的名词，主要为高频词和实词，但对不常用的名词，如低频词和虚词等难以理解，或者可理解名词但却不能理解动词等现象；轻度患者通常仅当句子较长、内容和结构复杂时出现理解困难。

（二）口语表达障碍

失语症患者的口语表达障碍的表现形式多种多样，常见以下表现。

1. 发音障碍　与神经肌肉损害所致的构音障碍不同，发音障碍表现为发音错误变化多样。重度发音障碍的患者常常仅可发声，却不能表达有意义的言语；中度障碍时会表现出随意说话（无意性语言）和有意表达二者分离的现象，患者可不经意地正常说话，但当有意识表达时却比较困难。也会出现韵律异常和四声声调的错误。

2. 说话费力　多与发音障碍有关，表现为言语表达时停顿不流畅，常伴有叹气。当试图努力说话时，表现出面部肌肉过度用力，唇舌摸索发音位置，甚至出现多余的肢体活动以协助完成说话。表达错误时存在自我否定和尝试纠正的行为。

3. 持续现象　通常表现为看图识字或回答问题时，用之前的答案作为更换图片或话题后的答案说出。例如，先给予一张“苹果”图片，患者可正确命名，当再给一张“芹菜”图片时，仍回答为“苹果”。这种言语的持续现象常见于大脑额叶受损的患者。

4. 语法障碍　常表现为失语法现象，口语表达多为名词和动词等实词的罗列，缺乏语法结构，不能很完整地表达意思，类似电报文体，也称电报式言语。多见于 Broca 失语或非流畅性失语。语法障碍也可表现为语法错乱，患者说话时可有实词和虚词，但用词错误，句子结构及关系紊乱。

5. 命名困难　主要表现为对物品或图片命名时，不能说出其名称。根据损伤的部位不同，临床上可主要分为选词性命名障碍、产词性命名障碍、语义性命名障碍、特殊范畴命名障碍、特殊传导通道命名障碍五种类型。其中，选词性命名障碍常可接受选词提示，产词性命名障碍可接受语音提示，而语义性命名障碍在给予语音提示和选词提示后仍不能准确说出物体的名称。

6. 迂回现象　多见于命名障碍的患者。患者完成物体或图片命名任务时，虽知道其确切的名称，但不能直接说出，代之以描述物体的功能、材质或属性等内容。例如，当给患者看杯子令其命名时，患者可随口说出"这是用来盛水的"或同时做喝水的动作，但却说不出"杯子"二字。或者当拿起手机让患者命名时，患者却说"这是我爸爸的"。

7. 找词困难　几乎所有失语症患者都有不同程度的找词困难。表现为在交流过程中，常因"找不到合适的词"而出现停顿、沉默，或重复结尾词、介词或其他功能词。轻者仅自己知道言语表达时有找词困难的问题，但不易被他人发现。

8. 模仿语言　是一种强制性复述别人问话或话语的现象。例如，当问患者"您今年多大了?"患者也回答"您今年多大了?"而不说自己的年龄，所以被称为"鹦鹉学舌"。轻症患者回答后会意识到自己回答得不对，试图纠正，而重症患者却常常意识不到回答有问题。这种现象常见于经皮质感觉性失语（transcortical sensory aphasia，TCSA）和经皮质运动性失语（transcortical motor aphasia，TCMA）的患者，在前者中表现更为突出。

9. 补完现象　患者有补充别人说话的倾向。尤其当提示患者熟悉的歌曲或熟悉的语言，如背诗、数数、乘法口诀等序列性语言，患者会补充后面的歌曲或语言。例如，当提示"白日依山尽"，患者会接着说"黄河入海流"。这种补完现象多是自动化反应，患者实际上并不一定了解其中的内容。这类患者常伴有模仿语言。

10. 赘语　常见于命名性失语，表现为在回答提问时，患者会说出很多与提问无关的多余的话语。例如问患者爱人的名字时，患者会说："我当然知道，这个我怎么可能不知道，你看就在我嘴边上，可我就是说不出来。"等这类多余的话。有时患者说不出着急时，会说"哎呀，哎呀，这个这个"等空话。如果制止患者再次提问，患者又会说出一些多余的话语，但是就是说不出核心内容。当让患者写的时候，可以迅速地写出正确答案，如伴有失读，当问他写的是什么的时候，患者不能读出。

11. 复述障碍　是指在要求患者重复检查者说的词句时，不能准确复述检查者说出的内容。完全性失语患者，几乎完全不能复述。复述障碍是传导性失语的主要特征，表现为复述能力与听理解和言语表达相比尤其差。

12. 错语　常见有语音错语、语义错语和新语三种表现。语音错语表现为音素之间的置换，如将"铅笔"说成"枪笔"；语义错语指词与词之间的置换，如将"铅笔"说成"钢笔"或"橡皮"等；而新语则是指语言中出现一些无意义的词或自己新创的词。

13. 杂乱语　也称奇特语，常表现为在言语表达时充斥大量错词，常混有新词，以致说出的话令人难以理解，实际上患者也不理解自己表达的内容。这类患者的听理解很差，通常答非所问，多见于感觉性失语。

14. 刻板语　常见于完全性失语症患者。患者通常以刻板音或刻板词与他人进行交流，以此回答所有问题。如刻板词"不是不是"或"这个这个"；严重者仅能发刻板单音，如"嗒嗒"或"巴巴"等。但患者常可通过音调的高低和发刻板音的频率来表达自己的高兴或不高兴情绪。

（三）阅读障碍

阅读障碍主要指因大脑病变致阅读文字的能力受损，又称为失读症（alexia）。阅读包括朗读和默读两种方式，默读主要是对文字进行视觉通道的理解过程，朗读是一种出声的阅读方式，是将文字转化为言语的过程。朗读和默读两者可以出现分离现象。

1. 根据字词形、音、义受损的阶段不同可分为以下几种。

（1）形、音、义失读：患者既不能正确朗读文字，也不能理解文字的意义。检查时表现为词与图或实物的匹配错误，给予文字时不能准确读出字音。

（2）形、音失读：表现为不能正确朗读文字，但却理解其意义。检查时患者可以按字词与图或实物进行正确配对，但却不能准确读出字音。

（3）形、义失读：能正确朗读，却不能理解文字的意义。失读患者对文字的阅读理解障碍也会表现在语句的层级上，例如能正确朗读文字，但文字与图匹配困难，将文字组成句子后也不能理解。

2. 根据失读的性质可将失读症分为以下两种。

（1）表层失读（surface dyslexia）：其主要特征为对拼音文字不规则字的规则化发音以及同音字的混淆现象。在认读不规则汉字时出现的错误明显地多于规则汉字，而其错误类型基本上是规则化。如"埋 /mɑi/"读作"里 /li/"，"秤 /cheng/"读作"平 /ping/"等。在遇到假字时亦出现辨识不出而误读出声旁发音的倾向。病人尽管出现错误发音的情况，但并不因此而错误地理解字义，这与拼音文字表层失读明显不同。表层失读的病灶分布不恒定，以左颞上回损伤多见。

（2）深层失读（deep dyslexia）：其重要特征是这类患者在阅读过程中犯大量的语义性错误。在双通路模型中非词汇通路中形 - 音对应规则系统受损或者词汇通路中语义系统受损，使字形输入词典与语音输出词典之间的通路不能进行很好联结从而发生语义错读。深层失读以语义性错读为典型特征。其主要特征表现为在阅读中经常不能正确地读出所要读的字，但却读出其他有语义关联的字。即发生语义错误，如"猫"读作"狗"，"mɑn"读作"mɑle"等。遇到假字时不能朗读。

（3）语音性失读（phonologic dyslexia）：即非词汇的 GPC 通路损害，而词汇通路保留。患者有熟悉度效应（familiarity effects），即对熟悉的词朗读较好（包括不规则词）。而对不熟悉的词或假词朗读差。对于实质性词好于功能词，如名词、动词好于介词、连词等，这被称为部分言语效应（part-of-speech effect）。另外还有具体化效应（concreteness effect），即读具体形象的词（如"桌子"）要好于读抽象的词（如"主义"）。

（四）书写障碍

书写不仅涉及语言本身，还与视觉、听觉、运动觉、视空间功能和运动有关，所以在分析书写障碍（agraphia）时，要判断书写障碍是否是失语性的。常见书写的形式包括自发书写、看图书写、描述书写、听写、抄写和写句子。失语症的书写障碍常有以下表现。

1. 书写不能　指完全性书写障碍，患者仅可写一两个简单的笔画，但构不成字形。

2. 构字障碍　又称为错写。患者写的字看起来像目标字，但有笔画的添加或减少，也可能写出字的笔画全错。

3. 镜像书写　多见于右侧偏瘫患者用左手写字时，写出的字笔画正确，但方向和结构完全相反，像映射在镜子中所见到的一样。

4. 书写过多　类似口语表达中的言语过多表现，书写中混杂一些无关的字、词或句子。

5. 惰性书写　在写出一字词或笔画后，写其他词时，仍不停地写前面的字词或笔画，与口语的言语保持现象相似。

6. 象形书写 患者不能写字，只能以图表示。

7. 错误语法 书写句子出现语法错误，常与口语中的语法障碍相同。

二、典型失语症的临床症状和特点

（一）Wernicke 失语

Wernicke 失语（Wernicke aphasia）与 Wernicke 区（大脑优势半球颞上回后部，即 Brodmann22 区）的病变有关。但近期研究表明，Wernicke 失语不仅与 Wernicke 区损伤有关，也与左颞叶的其他区域如颞叶前部、颞中回后部、颞上沟后部、额下回前部、Broca 区、额中回和背侧前运动皮层等多个脑区相关。

Wernicke 失语也称为感觉性失语或理解性失语，其特点是听理解严重受损，伴有复述、阅读、命名、书写等障碍。感觉性失语属于流畅性失语，患者自发性语量较多，有正常的语速和音调，然而因其存在语义错语与语音错语，说话的内容有大量错语、新语，常伴有赘语和空话，别人难以听懂，实际上自己也不知道说的是什么，而且表现为强迫性言语，即使说的话毫无意义，也会说个不停，直到被人制止。此外，复述障碍严重，主要因为听不懂检查者的意思所致；听理解能力严重受损，对实词和虚词的理解均有困难，常答非所问；命名困难，表现为词义性命名障碍，不接受语音提示和选词提示；阅读能力较差；书写能力尤其是听写较差，而书写技能相对保留，但书写后常不知道自己写的是什么。

Wernicke 失语的标志性特征是错语的产生，或者用新词来代替目标词。错语可以是语义性的，也可以是语音性的。语义性错语是指用一个真实的词来代替目标词，如将“椅子”说成“桌子”。语音性错语指的是在目标词中替换一个或多个音的现象，例如把“香蕉”发成“枪包”等。当真正的单词被新词替代时，语音性错语有时也称为新词性错语。

（二）Broca 失语

Broca 失语（Broca’s aphasia）通常由大脑优势半球额下回后部的 Broca 区病变所致，常伴有言语失用。Broca 失语按临床表现分类可称为运动性失语或表达性失语，按病变部位分类属于前部失语等。

Broca 失语的特点是非流畅性失语，主要表现为语量少，讲话费力，发音和声调、语调障碍及找词困难等。复述、阅读、书写等功能均存在不同程度受损，听理解较好，但对语法结构、语句顺序理解困难。患者可大致听懂别人的语言，但不能用口语或书面语来表达自己的意思。存在产词性命名障碍，可接受语音提示。

Broca 失语患者言语表达的特点是字词或短语水平，而不是完整的句子或复杂的语法结构，呈现出典型的电报式语言，说或写均以名词、动词和形容词等实词为主，缺乏介词、代词和连词等虚词，因通常能够意识到自己说话的错误，Broca 失语患者在与人沟通时常会感到沮丧，表现为叹气和情绪低落，甚至抑郁。

（三）完全性失语

完全性失语（global aphasia）通常与大脑优势半球额叶和颞叶的大面积受损有关。完全性失语患者的口语表达和语言理解均严重障碍，复述、命名、书写和阅读均不能。其口语表达的主要特征为刻板语，即呈现固定的、重复的、非随意表达的言语，可为单词或短语，如“妈妈”“不知道”，也可为单音，如“呃”“嗒”“八”等，有时会仅有无意义的声音。完全性失语患者进行交流时通常以刻板语回答所有提问，常用音调的变化表达部分信息，例如，有时用高调表示否定，低调表示肯定。

（四）传导性失语

传导性失语（conduction aphasia）相关的病变部位位于弓状束，即Wernicke区和Broca区之间的白质纤维。传导性失语的典型症状为复述较言语理解和言语表达尤其差。患者的听理解较好，但复杂句子的理解有困难；口语表达流畅，可有语音错语；复述能力明显受损；常有命名困难，给予选词提示后仍不能正确命名。

（五）经皮质感觉性失语

经皮质感觉性失语（transcortical sensory aphasia，TCSA）属于边缘带性失语，其病变部位在大脑中动脉和大脑后动脉之间的后分水岭区，不包括Wernicke区自身。经皮质感觉性失语的典型症状与Wernicke失语相似，但其复述能力好，甚至尤其好，可出现强迫性复述，表现为鹦鹉学舌，唱歌和背诗等序列语言好，常有补完现象。该类失语患者的听理解差，主要对名词及动词等实词理解差，特别是近义词较多的名词受损更重；患者的自发性言语为流畅性，无发音和韵律障碍，但内容空洞，常充斥无关赘语，可有明显的语义倒错，主谓宾句子结构紊乱，存在命名障碍；书写能力受损，可伴有失读和失写。

（六）经皮质运动性失语

经皮质运动性失语（transcortical motor aphasia，TCMA）也属于边缘带性失语，其病变部位多在大脑中动脉和大脑前动脉之间的前分水岭区，其典型症状与Broca失语相似，但其复述能力相对保留，序列语言好，常有持续现象，即用之前问题的答案回答之后的问题。听理解较好；自发性言语不流畅，语音障碍明显，言语表达以实词为主，缺乏介词及连词，被动句理解困难（检查时可问患者："一个小孩被一只狗追，谁在追谁?"），主动句理解多正常；复述能力好，常伴命名障碍；有失读和失写。

（七）经皮质混合性失语

经皮质混合性失语（mixed transcortical aphasia，MTA）临床上较少见，为前分水岭区和后分水岭区均受累时出现的边缘带性失语。除复述能力保留外，其他表现与完全性失语相似。其临床特征为听理解较差，自发性言语不流畅，以模仿为主，主动性言语表达少，序列语言好，常有补完现象；命名障碍；伴有阅读和写作障碍。

（八）命名性失语

命名性失语（anomic aphasia）的病变位于优势半球的角回和颞中回后部。以命名不能为主要特征，常表现出迂回现象，即物品命名时患者用该物品的属性、材质和用途等取代其确切名称。常可接受选词提示或语音提示；言语表达较流畅，为句子水平，言语交流时可有自发性找词困难，言语理解基本正常；复述好；阅读和书写接近正常。

（九）皮质下失语

皮质下失语（subcortical aphasia）与皮层下结构病变所致的语言中枢的联系纤维受损有关。皮质下失语主要包括基底核性失语和丘脑性失语。

基底核性失语急性期语言障碍明显，表现可类似完全性失语。病情稳定后语言功能恢复较快，数周内可明显改善。如病变部位靠基底节区前部损伤Broca区联系纤维时，语言障碍的表现类似Broca失语；病变部位靠后时，语言障碍类似Wernicke失语。复述功能恢复较好，常可复述短句。

丘脑性失语的主要特点为患者主动性差，情感反应淡漠，急性期可呈缄默状态。其特点为语量少、音量低、音韵和音律障碍，表现为声调单一；自发性言语尚流畅，发音尚清晰；

错语相对少见；文字理解较差，自发书写障碍突出。

（十）其他类型失语症的临床症状和特点

1. 交叉性失语（crossed aphasia）交叉性失语是一种临床少见的失语症。主要指右利手者右大脑半球损伤导致的失语表现。交叉性失语患者的失语症类型多为运动性失语，少数为感觉性失语。

2. 儿童获得性失语（children acquired aphasia）是指儿童在部分获得或者已经获得口语能力以后所发生的失语症，发病年龄多在 3 岁以后。儿童获得性失语较少见，主要病因是脑外伤。在语言表现方面，初期多表现为缄默，之后表现为言语速度慢，说话量少，声音低弱以及韵律失常。另外，几乎所有儿童获得性失语症患者的口语表达均为非流畅性，很少出现杂乱语，这与成人失语症的表现明显不同。

三、失语症与其他语言障碍的关系

（一）构音障碍

构音障碍是指由于先天性或后天性的结构异常，神经、肌肉功能障碍所致的发音障碍以及虽不存在任何结构、神经、肌肉、听力障碍所致的言语障碍，主要表现为完全不能说话、发声异常、构音异常、音调和音量异常和吐字不清，不包括失语症、儿童语言发育迟缓、听力障碍所致的发音异常。

（二）言语失用

言语失用（apraxia of speech，AOS）为运动性言语障碍的一种，主要是由言语运动程序障碍、不能执行随意性言语活动造成的，而非言语相关肌肉麻痹、减弱或不协调所致。

（三）面 - 口失用

面 - 口失用指在非言语状态下，虽然与言语产生活动有关的肌肉自发活动仍存在，但是舌、唇、喉、咽、颊肌执行自主运动困难。表现为在指令下或模仿时不能执行口面部的随意运动，但在无意识状态下可出现自主的运动或表情动作。病灶多位于左大脑半球的额叶、弓状束、中央前回的颜面区、左前运动区的胼胝体纤维。在临床上，多数面 - 口失用伴有言语失用。

（张庆苏）

第三节 失语症的病理生理机制

由于语言的复杂性，失语症的病理生理机制至今尚未明确。了解正常语言理解和表达的生理机制，有助于理解脑部病变后失语症的发生和恢复机制。

一、正常语言理解和表达的生理机制

正常语言理解和表达的生理机制，大都基于对正常人语言的认知心理学的研究发展而来。

（一）语言理解的生理机制

正常的语言理解是指能够听懂别人的话（听觉性语言）或者看懂文字或手势（视觉性语言），被认为是一个从表层加工到深层加工的信息整合过程，此过程需要经历多个阶段，而

每个阶段都对相应的信息分别进行加工或处理，以往习得的知识和经验通常在理解语境和上下文的过程中发挥重要的作用。

目前，有关听觉性理解的认知加工模型，存在系列模型（图7-3-1）和相互作用模型（图7-3-2）两种学说。其中，系列模型认为，言语理解经历顺序相对固定的一系列加工阶段，从语音开始，再到词汇、句法和语义。相互作用模型则认为，各水平加工以复杂方式发生相互作用，信息并不总朝一个方向流动，而一些加工水平也可重叠。相比较而言，相互作用模型更接近于实际的言语理解过程。

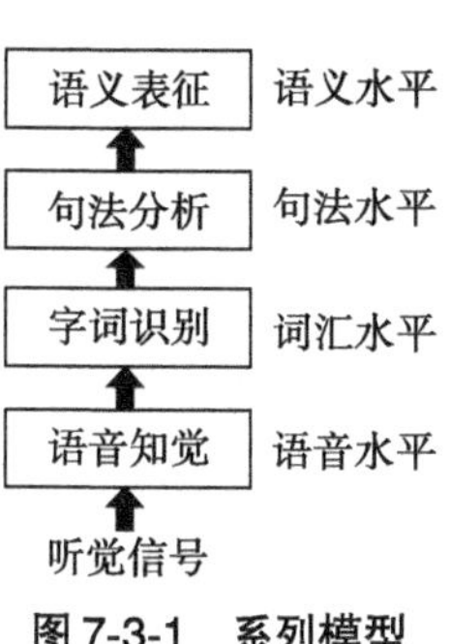

图7-3-1 系列模型

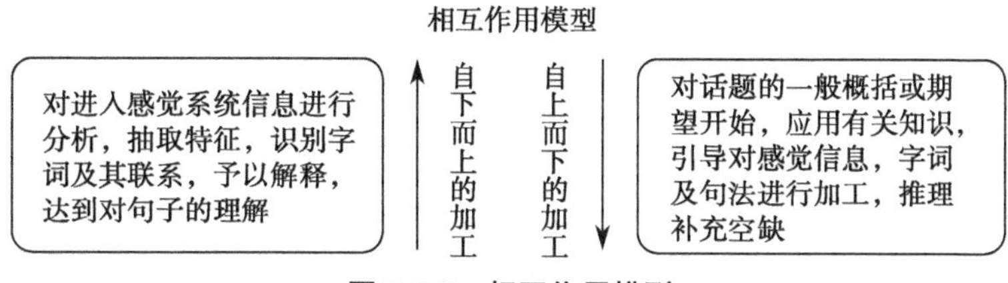

图7-3-2 相互作用模型

在日常语言交流过程中，通常认为听理解主要包括以下语音感知、词汇识别、语义分析、句法分析、语义图式和意图推导六个阶段。

1. 语音感知阶段　包括听觉感受、语音选择和音位识别三个过程。①听觉感受是指大脑接收到声音的过程，即声波通过人的耳郭进入外耳道，再通过鼓膜与听小骨经过前庭窗进入内外淋巴液，而后经螺旋器感音后上传至耳蜗核，经上橄榄核，之后通过下丘传至内侧膝状体，经听觉神经传导最终止于颞叶皮质 - 颞横回的过程。该过程是所有听理解过程的基础和前提。②语音选择是大脑感受到声音信号后，将语音信息从非语音信息中分辨出来，并进行选择性接受的过程。③音位识别是大脑对含有不同特征的音位进行区分的过程。

2. 词汇识别阶段　是将来自外部语音输入的音位进行组合，并与心理词典中词的音位组合加以对照，以便检索到该词，最后通过该词音与义之间的联系，获取该词的词义。

3. 语义分析阶段　是指聆听者从语义的角度对句子进行分析。

4. 句法分析阶段　是指聆听者依据一定的句法关系，建立句子的结构，构造相应的命题，做进一步的理解，最终明确句子的意义。

5. 语义图式阶段　该阶段的理解需要以语义分析为基础，但比语义分析高一个层级。其中，图式的定义特指人们以往习得的知识框架，被认为是人脑中的一种抽象的、结构化和系统化的知识表征。在理解较长、较复杂的文章和故事时，大脑经过一系列的整理和分类，从而形成一定组织的语义图式，如场景图式、角色图式和故事图式等。语义图式可以帮助人们选择性地加工话语，并预期及补充下文，从而更好地理解话语。

6. 意图推导阶段　指的是对人们在日常交流中说的一些隐喻和暗语等含有言外之意的话的理解过程。

听理解“感知、识别、分析、推导”的过程，需要外周器官（如耳）及中枢神经系统（如大脑）的共同配合，若任何一个环节出现问题，均会引起听理解障碍。

（二）言语产生的生理机制

言语产生也称言语表达，是指个体通过言语器官或者手部活动把所要表达的思想说出或写出的过程，以反映个体思维和决策活动的结果，该过程是从深层结构到表层结构的加工处理。言语产生过程实际上是在同时执行“说什么”和“怎样说”的双重任务，前者是确定言语内容或词汇选择的思维过程，后者是言语的语音产生（即发音）的运动过程。迄今为止，言语产生是言语心理学研究相对较少的一个领域，主要集中在言语产生过程的阶段划分上。在 Levelt 等的词汇产生模型中，词汇产生可以大致分为概念准备、词条选择、音韵编码、语音编码和发音五个阶段。

二、失语症的发生机制

失语症是由于大脑局部病变导致言语中枢或相关脑区受损，造成患者原来拥有的语言功能降低或丧失，是一种获得性言语综合障碍。

失语症发生的病理机制和恢复的脑机制还有待阐明。以往对失语症特征和机制的分析，主要通过观察和描述患者完成各种言语任务时症状表现进行归类。随着言语认知心理学、认知神经心理学、脑功能成像技术和神经电生理技术的不断发展，现已转换为探究和判断言语认知加工损害类型和病变部位为主。目前，言语加工的双流模型，已成为理解言语神经机制的主要理论框架。

言语加工的双流模型基于大脑对声学语音进行的两方面加工：一方面，语音输入必须与概念语义表征相联系；另一方面，大脑必须将语音信息与运动语音系统联系起来。这两方面转换的过程不同，所涉及的神经通路也不相同。言语加工的双流模型（图 7-3-3）认为，腹侧流连接着颞叶和前额皮层，负责听觉刺激的确认，将信息映射到概念表征，执行声音 - 意义的映射，从而理解听到的语言；背侧流连接着颞叶后背侧部、顶叶下部感觉区和前额叶，在言语产生式构成语音 - 发音界面，负责将语音映射到发音运动表征。背侧流具有听觉 - 运动整合功能，它是言语发展和正常言语产生的基础。腹侧流和背侧流代表着前向预测的两个资源。背侧流前向预测主要服务于运动控制功能；而腹侧流前向预测功能是提高言语识别能力。

双流模型认为，早期言语加工阶段发生在双侧听觉区域，在背侧颞上回（C 区，频谱 - 时间分析）和语音网络（B 区，语音通达 / 表征），然后发散分成两大流。颞叶腹侧流支持言语理解（D1、D2 区；词汇通达和组合过程），而强烈的左侧优势背侧流支持感觉 - 运动整合，并涉及顶颞联合结构和额叶。概念网络被认为遍布大脑皮层。顶颞联合结构位于听觉和运动（大脑皮层，运动前皮层）区域网络的中间，支持语音和相关声道功能的感觉运动整合。

双流模型还提供了主要临床失语综合征的说明。在双流模型中，Broca 失语症和传导失语症被认为是背侧流相关综合征，而 Wernicke 失语、词聋和经皮质感觉失语症被认为是腹侧流相关综合征。传导失语症可以被概念化为顶颞联合结构区损伤导致的听觉 - 运动整合的中断。Broca 失语症可以被视为在多个水平对言语相关动作编码的表征的破坏，从编码低级语音特征到音节序列，再到结构化句子中的单词序列。根据双流模型，词聋是“最低水平”腹侧流综合征，影响语音识别过程中音位信息的处理。Wernicke 失语是根据双流模型中多个腹侧流处理水平的损害来解释的。这种综合征可能是由听觉运动区、左大脑半球听觉区和颞中后部词汇语义界面系统的损伤引起的。这种损伤可以解释复杂的症状：相对较好的语音水平的语音识别（如上所述，由于双侧组织），较高语义水平的理解较差（由于词汇 - 语义接口系统的损伤），流利的语音（由于保留的运动 - 语音系统），不良的复述（由于听觉 - 运动接口网络的中断），以及语序错误（由于听觉 - 运动接口网络的中断）。经皮质感觉性失语，类似于 Wernicke 失语，但保留了复述，被认为是一种功能上更集中的缺陷，涉及词汇语义界面网络，但保留了听觉运动网络。词汇语义界面的损伤解释了理解能力差的原因，而听觉运动界面的缺失解释了复述保留的原因。

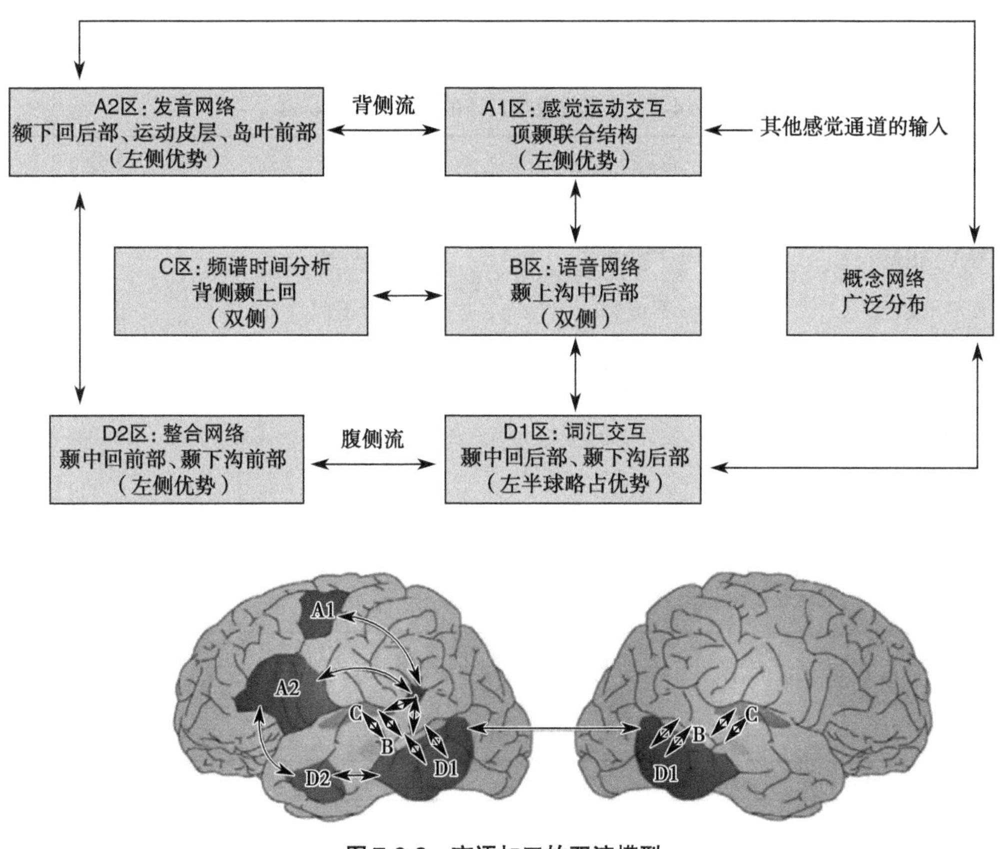

图 7-3-3　言语加工的双流模型

（宋鲁平）

第四节　失语症的分类和评估

一、失语症的分类

失语症是大脑优势半球语言中枢及其联系纤维受损导致的一系列语言功能障碍。因此，至今失语症的分类方法复杂多样，既有根据语言学表现的分类方法，也有根据脑解剖结构受累部位的分类方法。临床工作中，常根据病变的部位粗略将失语症分为皮层性失语和皮质下失语两大类；临床试验研究时，也常根据言语的流畅性分为流畅性失语和非流畅性失语两大类；还常见根据失语症特点分为典型失语症和非典型失语症两大类的方法。以下重点介绍临床语言康复领域常用的分类方法。

（一）根据失语症语言学特点分类方法

1. 经典失语症（classic aphasia syndromes） 其分类方法分以下三个步骤：首先评定自发言语流畅性，其次评估听理解能力，最后检查复述能力。

（1）评定自发言语的流畅性

根据北京大学第一医院高素荣教授研发的汉语失语成套测验（aphasia battery of Chinese，ABC）中的口语流畅性特征量表（表7-4-1），判断自发言语的流畅性。表中各项得分之和，9~13分为非流畅型，12~20分为中间型，21~27分为流畅型。

表7-4-1 汉语失语症口语的流畅性评分标准

口语特征	1分	2分	3分
语量	<50字/min	51~99字/min	>100字/min
语调	不正常	不完全正常	正常
发音	不正常	不完全正常	正常
短语长短	短（1~2字，电报式）	不完全正常	正常（每句4个字以上）
用力程度	明显费力	中度费力	不费力
强迫言语	无	有强迫倾向	有
实质词	有实质词	实质词少	缺实质词，说话空洞
语法	无	有部分文法	有文法
错语	无	偶有	常有

（2）通常根据言语流畅性、听理解和复述三个步骤，将失语症分为以下8类（表7-4-2）。

表7-4-2 失语症分类

	自发言语	听觉理解	复述	诊断	脑损伤定位
失语症	非流畅性	较好	差的	运动性失语	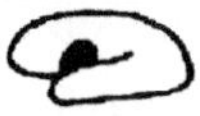
			好的	经皮质运动性失语	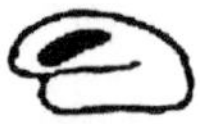
		差	差的	完全性失语	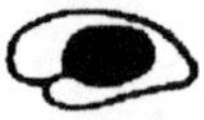
			好的	经皮质混合性失语	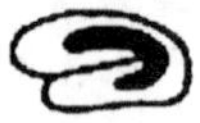
	流畅性	差	差的	感觉性失语	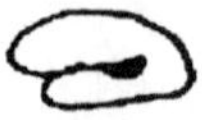
			好的	经皮质感觉性失语	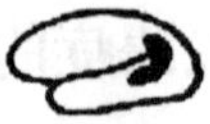
		较好	差的	传导性失语	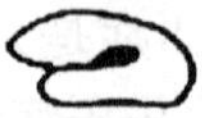
			好的	命名性失语	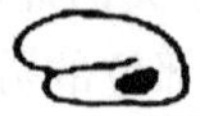

2. 非典型性失语 主要包括皮质下失语、交叉性失语和儿童获得性失语。

（二）根据言语流畅性的分类方法

根据临床上常用西方失语成套测验（western aphasia battery，WAB）中的言语流畅性、文法能力和错语评分标准，可以将失语分为流畅性失语和非流畅性失语（表7-4-3）。

表7-4-3 流畅性、文法能力和错语评分标准

分数	评分标准
0分	完全无词或短而无意义的言语
1分	以不同的音调反复刻板的言语，有一些意义
2分	单词句，可有错语，费力，停滞
3分	流畅反复的咕哝，有极少量奇特语
4分	踌躇，电报式的言语，大多数为一些单个的词，常有错语，但偶有动词和介词短语，仅有"嗷，我不知道"等自发语言
5分	电报式的、有一些文法结构的较为流畅的言语，仍可能有明显错语，有少数陈述性句子
6分	有较完整的陈述句，可出现正常的句型，仍有错语
7分	流畅，可能滔滔不绝，在6分的基础上可有句法和节律与汉语相似的音素奇特语，伴有不同的音素错语和新造语
8分	流畅，句子常完整，但可与主题无关，有明显的找词困难和迂回说法，有语义错语，可有语义奇特语
9分	大多数是完整的与主题有关的句子，偶有踌躇或错语，找词有些困难，可有一些发音错误
10分	句子有正常的长度和复杂性，无确定的缓慢、踌躇或发声障碍，无错语

（三）根据解剖部位为基础的分类方法

国内常用的失语症分类方法基于Benson失语症分类法，主要根据病损的解剖部位结合汉语特征进行分类。可分为以下类型。

1. 外侧裂周失语综合征　包括Broca失语、Wernicke失语和传导性失语。

2. 经皮质失语　又称分水岭区（边缘带）失语综合征，常见于分水岭区病变。包括经皮质运动性失语、经皮质感觉性失语和经皮质混合性失语。

3. 皮质下失语　包括丘脑性失语和基底核性失语。

4. 完全性失语　主要见于大脑中动脉分布区大范围病变。

5. 命名性失语　其病变多位于优势半球的角回或颞中回后部。

6. 其他类型　包括纯词聋、纯词哑、失读症和失写症等。

二、失语症康复评估

失语症康复评估，主要包括听、说、读、写、命名、复述等方面的语言学检查，以及相应失语症量表的评定，其目的在于确定失语症的类型和严重程度，评定残存交流能力及影响因素，以便预测康复进程及言语训练效果，对于确定治疗目标和设计语言康复训练方案尤为重要。

（一）失语症严重程度分级

根据患者的言语表达和理解能力，将失语症严重程度分为0~5级，数字越小，失语程度越严重（表7-4-4）。

表 7-4-4 失语症严重程度分级

分级	表现
0级	不能以言语进行实用性交流，且不能理解他人言语
1级	只能说极少量词汇，理解力需多次重复方能理解简单词汇
2级	单词或短句表达，有明显语法错误，可理解简单常用内容
3级	日常生活用语的理解与表达无明显困难
4级	能较好地表达自己的意愿，不流畅，复杂谈话时理解有困难
5级	极轻度障碍，很少被别人察觉，但患者自己常感到困难

临床上，失语症康复训练和各种康复干预的临床研究，都需要应用相应评定量表，客观测查语言功能的受损的内容和程度，并且通过动态评定，明确康复干预的变化或疗效。

目前，国内的失语症评定量表，大多是国外失语症量表引入国内。然而，由于西方拼音文字和我国汉语在使用习惯和加工方式上有很多差异，简单汉化的西方失语症量表不能对我国失语症患者做出精准评估和有针对性的康复训练指导。直到 20 世纪末，李胜利、高素荣、汪洁等一批学者借鉴了国外权威失语症量表的设计思路，结合我国文化与汉语特点，设计了针对汉语的失语症量表并投入临床使用。

常用失语症评定量表包括临床常用综合性语言评定量表和单项语言功能评定方法。

（二）临床常用失语症综合评定量表

1. 汉语波士顿失语症检查　此量表在波士顿诊断性失语症检查（Boston diagnostic aphasia examination，BDAE）基础上按照汉语特点编制而成除将英文改为汉语外，也更改了其中不符合中国社会文化背景的图片和词汇。该量表分为会话和自发性言语、听理解、口语表达、书面语言理解和书写 5 个项目，共 27 个分测验组成。

该检查法的特点是，既包括语言功能本身的检查，又包括非语言功能的检查；不仅可对患者语言交流水平进行定量分析，也可对语言特征进行定性分析；此外，还可确定患者失语症严重程度，并可做出失语症分类。该检查项目繁多、内容冗长、评分复杂，耗时较长，通常需 3h 左右完成，目前在临床应用较少，更适用于科学研究。

2. 西部失语症成套测验（WAB）汉化版　WAB 汉化版是 BDAE 的简版检查，可在 1h 内完成。目前国内已有 WAB 汉化版。该测验包含了自发性言语、阅读、书写、运用、口语理解、复述、命名、结构能力 8 个模块，共有 30 个分测验。根据测验结果计算出的总分称为失语指数或失语商（aphasia quotient，AQ），可用于判断是否有失语症，如 AQ≥93.8 为正常语言，AQ<93.8 则为有失语症。WAB 还可测得操作指数或操作商（performance quotient，PQ）和皮质指数或皮质商（cortical quotient，CQ），前者可了解大脑的阅读、书写、运用、结构与空间能力等功能；后者可通过分别计算左右大脑半球认知功能，了解全脑认知功能。

此检查的优点为：根据言语功能部分（口语检查）亚项（如自发谈话、听理解、复述和命名）的分数对失语症进行分类；也可用于检测非失语症脑损伤患者的认知功能，尤其适用于无法进行智能测验的重症患者。然而，由于大多数分测试仅有单一得分成绩，缺乏严重程度的分级提示，因此，难以指导治疗师为患者制订有针对性和个体化的具体训练方案。

该测验可用于临床失语症的诊断和分类，由于 AQ 值能准确提供是否为失语，并且可敏感地反映失语整体程度动态变化，更适用于失语症的研究。

3. 汉语失语症成套测验 汉语失语症成套测验(aphasia battery of Chinese, ABC)由北京大学医学部神经心理研究室高素荣等参照BDAE和WAB的大体框架,结合我国文化和语言特点编制而成(附录一)。

ABC量表采用了标准化的测试方法,制订了统一的指导语、评分标准、图片和文字,该测验由会话、理解、复述、命名、阅读、书写、结构与视空间、运用计算和失语症总结10个项目组成。

该测验为了减少职业和文化水平的影响,控制了测验的整体难度,适用于不同性别、年龄、利手和文化水平的失语症患者。不仅能评估语言的各方面能力,并且能够通过不同任务的表现,对不同失语症类型加以区分,且具有较好的病变定位诊断价值。因此,更有助于临床上对患者失语症进行诊断和分类。

(1)拟定背景:汉语失语症成套测验(ABC法)是高素荣等按照失语检查的基本原则,主要参考WAB,结合我国国情和临床经验,为减少文化水平的差异,于1988年拟订的。

(2)量表功能:该表可区别语言正常和失语症;亦可检测出某些语言功能的轻度缺陷,通过其亚项测试可进行失语症类型诊断。

(3)测评方式:由医师、康复治疗师或有测试经验的人员施测。

(4)使用说明:此检查法需按规范化要求使用统一指导语,统一评分标准,统一图片及文字卡片及统一失语症分类标准。要求全程录音,以供后续打分分析及前后对照使用。其内容以国内常见词句为主,适量选择使用频率较少的词句,无罕见词句。不同文化水平者均可完成至少91%的口语理解和听理解各亚项测试。

4. 中国康复研究中心失语症检查法 中国康复研究中心失语症量表(China Rehabilitation Research Center Aphasia Examination, CRRCAE)(附录二)是中国康复研究中心听力语言科李胜利等以日本的标准失语症检查(Standard Language Test of Aphasia, SLTA)为基础,同时借鉴国外其他失语症评定量表的优点,按照汉语的语言特点和中国人的文化习惯编制而成,亦称汉语标准失语症检查。该检查法于1990年编制完成。仅可用于成人失语症患者,不适用于儿童获得性失语症患者。

此检查包括两部分内容。第一部分是通过患者回答12个问题,了解其言语的一般情况。第二部分由9个项目共30个分测验组成,分为:①听理解,名词、动词、句子和执行口头命令;②复述,词语和句子;③说,物品图片命名、动作图片命名、图片画面描述、漫画故事描述和水果列举;④出声读,名词、动词和句子;⑤阅读理解,包括词图匹配(名词、动词和句子)和执行文字指令(一步指令和二步指令);⑥抄写,名词、动词和句子;⑦描写,命名书写、动作描写、画面描写、漫画描写;⑧听写,名词、动词、句子;⑨计算,包括加、减、乘、除算式。其中,大多数项目采用6等级评分标准,该检查在患者的反应时间和提示方法上都有比较严格的要求,还设定了中止标准。其优点在于,对每个分测验的言语任务上均具有严重程度的评定,因此可准确判断言语障碍的内容和程度,有利于制订个体化和针对性的言语治疗方案。

(三)单项语言功能评定方法

1. 标记测验(token test) 由DeRenzi和Vignolo于1962年编制,主要用于评估听觉理解。其由长度和难度逐渐增加的语言性指令组成。在不同指令下,被试者面对不同形状(圆的、方的)、颜色(红、绿、黄、蓝、白)、大小(大、中、小)、材质(木制、塑料)的物体,分别按指令进行相应的操作。主要通过对指导语加入不同的动词、介词、副词等实现对任务难度的调整。

该测验的主要特点是检查患者的听理解能力,对有轻度或潜在的理解障碍的患者(如潜在的 Wernicke 失语症）来说是一个敏感的测验方法。

2. 波士顿命名测验（Boston naming test，BNT）　是最常用的检测命名功能障碍的方法之一，由 Kaplan、Goodglass 和 Weintraub 编制，1983 年发表时包括 60 幅线条图，1986 年被分为难度相等的两个版本，各有 30 幅图片，作为治疗前后随访比较。波士顿命名测验修订版（modified BNT）为 BNT 图片词汇测验的修订版。BNT 测验汉化版选择 15 个日常生活图片，先要求自发命名，如不能正确作答，再给予线索提示，仍不能正确作答，最后进行选择命名。其对于检测轻度阿尔茨海默病、失语症、皮层下疾病（如多发性硬化和帕金森病）均较为敏感。

3. 词语流畅性测验（verbal fluency test，VFT）　属于吉尔福特创造力测验中的一部分，于 1960 年发表。该测验要求在规定时间内（通常为 1min），尽可能多地说出包含某个字的一类词语或不同种类的蔬菜或动物名称，以此可评估范畴性词语列举的速度和内容。主要用于评估语言能力、语义记忆和执行等认知功能障碍。

（张玉梅）

第五节　失语症的诊断及鉴别诊断

一、失语症的诊断

失语症的诊断主要通过以下三个要素进行分析诊断：首先，明确是否为失语，根据患者的病史、症状和语言学检查，同时要排除其他可能原因造成的语言障碍；其次，分析失语的类型，主要通过自发言语、听理解、复述、命名、阅读和书写 6 个方面进行分型；最后，判断失语症的严重程度，根据患者言语表达和理解能力，将失语症的严重程度进行分级。诊断依据包括：

1. 病史和症状　由于大部分人的语言优势半球主要位于左大脑半球，因此左大脑半球受损导致语言障碍，常合并有右侧肢体的偏瘫或面瘫。此外，阿尔茨海默病（Alzheimer's disease，AD）、帕金森病（Parkinson disease，PD）、PPA 等神经变性性疾病随着病情进展也常由大脑皮质的萎缩或变性导致失语，病程中失语常作为疾病进展期的临床症状，常合并有原发病的神经功能症状，例如认知障碍、肢体震颤等。

（1）临床语言检查：先进行听觉性语言检查，再进行视觉性语言（如文字和肢体语言等）检查。先检查自发言语和听理解，再检查复述和命名，最后检查序列言语（如背诗、唱歌或数数等）。

（2）影像学检查：失语作为神经系统症状，常与神经影像学结合共同做诊断。神经变性疾病如阿尔茨海默病等导致的失语症在头颅影像学上常表现为广泛的神经病变，例如大脑皮质广泛萎缩、多发白质病变等。脑血管病，如脑梗死和脑出血导致的失语症在头颅影像学上可发现有与之对应的病灶。因此存在失语的病人应常规进行头颅影像学检查，首选头部 MRI。

对于卒中导致的失语症，不同类型的失语常对应着不同的责任病灶，根据患者的影像学特点常可以推断出失语患者的语言学特征及大概的失语类型，表 7-5-1 列举了失语症的影像学分类与语言损伤特点，左大脑半球结构及功能区如图 7-5-1 所示，见文末彩插。

临床上完全符合理论的典型失语综合征是罕见的。患者的病变性质不同，病灶部位不同，病程不同，其临床表现也会有很大差异。因此在临床诊断中，不能完全依靠病变部位来进行失语症的分类，应该进行综合分析。

表 7-5-1 失语症的影像学分类及语言损伤特点

失语影像学分类	失语类型	影像学定位	语言损伤特点
外侧裂周失语综合征	运动性失语（Broca 失语）	外侧裂前部的额下回后部的 Broca 区	表达障碍严重，而理解障碍较轻，伴有复述障碍和书写阅读障碍
	感觉性失语（Wernicke 失语）	外侧裂后部的颞上回后部的 Wernicke 区或大脑外侧裂的后下缘	理解障碍较重，言语流畅但有杂乱语或奇特语
	完全性失语	外侧裂周围包括 Broca 和 Wernicke 两区的广泛语言区域	自发语极少，仅保留刻板音或字词，听理解严重障碍，命名和复述障碍，读词不能
	传导性失语	额叶 Broca 区与颞叶 Wernicke 区之间的弓状纤维束	理解能力较好，自发言语流畅但可伴有音素性错误，复述障碍明显，有错语，多数存在书写障碍
边缘带失语	经皮质运动性失语	额颞叶之间的前分水岭区	表达障碍严重，而理解障碍较轻，但复述好，有时伴有书写障碍
	经皮质感觉性失语	颞枕叶之间的后分水岭区	理解障碍，命名障碍严重，复述尤其好，甚至出现强迫性复述即鹦鹉学舌现象
	经皮质混合性失语	前后分水岭区即颞顶枕皮层大面积	自发言语少，口语理解障碍严重，命名、阅读、书写障碍严重。但复述可部分保留，常存在序列语言，可出现补完现
皮质下失语	基底核性失语	基底节内囊区	理解和表达均受损，自发言语流畅性表现为中间型，恢复较快
	丘脑性失语	丘脑病变	语量少、音量低、言语启动缓慢、主动性差，存在命名障碍和语义
其他	命名性失语	颞顶交界处或颞后部	命名障碍，常出现迂回现象，表达时常有找词困难
	失读	顶叶角回	阅读理解困难或朗读障碍
	失写	额中回后部	书写障碍
	纯词聋	多累及双侧颞上回前部的皮层及皮层下，而初级听觉皮层受损极轻或不受损	对他人话语的理解完全紊乱，而说、读、书写能力及对非词语性听觉刺激的接收处理相对完好
	纯词哑	语言优势侧中央前回下部、额下回后部皮质及皮质下	急性期可表现哑或呈完全缄默，或只能发出少量不清晰的低调声音。病后数日或数周口语逐渐恢复，出现缓慢费力的、低调顿挫的或偶有爆发性发音，呈电报式口语

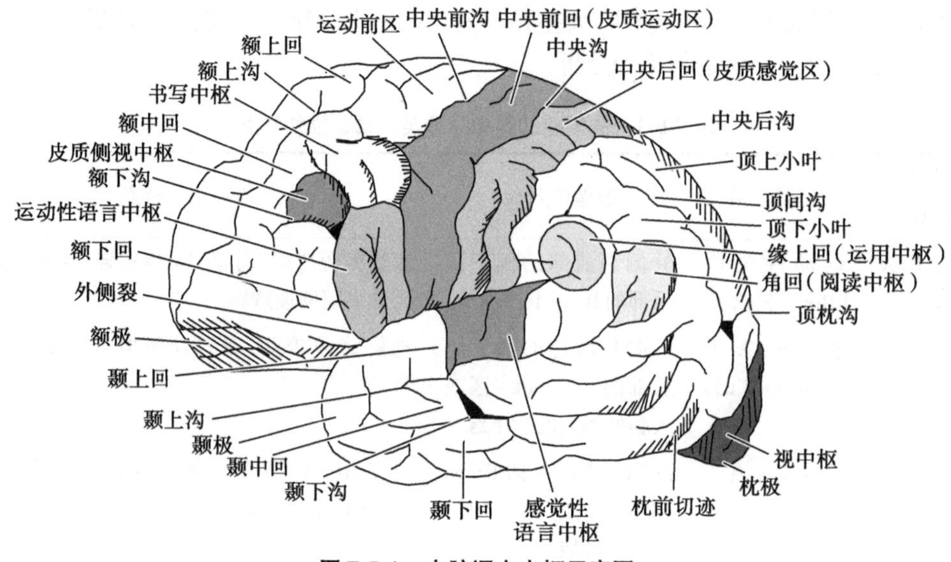

图 7-5-1　大脑语言中枢示意图

2. 失语症的量表评估　临床上常用的失语症量表为 WAB 和 ABC。此外还有 BDAE 和 CRRCAE 等，都是针对于汉语失语症的常用的评估量表。根据以上失语评估量表，可初步对患者的失语类型进行大致分类。

以西方失语症成套量表为例，运动性失语常以流畅度和复述受损为主，理解和命名有所保留；感觉性失语以理解受损为主，流畅度和复述保留，表 7-5-2 展示了主要类型失语症的 WAB 评分。

表 7-5-2　主要类型失语症的 WAB 评分

失语症类型	流畅	理解	复述	命名
完全性	0~4	0~3.9	0~4.9	0~6
运动性	0~4	4~10	0~4.9	0~8
经皮质混合性	0~4	0~3.9	5~10	0~6
经皮质运动性	0~4	4~10	8~10	0~9
感觉性	5~10	0~6.9	0~7.9	0~9
经皮质感觉性	5~10	0~6.9	8~10	0~9
传导性	5~10	7~10	7~10	0~9
命名性	5~10	7~10	7~10	0~9

二、失语症的鉴别诊断

临床上失语症常和构音障碍进行鉴别，二者均属于语言障碍的范畴，具有一定的相似性，因此对于存在语言障碍的患者要对二者进行区分。此外认知、情绪等因素也可影响语言问题，在临床上也应针对这些方面进行鉴别。

（一）构音障碍

1. 构音障碍 作为常见的语言功能障碍，常和失语症难以鉴别。可从症状及影像学等方面鉴别构音障碍和失语症。

失语症主要临床表现为理解、表达、命名、阅读和书写障碍，不同语言脑区受损会出现不同的失语症表现；而构音障碍则表现为言语产出障碍，是由于神经病变导致与言语有关的肌肉麻痹、收缩力减弱或运动不协调所致的言语障碍，患者的语义理解无障碍，主要表现为语言产出的呼吸、发声、调音和韵律方面的变化。构音障碍的患者多表现为发音、吐字的不清晰及语速的减慢。

此外，卒中导致的失语症和构音障碍还可从影像学上进行区分。构音障碍患者的中枢神经受损部位多位于皮质核束、延髓和小脑等，例如双侧皮质核束受损所致的假性球麻痹表现为痉挛性构音障碍；延髓病变所致的构音障碍主要表现为弛缓性构音障碍伴有声音嘶哑和鼻音重等症状；小脑受损导致的构音障碍常出现特征性的吟诗样和爆破样共济失调性言语。而失语症病变部位位于大脑优势半球语言中枢及其联系纤维，如额叶Broca区和颞叶Wernicke区周围及基底节区等，不同部位的受损常表现出不同的失语特点，上文已进行过详细的阐明。因此，通过头颅影像学上责任病灶的部位可帮助对二者的鉴别。

2. 构音障碍的评定 包括构音器官评定、构音检查和语音清晰度测试。量表方面可用改良的Frenchay构音障碍评定表及中国康复研究中心构音障碍评定法进行评定。

（二）认知功能障碍

1. 认知功能障碍 认知功能障碍是大脑接收、存储、加工和提取信息等基本功能出现异常，包括注意障碍、记忆障碍、思维障碍、推理能力降低、执行功能障碍等。认知功能障碍与损伤部位密切相关，如顶叶受损常出现视空间障碍。

2. 认知功能障碍与失语症 存在认知功能障碍的患者可影响其语言逻辑性和准确性，在临床上常和失语症甚至精神障碍相混淆。患者因记忆力差表现为不能确切回答问题的“虚构”现象，常被误认为是听理解障碍的答非所问或精神障碍的幻觉；有的患者因记忆广度明显受损，只能记住问句的最后几个字而无法正确回答问题，会被误认为是听理解障碍。失语症患者如合并认知障碍，其非语言认知功能如注意、记忆可显著影响语言治疗疗效和疗效的维持。有研究表明，视空间工作记忆可影响命名和理解能力的改善。临床上认知障碍也会影响失语症的评价，因而对患者进行认知功能评价对于失语症的诊断和治疗都具有重要意义。

语言分为视觉通道语言和听觉通道语言。听觉通道语言即口头语言，指以声音表达的语言，包括对话、指令等；视觉通道语言指表记音声的语言，包括文字、手势、肢体运动等。不同类型失语症在进行认知评价时应采取相应的方法，以完成认知评价。听理解较好、口语表达较好患者可以听觉语言为主进行评价；听理解较差患者可采取以视觉通道姿势性语言或图片为主进行评价；而听理解较好、口语表达较差患者可将听觉和视觉文字语言相结合应用于评价中。

3. 认知功能的评定 进行认知评价时通常先通过临床问诊判断患者的基本认知能力，包括定向力、记忆力等，并注重从患者日常生活表现中发现是否有认知障碍。

在认知功能的量表评定方面，临床上常用的简易精神状态检查量表（Mini-mental State Examination，MMSE）、蒙特利尔认知评估量表（Montreal Cognitive Assessment，MoCA）不适合应用于语言障碍的患者。对失语患者的认知功能评定应选用对语言依赖少的相关认知量表，2021 年《卒中后认知障碍管理指南》推荐美国国立神经疾病和卒中研究院 - 加拿大卒中网（National Institutes of Neurological Disorders and Stroke-Canadian Stroke Network，NINDS-CSN）5-min 测验、牛津认知筛查（Oxford cognitive screen，OCS）量表可应用于伴失语、偏侧空间忽略患者的认知评估。此外，较为简易且常用的检查方法包括 BNT 和词语流畅性测验（Verbal fluency test，VFT）。德国学者开发的失语检查量表（Aphasia Check List，ACL）能够在对语言损害情况进行全面评估的同时，获知失语患者的认知情况，但该量表尚未在国内得到修订与使用。而对于失语患者的非语言认知功能障碍，可使用汉化后的洛文斯顿作业治疗认知评定成套测验（Loewenstein Occupational Therapy Cognition Assessment，LOTCA）进行详尽地评估。

（三）情绪障碍

1. 情绪障碍和失语症的鉴别　情绪障碍与失语症相互影响。卒中后情绪障碍可影响患者言语表达，如卒中后抑郁患者因主动交流态度差、不说话而常被误诊为完全性失语。卒中后抑郁患者表现为无说话意愿，交流态度差，目光不直视交流对象，言语表达存在波动，有时不说话，有时可完整地说出句子。

同时失语症也会影响患者情绪，导致其出现情绪问题。非流畅性失语患者如 Broca 失语患者听理解能力较好，可意识到自己表达能力差、交流困难，因而易出现悲观、抑郁、积极性差，不愿意进行治疗和交流。流畅性失语患者，听理解较差，表达能力较好，可表现为欣快、滔滔不绝。相关文献表明卒中后失语症患者相较于不存在失语的患者更易患有抑郁和焦虑。

2. 情绪障碍的评定　评价时可从患者表情、睡眠、饮食、交流态度、社会交往等方面获得相关信息。临床上大多数抑郁量表的评定需要患者语言上的配合，故失语症的患者大多无法完成。临床上专门开发了适用于失语患者抑郁评定的量表，目前用于失语症患者的评定方法主要包括卒中失语患者抑郁调查问卷（Stroke Aphasic Depression Questionnaire，SADQ）、视觉模拟情绪量表（Visual Analogue Mood Scale，VAMS）、视觉模拟自尊评量表（Visual Analog Self-esteem Scales，VASES）、失语患者抑郁量表（Aphasic Depression Rating Scale，ADRS）、脑损伤患者抑郁评估量表（Structured Assessment of Depression in Brain-damaged Individuals，SADBD）等。临床上对于失语症患者最常用的他评量表是 SADQ 系列量表。SADQ-H、SADQ-H10 具有良好的信度和效度，基本符合心理测量学标准，且操作简单，不受文化程度的限制。各量表均有其优势性和局限性，在临床上应根据不同患者的实际情况选择适合的量表评定。

（四）言语失用

1. 言语失用的概念　指不能执行自主运动进行发音和言语活动，而且这种异常是不能用言语肌肉的麻痹、减弱或不协调来解释的一种运动性言语障碍，或者说是一种言语运动程序障碍。其特征是损害了把言语肌肉系统处于适当的位置并按顺序进行活动以便随意说话的能力。言语失用与患者左大脑半球损伤有关，可单独发生，也可伴随其他语言障碍，如运动性失语。

2. 言语失用的检查　临床上常用下表进行检查（表 7-5-3）。

（五）面 - 口失用

1. 面 - 口失用的概念　指在非言语状态下，与言语产生有关的肌肉运动功能正常，无

表 7-5-3　言语失用的检查

ɑ-u-i	i-u-ɑ
正常顺序	正常顺序
元音错误	元音错误
摸索	摸索
词序（复述“爸爸、妈妈、弟弟”）	复述“啪嗒洗手、你们打球、不吐葡萄皮”
正常顺序	正常顺序
元音错误	元音错误
摸索	摸索

明显瘫痪，但是舌、唇、颊肌等口颜面肌肉随意性运动困难。患者可表现为不能在命令下或模仿下执行口面部的随意运动如吹口哨、吹气、露齿、努嘴、鼓腮等，但可自发性完成上述动作，考虑为口颜面意念运动性失用；如既不能在命令下或模仿下执行，也无自发性动作，考虑为口颜面意念性失用。面 - 口失用多与失语症和言语失用同时存在。

2. 面 - 口失用的检查　临床上通过患者听指令、模仿、给实物完成鼓腮、吹气、咂唇、缩拢嘴唇、摆舌和吹口哨 6 个动作情况来进行评价，以判断是否存在面 - 口失用及严重程度（表 7-5-4）。如患者听指令不能完成以上动作但可模仿完成为轻度失用；如患者听指令和模仿不能完成但给以实物如给口哨吹，给吸管吸水等能完成为中度失用；如三种情况都不能完成为重度失用。

表 7-5-4　面 - 口失用检查

鼓腮	吹气
正常	正常
摸索	摸索
咂唇	缩拢嘴唇
正常	正常
摸索	摸索
摆舌	吹口哨
正常	正常
摸索	摸索

（宋鲁平）

第六节　失语症康复治疗

在失语症康复治疗方法中，以语言学为基础的行为学治疗一直以来都是最主要的方法。随着语言认知科学和高精尖技术的发展，旋律语调疗法、神经调节技术、计算机化及虚拟现实等治疗手段对于失语症患者语言功能的恢复有一定的作用。

一、失语症的行为学治疗

失语症的行为学治疗是指针对语言中的行为模式（听、说、读、写、命名、复述）、行为过程（沟通和交流）以及语言要素（语义、词汇、语法）等进行直接治疗的方法。无论失语症患者处于疾病的急性期、亚急性期还是恢复期，都应根据失语的类型和程度进行适宜的行为学治疗，改善语言功能。例如，对于重度失语症患者，应把重点放在实用交流能力以及语言前的认知功能康复方面，以促进有意义的口语交流作为主要训练方法；中度失语症患者，则应以提高口语表达和理解能力为重心；轻度失语症患者，可把提高与语言相关的日常生活能力作为康复的主要内容。

（一）失语症行为学治疗的原则与目标

1. 失语症康复要遵循的原则

（1）针对性：指的是在失语症评估的基础上，结合患者个人职业、兴趣爱好等特点因人施治，进行个性化训练。

（2）适应性：需要动态评估，训练内容由易渐难、循序渐进，训练难度以患者正答率70%~90%为效果较好，难度太低会出现天花板效应，而难度太高会出现地板效应。

（3）综合训练：训练过程中注重听理解和口语表达，重度患者要重视读写训练和交流板的使用。

（4）因势利导：为每个患者找到最佳的训练切入点，如针对重度失语症患者开始训练时常采用唱歌、复述或背诗的方式。

（5）方法灵活多样：训练过程注重趣味性，根据患者的心理反应及时调整训练方法和内容。

（6）语言环境调整：对陪护人和家庭成员进行交流策略的指导，布置家庭作业，以便在日常生活中巩固治疗效果。

2. 失语症行为学治疗的目标

（1）不同程度失语症的长期目标：对失语症患者的治疗进行分层分级管理。BDAE分级为4~5级的轻度失语症患者，语言训练的长期目标为改善语言和心理障碍，适应职业需要，整体长期目标为回归工作；BDAE分级为2~3级的中度失语症患者，语言训练的长期目标为发挥残存的语言功能并改善交流能力，交流基本自如，适应社区内交流需要，整体长期目标为日常生活自理；BDAE分级为1级的重度失语症患者，语言训练的长期目标为尽可能利用残存的语言功能，或使用交流的代偿方法以及辅助交流用具，进行简单的日常交流，减轻家庭负担，整体长期目标为回归家庭。

（2）短期目标：将达到最终目标的过程，分成若干阶段逐次设定具体细致的目标。将现有的语言功能提高一个阶段作为短期目标，即根据患者具体情况选择各种语言形式的训练任务设定可能达到的水平及预测所需时间。

（二）不同类型失语症康复训练重点

命名性失语的训练应着重实物或图片的命名练习，可辅以语音和文字提示以改善命名障碍；Broca失语重点练习口语与文字的表达，如合并言语失用，可同时注重言语失用的改善，以改善口语表达；Wernicke失语由于患者听理解较差，在提高听理解能力的基础上，进行复述、命名和对话交流等练习；传导性失语患者主要是复述能力较差，训练重点改善复述、命名、朗读等口语表达能力，同时强调听觉反馈和加强听写能力的训练；经皮质运动性失语的患者复述能力好，口语表达的训练可以参考 Broca 失语的训练方法；经皮质感觉性失语与 Wernicke 失语类似存在明显的听理解障碍，训练时可以 Wernicke 失语训练方法为基础，着重改善患者的听理解能力。

（三）常见的治疗技术

1. 许尔失语症刺激疗法（Schuell aphasic stimulation approach） 通过对受损语言符号系统进行高强度控制性听觉刺激，促进神经系统产生代偿或重组，从而使失语症患者的语言功能重建和恢复，适用于多数失语症患者。SSM 以听觉刺激为主要手段，并结合视觉、触觉多途径的刺激，根据患者的职业、教育生活经历、兴趣爱好选择患者容易接受的话题，引出患者相应的反应，并循序渐进地强化，以促进患者语言功能的恢复。主要包括听理解训练、口语表达训练、阅读训练和书写训练等。

在治疗中当患者无法做出正确反应时，应给患者相应的提示，如手势、复述、读音、说话、写字等，由于失语症患者对句法、语义相关的提示更敏感，联合应用不同提示（句子补完、文字、首字等）可能会更利于诱导患者的正确反应。提示层级结构应因人而异，需要治疗师在训练中发现并及时调整。仔细分析每个患者更容易接受哪种类型的提示，有助于确定最可能成功的提示类型。

在制订治疗计划时，要选择丰富多彩、生动有趣的内容来提高患者接受刺激训练的兴趣，善于抓紧患者心理，根据其心理变化和当天的精神状态适时调整治疗方案，鼓励患者进行主动交流，利用和扩大其保留的言语交流能力来克服自卑、抑郁的心理。

在刺激疗法中，治疗师需要对患者的反应正误做出反馈。基于无错误学习（errorless learning） 理论，大脑会尽量防止错误或低效加工，以最大限度地提高学习新内容的准确性。因此，对于主动性高且能够自我分析反应是否正确的患者，不必给予过多的反馈。对于少数主动性低且康复欲望不强的患者，有必要给予相应的惩罚（负反馈）或奖励（正反馈）。如果患者康复欲望较强，但常有错答，最合适的处理是告诉患者正确答案或给出一些关于对错的信息。

语言训练时应选择难易程度适当的任务，一般来说，患者正答率在 70%~90% 的训练效果较好。还需要注意的是，不仅可以通过改变任务类型，也可以通过改变与任务相关的某些刺激因素（如语速、词频、视觉提示等）或刺激 - 反应关系来调控难度水平。例如，在听词指图任务中，增加干扰项的数量会显著增加任务难度，如八选一的难度明显大于四选一。

2. 失语症交流效果促进法（promoting aphasic's communicative effectiveness，PACE） 是促进实用交流能力的主要训练方法之一，适用于各类失语症，尤其是重症失语症患者。在训练中利用接近实用交流的对话结构，信息在语言治疗师和患者之间交互传递，使患者尽量调动自己残存的语言能力，以获得较为实用的交流技能。

使用 PACE 时应遵循以下原则：①选材应选取接近现实生活且适合于患者水平的训练材料；②训练前，治疗师应注重调整交流策略的原则，计划应包括促进运用交流策略的训练，使患者学会选择适合不同场合及自身水平的交流方法；③训练时，除使用口语外，对需要替代表达方法的患者，治疗师可示范如何使用书面语、手势、绘画等手段传递信息；④训练中，如患者习惯于之前表达不成功时治疗师给予提示和引导的训练方法，而无法理解 PACE，甚至反感或抗拒时，不应强制施行该方法。

3. 强制性诱导失语症治疗（constraint-induced aphasia therapy，CIAT） 又称为强制诱导

语言治疗(constraint-induced language therapy, CILT),是借鉴在语言治疗之外的实践领域(即涉及神经运动控制的治疗)中的强制诱导治疗的一种方法。CIAT 主要适用于语言表达能力受损为主而理解能力较好的患者,训练时以口语交流为重点,关注与日常行为相关的活动,通常采用线索层次化的方法,限制患者使用语言代偿策略。

CIAT 的主要原则首先是尽量使用口头表达的方式交流而不鼓励使用非言语交流(如姿势、眼神、表情等);其次是高强度训练,一般为每天训练两次以上,时间累计 3~4h,每周至少 5d,连续 10d 或 2 周为一疗程。

4. 语义特征分析(semantic feature analysis, SFA)　适用于轻度或中度失语症患者,主要用于改善患者命名时词汇检索的能力,从而改善其训练词汇的命名。SFA 先分析目标词的各项语义特征,通过目标词相关的语义网络来改进概念(目标词)的提取。例如,对于目标词"锅",治疗师可以从以下几个方面进行提示:该物品的用途(烹饪)、属性(金属做的、木把手)、在哪里使用(厨房)、属于哪种类别(炊具)以及通常在炉灶上使用。其中有一个最显著的语义特征(通常在炉灶上使用),患者听到这个提示后会很容易联想到"锅"这个概念。建议把目标词的语义特征制作成特征分析图表,然后根据语义特征按照结构化线索逐一进行提示,再逐步过渡到减少线索提示让患者主动命名。该方法可能对严重失语症的患者或有非语言认知障碍的患者无效。

5. 映射治疗(mapping therapy)　是一种基于语言学理论的治疗方法,旨在治疗失语法性失语患者在语法成分(主语、宾语)和句法形式之间的映射受损。映射疗法的重点是拆解和重组句子的结构。总体治疗目标是提高句子理解和创造更复杂、非规范化句子的能力,最终建立正确的句法结构,分析名词和动词(例如,名词作为主语、宾语等)的语法角色,以及识别句子中的语义 / 主题角色。该疗法中的每个步骤都以名词和动词之间的关系和 / 或语义和句法之间的关系为目标。随着受试者成功掌握对规范句式(典型的主宾结构)的分析,其越来越有能力理解更复杂的非规范句子(把字句、被字句等各种句型),从而取得治疗进展。在整个治疗过程中,通过添加直接宾语、修饰语和介词短语,使句子变得更长、更复杂。

6. 失语症朗读法(oral reading for language with aphasia, ORLA)　是一种主要针对失语症患者的朗读障碍以及口语表达障碍进行治疗的方法。训练中需要失语症患者反复大声朗读句子及短文,通常先让患者与治疗师一起朗读,随后独立朗读。这一疗法是以刺激法为基础的,即重复多模式刺激以诱发反应。正确反应予以强化,如为错误反应将给予进一步刺激。这一疗法的设计理念与学习理论一致,遵循学习者积极参与、重复练习、使用大量材料和成功经验等原则。该疗法旨在通过提供语音和语义阅读通路方面的训练,加强书写系统和语音系统之间的联系,不仅提高失语症患者的阅读理解能力,而且对于口语表达、听理解和书面表达等方面也有促进作用。

使用该方法时应注意,朗读任务的难度需要循序渐进,根据阅读资料的长度和难度,按层级进行治疗,如果在一个难度级别连续朗读 5~10 个句子的正确比例达到 80% 左右时,则提高一个难度级别进行治疗。

7. 抄写回忆治疗(copy and recall treatment, CART)　是一种以受损的书写能力为中心的刺激方法,通过对一系列单词进行重复的抄写练习,目的是改善患者的文字书写功能。CART 训练中,患者开始书写时隐藏字卡,所以也叫延迟抄写治疗。适用 CART 的患者需要具有良好的视觉识别能力和摹写能力。CART 的基本原理是反复尝试准确拼写目标单词有助于激活单词的字形表征。

由于抄写单词不足以建立正字法 - 语义连接，因此 CART 训练过程中激活相关词义很重要，可采取图片和文字相结合的方式。当患者对家庭作业的依从性不佳时，让朋友或家人参与到治疗中来，鼓励其完成家庭作业可能是有帮助的。

二、神经调控治疗

越来越多的研究表明，神经调控技术因为有益于神经可塑性发展，在神经精神领域得到了广泛的应用，目前主要包括重复经颅磁刺激（repetitive transcranial magnetic stimulation，rTMS）和经颅直流电刺激（transcranial direct current stimulation，tDCS）两种。神经调控技术对某些类型失语症的康复有较好的疗效。神经调控靶点和治疗参数的选择，主要基于语言中枢及其联系纤维受损后功能代偿和可修复机制。

1. 失语症恢复的神经机制　语言中枢在脑内分布广泛，失语症的表现形式复杂多样，不同失语症的恢复形式和恢复机制也各不相同。通常认为，早期可出现一定程度的自发恢复，损伤一年以后的慢性失语症患者不再有自然恢复的可能。语言功能的恢复与病变的严重程度、部位、范围以及性质相关。目前根据脑功能影像学的研究结果，提出了与严重程度相关的失语症恢复的三层级模型和不同时期失语症恢复的三阶段模型。

（1）失语症恢复的三层级模型：该模型认为当优势半球语言中枢轻度损伤或损伤未影响其核心语言功能区时，通过受损区自身语言网络激活模式重组，可以获得完全或接近完全的语言恢复；当优势半球语言中枢中度损伤时，需要通过病灶周围区域神经元的募集来代偿受损的语言功能；当优势半球语言网络严重损伤时，大脑非优势半球同源（镜像）脑区被调动以发挥代偿功能，但非优势半球的语言代偿作用明显低于优势半球正常时的语言能力。

（2）失语症恢复的三阶段模型：正常情况下，大脑半球之间通过胼胝体产生相互的抑制作用，即当一侧大脑半球兴奋性增加时，会受到对侧大脑半球镜像区的抑制而兴奋性降低，从而维持两侧大脑半球间的功能平衡状态。优势半球损伤后，对非优势半球的抑制减弱，而使其兴奋性增加，反而对优势半球产生抑制，阻碍优势半球损伤区和周围区的功能恢复。

根据卒中后失语症的研究发现，失语症恢复是两侧大脑半球共同参与的动态变化过程，提出了失语症恢复的三阶段模型：左侧优势半球语言中枢受损急性期时，右侧语言中枢同源区尚未被调动，当要求完成相应语言任务时，因两侧相关脑区都不能激活，从而使语言功能丧失；进入亚急性期后，右脑同源区的功能被调动而激活过多，参与语言功能的部分代偿，表现出低效率的语言处理能力；在慢性期，随着左大脑半球语言中枢的恢复，激活逐渐增加至正常水平，重新获得主导地位，语言网络功能趋于正常化，此时右侧脑区的继续激活将对语言功能恢复起到不良作用。

2. 神经调控技术干预失语症的靶点及相关参数　神经调控技术具有无创、安全、无痛的优势，在失语症应用主要有 rTMS 和 tDCS。其中，rTMS 利用强电流通过线圈产生变化的磁场，透过颅骨在皮质表面形成感应电流刺激脑组织，高频 rTMS（high frequency-rTMS，HF-rTMS）（频率 >5Hz）和间歇性 θ 爆发性刺激（intermittent theta burst stimulation，iTBS）具有提高皮质兴奋性的作用；低频 rTMS（low frequency-rTMS，LF-rTMS）（频率≤1Hz）和连续性 θ 爆发性刺激（continuous theta burst stimulation，cTBS）具有降低皮质兴奋性的作用。治疗时线圈应平行放置于作用脑区，并尽可能贴近并保持在目标头皮区域。每次治疗持续时间 rTMS 多为 20min 左右，iTBS 和 cTBS 为 3min 左右。

tDCS 利用直流微电（1~2mA）诱导或增强神经可塑性，其有阳极 tDCS（anodal-tDCS，A-tDCS）和阴极 tDCS（cathodal-tDCS，C-tDCS）两种电极。A-tDCS 刺激脑功能区使皮质神经元去极化而增加皮层兴奋性，C-tDCS 刺激脑功能区使皮质神经元超极化而降低皮层兴奋性。治疗时可只选择 A-tDCS 或 C-tDCS，也可以两种电极同时应用，将相应电极片固定于治疗靶点头皮区域，可允许患者在一定范围自由活动。相比于 TMS，tDCS 更安全、经济、简便易行，且能在刺激的同步进行康复训练。每次治疗持续时间 tDCS 多为 20min 左右。

常用的失语症治疗方案有以下几方面：

（1）抑制右侧语言同源区皮层兴奋性的方案：通过 LF-rTMS 或 C-tDCS 抑制右侧语言同源区兴奋性，是目前被广泛采用且疗效较为明显的方案。根据失语症恢复三阶段模型，右大脑半球语言同源区的语言处理能力及处理效率较低，在失语症慢性期其兴奋性过高不利于语言功能的最佳恢复，因此，从理论上通过神经调控技术抑制右大脑半球相应的语言区可能会使失语症患者获益。临床上，针对卒中后非流畅性失语的亚急性期及慢性期的患者，应用 LF-rTMS 或 C-tDCS 刺激右侧额下回（Broca 同源区）的一些研究显示，患者图片命名的正确率增加和反应时缩短，自发性言语能力有所改善，且具有持续效应。在基于循证医学的 rTMS 治疗应用指南（2020 更新版）中，针对卒中后非流畅性失语慢性期的患者，应用 LF-rTMS 刺激右侧额下回很可能是有效的（B 级证据）。此外，一些研究针对卒中后失语亚急性期的患者，应用 LF-rTMS 或 C-tDCS 刺激右侧颞上回后部（Wernicke 同源区），结果显示，患者的听觉理解、自发言语、复述等方面的语言能力有所改善。

（2）兴奋左侧语言病灶区和 / 或病灶周围区域方案：根据失语症恢复三层级模型，语言中枢轻中度受损时，应用兴奋性神经调控技术，可通过直接刺激左侧语言中枢和 / 或其病灶周围区域，激发语言中枢和 / 或其周围大脑区域神经元被募集，可能有助于语言功能获得重组和恢复。一些研究结果表明，针对非流畅性失语症慢性期的患者，应用 HF-rTMS 或 A-tDCS 刺激左侧额下回（Broca 区），可改善命名、复述、自发语等表现；刺激左侧颞上回后部（Wernicke 区），可改善听觉理解能力。但因 HF-rTMS 有引起颅内出血加重或癫痫等副作用的可能，目前该方案临床应用较少。

（3）抑制右大脑半球与兴奋左大脑半球的双重刺激方案：双重刺激方案，即抑制右侧未受损的语言中枢同源区同时兴奋左侧受损的语言中枢，成为近年兴起的新的神经调控治疗策略。采用这种方案时，对于非流畅性失语患者选择 Broca 区及其同源区，对于流畅性失语选择 Wernicke 区及其同源区。临床试验设计中，实施双重刺激时，LF-rTMS 刺激右大脑半球与 HF-rTMS 刺激左大脑半球相继进行，而 C-tDCS 抑制右大脑半球与 A-tDCS 兴奋左大脑半球可同步进行。

（4）通过兴奋右大脑半球代偿语言功能的方案：尽管右大脑半球的语言处理能力低下，而且过度或持续兴奋不利于左大脑半球语言中枢的恢复，但在急性期左侧语言中枢因无法激活而语言功能丧失时，或当左大脑半球语言网络严重受损难以修复时，采用 HF-rTMS 或 A-tDCS 兴奋右大脑半球语言中枢同源区，以期发挥语言代偿作用，使患者语言功能恢复部分。然而,目前该方案的应用仅见于少量神经影像学研究结果证据,尚缺乏高质量临床研究支持。

(5)右侧小脑刺激方案:近年来,研究者发现健康人应用 A-tDCS 刺激右侧小脑后外部能提高口语流利性及句子语义预测能力。对于重症脑卒中患者,右小脑半球的 tDCS 刺激能提高患者的命名和拼写能力。然而,针对不同病程、发病部位以及言语症状患者小脑 tDCS 的研究仍较少。但对于部分重症卒中后失语患者,因左侧颅骨缺损或修补术后,以及双侧大脑半球梗死的患者,将与言语功能相关的小脑部位作为刺激靶点或许是个有前景的选择。

3. 经调控技术应用的禁忌证、不良反应和注意事项

(1)禁忌证:体内有植入性电子装置或电子器件(如头颅内置有金属异物、心脏起搏器、血管支架、耳蜗植入物、脊柱内固定等)者;急性大面积脑梗死或脑出血者;有颅内压增高者、去颅骨骨瓣或颅骨修补术后者;病重或生命体征不稳定者;刺激区域局部皮肤损伤或炎症或痛觉过敏者;有癫痫病史或癫痫倾向者禁用高频率高强度 rTMS 或高电流 tDCS 刺激;不能表达自己感觉者慎用。

(2)不良反应:rTMS 常见不良反应为一过性刺激局部头痛、头晕等不适,停止后可自行缓解,敏感者可服用止痛药;对工作状态下脉冲声响敏感者戴耳塞或塞棉球可避免。tDCS 常见不良反应为局部轻度刺痛感、发痒及发麻,严重时可能有皮肤灼伤。

(3)注意事项:接受 rTMS 头颈部治疗过程中不可接打电话,电子产品及磁卡类物品应远离刺激器。

三、旋律语调疗法

目前,失语症的音乐治疗的方法主要包括旋律语调疗法(melodic intonation therapy, MIT)、主题语言刺激、节奏性语言提示、嘴部运动练习和治疗性演唱。其中 MIT 被认为是一种针对失语症语言输出障碍康复的有效治疗方法。MIT 基于语调(唱歌功能)和未受损的右大脑半球的语言能力,利用语言的音乐元素(节奏、音高和音节)改善失语症患者的语言表达能力。MIT 通过促使右大脑半球参与语言输出活动,代偿已受损的以左大脑半球为基础的语言区,同时 MIT 的旋律和韵律、较慢的发音速度和连续的发声等特征也可帮助患者减少对左大脑半球语言功能的依赖。

MIT 多用于运动性失语或完全性失语的治疗,适合口语表达为非流畅性、复述能力较差、失语症程度为中度到重度的患者,如果患者颅脑损伤局限于优势半球,口语理解能力相对较好、情绪相对稳定或者控制良好且注意能力相对较好,训练效果更明显。

MIT 的治疗要点为利用音乐来促进口头语言的输出。治疗师通过让患者用类似唱歌的方式强化字词的自然韵律(主要包括音高的变化和节奏特征)来促进日常用语表达,常配合左手打拍子或使用乐器来强化各音节的节奏,以激活右脑的语言能力。MIT 使用的慢节奏语调和左手的节拍,强化了从听觉到运动的反馈过程,可刺激右脑功能并减轻左脑负担。此外,通过音乐训练过程可让患者心情愉悦,提高康复欲望,增强康复信心。

MIT 训练初期阶段,可从单音节哼唱开始,进而患者与治疗师配合齐唱,之后让患者跟

唱，逐渐过渡到重复目标短语后回答相关问题等步骤，循序渐进进行训练。治疗师首先向患者演示如何赋予旋律来“唱”某个短语，然后失语症患者练习重复这个短语，或治疗师和失语症患者一起齐唱这个短语，需要时治疗师可以给予提示。此阶段治疗师应鼓励失语症患者轻敲手指注意节奏，并减慢说话速度。

当患者完成较好时，进阶训练可在上述方法基础上，通过加快语速、增加吟唱词句长度、减少提示、延迟重复训练和延迟回答问题训练等方式提高训练难度。随着语言症状的改善，让患者学会使用更长的句子并减少旋律的使用，使表达时的语调和节奏逐渐趋向正常言语交流。MIT 治疗过程举例如下：

（一）设定目标语言

让患者用第一人称代词“我”来介绍自己的姓名，例如，“我叫张 × ×”，以此形成五字句的目标言语。

（二）步骤

1. 根据初次音乐治疗会诊患者试唱《东方红》测试后，患者可模糊再现“dong fang hong tai yang sheng; mou xing fu; jiu xing”字音，其中闭口音 7 个，开口音 3 个，可根据字音进行旋律歌词引导。

2. 目标语言“姓名”训练：“我叫张 × ×”。根据“我叫张 × ×”的汉语发音自然音调规律，设计适合患者音域的旋律语言练习谱例（图 7-6-1），步骤如下：

（1）首先按谱例所示节奏，给予单旋律 D-G-B-A-B 刺激，反复 2 次。

（2）由治疗师引导患者唱“我叫张 × ×”单旋律介入，反复 5 次。

（3）治疗师引导患者唱“我叫张 × ×”单旋律 + 和声伴奏介入，反复 5 次。

（4）由患者边击打节拍模仿唱出。

（5）治疗师设问并由患者应答，以自然语速说出。

反复练习以上步骤及内容，甚至达到预期的目标。

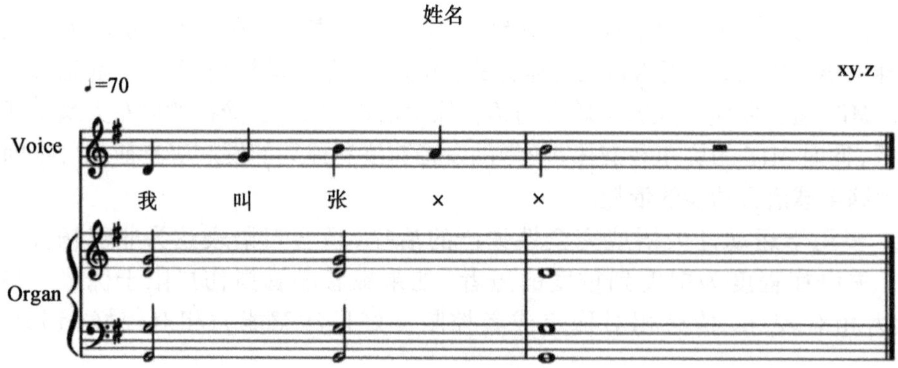

姓名

xy.z

♩=70

Voice

我 叫 张 × ×

Organ

图 7-6-1 旋律语言练习谱例

通过研究可以得知 MIT 在失语症患者的治疗过程中具有重要作用，但其作用的机制和对不同的失语症的作用的效果等值得进一步研究，在未来可以做更细致的探讨。

四、计算机辅助治疗与虚拟现实技术

计算机辅助治疗失语症虽然无法从根本上替代言语治疗师（speech-language

pathologist，SLP）的一对一治疗，但可以作为 SLP 辅助治疗的有力工具。广义的计算机辅助治疗是指将包括计算机、掌上电脑、平板电脑等在内的一系列电子辅助工具用于失语症患者的一种治疗方法；狭义的计算机辅助治疗，通常指仅在计算机上应用系统软件进行辅助言语治疗。

（一）计算机辅助治疗

计算机辅助治疗系统有诸多优势，它可以快速地新建、编辑以及呈现文字、图片、视频甚至全息信息等刺激，并且同时记录患者语音、肢体动作、眼动甚至其他相关生物信号，进而可以生成治疗报告并进行多信号同步刺激分析。

在使用计算机辅助治疗时一般将一台计算机主机和两个显示器连接，其中两个显示器独立呈现给 SLP 和患者。单独呈现给 SLP 的显示器称为主屏，呈现给患者的显示器称为副屏。主机辅助将各种音频、图片以及视频等刺激按照治疗的需要展现在主屏和 / 或副屏上，同时主机也可以根据治疗需要记录患者对刺激所做出的各种反应。

比如，在进行命名训练时，我们根据患者的反应调整不同的后续训练。当我们给患者进行“毛巾”口语命名训练时，若患者无法给图中的毛巾（图 7-6-2）正确命名，我们可以给予相关的提示，包括语音提示、文字提示以及视频动作提示等。在进行图片毛巾训练时，若患者无法正确作答，我们可以给予包括“毛”“拿”“毛巾”“两条”等文本刺激，也可以给予相应的语音提示或拧毛巾的视频提示。

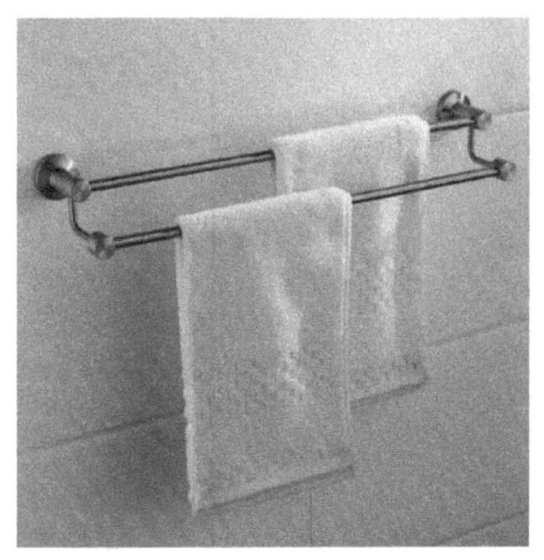

图 7-6-2　毛巾的图片

当我们给患者呈现量词提示“两条”这个文字提示刺激时，副屏除了会出现相应的图片之外，还会出现相应的文字提示刺激。

若患者正确作答，我们还可以使用模态内的同名异物训练，即呈现其他相应的毛巾，接着嘱患者进行命名训练。若患者可以正确作答其他同名异物，则可以进行跨模态训练，即模态间训练，如书写训练和分类训练等。

（二）辅助交流系统

增强和替代交流（augmentative and alternative communication，AAC）又称为辅助交流系统，在治疗重度失语症患者时，当我们把治疗目标定义为以恢复非口语的交流能力为主时，训练的重点不再是患者的口语理解和口语表达，而是使用非口语的手段进行必要而有效的沟通，如使用手势、眼神等手段，亦可以借助 AAC 完成必要的沟通。

从传播媒介上来说，AAC 分为纸质版本和电子版本。从用途来说，AAC 分为语言产出型与非语言产出型。语言产出型更适用于有一定语言产出功能的患者，他们可以通过图片或者文字的排列，产出有一定语法功能的输出，这种输出可能是图片的排列，也可能是有一定语法的句子，电子设备可以将有一定语法的句子转换成语音输出。非语言产出型较适用于重度失语症患者，其语言功能损伤较为严重，几乎无法产生任何有语法的句子。故此，非语言产出型 AAC 只需要让患者指出相应的文字或图片，或者交流的另一方指出相应的文字或图片，让患者做出反馈即可。

不管是纸质版本还是电子版本，在设计非语言产出型 AAC 时都需要遵循实用性的原则。在设计电子版本 AAC 时，建议根据患者对于文字、图片、语音等的理解能力呈现相应模态的刺激。我们建议患者能够在两个操作步骤内完成自己的意图表达。比如主页出现了“衣食住行”以及其他选项，当选择“衣食住行”后便可以出现相应的图片和文字。除此之外，若电子设备屏幕合适且患者选择物品相对集中，则可以在“常用”中呈现使用频率比较高的实物图片，并且可以根据患者的使用习惯自动更新“常用”栏中的内容（如图 7-6-3）。

（三）虚拟现实技术

虚拟现实技术（virtual reality，VR）具有沉浸感、构想性和交互性三大特征，包括非沉浸式、半沉浸式、全沉浸式虚拟现实多种尺度以及增强现实、混合现实和拓展现实等多种形式，可使参与者置身于预设的三维环境中。在脑卒中后失语的治疗中，VR 技术可对视、听、触、嗅、味觉等感受进行模拟，让患者在特定场景下感知或操作实物，提高患者命名或对简单语音指令的听理解、阅读提示文字及识别图形的能力。

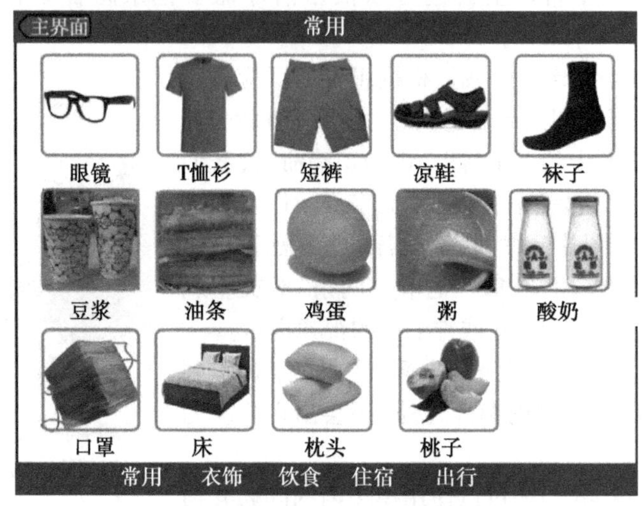

图 7-6-3　辅助交流系统常用物品图片

VR 技术的强烈沉浸感可增加训练过程的趣味性和积极性，与计算机生成的环境交互可提供更多的刺激与反馈，其构想性可提高患者的感性和理性认知。同时 VR 训练场景丰富，可针对不同患者的生活环境进行个性化模拟，更贴近患者的生活和社会参与需求。

VR 训练系统组成包括控制单元、传感设备（VR 眼镜、耳机、头盔、数据手套、头部跟踪器、语音识别器、智能手机、虚拟现实软件和虚拟现实系统平台等）和康复训练系统等。训练内容可根据语言障碍情况进行选择。比如，对于运动性失语，可将预先录制的名词、动词、短语、句子朗读视频导入 VR 设备使患者沉浸在 VR 模拟的视频和语音中，患者首先观察视频中的手势及口型，然后聆听与之相对应的语音信息，再跟随语音复述，进行字词和句子发音训练。对于听理解障碍的患者，VR 干预可通过营造特定场景（如餐桌吃饭、洗手间洗漱等）让患者进行特定行为或物品的字画匹配训练；并可通过针对患者在匹配训练中的特定动作给予语音指令（如拿盘子），对其训练后自主操控情况进行考核。此外，可根据患者个人情况对场景的内容和时间进行调整。

（宋鲁平　张庆苏　张玉梅）

参考文献

[1] CAO Y, HUANG X, ZHANG B L, et al.Effects of virtual reality in post-stroke aphasia: a systematic review and meta-analysis[J].Neurol Sci, 2021, 42(12): 5249-5259.

[2] FREGNI F, EL-HAGRASSY M M, PACHECO-BARRIOS K, et al.Neuromodulation Center Working Group. Evidence-Based Guidelines and Secondary Meta-Analysis for the Use of Transcranial Direct Current Stimulation in Neurological and Psychiatric Disorders[J].Int J Neuropsychopharmacol, 2021, 24(4): 256-313.

[3] GIACHERO A, CALATI M, PIA L, et al.Conversational Therapy through Semi-Immersive Virtual Reality Environments for Language Recovery and Psychological Well-Being in Post Stroke Aphasia[J].Behav Neurol, 2020, 2020: 2846046.

[4] HARO-MARTÍNEZ A M, LUBRINI G, MADERO-JARABO R, et al.Melodic intonation therapy in post-stroke nonfluent aphasia: a randomized pilot trial[J].Clin Rehabil, 2019, 33(1): 44-53.

[5] HICKOK G.The cortical organization of speech processing: feedback control and predictive coding the context of a dual-stream model[J].J Commun Disord, 2012, 45(6): 393-402.

[6] HICKOK G, POEPPEL D.Neural basis of speech perception[J].Handb Clin Neurol, 2015, 129: 149-160.

[7] HUANG Y A, WANG Y H, HOU W H, et al.Melodic intonation therapy may improve repetition in non-fluent aphasia after stroke[J].Psychogeriatrics, 2021, 21(5): 850-851.

[8] KERTESZ A, POOLE E.The aphasia quotient: The taxonomic approach to measurement of aphasic disability[J]. Neurol Sci, 1974, 1(1): 7-16.

[9] LEVELT W J, ROELOFS A, MEYER A S.A theory of lexical access in speech production[J].Behav Brain Sci, 1999, 22(1): 1-38.

[10] LOPEZ-ROMERO L A, RIANO-CARRENO D M, PACHON-POVEDA M Y, et al.Efficacy and safety of transcranial magnetic stimulation in patients with non-fluent aphasia, following an ischaemic stroke.A controlled, randomised and double-blind clinical trial[J].Rev Neurol, 2019, 68(6): 241-249.

[11] PALMER R, DIMAIRO M, COOPER C, et al.Self-managed, computerised speech and language therapy for patients with chronic aphasia post-stroke compared with usual care or attention control(Big CACTUS): a multicentre, single-blinded, randomised controlled trial[J].Lancet Neurol, 2019, 18(9): 821-833.

[12] SEBASTIAN R, KIM J H, BRENOWITZ R, et al.Cerebellar neuromodulation improves naming in post-stroke aphasia[J].Brain Commun, 2020, 2(2): 179.

[13] WU C, QIN Y, LIN Z, et al.Prevalence and Impact of Aphasia among Patients Admitted with Acute Ischemic Stroke[J].J Stroke Cerebrovasc Dis, 2020, 29(5): 104764.

[14] ZUKIC S, SINANOVIC O, ZONIC L.Two year outcomes of poststroke writing and reading disorders[J].Appl Neuropsychol Adult, 2018, 25(5): 395-399.

[15] 范顺娟，刘巧云，KIM H K，等．失语症听理解的神经机制与治疗策略[J]．中国听力言语康复科学杂志，2015(6)：468-471.

[16] 高素荣．失语症[M].2版．北京：北京大学医学出版社，2006.

[17] 何静杰．失用症的评定与康复(1)[J]．中国康复理论与实践，2012，18(4)：398-400.

[18] 蒋玉尔，林枫，江钟立．语义特征分析的临床应用进展[J]．中国康复，2020，35(8)：428-432.

[19] 李胜利.语言治疗学[M].2版.北京：人民卫生出版社，2013.

[20] 李胜利，肖兰，田鸿，等.汉语标准失语症检查法的编制与常模[J].中国康复理论与实践，2000，6(4)：162-164.

[21] 马睿，王婷婷，刘洪红，等.脑卒中失语及认知障碍患者非言语性焦虑评估研究进展[J].中国康复医学杂志，2020，35(4)：502-507.

[22] 宋鲁平，杜晓霞，王强，等.神经康复科典型病例荟萃[M].北京：科学技术文献出版社，2019.

[23] 汪凯，董强，郁金泰，等.卒中后认知障碍管理专家共识2021[J].中国卒中杂志，2021，16(4)：376-389.

[24] 王荫华.汉语失语症失语类型的鉴别诊断流程(一)[J].中国康复理论与实践，1997(1)：10-12.

[25] 王荫华.汉语失语症失语类型的鉴别诊断流程(二)[J].中国康复理论与实践，1997(2)：57-59.

[26] 汪洁，张清丽，吕艳玲，等.波士顿诊断性失语症检查汉语版的编制与常模[J].中国康复，1996，11(2)：49-51.

[27] 王贞，李胜利.汉语言语失用患者的言语评定[J].中国康复理论与实践，2013，19(1)：70-71.

[28] 张贺诚，冀春亮，周桂娟，等.脑梗死后失语症MR影像学研究进展[J].中国CT和MRI杂志，2017，15(4)：137-139.

[29] 张耀文，武惠香，李鑫，等.虚拟现实技术对运动性失语患者的治疗作用[J].中国听力语言康复科学杂志，2021，19(2)：128-132.

[30] 张玉梅，宋鲁平.失语症新理论新进展[M].北京：科学技术文献出版社，2019.

[31] 张玉梅，王拥军，周筠，等.失语症类型与病变部位之间关系的临床研究[J].中国康复医学杂志，2005，20(5)：352-353.

附录一 ABC 量表

1. 谈话（流畅度9~27分、信息量0~6分）

（1）问答题

测试流程：请患者回答以下8个问题，记录其回答并录音，对7、8两项应鼓励尽量多说，录音至少5~10min，病人连续说时不要打断。1min内无或偶有文法结构词为无文法结构，1min内一半以下语句有文法结构词为少。分析其回答时的语言表达特点，并记录过程中患者的其他表现。

结果记录与评分规则：流畅度 ___/27分（*9~13分，非流畅型；14~20分，中间型；21~27分，流畅型）信息量 ___/6分。

1）您好些吗？

2）您以前来过这吗？

3）您叫什么名字？

4）您多大岁数了？

5）您家住在什么地方？

6）您做什么工作（或退休前做什么工作）？

7）您简单说说您的病是怎么得起来的？或您怎么不好？

8）让病人看图（略），叙述。

（2）系列语言

测试流程：请患者从1数到21，记录患者可以完成到哪个数字并记录过程的特殊表现。

结果记录与评分规则：总分 ______/21分（数到几记几分）。

2. 理解

（1）是/否问题（共60分）

指导语：现在我向您提一些问题，请用"是"或"不是"（对或不对）回答。如口语表达有困难，可告诉病人用"举手"或"摆手"分别表示"是"或"不是"。

说明：如需要，提问可重复一次，但需全句重复。在病人回答时，不要以任何表示让病人觉出其回答对或不对。如病人明确表示错了而改正，以后一回答为准。

结果记录及评分标准：提问后5s未回答计0分（回答错为0分且记 ×），5s后回答正确给一半分，第1~14题回答正确计2分，第15~22题正确回答计4分。检查中如必要可重复说明要求（附表7-1-1）。

附表7-1-1 是/否问题评分表

问题	正确答案	表达方式				评分	言语特征
		言语	手	头	闭眼		
你的名字是张小红吗？	否					2	
你的名字是李华明吗？	否					2	
你的名字是（真名）吗？	是					2	
你家住在前门/鼓楼吗？	否					2	
你家住在（正确地名）吗？	是					2	
你住在通州/延庆吗？	否					2	
你是夫吗？	否					2	
我是大夫吗？	是					2	
我是男的/女的吗？	否					2	
这个房间的灯亮着吗？	是					2	
这个房间的门是关着的吗？	否					2	
这儿是旅馆吗？	否					2	
这儿是医院吗？	是					2	
你穿的衣服是红/蓝色的吗？	否					2	
纸在火中燃烧吗？	是					4	
每年中秋节在端午节前先过吗？	否					4	
您吃香蕉时先剥皮吗？	是					4	

续表

问题	正确答案	表达方式				评分	言语特征
		言语	手	头	闭眼		
在本地七月下雪吗?	否					4	
马比狗大吗?	是					4	
农民用斧头割草吗?	否					4	
一斤面比二斤面重吗?	否					4	
冰在水里会沉吗?	否					4	
总分						___/60	

（2）听辨认（共90分，45项，每项2分）

测试流程：将实物和图片（略）无规律地放在患者面前，注意放在视野内。

指导语：这儿有些东西或图（略），请您指一下哪个是____。

结果记录及评分规则：5s内无反应记“0”，指错则在“0”分下记“×”，均为0分。如患者指两项以上亦为0分，记“×”。除非患者明确表示改正，以后一次为准。身体左右指令必须左、右和部位均对才记分，否则计“0”分，并在错的字上划“×”（附表7-1-2~附表7-1-4）。

附表7-1-2　听辨认（实物）计分表

实物	<5s 2分	>5s 1分	0分	图形	<5s 2分	>5s 1分	0分	图画	<5s 2分	>5s 1分	0分
梳子				圆				钥匙			
铅笔				方				火柴			
钥匙				三角				梳子			
火柴				螺旋				铅笔			
花				五星				花			

附表7-1-3　听辨认（动作）计分表

动作	<5s 2分	>5s 1分	0分	颜色	<5s 2分	>5s 1分	0分	家具	<5s 2分	>5s 1分	0分
吸烟				红				窗户			
喝水				黄				椅子			
跑步				蓝				电灯			
睡觉				绿				桌子			
摔倒				黑				床			

附表 7-1-4　听辨认(身体部位)计分表

身体	<5s 2分	>5s 1分	0分	身体	<5s 2分	>5s 1分	0分	身体	<5s 2分	>5s 1分	0分
耳朵				中指				右耳			
鼻子				胳膊肘				左眼			
肩膀				眉毛				左拇指			
眼睛				小指				右手腕			
手腕				拇指				右中指			

听辨认总分：___/90 分。

(3) 口头指令(共 80分)

测试流程：从简单到有多步骤的和有语法的指令，让患者听到后执行。

指导语：请您照着我说的做。

说明：必要时可重复全句一次。第 4 题结束后，患者面前按序放钥匙、铅笔、纸、梳子，告诉患者“看清这些东西吗？请您照着我说的做”。给指令前可以示范：“如我说用钥匙指铅笔就这样做”。做给患者看，注意每项做完，按原顺序放好。

结果记录及评分标准见附表 7-1-5。

附表 7-1-5　口头指令计分表

指令和评分	总分	评分	备注
把手举起来	2		
闭上眼睛	2		
指一下房顶	2		
指一下门(2 分)，然后移开(2 分)再指窗户(2 分)	6		
摸一下铅笔(2 分)，然后移开(2 分)再摸一下钥匙(2 分)	6		
把纸翻过来(4 分)，再把梳子(2 分)放在纸上边(4 分)	10		
用钥匙指梳子(5 分)，然后放回原处(5 分)	10		
用梳子指铅笔(5 分)，然后交叉放在一起(7 分)	12		
用铅笔(2 分)指纸一角(4 分)，然后移开(2 分)放在另一角处(4 分)	12		
把钥匙(2 分)放在铅笔和梳子中间(10 分)，再用纸盖上(6 分)	18		
总分	___/80 分		

3. 复述(共 100 分)

(1) 词复述(共 24 分)

指导语：请您跟我学，我说什么您也说什么。

说明及评分标准：如患者未听清，可以全句(词)重复。如有构音障碍，与自发语言相似且可听出复述内容按正确记，每字 1 分。错语扣分。注意患者复述时有无错语，复述结果时间缩短还是延长，有困难时要分辨是听理解还是表达障碍引起。结果记录见附表 7-1-6。

附表 7-1-6　词复述计分表

问题	满分	评分	言语特征	备注
门	1			
床	1			
尺	1			
哥	1			
窗户	2			
汽车	2			
八十	2			
新鲜	2			
天安门	3			
四十七	3			
拖拉机	3			
活蛤蟆	3			
总分				

（2）句复述(共 76 分）

指导语：请您跟我复述下面的句子，我说什么您就说什么。

评分标准：每字 1 分，详见附表 7-1-7。

附表 7-1-7　句复述计分表

问题	满分	评分	言语特征
听说过	3		
别告诉他	4		
掉到水里啦	5		
吃完饭就去遛弯	7		
办公室电话铃响着吧	9		
他出去以后还没有回来	10		
吃葡萄不吐葡萄皮	8		
所机全微他合(2 字 /s）	12		
当他回到家的时候，发现屋子里坐满了朋友	18		
总分			

结果记录：复述总分 ______/100 分

4. 命名

（1）词命名(共 40 分，20 项）

测试流程：按次序出示实物，问患者“这是什么？”(或看图“这个人在干什么？”)。

评分规则：正确回答计 2 分，触摸后才回答正确计 1 分。触摸后 5s 内仍不能说出正确答案，说包括正确名称的 3 个词，让病人选，选对计 0.5 分。如仍说不出，提示第一个音后才正确回答计 0.5 分。回答错记 ×，0 分。无反应计 0 分。详见附表 7-1-8。

附表 7-1-8 词命名计分表

实物	反应	触摸	提示	实物	反应	触摸	提示	身体	反应	触摸	提示	图片	反应	触摸	提示
铅笔				皮尺				头发				跑步			
纽扣				别针				耳朵				睡觉			
牙刷				橡皮				手腕				吸烟			
火柴				表带				拇指				摔跤			
钥匙				发卡				中指				喝水			
词命名总分 /40 分															

（2）列名

指导语：请您在 1min 内尽量多地说出蔬菜的名字，能说多少说多少，比如白菜是蔬菜，还有什么是蔬菜呢？

说明：记录前半分钟和后半分钟说出的蔬菜名，重复举例的词不算。

前半分钟：

后半分钟：

（3）颜色命名（共 12 分）

测试流程：本项目分两部分，第一部分向患者出示不同颜色的卡片，并询问是什么颜色。第二部分询问附表 7-1-9 列出的问题并记录答案。

指导语：请告诉我，这是什么颜色？（图略）

红 __ 黄 __ 黑 __ 蓝 __ 白 __ 绿 __

结果记录：评分 ____/6 分。

附表 7-1-9 颜色命名计分表

问题	答案	评分	言语特征
晴天的天空是 ____ 的？	蓝		
春天的草是 ____ 的？	绿		
煤是 ____ 的？	黑		
稻谷熟了是 ____ 的？	黄		
牛奶是 ____ 的？	白		
少先队员的领巾是 ____ 的？	红		
总分		______/6 分	

结果记录：颜色命名总分 ____/12 分

（4）反应命名（共 10分）

测试流程：按附表 7-1-10 询问患者以下问题并记录答案。

附表 7-1-10　反应命名计分表

问题	答案	评分	言语特征
您切菜用什么?	刀		
看什么可以知道几点了?	钟、表		
用什么点烟?	火柴、打火机		
天黑了什么可以使房间亮?	电灯、蜡烛		
到哪儿能买到药?	医院、药店		
总分		_______/10 分	

5. 阅读

(1) 视—读(共 10 分,每项 1 分)

测试流程:请患者阅读字词,并记录答案,详见附表 7-1-11。

指导语:请您念一下这些字(图略)。

附表 7-1-11　视—读计分表

内容	评分	言语特征	内容	评分	言语特征
明			妹		
肚			鸭		
动			村		
和			砂		
睛			转		
总分				_______/10 分	

(2) 听字—辨认(共 10 分,每字 1 分)

测试流程:从一组形似、音似、意似字中选出听到的字,详见附表 7-1-12。

指导语:请您指出每行字中,我念的是哪一个?并指出该行。每次只限一个,指对的划"√",指出两个以上无分,除非患者明确表示更正。

表 7-1-12　听字辨认计分表

目标词	备选词					得分	备注
(第)47	17	74	14	47	407		
(水)田	由	甲	申	电	田		
(喝)水	永	水	本	木	术		
成(功)	戊	成	戌	咸	威		
唱(歌)	倡	昌	唱	畅	常		
(棉)被	背	被	披	杯	倍		

续表

目标词	备选词					得分	备注
(铅)笔	币	必	笔	比	毕		
(电)灯	登	灯	邓	瞪	等		
(您)好	佳	良	棒	冠	好		
坏(人)	次	差	坏	下	未		
总分						____/10分	

(3) 字-画匹配(共40分,共20项,朗读、配画各1分)

指导语:请您念一下每个词,再指出画(图略)上是哪一个。

说明:如果读不出,亦要求指。每正确反应给1分。朗读、配画(图略)分别记分,详见附表7-1-13。

附表7-1-13　字-画匹配计分表

图画	朗读	配画	图形	朗读	配画	动作	朗读	配画	颜色	朗读	配画
钥匙			圆形			喝水			黑		
铅笔			方块			跑步			红		
火柴			三角			睡觉			黄		
梳子			螺旋			吸烟			绿		
菊花			五星			摔倒			蓝		
总分					朗读 ____/20分				配画 ____/20分		

(4) 读指令,并执行(共30分)

指导语:请您读这些句子(图略),然后照着做,详见附表7-1-14。

说明:如果读不出或朗读错误,仍要求按照句子的意思做。

附表7-1-14　朗读指令并执行计分表

内容	朗读	执行	言语特征
闭眼	1	1	
摸右耳	1	1	
指门(1分),再指窗户(2分)	3	3	
先摸铅笔(1分),后摸钥匙(2分)	4	4	
用梳子指铅笔(3分),然后交叉放在一起(3分)	6	6	
总分	____/15分	____/15分	

(5) 读句选答案填空(共30分)

指导语:请您从每句下(图略)四个词中选一个正确的填空,详见附表7-1-15。

说明:对留有空当的句朗读或默读后从备选词中选出正确的填空,此时朗读不记分。

评分标准：在患者指出的词上划"√"，正确者记分，错误则"0"分。举例 1："树上有_____（针叶 革味）""正确的应选哪一个呢？"如病人选错可指出正确的。举例 2：小张在学校里教书，他是_____（学生电工老师朋友）。

附表 7-1-15 读句子选答案填空计分表

句子	答案	评分	备注
苹果是……的	原的、圆的、圆圈、方的	2	
解放军带……	呛、枪、强、仓	2	
老王修理汽车和卡车，他是……	清洁工、司机、机器、修理工	6	
孙悟空本领高强，会七十二变，若不是……，唐僧怎管得住他	想取经、紧箍咒、如来佛、猪八戒	10	
中国地大物博，人口众多，但是人均可耕地少，因此，应该珍惜……	经济、水源、承包、土地	10	
总分		____/30 分	

6. 书写

（1）写姓名、地址（共 10 分，姓名 3 分，地址 7 分）

指导语：请您写下您的名字、地址。

记录文字：_____________________

结果记录：_________/10 分

（2）抄写（共 10 分，每字 1 分）

指导语：请您照着这句话抄下来。

"北京是世界文明的都市。"

记录文字：__________________________________

结果记录：___/10 分

（3）系列书写 1~24（最高 20 分）

指导语：请您从 1 写到 24。

评分标准：检查者写 1、2、3 示范，连续正确每字 1 分，漏、颠倒均无分。

结果记录：____/20 分

（4）听写（共 34 分）：请患者听写偏旁、数字、字、词及短句。

指导语：请您注意听我念的偏旁 / 数字 / 字 / 词 / 短句，并写下来。

1）偏旁（共 5 分，每个 1 分，见附表 7-1-16）

附表 7-1-16 听写偏旁计分表

立人	言	提手	走之	土	总分

2）数字（共 7 分，见附表 7-1-17）

附表 7-1-17　听写数字计分表

各 1 分			各 2 分		总分
7	15	42	193	1 860	

3）字（共 5 分，每字 1 分，见附表 7-1-18）

附表 7-1-18　听写字计分表

火柴	铅笔	嘴的口	方块	黄颜色	总分

4）词（共 10 分，每字 1 分，见附表 7-1-19）

附表 7-1-19　听写词计分表

梳子	钥匙	睡觉	跑步	五星	总分

5）短句（共 7 分，每字 1 分，见附表 7-1-20）

附表 7-1-20　听写短句计分表

春风吹绿了树叶	评分：____分

听写总分：______/34 分

6）看图写字（共 20 分，每图 2 分）

指导语：这个图（图略）上是什么，请写下来。

说明：写到红、黄时提示是什么色，如因对图误解，但按误解的意思能写出正确字，仍给分。

得分：____/20 分

7）写病情（最高 5 分）

指导语：请您写一下您现在怎么不好，要按句子写，就好像给别人写信时说您现在的情况一样。

备注：记分要求意思、笔画和句法正确。

评分：

0 分：无反应；

1 分：近似的单个字、构字障碍，不能表达信息；

2 分：有正确关键词；

3 分：有短语，可表达信息；

4 分：偶有构字障碍或语法不当，但有能表达信息的完整句；

5 分：正常。

结果记录：____/5 分

7. 结构与空间（共19分）

（1）照图画（共10分）

测试流程：让患者照画二维、三维的图形，观察是否能完成。

结果记录（附表7-1-21）：

附表7-1-21 画图计分表

图（略）	图（略）	图（略）	图（略）	总分
				___/10分

（2）摆方块（共9分，见附表7-1-22）

附表7-1-22 摆方块计分表

方块一（1.5分）	方块二（3分）	方块三（4.5分）	总分
			___/9分

结果记录：____/9分

8. 运用（最高30分）

指导语：我现在让您做些动作，如招手叫人应这么做（示范），跟着我做。

说明：然后让患者做下述动作，观察完成情况。

（1）面部（共8分，见附表7-1-23）

附表7-1-23 面部动作计分表

	执行（2分）	模仿（1分）	用实物（0.5分）	未完成（0分）	备注
咳嗽					
吹灭火柴					
鼓腮					
用吸管吸水					
总分					

（2）上肢（共8分，见附表7-1-24）

附表7-1-24 上肢动作计分表

	执行（2分）	模仿（1分）	用实物（0.5分）	未完成（0分）	备注
挥手再见					
致礼					
刷牙					
梳头					
总分					

（3）复杂（共14分，见附表7-1-25）

附表 7-1-25 复杂动作计分表

	得分	备注
假装划火柴（3分），点烟（3分）		
假装把信纸叠起来（3分），放进信封（3分），封好（2分）		
总分	____/30分	

9. 计算（共每题2分，共24分）

指导语：根据左方的算式，请您指出右方哪个是正确得数详见附表 7-1-26。

说明：如果患者看不清或看错，可以念算式给他听。如未指对，说对也计分，只能指1次，除非患者明确表示改正，按后一次计分。

附表 7-1-26 计算计分表

加法			减法			备注
5+4=9，20，1，8	6+7=12，13，52，14	9+3=6，17，12，21	6−2=8，4，12，3	8−3=5，11，24，16	11−7=18，4，8，17	
乘法			除法			
4×2=6，2，8，1	6×7=13，21，2，42	8×3=5，11，24，40	9÷3=12，3，6，27	64÷8=40，56，8，32	35÷7=5，28，12，21	
总分____/24分						

10. 总评 全部测验完毕后，分别以言语正常对照组的均值作为100%，计算出患者信息量、流畅度、复述等23项的得分相当于言语正常组的百分率，填于下面的总表中（见附表 7-1-27）。

附表 7-1-27 ABC 法评定结果总结表

口语表达							听理解			阅读							书写						得分/%
信息量	流利性	系列语言	复述	命名			是/否题	听辨认	口头指令	视读	听字辨认	字画匹配		读指令执行		填空	姓名地址	抄写	听写	系列书写	看图书写	自发书写	
				词命名	反应命名	颜色命名						朗读	理解	朗读	理解								
																							100
																							90
																							80
																							70
																							60
																							50
																							40
																							30
																							20
																							10
																							0

说明：仅评定失语时，结构与视空间及其后的各项可不查。小学文化水平及以上者可测查阅读和书写。依据患者语言功能和非语言功能的测验结果，将患者听、说、读、写各分测验的得分除以各分测验最高分，得出患者各种功能占正常人的百分数，将百分数在总结表坐标上的点连线即可绘出该患者语言功能测验结果的曲线，依据 ABC 诊断流程图，结合患者头颅 CT 或 MRI 病灶部位，可做出失语症类型诊断（附图 7-1-1）。

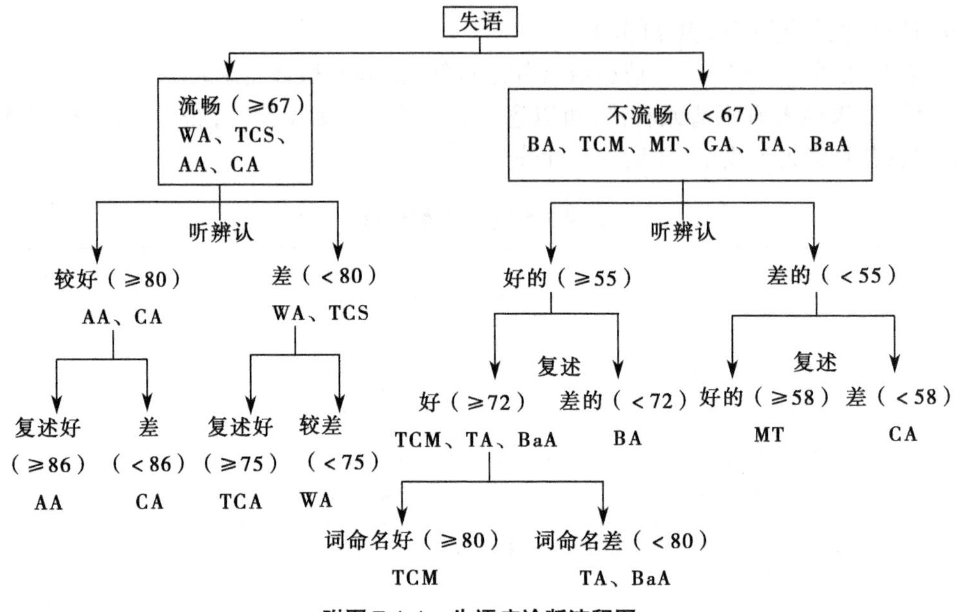

附图 7-1-1 失语症诊断流程图

附录二 中国康复研究中心失语症量表

一、量表检测说明

1. 在测试中需要注意以下各项言语症状 ①运动性构音障碍；②言语失用；③探索行动；④错语；⑤无意义语；⑥韵律；⑦语法障碍；⑧说话量；⑨镜像文字；⑩自己更正；⑪ 持续记忆；⑫ 愿望；⑬ 易疲劳性；⑭ 注意力。

2. 检查前，通过询问患者以下问题，了解患者的一般言语状况（附表 7-2-1）。

附表 7-2-1 言语症状的一般情况

姓名：__________	学历：__________
住址：__________	爱好：__________
出生日期（年/月）__________	主诉：__________

续表

年龄：________	发病前后语言状况：________
家庭成员：________	发病时状况：________
职业史：________	方言：________

3. 中止规则说明

（1）中止规则 A：为项目内中止，即检查该项目时，如果按规定连续回答错误时，则可中止检查，无需继续进行完成剩余的检查内容。以下简称“中止 A”。

（2）中止规则 B：为项目间中止，即检查该项目后，如果错误结果较多符合中止 B 的条件时，则可中止该项目之后相关的整个项目检查。以下简称“中止 B”。

二、量表检测

（一）听

【分项目 1】名词理解

指导语：请指出来是哪个图（略）？

说明：误答或 15s 后无反应时，可重复提问一次，见附表 7-2-2。

评分标准：

6 分：3s 内回答正确。

5 分：15s 内回答正确。

3 分：提示后回答正确。

1 分：提示后回答不正确。

中止 A：3 分以下，连续错两题时，可中止其后面的检查。

附表 7-2-2　名词的理解计分表

项目	得分
西瓜	
鱼	
自行车	
月亮	
椅子	
电灯	
火	
钟表	
牙刷	
楼房	

该项目内容全检，并遵循中止 B 规则。

【分项目 2】动词理解

指导语、说明及评分标准同分项目 1，动词理解计分表见附表 7-2-3。

附表 7-2-3 动词理解计分表

项目	得分
飞	
睡	
喝水	
跳舞	
穿衣	
敲	
坐	
游泳	
哭	
写	

该项目内容全检，并遵循中止 B 规则。

【分项目 3】句子理解

指导语：请指出来是哪个图（图略）？

说明：误答或 15s 后无反应时，再重复提问一次。

评分标准：

6 分：3s 内回答正确。

5 分：15s 内回答正确。

3 分：提示后回答正确。

1 分：提示后回答不正确。

中止 A：3 分以下，连续错 5 题。

结果记录见附表 7-2-4。

附表 7-2-4 句子的理解计分表

项目	得分
水开了	
孩子们堆了一个大雪人	
男孩洗脸	
男孩付钱买药	
老人拄着拐杖独自过人行横道	
两个孩子在讨论书上的图画	

续表

项目	得分
男孩子在湖上划船	
小男孩的左臂被车门夹住了	
一个男演员边弹边唱	
护士准备给男孩打针	

中止 B：如果分项目 1 或 2 中得 6 分和 5 分的题目在 5 题以下，无需检查该项目。

【分项目 4】执行口头命令

物品准备：钢笔、剪刀、牙刷、镜子、盘子、手帕、牙膏、钱（硬币）、梳子、钥匙。

指导语：请按我说的移动物品，请注意听。

说明：超过两单位错误或 15s 后无反应需提示（重复提问一次，详见附表 7-2-5）。

评分标准：

6 分：3s 内回答正确。

5 分：15s 内回答正确。

4 分：15s 内回答但有错误。

3 分：提示后回答正确。

2 分：提示后不完全反应。

1 分：提示后回答不正确。

中止 A：得分 4 分以下，连续答错 5 题时，可中止该检查。

附表 7-2-5 执行口头命令计分表

项目	得分
把梳子和剪刀拿起来。	
把钢笔放在盘子旁边。	
把镜子扣过来再把钥匙拿起来。	
用牙刷碰三下盘子。	
把钥匙和钱放在手帕上。	
把牙膏放在镜子上。	
摸一下镜子然后拿起梳子。	
把剪刀和牙刷换个位置，再把镜子翻过来。	
把钱放在牙膏前面。	
把钢笔放在盘子里，再拿出来放在牙膏和钱之间。	

中止 B：如果分项目 2 中得分 6 分和 5 分在 6 题以下，或 3 题得分在 5 题以下时，无须检查该项。

（二）复述

【分项目5、6】复述名词、动词

指导语：请模仿我说的话，我只说一遍，请注意听。

评分标准：

6分：3s内复述正确。

5分：15s内复述正确。

4分：15s复述出，不完全反应。

3分：提示后复述正确。

2分：提示后回答同4分结果。

1分：提示后反应在2分以下。

中止A：4分以下，连续错3题。

分项目5和分项目6的结果记录分别见附表7-2-6、附表7-2-7。

附表7-2-6 复述（名词）计分表

项目	得分
自行车	
楼房	
西瓜	
月亮	
电灯	
牙刷	
钟表	
鱼	
椅子	
火	

该项目内容全检，并遵循中止B规则。

附表7-2-7 复述（动词）计分表

项目	得分
坐	
哭	
睡	
游泳	
穿衣	

续表

项目	得分
喝水	
写	
飞	
敲	
跳舞	

该项目内容全检，并遵循中止 B 规则。

【分项目 7】复述句子

评分标准：

6 分：10s 内复述正确。

5 分：30s 内复述正确。

4 分：30s 内复述出，不完全反应。

3 分：经提示后复述正确。

2 分：经提示后不完全反应。

1 分：提示后低于 2 分结果。

中止 A：4 分以下，连续错 3 题。

结果记录见附表 7-2-8。

附表 7-2-8 复述(句子)计分表

项目	得分
护士/准备/给男孩/打针	
男孩/洗/脸	
一个/男演员/边弹/边唱	
孩子们/堆了/一个/大雪人	
水/开/了	
小男孩/的左臂/被/车门/夹住了	
男孩子/在湖上/划船	
两个/孩子/在讨论/书上的/图画	
男孩/付钱/买药	
老人/拄着/拐杖/独自过/人行横道	

中止 B：分项目 5 或分项目 6 中得分 6 分和 5 分的题目在 6 题以下时，不检察该项目。

(三)说

【分项目】8 命名(名词)

指导语：这幅图画的是什么(图略)?

评分标准：

6 分：3s 内回答正确。

5 分：15s 内回答正确。
4 分：15s 内回答，不完全反应。
3 分：提示后回答正确。
2 分：提示后不完全反应。
1 分：提示后回答不正确。
中止 A：4 分以下，连续错 3 题。
结果记录见附表 7-2-9。

附表 7-2-9 命名（名词）计分表

项目	得分
月亮	
电灯	
鱼	
火	
椅子	
牙刷	
楼房	
自行车	
钟表	
西瓜	

该项目内容全检，并遵循中止 B 规则。
【分项目 9】命名（动词）
指导语：图中这个人（图略）（他、她）在干什么？
评分标准：同分项目 8。
结果记录见附表 7-2-10。

附表 7-2-10 命名（动词）计分表

项目	得分
喝水	
跳舞	
敲	
穿衣	
哭	
写	
睡	

续表

项目	得分
飞	
坐	
游泳	

该项目内容全检，并遵循中止B规则。

【分项目10】图画描述

指导语：这幅画（图略）描绘的是什么？

评分标准：

6分：10s内回答正确。

5分：30s内回答正确。

4分：30s内回答，不完全反应。

3分：提示后回答正确。

2分：提示后不完全反应。

1分：提示后回答不正确。

中止A：4分以下，连续错4题。

结果记录见附表7-2-11。

附表7-2-11 命名（图画）计分表

项目	得分
男孩付钱买药	
孩子们堆了一个大雪人	
水开了	
男孩洗脸	
老人拄着拐杖独自过人行横道	
一个男演员边弹边唱	
护士准备给男孩打针	
小男孩的左臂被车门夹住了	
男孩子在湖上划船	
两个孩子在讨论书上的图画	

中止B：分项目8或分项目9中中得分6分和5分的题目在5题以下。

【分项目11】漫画描述

指导语：请把这个漫画（图略）描述出来，限时5min。

评分标准：

6分：可流利回答，包括了主要关键词义（头撞到树上、头上起包、锯树木、高兴表情等），无明显语法错误。

5分：基本含义包括有少许语法错误，如形容词、副词等。
4分：三个图基本含义正确，有一些语法错误。
3分：二个图基本含义正确，有一些语法错误。
2分：一个图基本含义正确，只用单词表示。
1分：以上基本含义正确，相关词均无。
中止A：1min未说出有意义的词语。
结果记录见附表7-2-12。

附表7-2-12　画面说明计分表

项目	反应

中止B：分项目8或9中得分6分和5分的题目在6题以下，分项目10得分6分和5分的题目在2题以下。

【分项目12】水果列举

指导语：请在1min内尽可能多地说出水果的名字，例如：苹果、香蕉……

评分标准：每说出一个水果名字1分。限时1min。

中止B：分项8或9中得分6分和5分的题目在3题以下，分项目10得分6分和5分的题目在2题以下。

得分：__________。

（四）朗读

【分项目13】朗读名词

指导语：请朗读下面名词

评分标准：
6分：3s内读正确。
5分：15s内读正确。
4分：15s内读，不完全反应。
3分：提示后读正确。
2分：提示后不完全反应。
1分：提示后读错。
中止A：4分以下，连续错两题。
结果记录见附表7-2-13。

附表7-2-13　朗读（名词）计分表

项目	得分
楼房	
牙刷	
钟表	
火	

续表

项目	得分
电灯	
椅子	
月亮	
自行车	
鱼	
西瓜	

该项目内容全检，并遵循中止B规则。

【分项目14】朗读动词

指导语、说明及评分标准同分项目13，图略，详见附表7-2-14。

附表7-2-14　朗读（动词）计分表

项目	得分
写	
哭	
游泳	
坐	
敲	
穿衣	
跳舞	
喝水	
睡	
飞	

该项目内容全检，并遵循中止B规则。

【分项目15】朗读句子

指导语：请朗读出声（图略）。

评分标准：

6分：10s内读正确。

5分：30s内读正确。

4分：30s内读，不完全反应。

3分：提示后读正确。

2分：提示后不完全反应。

1分：提示后错读。

中止A：4分以下，连续错2题。具体见附表7-2-15。

附表7-2-15 朗读（句子）计分表

项目	得分
水/开/了	
男孩/洗/脸	
男孩/付钱/买药	
孩子们/堆了/一个/大雪人	
老人/拄着/拐杖/独自过/人行横道	

中止B：分项目13或14中得分6分和5分的题目在5题以下。

（五）阅读

【分项目16】词图匹配（名词）

指导语：这张卡片上的字词对应的图片是哪个（图略）？

评分标准：

6分：3s内正确指出。

5分：15s内正确指出。

3分：提示后正确指出。

1分：提示后指错。

中止A：3分以下，连续错2题。

结果记录见附表7-2-16。

附表7-2-16 词图匹配（名词）计分表

项目	得分
鱼	
西瓜	
电灯	
月亮	
火	
钟表	
自行车	
椅子	
楼房	
牙刷	

该项目内容全检，并遵循中止B规则。

【分项目17】词图匹配（动词）

指导语、说明及评分标准同分项目16。

结果记录见附表 7-2-17。

附表 7-2-17 词图匹配(动词)计分表

项目	得分
敲	
游泳	
跳舞	
喝水	
穿衣	
坐	
飞	
哭	
睡	
写	

该项目内容全检,并遵循中止 B 规则。

【分项目 18】语句与图片匹配

指导语:这张卡片上写的句子与哪幅图(图略)相匹配?

评分标准:

6 分:10s 内正确指出。

5 分:20s 内正确指出。

3 分:提示后正确指出。

1 分:提示后指错。

中止 A:3 分以下,连续错 5 题。

结果记录见附表 7-2-18。

附表 7-2-18 词图匹配(句子)计分表

项目	得分
水开了	
两个孩子在讨论书上的图画	
孩子们堆了一个大雪人	
男孩付钱买药	
男孩洗脸	
男孩在湖上划船	
小男孩的左臂被车门夹住了	
老人拄着拐杖独自过人行横道	
护士准备给男孩打针	
一个男演员边弹边唱	

中止 B：分项目 16 或分项目 17 中得分 6 分和 5 分的题目在 5 题以下。

（六）根据文字放置物品

【分项目 19】将物品放置在相对应的文字卡片处

物品准备：钢笔、剪子、牙刷、镜子、盘子、手帕、牙膏、钱（硬币）、梳子、钥匙。

指导语：请将物品放置在文字卡片对应位置上。

评分标准：

6 分：10s 内放置物品正确。

5 分：20s 内放置正确。

4 分：20s 内放置物品，不完全反应。

3 分：提示后放置正确。

2 分：提示不完全反应。

1 分：提示后移动错误。

中止 A：如 4 分以下，连续错 5 题。可中止该项目检查。

结果记录见附表 7-2-19。

附表 7-2-19　执行文字命令计分表

项目	得分
把梳子和 剪刀 拿起来	
把钢笔 放在 盘子 旁边	
把镜子 扣过来再把 钥匙 拿起来	
用牙刷 碰 三下 盘子	
把钥匙 和 钱 放在 手帕 上	
把牙膏 放在 镜子 上	
摸 一下 镜子 然后 拿起 梳子	
把剪刀 和 牙刷 换个位置，再把 镜子 翻过来	
把钱 放在 牙膏 前面	
把钢笔 放在 盘子里，再 拿出来 放在 牙膏 和钱 之间	

中止 B：分项目 17 中得分 6 分和 5 分的题目在 6 题以下。分项目 18 中得分 6 分和 5 分的题目在 5 题以下。

（七）抄写

【分项目 20】抄写名词

指导语：请记住这些词，然后写出来。

评分标准：

6 分：3s 内抄写正确（非利手可延长时间）。

5 分：15s 内抄写正确。

4 分：15s 内抄写不完全正确。

3 分：提示后抄写正确。

2分：提示后不完全反应。
1分：提示后抄写错误。
中止A：4分以下，连续错2题。
结果记录见附表7-2-20。

附表7-2-20　抄写（名词）计分表

项目	得分
西瓜	
自行车	
楼房	
牙刷	
月亮	

该项目内容全检，并遵循中止B规则。
【分项目21】抄写动词
指导语、说明及评分标准同分项目20。
结果记录见附表7-2-21。

附表7-2-21　抄写（动词）计分表

项目	得分
游泳	
飞	
睡	
写	
喝水	

该项目内容全检，并遵循中止B规则。
【分项目22】抄写句子
指导语同分项目21，评分标准中的反应时间延长为10s（6分）和30s（5分）。
结果记录见附表7-2-22。

附表7-2-22　抄写（句子）计分表

项目	得分
男孩/洗/脸	
水/开/了	
孩子们/堆了/一个/大雪人	
男孩/在湖上/划船	
老人/拄着/拐杖/独自过/人行道	

中止B：分项目21或22中得分6分和5分的题目在3题以下。

（八）描写

【分项目 23】命名书写

指导语：这个图表示的是什么，请用文字写下来（图略）。

评分标准：

6 分：10s 内书写正确（非利手可延长时间）。

5 分：30s 内书写正确。

4 分：30s 内不完全反应。

3 分：提示后书写正确。

2 分：提示后不完全正反应。

1 分：提示后书写错误。

中止 A：4 分以下，连续错 2 题。

结果记录见附表 7-2-23。

附表 7-2-23　命名书写计分表

项目	得分
电灯	
月亮	
楼房	
自行车	
钟表	
牙膏	
椅子	
鱼	
火	
西瓜	

该项目内容全检，并遵循中止 B 规则。

【分项目 24】动作描写

指导语：用文字描述图中这个人在做什么动作（图略）。

其他同分项目 23。

结果记录见附表 7-2-24。

附表 7-2-24　动作描写计分表

项目	得分
跳舞	
喝水	
睡	
飞	
坐	

续表

项目	得分
写	
哭	
敲	
穿衣	
游泳	

该项目内容全检，并遵循中止B规则。

【分项目25】画面描写

指导语：用一句话描写出这幅图（图略）。

评分标准：

6分：15s内书写正确（非利手可延长时间）。

5分：30s内书写正确。

4分：30s内书写不完全反应。

3分：提示后书写正确。

2分：提示后书写不完全反应。

1分：提示后书写错误。

中止A：4分以下，连续错2题。

结果记录见附表7-2-25。

附表7-2-25 图画描写计分表

项目	得分
孩子们堆了一个大雪人	
男孩付钱买药	
护士准备给男孩打针	
小男孩的左臂被车门夹住了	
男孩在湖上划船	
一个男演员边弹边唱	
水开了	
男孩洗脸	
两个孩子在讨论书上的图画	
老人拄着拐杖独自过人行横道	

中止B：分项目23或24中得分6分和5分的题目在5题以下。

【分项目26】漫画描写

指导语：请按照漫画的意思写出相应的文字。

评分标准：

6分：可流利回答，包括了主要关键词义（头撞到树上、头上起包、锯树木、高兴表情等），无明显语法错误。

5分：基本含义包括有少许语法错误，如形容词、副词等。

4分：3幅图基本含义正确，有一些语法错误。

3分：2幅图基本含义正确，有许多语法错误。

2分：1幅图基本含义正确，只用单词表示。

1分：以上基本含义及相关词均无。

中止A：此题无限制时间，但1min未写出有意义的文字中止。

结果记录见附表7-2-26。

附表7-2-26 漫画描写计分表

项目	反应

中止B：分项目23或24中得分6分和5分的题目在6题以下，分项目25中得分6分和5分的题目在2题以下。

得分：________

（九）听写

【分项目27】听写名词

指导语：请将我说的话写出来。

评分标准：

6分：10s内书写正确（非利手可延长时间）。

5分：30s内书写正确。

4分：30s内书写不完全反应。

3分：提示后书写正确。

2分：提示后不完全反应。

1分：提示后书写错误。

中止A：4分以下，连续错2题。

结果记录见附表7-2-27。

附表7-2-27 听写（名词）计分表

项目	得分
楼房	
钟表	
电灯	
月亮	
鱼	

该项目内容全检，并遵循中止B规则。

【分项目 28】听写动词

指导语、说明及评分标准同分项目 27。

结果记录见附表 7-2-28:

附表 7-2-28 听写(动词)计分表

项目	得分
写	
游泳	
敲	
跳舞	
睡	

中止 B:分项目 27 中得分 6 分和 5 分的题目在 3 题以下。

【分项目 29】句子听写

指导语、说明及评分标准分同分项目 27。开始写的时间由 10s 延长至 15s(6 分)。

结果记录见附表 7-2-29。

附表 7-2-29 听写(句子)计分表

项目	得分
水 / 开 / 了	
男孩 / 洗脸	
男孩 / 在湖上 / 划船	
一个 / 男演员 / 边弹 / 边唱	
老人 / 拄着 / 拐杖 / 独自过 / 人行横道	

中止 B:分项目 27 中得分 6 分和 5 分的题目在 3 题以下。

(十)计算

【分项目 30】计算

指导语:请您计算以下的算式。

评分标准:对 1 题给 1 分,共 20 分。

中止 A:加、减、乘、除各项错 2 题。

计算题及结果记录表见附表 7-2-30。

附表 7-2-30 计算题及结果记录表

1+2=	4+7=	27+5=	35+27=	135+267=
4−1=	16−7=	32−9=	87−38=	306−186=
2 × 4=	3 × 5=	16 × 3=	52 × 32=	57 × 26=
4 ÷ 2=	63 ÷ 7=	102 ÷ 6=	714 ÷ 17=	1 332 ÷ 32=

得分:_________

（十一）总评

将全部测试结果填于附表 7-2-31 中。

附表 7-2-31　中国康复研究中心失语症量表评定结果总结表

听理解			口语表达									阅读						书写										计算	结果/%
听理解			复述				说					朗读			默读			抄写			描写				听写				
名词	动词	句子	名词		动词	句子	命名	动作说明	画面说明	漫画说明	水果列举	名词	动词	句子	名词	动词	句子	名词	动词	句子	命名书写	动作描写	画面描写	漫画描写	名词	动词	句子		
																													100
																													90
																													80
																													70
																													60
																													50
																													40
																													30
																													20
																													10
																													0

第八章 口吃及相关言语流畅性障碍的康复

第一节 概 述

一、口吃的定义

（一）流畅与不流畅的概念

1. 流畅和不流畅　言语流畅（speech fluency）指个体在说话时相关的肌肉轻松、持续、协调运动产出语音，包括三个维度：①速度，即单字和/或词语产出的时间适当；②连续性，即单字和/或词语之间存在适当的连接；③紧张度，即单字和/或词语产出时不存在过度的生理/心理压力。与之相应，言语不流畅（speech disfluency）指个体产出语音时存在速度、连续性和紧张度的异常。需要指出的是，不流畅并不等同于流畅性障碍（fluency disorder），个体可能会在某个阶段或者某种状态下出现类似口吃的语言表现（stuttering-like disfluency，SLD），包括重复（音节、单字和词组）以及语言节奏紊乱（拖长、停顿或断字），但是这种不流畅一般不会导致沟通和社交功能障碍，而流畅性障碍特指造成社会功能障碍的言语不流畅。

2. 口吃与其他类型的流畅性障碍　流畅性障碍主要包括口吃（stuttering）和迅吃（cluttering）。依据历史时期、研究者和研究角度的不同，口吃的概念存在不同的表述形式。迅吃的概念在早期被描述为一种中枢性语言处理的损伤。近期的观点则倾向于从言语的内在计划功能层面分析以及直接描述外在的语言行为表现。此外，由于语言中枢功能受损造成的流畅性障碍在本指南中被归为失语症范畴，此处不赘述。

（二）口吃的定义

1. 描述性定义　不同角度对于口吃的定义有所差异，本指南主要采用美国言语语言听力协会（American Speech-Language-Hearing Association，ASHA）给出的描述性定义，包括两个方面：主要的口语特征与伴随的生理心理特征。口吃的口语特征包含字、词、短语的重复，可听见的声音拉长或无声的卡顿与阻断，言语流畅性受到干扰，且这种干扰是非自主的、特征性的、经常重复出现且患者自身难以控制的；口吃伴随的生理心理特征包括身体动作如头部或颈部的紧张和挣扎行为、恐惧与逃避心理，以及焦虑和沮丧情绪等。同时，上述状态会导致患者的社交沟通功能受损。

2. 口吃相关术语

（1）言语流畅性（speech fluency）

（2）言语不流畅（speech disfluency）

（3）言语流畅性障碍（speech fluency disorder）

（4）类似口吃的不流畅（stuttering-like disfluencies）

（5）口吃（stuttering）

（6）迅吃（cluttering）

（7）口吃事件

（8）口吃者（people who stutter，PWS）

（9）口吃儿童（children who stutter）

（10）口吃严重度（stuttering severity）

（11）口吃严重度评分

（12）口吃音节百分比

（13）每分钟说话时间的口吃频率

（14）口吃严重度评估工具第四版

（15）延迟听觉回馈

二、口吃的病因与发病机制

（一）口吃的病因

1. 遗传及先天因素　口吃者的一级亲属有较高的概率（30%~60%）存在口吃现象，尤其是父子间的遗传更为明显，而正常儿童的口吃家族史仅为 10%；双生子研究也显示同卵双生子比异卵双生子同时罹患口吃的概率高。口吃的基因型研究显示与男性口吃相关的是第 13 染色体，女性是第 21 染色体。此外，某些来源定位于第 2、7、9、10、11、12、13、15、18、20 染色体的基因也被认为与口吃的发生相关联，包括 *DRD2*、*GNPTAB*、*PLXMNA4*、*PCSK5*、*CTNA3*、*ADARB2*、*FADS2*、*ARNT2*、*EYA2*、*SLC24A* 等。然而，由于口吃本身属于多因素起源，这类研究提出的口吃相关基因并不能作为确认的口吃特定基因，而进一步的研究应当分析其可能的作用机制以及是否存在不同的组型。

此外，与口吃发生相关的先天性因素还包括性别差异（男性）、基础认知水平低下（智力障碍）、脑发育异常（解剖结构变异）与优势半脑缺陷（生理功能异常）。有关口吃与性别的研究几乎都提示男性属于显著的高危因素，不同国家和不同时期的研究结果显示，口吃的男女比例从 1.2∶1 到 5.5∶1 均有报道，且随着年龄的增加男女比例会上升，造成这种变化的可能原因是男童开始口吃的平均年龄比女童大约晚 5 个月，而女童有较多和较早的自发性恢复。智力发展障碍（包含唐氏综合征）群体中的流畅性障碍的流行率较正常群体高 2~4 倍，且数据显示智力水平越低的群体中发生流畅性障碍的概率越高。成人口吃群体脑解剖结构研究发现，口吃群体的听皮质后方的左侧颞叶平面体积比右侧小（正常群体则相反），提示该群体可能存在中枢性听觉处理功能异常；左侧颞叶与额叶连接的脑白质体积减小而右侧半脑白质体积增加，同时连接左右脑的胼胝体体积增大，提示口吃群体的左侧半脑优势可能受到更多的右脑信息干扰。儿童口吃群体脑结构研究的主要发现包括：口吃儿童（包括持续口吃和口吃恢复）与正常儿童的整体脑白质和胼胝体没有显著差异，但左侧大脑言语功能区和面部运动控制区域的脑叶白质减少，也有报道口吃组儿童的双侧语言功能区的灰质体积减小而其他脑区的灰质相对增大，胼胝体的某些区域的白质较少，而口吃较严重儿童的右脑灰质比轻度口吃组少。

2. 运动与控制因素　口吃群体的呼吸节奏与控制、发声发音动作的计划与执行、运动感知觉与回馈可能存在异常。早期研究者就有报道个体口吃时的呼吸机制异常，近代的研究也显示个体口吃时呼出的二氧化碳浓度比流利说话时低五分之一，在需要高节奏性呼吸和精确时间控制的任务当中存在不良的呼吸模式，与之相应的呼吸调节和时间节奏控制也被认为是有效的口吃治疗策略之一。口吃的一个外在表现是喉部痉挛，声带摄影也显示口吃事件会引起声带外展肌和内收肌的同时收缩。对于口腔肌肉运动稳定性的研究显示，口吃者在重复说无意义的话语时肌肉协调性和一致性比正常对照组明显较差，而且随着语句长度和复杂性增加，二者的差异更加悬殊。

3. 语言相关因素　对于口吃患者语言能力相关的研究多采用标准化评估工具或平均句长（mean length of utterance，MLU），但研究结果因对象和语种不同而有较大差异。对于成人口吃患者的研究未发现其语言能力与非口吃者存在差异，但口吃儿童的词汇理解（以 Peabody Picture Vocabulary Test-Ⅲ为工具）、接受性语言和表达性语言（以 Test of Early Language Development-2 为工具）得分均低于一般儿童，且语义发展较语法发展更弱。成人口吃与语言因素和经验性学习的关系相对密切，其口语表现会更多地受到成长过程中学习与心理因素的影响，相对而言儿童口吃与词类和句法因素的相关性较强，且会受到家庭语言环境和家长对儿童口吃的关注方式的影响。以英语为母语的口吃患者的研究显示，词类可能是影响口吃的因素之一，且这种影响可能与年龄有关，幼儿和低龄学前儿童的口吃多发生于代词、介词、连词和助词，而年龄稍大的青少年和成人的口吃更容易发生在名词、动词和形容词。但也有研究认为造成这种词类差异的原因可能是口吃的起始效应，因为功能词更多出现在句首，而且儿童与成人的平均语句长度、用语习惯均不同，因此将儿童与成人口吃词类进行比较是不恰当的。以中文为母语口吃的相关研究资料较少，但是也发现有类似的结果，在词类方面，口吃成人相较于口吃儿童较多使用副词和连词，而较少用量词和否定词，且有较多的插入语，在口吃儿童当中，低年龄组（3~4 岁）的不流畅多发生于代词，而较大龄学前儿童（4~6 岁）组多发生于连词，但是也有学者认为对于儿童来说，词类与口吃事件的关系并非因果关系，而是由于代词和连词本身的位置多处于句首，因此幼儿的口吃可能与词类无关。

总体来看，口吃与词类的关系还不能确定，比较统一的看法是成人口吃可能受到词性的影响较多，特别是与动词的关系比较明显，这可能是由于动词携带的语义较丰富，从而导致口吃者容易产生中断现象，至于词类与位置对口吃的影响机制，目前还有待进一步的研究。

4. 心理与情绪因素　对于口吃的心理性因素，早期的观点主要集中于心理情绪、心理行为及心理语言三个方面。心理情绪观点主要认为口吃者不能适当地调节情绪及心态从而造成口吃；心理行为观点把口吃归因于心理因素对行为的制约过程；而心理语言观点则认为是心理认知系统下言语和语言的产生机制出现缺陷，从而导致口吃。由于心理认知因素与环境和学习因素类似，而心理语言因素与认知和语言因素相近，此处主要讨论心理情绪因素。

心理情绪观点主要认为心理创伤、情绪困扰或人格特质是造成口吃的主导因素。早期的研究集中于精神分析理论，认为口吃是潜在的情感需求与被（父母）压抑之间的博弈产生的“说不出口的感觉（unspeaking feelings）”，其依据是口吃儿童与父母（尤其是母亲）的行为有密切关系。儿童对父母的关注十分敏感，当儿童将这种关注解读为批评或压制时，便会产生焦虑、内疚和逆反情绪，通常表现为当家长较多关注儿童的口吃事件时，症状往往会加重。基于这种观点也有心理学家采取单纯心理治疗的方案治疗口吃（11 名成人患者，150h 的心理治疗）并宣称取得了较好的效果，但是这类研究对于家长“压制”行为的判断往往偏于主观，而且将口吃定位于神经官能症也并不合理。另一方面，从改变家长的“过度干预”行为入手治疗口吃，确实能够取得一定的效果，这也是目前临床常用间接疗法的部分理论基础。情绪困扰已经被认为是诱发口吃的重要因素之一，或者是加重口吃严重程度的因素，相应的证据包括：口吃的初始发生与情绪压力事件同时出现的概率大约是 40%；口吃者主观感受的情绪压力与口吃事件的频率有相关性，在心理适应能力提高的情况下口吃的恢复往往会有所进展，而消极的情绪心理因素可能会导致问题恶化并干扰治疗。对于口吃者的人格特质相关研究并未发现该群体有特定的可辨识模式，诸如道德感、攻击倾向、冲动倾向等项目均与非口吃者无差别，但仍有部分研究认为口吃者在强迫性、自我防御、敏感特质或焦虑倾向方面有别于非口吃者，具有较高的倾向。讨论情绪心理因素的临床意义在于，针对敏感及焦虑的口吃儿童可以通过家庭干预调整父母及儿童对压力的调适能力，口吃治疗时应特别注意和语言要求有关的儿童反应。对于口吃成人出现的焦虑和抑郁情绪可以采取整体的方式训练改善，与事件相关的焦虑可以针对特定说话场景进行脱敏训练。

5. 环境与学习因素　有研究认为口吃属于反应性逃避行为和习得性行为，其主要依据是行为分析理论。该研究认为不流畅的言语可以通过行为学的操作强化理论解释，包括正负强化和消退模式，即如果将口吃视为行为，则这种行为可以被环境改变或者行为学习的干预策略所强化或者消退。对于早期的言语不流畅者，外界环境的关注以及家长的不当干预会导致其焦虑情绪从而产生逃避行为并试图控制自身的不流畅，若不成功则会导致行为的强化，从而使不流畅的言语转化为真正的口吃。基于环境和学习因素导致口吃的理论包括错误诊断理论和操作性行为理论，其主要依据是多数的言语不流畅在家长和其他人的忽略下可以消退、自愈，而被过度干预强化则会导致口吃。在临床应用层面，针对环境和学习因素的治疗模式也已经发展出来，如口吃的治疗可以采取调整家庭环境为主的间接干预策略，避免家长对儿童口吃事件的过度强化从而减轻环境压力，使之与儿童现有的言语语言能力相匹配。行为分析的操作制约原则在许多口吃治疗课程中的应用也很广泛。

（二）口吃的发病机制与相关理论模型

1. 大脑组织功能障碍与口吃的发病机制　早期的研究推论提出优势大脑半球理论模型（interhemispheric interference model）。该模型的主要观点是在完成双侧同时运动的任务时必须由一侧大脑主导完成，而对侧脑应处于从属和配合地位。依据此理论模型，口吃的发病机制是缺乏必要的左大脑半球优势而出现右大脑半球过度活化。由此，两侧大脑的神经信息传递到言语运动器官的时候会出现组织上的不协调、不同步以及时间上的不匹配，从而导致言语流畅度受到干扰。然而有关优势半球和右大脑半球过度活化的因素与口吃的关系，目前还存在不同的观点。应用功能性磁共振、脑电生理、脑血流量和正电子发射技术对成人口吃患者脑功能的研究显示：无论严重程度如何，口吃者的右脑灰质的活化程度较高，特别是对应于左侧 Broca 区的右侧额叶区域活化最显著，而且这种异常活化还会出现在基底神经节区域和小脑的运动整合区，也有学者认为右脑过度活化可能是口吃或其他发展异常的结果，而不是造成口吃的原因，也可能是对其他导致口吃的脑区功能不足的代偿性增强。

2. 语言产出资源不足与时间节奏紊乱　感知 - 运动理论模型（sensory-motor modeling theory）与计划 - 执行理论模型（explan model）的基础是动作学习的知觉反馈与调控机制。此理论模型认为口吃的发病机制是口吃者语言产出的神经系统资源不足以支持言语运动系统在特定的时间段内产出流畅言语，从而出现时间节奏的紊乱。近年来对于运动感知方面的研究主要以 Max 等提出的发音器官速度方向（directions into velocities of articulations，DIVA）模型为主，该模型主要描述口吃者在习得或启动调控言语运动系统控制的前反馈与回馈所需的内部基模存在缺陷。所谓前反馈是指大脑在言语运动开始前就存在预设的指令序列，包括哪些发音器官将运动的距离、运动的力度以及在多少时间内完成等指令，而回馈是指运动开始后的反馈、调整和修正机制，包括改变发音器官的运动速度和/或力量、中断运动和/或重新启动等指令。这类理论模型认为口吃者对运动的感知和调控缺乏前瞻性的计划能力，而过度依赖发音后的回馈控制，因此在回馈阶段需要修正的信息显著增加，超出了流畅说话的需求。需要指出的是，虽然感知-运动与计划-执行所需的神经系统资源是流畅言语必要的条件，但单一资源不足以导致口吃，如其他资源（例如智力水平较高）足够，也能起到弥补效果而并不一定导致口吃。感知-运动理论模型与计划-执行理论模型的临床意义在于，建议口吃者放慢语速和拉长声音以补偿自我检测与反馈的不足，这是一种有效的干预策略。

3. 内部因素与外部环境错配理论　需求与能力模型（demand and capacity model）的核心观点认为口吃的发生机制在于口吃者的言语语言能力及心理承受能力与外部环境对其言语流畅度的要求之间出现错配。流畅言语对儿童的要求来自内在环境和外在环境。内在环境包括认知能力、言语运动控制、语言能力、社交及情感发展等因素；外在环境需求包括时间压力、环境压力，以及家长要求等因素。正常儿童具有快速运动言语构造、随着计划动作并与语言节奏协调的潜能，而当某些儿童的言语能力不能满足内外环境需求时便会出现口吃。

期待与挣扎假设（anticipatory struggle hypothesis）认为口吃发生的机制是当儿童试图表达较为复杂的想法时，由于自身言语语言能力不足会出现某种程度的不流畅，这种不流畅可能会造成沟通失败，导致儿童产生“说话很困难”的预期，相信说话很困难或害怕因为不流利被处罚，出现言语肌群紧张、言语破碎等口吃现象，进而遭受更多沟通挫折和失败，又再次出现担心预期，这种不良循环反复出现，最后形成固定模式造成了口吃的发生。

4. 多因素交互作用　Packman 和 Attanasio 提出的 P&A 三因素模型（P&A 3-factor model）认为口吃是由多种因素导致的，包括脑神经处理缺陷（语言产出不稳定）、生理调节因素不足（感知运动等资源不足）以及引发口吃的条件（口语的内在变化及复杂程度）。上述因素需同时出现且达到一定的程度/阈值才能引起口吃，此模型可以解释为何即使已经被诊断为口吃的患者，其口吃事件会出现在某个时刻而不是持续发生。多因素交互作用观点强调口吃是非线性的动态过程，必须综合多方面的信息做出整体评价而不是将各种因素切割分开，因为这些因素往往是彼此交叉而不是互相独立的。多因素交互作用理论在临床的应用价值在于，诊疗过程中应当全面考评口吃者的内外因素，并据此制订相应的干预方案。

三、口吃的分类

目前存在多种分类方法，包括依据病因、症状和年龄段的分类。按病因可分为发育性口吃、神经性口吃及心理性口吃（包括癔症）。按症状描述系统可分为阵挛性（clonic）和强直性（tonic）、初级（primary）表现和次级（secondary）表现以及 Lidcombe 行为数据语言（Lidcombe behavioral data language，LBDL）。按年龄段分类包括早期发育性不流畅、学龄前儿童、学龄期儿童、青少年及成人口吃。不同年龄段发生的口吃，其干预策略和重点各不相同，由于本指南侧重于诊疗取向而非病因及症状分类，因此采用依据年龄段的口吃分类法。

1. 发育性不流畅　大约有8%~10%的幼儿在3岁之前会出现不同程度的言语不流畅现象，但其中的大多数（70%~85%）可以自然康复，这种现象称为发育性不流畅。导致发育性不流畅的因素与口吃类似，包括遗传和神经生理因素，影响自然康复的因素主要是性别、家族史、不流畅的持续时长和发展趋势，以及幼儿早期语言及非语言沟通能力的发展水平。有利于自然康复的因素包括女性、自然康复的家族史、不流畅现象持续时间小于3个月并有减轻趋势，以及较好的语言能力和非语言沟通能力。若幼儿存在两项以上有利于自然康复的因素，可以持续观察到4岁左右，再视当时的自然康复情况决定是否干预。而危险因素包括男性、口吃家族史、不流畅现象持续时间超过3个月并有持续加重趋势，以及语言及非语言沟通能力发展落后于同龄幼儿。若幼儿存在两项以上的危险因素，应该考虑早期积极干预。

2. 学龄前儿童口吃　对于学龄前（3~6岁）的儿童特别是学龄前早期（3~4岁）幼儿的言语不流畅现象，需要鉴别区分口吃与正常的言语不流畅。而实际临床上通过短暂观察来辨别早期的口吃与正常的言语不流畅是比较困难的，可以采用的参考标准是家长的判断，但是需要注意家长自身的背景资料、人格特质、家族口吃病史及其对儿童口吃的态度和反应。比较重要的观察指标是口吃的家族史、口吃开始发生时间节点和持续时间长度，以及家长对儿童口吃特征症状（突发还是渐进）的描述。学龄前儿童口吃最大的特点就是不稳定，且儿童对于口吃的自我意识尚未建立，表现形式可能是口吃呈现间断发作、严重程度变化较大，卡顿、重复、拉长、阻塞等多种类型共存，以及伴发其他言语语言问题（语音、语言理解与表达异常，甚至嗓音异常）的比例较大。相对而言，口吃开始发生时间较早（3~4岁）、口吃持续小于6个月且症状有缓和趋势以及口吃呈渐进性发生的儿童，其预后显著好于开始发生年龄大于4岁、超过6个月且症状趋于加重以及突发性口吃的儿童。

3. 学龄期儿童口吃　学龄期（6~12岁）儿童口吃的临床表现逐渐趋于稳定，儿童对于口吃的自我意识也逐渐加强，表现形式主要是口吃事件的类型相对集中（以重复和卡顿为主），且儿童由于自我觉知口吃事件或者受到环境的影响开始出现压力和逃避行为，口吃的发生与严重程度受情绪心理的影响开始显现。需要指出的是此阶段儿童个体间的生理心理差异较大，评估及诊疗都需要根据实际情况做出适当的调整。对于学龄期儿童口吃，在诊疗方面应特别关注口吃起始年龄与持续时间，起始年龄早且持续时间长可能预示治疗难度加大；其次是儿童对于口吃事件的觉知水平和情绪反应程度，对于学龄早期就有明确的觉知和强烈负面反应的儿童，需要考虑积极介入家庭和学校以改善其环境和获取正面支持。此外，与学龄前幼儿以重复为主的外显模式相比，学龄期儿童口吃行为中拉长、卡顿与中断的比例逐渐增加，甚至成为主要的不流畅类型，且次要特征（呼吸紊乱、挣扎行为等）出现的种类、频率和严重程度也会增加，因此对于学龄期儿童口吃的治疗方案需考虑采取直接治疗为主的策略，这与学龄前幼儿多采取间接治疗方案有明显的差异。

4. 青少年及成人口吃　青少年（12~18岁）和成人（大于18岁）口吃的主要特点是口吃事件的发生与严重程度受到情绪心理的影响显著增加，因此对于该阶段口吃的评估和诊疗方案首先需要聚焦于情绪反应。其次，由于口吃存在一定的自发康复概率，而持续到成人阶段的口吃者其自身存在遗传或先天因素的可能性也较大，因此在情绪和心理支持的基础上以消除口吃事件和塑造流畅言语为目标的直接治疗方案是青少年和成人口吃的主要干预策略。另一方面，情绪行为管理能力对于成人口吃者也有一定的正面影响。成人对于治疗口吃的动机明确，需求更为迫切，而且对于治疗过程中的改变倾向具有更加敏感和正面的反应。但需要注意的是，不同人格特质的口吃患者应该采取针对性的情绪心理建设策略并引导其关注口吃治疗的进展以增强信心。

（杨 峰 陈 臻）

第二节 口吃的临床表现及诊断

一、口吃的临床表现

（一）言语特征

口吃的言语特征主要包括不当的语速及节奏，音素、音节、词、短语的重复（repetition）、卡顿（block）、拉长（prolongation），以及不合节律的发声，其他的言语特征还有插入（insertion）、修正。口吃初期往往较多表现为单字或词语的重复，占比大约是80%，随后可能会出现卡顿和拉长等各种不流畅的言语表现，但也有少数口吃者的首发言语表现就是卡顿、阻塞或拉长。需要注意的是初期口吃的表现形式可能是多种多样的，例如口吃可以是突发现象也可能逐渐出现，声音或音节的重复可能伴有或不伴有拉长或卡顿，症状可能轻微也可能表现得相当严重，进展可能是持续平缓也可能迅速加重，伴随非言语特征和情绪心理表现可能一开始就有，也有可能较长时间不出现。

1. 言语特征的具体表现形式及举例

（1）重复：音素重复，例如“w，w，w，（wei）为什么不拿走”；单音节重复，如“这支笔给-给-给，给你”；词语、短语重复，例如“我们-我们-我们一起去上学吧”。

（2）拉长：难以接受的拉长声音，经常出现在字词或句的开始，如“今——天下午开会”。

（3）阻塞：口语单字中不应出现的停顿或用力，如“我 /y/（一），/ao/（奥）回家”；或者伴随紧张的暂停，典型表现是单字之间出现有张力的声音，听起来像是憋气，如“这 -e- 件事”。

（4）插入语：使用和要说的话无关的声音、音节和字，如“今天-呃-这-呃-下雨了”。

（5）不合节奏的说话：因为不适当的重音、时间或加速而扭曲或中断字词间的节律性，如“今天天-气太-热”。

（6）修正和改变：例如“我要-我不要吃那个”，但是由于思考或改变主意的修订不属于口吃表现。

2. 对于口吃的言语特征，应该关注的主要指标

（1）频率：即每一种不流畅类型的总数和发生频率，记录参数是包括每100个音节的不流畅事件数目或某段口语当中包含的不流畅事件百分比。需要注意的是口吃事件的发生频率在不同的生活场景下会有很大差异，常见的是在自言自语、唱歌或表演、朗读或背诵、耳语或大声说话的情景下口吃事件会减少，而在有时间压力、面对权威、汇报工作以及公众演

讲的场景下口吃事件会增加，因此应该全面考量口吃的发生与场景的关系。

（2）持续时间：即某一种不流畅事件从开始到结束的持续时间，包括所有的不流畅类型（重复、卡顿、拉长、插入等）。一般来说，音节的持续时间超过 0.5s 就会被感知为拉长，因为正常的连续言语每个音节约占 0.2s 左右。口吃人群大部分的不流畅事件都比较短暂，整体平均为 1s 左右。临床上有可能见到不流畅持续时间长达 30s 甚至更长，但这种情况并不多见，比较严重的情况可能是 10 次最长的口吃事件的平均持续时间超过 4s。

（二）非言语特征

口吃的非言语特征指随着口吃事件而出现的不同身体动作和姿势，表现形式多种多样。口吃伴随的身体动作特别是头部和颈部肌肉紧张最为常见，也最容易被观察到，其他部位虽然也会发生紧张（比如握拳或者脚趾紧扣），但有时不易被察觉。常见的紧张动作和姿势包括点头（转头）、前额紧绷、闭眼（眨眼）或睁大、张口或双唇抿紧、颈部紧绷、喉咙上下移动或哽住、耸肩、握拳、跺脚等。此外还可以观察到口吃者的发音器官痉挛以及不适宜的动作增多，如口部抽搐，下颌或舌的痉挛等。某些口吃者有时也会出现震颤（tremor）现象，如双唇或下颌的震动，其频率大约在 5~15Hz 之间，震颤现象在口吃者处于焦虑和压力状态下会更加明显。

（三）心理相关行为特征

口吃患者常见的心理状态包括：口吃发生前的害怕、担心、焦虑；口吃发生时的茫然、恐慌、沮丧和受困感；口吃发生后的羞愧、愤怒等不良情绪。无论在任何年龄组群，口吃者出现焦虑的概率和严重程度都比非口吃者高，口吃者罹患焦虑症的概率是非口吃者的 6~7 倍。社交焦虑主要体现在社交层面，且与口吃的严重程度有中度程度的正相关，大约有 50% 的口吃患者被诊断有社交恐惧症。但也有人认为口吃者不是社交恐惧，只是倾向于有意逃避社交场合。口吃患者容易受到他人取笑及欺负，由于持续存在压力而出现消极情绪，这会导致口吃者对人际关系过于敏感，出现各种不良情绪状态，有可能导致口吃者出现逃避和攻击行为，在同辈间较不受欢迎、社交地位较低、被同辈选为“领袖”的机会也较低。

二、口吃的诊断

临床上对口吃的诊断主要依据病史资料、症状观察和判别以及患者对自身内在状态的描述，具体列举如下。

（一）临床诊断的依据

1. 病史资料收集　主要记录个人信息、家庭资料、普通健康资料和发展史、现病史和家族史四个专项。具体内容如表 8-2-1 所示。

表 8-2-1　口吃临床诊断病史资料收集表

第一部分：个人信息			
姓名：		档案编号：	
性别：		出生日期：	
民族：		出生地：	
家庭住址：		联系方式：	
提供信息者：		关系：	

续表

第二部分：家庭资料			
共同居住的家庭成员：			
家庭使用语言：			
父亲姓名：	年龄：	职业：	教育程度：
母亲姓名：	年龄：	职业：	教育程度：
兄弟姐妹：	性别：	年龄：	教育程度：
第三部分：普通健康资料和发展史			
孕产史：		既往史：	
过敏史：		系统疾病：	
运动发展史：			
语言发展史：			
其他病史：			
第四部分：现病史和家族史			
1. 初发口吃		口吃类型：	
何人发现：	何时：	何地：	持续时间：
2. 口吃发生情况			
突发：	1天内	2~3天	1周内
渐进：	2周内	3-4周	6周以上
3. 口吃发生相关因素			
疾病：	创伤：	意外：	其他：
何时：		何地：	
4. 口吃发生时家庭状况			
家庭事件：		母亲怀孕：	
婴儿出生：		手足冲突：	
其他压力事件：			
5. 口吃发生时语言能力			
词汇爆发期：		句子增长期：	
对话叙事期：		语言变化情况：	
6. 其他可能与口吃发生相关的因素			
父亲口吃史：		母亲口吃史：	
兄弟姐妹口吃史：			
父（母）系其他亲属口吃相关资料：			
其他亲属口吃相关资料：			
其他补充资料：			

临床工作中对口吃病史资料关注的重点是家族史、口吃开始发生时间以及持续时间，

因为诊断的要点在于判断口吃持续发展的可能性，危险因素包括男性、开始发生时间超过 4 岁、持续时间超过 6 个月以及任何口吃相关的家族病史，若存在两个以上的危险因素，应考虑尽早确诊以及积极的干预策略。

2. 医师 / 治疗师的感知判别　对于口吃者的言语特征、非言语特征以及情绪心理状态的感知判别是临床医师 / 治疗师诊断口吃的重要依据，也是临床资料收集的重点，具体的判别记录如表 8-2-2 所示。

表 8-2-2　口吃临床诊断症状特征记录表

口吃初发及现在表现的特征				
1. 简要描述口吃者初发时的说话模式				
重复		拉长	卡顿	其他：
2. 口吃者曾经出现过的言语特征				
言语不流畅			初发时	现在
重复语音 / 音节				
重复单词 / 短语				
重复较长的片语 / 句子				
拉长元音				
拉长辅音				
无声的卡顿 / 阻塞				
听得到的卡顿 / 阻塞				
不完整的字词				
修正				
插入				
其他：				
3. 语言特征归类				
初发：	重复	拉长	卡顿	其他
现在：	重复	拉长	卡顿	其他
现在				
4. 口吃相关的非言语及情绪心理特征：有 / 无				
非言语及情绪心理特征			初发时	现在
点头或扭头				
脸部扭曲				
睁大 / 闭眼 / 眨眼				
张口 / 嘴唇紧绷				
双唇震颤				
舌头用力				

续表

口吃初发及现在表现的特征			
颈部用力 / 紧绷			
喉头移动 / 紧绷			
呼吸不规则 / 憋气			
手臂动作 / 握拳			
腿部动作 / 跺脚			
紧张情绪 / 压力状态			
焦虑 / 烦躁			
抑郁 / 沮丧			
愤怒 / 攻击行为			
其他:			
5. 自我 / 家长评量的口吃严重程度			
初发时的严重程度	轻度	中度	重度
目前的严重程度	轻度	中度	重度
6. 口吃发生的位置			
口吃初发时	句首第一个词	句子当中任何位置	
现在	句首第一个词	句子当中任何位置	

临床工作中对于上述指标的解读应主要关注口吃特征的动态变化情况，口吃事件的类型、数量以及发展轨迹的差异对于临床诊断的参考价值远远大于某一时刻的表现，同时也是评估和判断预后的关键要素。如果发现口吃的状态不稳定或呈现逐渐加重的趋势，临床上应该采取积极干预和直接治疗的取向，如果观察到口吃的特征表现逐渐趋于好转，可视为有可能自然康复的征兆，从而采取密切观察或者间接治疗的取向。

3. 患者的内在状态　口吃患者对于自身口吃状态的感知存在较大差异，特别是年龄较小的幼儿和学龄前期儿童，其对于口吃事件的敏感度较低，负面的自我评判也较少。这是因为该年龄段儿童的认知和心智发展水平还不足以支持其明确表达自身的内在状态，实际上更多的是外在行为上的改变，如儿童因口吃造成的疑虑、畏惧、退缩和逃避行为。例如儿童对其本来熟知的内容，因为出现 / 担心出现口吃而以“不知道”作为回答，又或者因为沟通失败而出现急躁、愤怒、沮丧甚至攻击行为。

学龄期、青少年以及成人口吃者对于口吃内在状态的感知可以作为临床诊断的参考指标，口吃者对其内在感受的常见描述包括：说话开头困难、心里有想法但是却无法说出来；无法说出某些特定的单字、喉头有哽住的感觉；在某些特定场景（如重要场合、汇报工作、当众演讲）会出现明显的口吃状态等内在感受。需要注意某些心因性的口吃者会特别着重讲述其内在感受，但是在面诊的时候却并未表现出明显的口吃言语特征及伴随行为（如身体紧张等表现），这需要临床工作者具备一定的精神医学基础知识才能有效鉴别。

（二）诊断与鉴别诊断

1. 鉴别口吃与发育性不流畅　区分典型的口吃和发育性不流畅（即口吃的模糊和明确

的时刻）是一项重要的评估，特别是对于学龄前儿童。阶段性的不流畅常常会在2~5岁之间出现，约有10%的儿童在此阶段可能会出现言语不流畅，但其中的绝大部分（90%左右）会自然康复。重要的观察指标包括：性别、家族史、起始年龄、持续时间、演变趋势和伴发的非语言特征。一般情况下，女性、无任何家族史、起始年龄小于4岁、言语不流畅持续时间小于6个月且有逐渐减轻的趋势，以及不伴有明显非言语特征的儿童，可以考虑诊断为发育性不流畅。

2. 鉴别口吃与其他类型不流畅　其他言语语言相关的流畅性障碍包括语言发展障碍、阅读障碍、神经相关言语流畅性障碍，以及其他影响言语清晰度和流畅度的障碍。语言发展障碍的儿童在句子、叙述或会话层面可能会表现出更多的言语不流畅，他们可能会使用感叹词、重复短语并修改他们所说的内容，然而他们在言语不流畅时较少出现典型口吃的伴随行为；而有神经系统功能障碍的患者会出现失语症相关的表现（例如神经系统受损导致的找词困难和言语语言组织混乱）。此外，对于怀疑有发育性言语失用症和其他言语障碍的个案应进行全面而有针对性的言语、语言和神经系统检测和评估，提供更为充分的信息，有助于鉴别典型口吃与其他言语语言相关障碍。

口吃与迅吃的鉴别诊断较为复杂，因为二者可能同时发生，但两者之间还是有一些重要区别，口吃者更有可能对自己的不流畅和沟通有明确的自我意识，他们可能会表现出更多的身体紧张、伴随行为和对沟通的负面反应，而迅吃者大多语速过快，可能会表现出更多的错误（如音节缺失和断句不当），这些错误与语音清晰度下降相关。

口吃与阅读障碍的区别在于口吃的孩子通常知道如何阅读（解码）印刷形式的单词，但他们可能无法流利地说出来。相比之下，有阅读障碍的儿童可能难以解读印刷品，这反过来又会对口语阅读流畅度产生负面影响。大声朗读时，口吃的孩子可能会表现出不流畅频率的增加（阅读流畅度下降），因为他们无法像在对话中那样轻松地改变单词以避免口吃，并且他们的不流畅可能伴随着身体紧张和次要行为。对于口吃的孩子来说，口语阅读不是衡量其阅读流畅度的有效指标，因为流畅度下降会降低阅读速度，因此口吃儿童的阅读评估工具的有效性值得怀疑，因为其很难区分口头阅读流畅性问题的原因（解码或口吃），而阅读流畅度的替代衡量标准如无声阅读流畅度测试对于口吃的孩子来说可能是更有效的衡量标准。

（杨　峰）

第三节　口吃的康复评估原则及内容

一、口吃的康复评估原则

（一）口吃评估应考虑的因素

口吃评估的基本原则是全面考量与口吃发生发展相关的内部和外部因素，而儿童与成人口吃评估的侧重点不同。

儿童口吃者评估的目的在于明确诊断，因此应全面收集口吃发生和发展的相关病史，特别是开始发生与发展变化的趋势。此外还需要充分考虑其一般发展轨迹、语音和语言发展历程、曾经有过的言语和语言问题、儿童接触到的所有语言的频率及其对每种语言的熟练程度（理解和表达）、家庭口吃或其他言语不流畅的历史、不流畅性的描述和严重程度的等级、不流畅的发作时间和自发作以来的不流畅模式（例如，是持续的还是可变的）、先前的治疗方案和治疗结果、父母对孩子不流利或说话受挫时的反应，以及有关家庭和文化认知等多方面的信息。

对于成人口吃者，由于口吃是明确且长期存在的，评估的目的通常不是诊断口吃，而是确定流畅性障碍的严重程度、对个体的影响以及治疗的潜在益处，了解个案改变口吃的愿望和期许，因此在评估时应当重点了解个人口吃的生活经历以及这些经历对其口吃感知的影响，因为口吃经历会影响个人的就业、工作满意度、个人家庭关系以及整体生活质量，此外还应当明确口吃者目前寻求治疗的主要原因和对治疗效果的期许程度。

（二）口吃评估应遵循的原则

临床工作者应当了解口吃本身是多维度的障碍，因此对口吃者非言语范畴的状态评估同样重要，医师 / 治疗师在口吃评估的同时必须考量的维度包括成因、解剖 / 生理、声学、心理、发展、语言及文化相关性，虽然未必能够确认个案的口吃成因，但是可以更加清晰地了解何种因素可能是导致口吃事件的主要诱因。

临床上对口吃的评估应注意以下原则：收集背景资料的完整性，记录口吃者生理心理发展的轨迹和现状，评估口吃者整体言语语言能力的发展现状，评估口吃者在自然和控制下的不同语境时的表现，评估外显口吃的严重程度和整体的异常，分辨导致沟通困难的主要因素。

二、口吃的评估内容

（一）病史采集

收集病史旨在系统、有条理地记录患者情况，为治疗提供参考。如果是学龄前或低学龄段儿童，采集病史则以询问家长为主。相关病史信息及相应问题见表 8-3-1。

表 8-3-1　病史采集的主要内容和相应问题

基本资料 谁建议你来的？（转诊信息） 确认姓名、年龄、电话等信息无误。 如有报告且病人想得到报告，则需问邮寄地址。
口吃史 口吃何时开始？（自己记得或听家人说） 口吃刚开始时，有没有周围环境因素改变或发生过什么事？你觉得这些是造成口吃的原因吗？ 口吃至今的变化情况（如时好时坏，还是改善，或加重，还是相对稳定）。 曾有段时间（如几周）几乎没有口吃吗？ 亲戚有口吃吗？谁？何时开始？恢复正常了吗？什么时候恢复的？
治疗史 曾接受过治疗吗？何时何处？ 每次治疗持续时间？频率？次数？ 治疗取向（语言、语音、认知、社交、心理 - 情绪性、动作 - 生理性）？ 疗效如何？ 哪些技巧最有 / 没帮助？ 过去什么原因使你想要接受治疗？ 目前治疗的哪个部分你最感兴趣？

续表

当前的言语状态
目前的最主要问题是什么？ 你如何形容自己说话和口吃的情况？ 口吃时你会怎么办 / 是什么反应？做给我看。 你觉得自己口吃的严重程度如何（轻 / 中 / 重）？状态最不好的时候严重程度如何？在什么情况下会这样？ 能意识到自己什么时候会口吃吗？ 在口吃的瞬间，你的感觉 / 体验是怎么样的？ 口吃的时候你会怎样处理？（考察患者是否存在回避行为，是否运用某些技巧等）
影响流畅度的外部因素 如果有，告诉我什么情况下口吃程度会加重？（地点、人物、情境、内容等） 什么情况下口吃程度会减轻？ 什么时候最轻 / 最重？ 你每天说多少话？在什么环境下？ 最常跟谁说话？你注意过别人对你口吃的反应吗？是怎么样的？ 在上学吗？上学时对自己说话效果感到自在（即接受度较高）吗？ 在工作吗？具体工作是什么？上个工作是什么时候？具体内容？工作中对自己说话效果感到自在（即接受度较高）吗？
口吃对生活质量的影响 口吃是否影响你和家人的关系？和谁？如何影响？ 口吃是否影响社交？如何影响？ 曾跟人谈过口吃吗？和谁？ 口吃是否影响你的学业？ 口吃是否影响你的事业选择？工作表现？职业发展？ 口吃是否影响你的其他方面？ 如果没有口吃，你觉得生活将会有什么不同？
相关病史 有其他言语语言问题吗？ 有阅读或书写问题吗？ 是否使用多种语言 / 方言？各自使用比重和流畅度？ 常需要在不同地区生活，还是在同一地区生活？ 有在服用可能影响说话的药物吗（具体药名）？身体有什么状况需要服药？这些药物对说话有影响吗？如何影响？ 是否有听力问题？何时做过检查？
患者对口吃的认识 你的感受和心情是否会影响说话？如何影响？ 你会如何形容自己？轻松、严肃、上进、幽默、精力旺盛、平静、坚韧不舍 / 容易放弃，有自信 / 缺乏自信，喜欢人群 / 害怕新环境？ 现在的流畅度有代表性吗？平常如何？ 你对口吃的了解是什么 / 有多少？ 你认为造成口吃的原因是什么？ 除了改善流畅度，你还有其他想达到的目标吗（如表达效果）？

续表

你希望从治疗中获得什么？ 你觉得你需要做什么来改变你的口吃？ 你准备好要开始改变了吗？ 还有其他问题吗？
学龄儿童附加问题 你上几年级？ 最(不)喜欢的课是什么？ 放学后的活动是什么？ 最喜欢做什么？为什么？ 告诉我你做得最好的事是什么？ 你喜欢说话吗？每天说多少话？在什么场合？跟谁说话？ 你上课会回答问题吗？会主动发言吗？次数多吗？ 你同学会笑你口吃吗？ 老师了解你口吃的情况吗？
与家长面谈的问题 口吃是否影响孩子在学校的表现？ 在学校和在家说话的流畅度有差异吗？ 孩子除了口吃，其他方面(如学习、生活各方面)有困难吗？ 孩子平时生活的内容和强度如何？为什么？ 孩子是否常常和众多家人在一起？ 和小朋友一起玩还是独自玩居多？ 其他小朋友取笑对孩子是个问题吗？孩子反应如何？ 口吃是否影响孩子玩多人游戏或社会化？ 有没有上面没有提到过的，口吃对家庭或家长的影响？ 你觉得说话对孩子有多重要？

(二)言语特征评估

言语特征的分析基于言语样本的采集。需要至少采集两个(一般为三个)情境的样本，如对话、独白(包括叙述、解释)、阅读。阅读样本200音节以上，自发言语每个情境300音节以上，话题可以包括兴趣、学业、工作等。

考察的口吃事件主要为重复、卡顿、拖长音、插入。考察的参数包括：①口吃音节的频率/百分比(每百音节有几个口吃音节)；②口吃事件的频率/百分比(每百音节有几个口吃事件)；③各类口吃事件的频率(重复、卡顿/中断、拖长音、插加)。最后一个参数可以反映个体患者的口吃特点。

计算细则包括：①修正音节算入总音节数；②插入的填充词不算入总音节数；③重复音节不算入总音节数；④仿说、背诵、唱歌、独立单音节词(如，“是”“好”)不算入总音节数，即只算两个音节以上的自发言语；⑤不清晰的音节不算入总音节数。

言语特征的常用标准化评估工具是口吃严重度评估工具第四版(stuttering severity instrument，SSI-4)。该量表主要分析口吃事件的频率、时长，身体伴随行为，以及口吃总体严重程度。

（三）整体语言能力评估

整体的语言评估应包括语音发展、词汇水平、句法、对话和叙事能力、语用社交能力和读写能力等项目。如果存在双语/多语/方言则尽可能分别评估。语音评估材料可以选用词表、单句以及对话和叙事材料。内容应覆盖全部的元音、辅音和音调。评估的结果以准确率、可理解度与可接受度作为评价标准，需要注意的是语音发展与年龄密切相关，判断是否存在语音障碍应当充分考虑语音发展的历程和不同地域的语音特点。词汇水平评估可以选用标准化的词汇测试工具，如皮博迪图片词汇测验（Peabody Picture Vocabulary Test，PPVT），需要注意的是，应选用较新的版本和使用本土常模，对于词汇评估结果的判断也需要考虑地域特征。语法评估的重点是句法的形式和内容，包括简单/复杂/复合句型、动作事件、物件方位、人物特征等要素，对于语法评估结果的判断可以使用年龄段切分作为参考指标。对话、叙事、语用、社交的评估可以收集开放式语料，转录后做综合分析，也可以选用相应的标准化评估工具做单项测试和专项分析。读写能力的评估一般学龄期儿童才能进行，多使用标准化的评估工具，内容包括阅读能力、书写能力和数学能力测评。

临床上应尽量全面客观地评估个案的整体语言能力，但实际操作当中较难执行全覆盖的整体语言评估。可结合个案的临床表现确定评估重点，并依据自身条件和资源选择适合的评估工具和方案。

（四）口吃的综合影响评估

口吃对患者造成的除言语之外各方面的影响也相当可观，包括情绪、行为、认知、语言、沟通质量、生活质量。评估口吃对患者全面影响的常用工具主要是口吃者经历全面评估（overall assessment of the speaker's experience of stuttering，OASES）和 CALMS。OASES 考察口吃的总体情况，相关的情绪、行为、认知，口吃者功能性沟通困难，口吃对生活质量的影响，以及影响言语流畅度的情境和因素。CALMS 分别考察认知（cognitive）、情绪（affective）、语言（linguistic）、言语动作（motor）、社会因素（social factors），量化分析口吃者在以上五部分的差异以及各部分所占比例。

（杨　峰）

第四节　口吃的康复治疗目标及方法

一、口吃的治疗目标

1. 减少口吃行为发生的频率。

2. 减少口吃行为的严重程度和持续时间，使之成为或接近正常言语。

3. 减少使用回避行为　使用回避行为表面上可以减少口吃行为发生的频率，但其本质是用另外的异常行为来代替口吃行为。例如，通过换词以避免说出会口吃的词。虽然减少了口吃行为的频率，但搜索其他近义词或近似表达增加了说话人的认知负担，也扭曲了说话人表达的意义。

4. 控制或消除影响口吃的行为　对儿童口吃者而言，可能需要改变家长的行为，减少其对孩子口吃行为的不当反应。对成人口吃者而言，可能包括训练口吃者如何改变听话人的行为，还要注意辨识强化口吃的行为倾向，即为口吃找理由（如口吃是为了引起别人注意）。有时，成年口吃者还会否认或刻意淡化口吃对其生活的影响。

5. 帮助口吃者在日常沟通和社交中发展出合理的适应性行为　这包括帮助口吃者学习如何与对话人沟通，学习如何不回避特定社交行为（如打电话、餐厅点餐），理解换词的不良影响等。

6. 提高说话和社交的频率　这个目标主要针对采取沉默、少言等方式应对言语不畅的口吃者，帮助其恢复正常的社交语言量。

7. 控制影响口吃者治疗目标实现的因素　对于成年口吃者，该目标可能涉及改变他们对非常短暂的口吃行为的态度（过分关注这些事件易使口吃复发），消除容易维持口吃行为的倾向（如对流畅度的完美主义追求、对正常不流畅的厌恶），调整容易加剧或维持口吃行为的心理状态（如低自尊、低自信、无价值感）。

8. 减少对特定刺激的情绪反应　弱化在特定社交场合、特定讲话任务（如接打电话、课堂问答、会议发言），用特定词语（即口吃者认为容易口吃的词）与特定人群（如上级、权威、性格强势者、听者众多时）沟通时的尴尬、恐惧、无助等情绪反应。

9. 识别合并症与转诊　如发现合并症，如迅吃、学习障碍、语言障碍、语音障碍、心理情绪障碍，应做相应处理，必要时进行转诊。

10. 健康宣教　向口吃者及其家人提供有关口吃的教育，包括口吃的本质、正常不流畅度和口吃的区别、康复训练的过程和预后、日常练习的内容和注意事项等，并且告知其他可行的治疗手段、模式、设备等。

二、口吃的治疗方法

（一）减少身体功能受损的策略

1. 减少口吃行为发生频率的方法　言语修正策略（speech modification strategy）涵盖了传统的流畅性塑造策略（fluency-shaping strategy），包括各种改变言语产生的时间因素和紧张程度的方法。

（1）软起发声：发浊音（如元音或 /m/、/n/、/l/ 等辅音）时，在声带开始振动的瞬间，喉部放松、声带柔和地启动振动，而不是喉部紧张，声带挤压，突兀地产生振动。

（2）发音器官轻柔接触：在发阻塞音时（如塞音 /b/、/d/、/g/、/p/、/t/、/k/ 或塞擦音 /z/、/c/、/zh/、/sh/、/j/、/q/），发音器官在形成阻碍时（如发 /b/ 音时上唇碰下唇形成阻碍），保持轻柔而非用力地接触。

（3）停顿：在音节或词之间停顿。

（4）填充词控制：用停顿代替填充词。

（5）词组化：言语时有意以词组为单位，在词组之间停顿、换气。

（6）持续发声：在两个停顿之间，声带大体上保持持续不断地振动。

（7）音节延长：拉伸每个音节。由于部分辅音不可延长，一般通过延长音节中的元音来实现。

（8）速率控制：减慢整体语速。

2. 降低口吃事件严重程度的方法

（1）口吃修正策略：口吃修正策略（stuttering modification strategy）由 Van Riper 提出的口吃修正策略有四个阶段：识别、脱敏、修正、泛化。旨在通过帮助口吃者通过以下步骤缓解身体紧张。

1）识别口吃行为。

2）识别口吃时的伴随行为。

3）在口吃的时刻识别紧张的部位。

4）缓和该部位的紧张。

这些策略可提高口吃者对口吃行为的识别意识和紧张部位的定位能力，有助于在口吃时刻，较迅速地控制身体紧张，缩短口吃事件的持续时间，减少对交流的干扰。

（2）传统的口吃修正策略

1）预备：在口吃发生之前意识到它即将发生，然后使用口吃修正策略（例如有意识地延长卡顿或重复的音，或在卡顿或重复的音上运用发音器官的轻柔接触）来较快地度过口吃的时刻。

2）音素拉伸：在说某词出现口吃时，立即通过调整气流、声带振动、声道形态，主动拉长卡顿或重复的音素，把这些音"顺"出来，度过口吃时刻。

3）取消：口吃发生后，说话者略暂停，通过调整气流、声带振动、声道形态，用口吃程度更轻的方式重新说一遍。

这些策略分别要求在口吃发生前、发生时、发生后识别不流畅的时刻，并做出调整。具体采取何种策略取决于口吃者何时辨识到口吃事件。

3. 减少换词和使用填充词的行为　部分口吃者习惯用换词或插入填充词（如"嗯""呃"等无意义的词）来回避、掩饰明显的口吃时刻，他们的言语貌似流畅，其实这种回避行为会显著影响表达的准确性和彻底性。

针对这个问题，应当训练口吃者专注于识别、减少换词及使用填充词的行为，加强"想什么就说什么"的训练。此时，他们的言语可能会显现更多的口吃事件，但随着口吃者学会对口吃事件的心理反应逐渐变弱（见下文），他们在说话时会变得更加舒适，且对自己的沟通能力会逐步产生更积极的态度，最终能够更好地接受和管理口吃事件。

（二）减少负面反应的策略

以下方法和策略从环境和个人因素层面旨在帮助说话者减少与口吃相关的负面反应，包括觉察和辨识能力训练、脱敏训练、认知重构、自我披露。

1. 觉察和辨识能力训练　培养对口吃事件的觉察和辨识能力有助于口吃者更好地理解言语和口吃的过程，形成关于口吃的正确态度、观念和行为，且提高对口吃事件的察知能力。具体方法如下。

（1）开放式讨论：讨论口吃的经历，描述口吃时的身体体验、情绪和行为反应（如焦虑感、失控感、时间压力）。

（2）正念冥想和着陆技术：正念（mindfulness）冥想要求练习者专注地、全然开放地体验当下的身体感受，不带任何主观评价。着陆技术（grounding）强调专注于对外部环境在此时此刻的身体感受和认知觉察。

（3）口吃事件计数：请口吃者观察其他口吃者的视频，分析视频中的口吃事件，以及与口吃相关的行为和心理。再观看口吃者自己的视频，对口吃事件进行计数。

（4）冻结：训练口吃者在口吃事件发生后立即停止构音器官运动，并体验构音器官的即时状态。冻结和计数都可以加强口吃者停止和改变构音器官状态的能力，帮助口吃者减少在口吃时刻所经历的失控感。

2. 脱敏训练　脱敏是训练说话人在结构化、支持性的语境下逐渐摆脱对说话和口吃的恐惧、紧张等负面情绪。脱敏训练的一个例子是在难度或压力渐增的不同场合故意口吃，使练习者对口吃时刻的恐惧感越来越淡。另一种方法是减少回避疗法，该疗法旨在减少由口吃的恐惧反应引发的挣扎和紧张，从而降低口吃事件的发生频率和严重程度。通过在“恐惧等级”渐增的不同沟通场合进行脱敏训练，减少练习者对口吃的恐惧感，同时将训练中所学的技能运用于学习、工作和社交等日常沟通中。

3. 认知重构　认知重构是一种旨在帮助说话者改变对自己和说话情境看法的策略。个人学会识别其消极态度和情绪背后的想法，识别这些想法、态度和情绪反应与言语之间的联系。通过分析这些想法背后的预设是否合理，调整预设或想法。认知重构可与上述脱敏策略结合使用。

（1）接受和投入疗法：接受和投入疗法（acceptance and commitment therapy，ACT）包含了认知重构，允许个人改变他们与情绪和思想的关系，核心原则之一是正念（mindfulness），即对当下时刻的有意意识（例如，通过冥想），以帮助摆脱自动思维并转移注意力，降低情绪化程度，提高自我接纳度。

（2）认知行为疗法：认知行为疗法（cognitive behavior therapy，CBT）通过实时辨识、挑战思维习惯来调整与口吃相关的消极想法、情绪、行为，用积极的想法、情绪、行为代替它们。CBT 和正念冥想结合使用效果更佳。

（3）自我披露：自我披露（self-disclosure）即向他人告知自己的口吃者身份，向他人谈论口吃或口吃的治疗，向他人解释口吃的症状，教他人如何正确回应自己的口吃。对于学龄儿童，还可以在言语治疗师或老师的指导下以口吃为主题发表课堂演讲，对同学进行宣传教育。自我披露对说话人和听话人都有很多好处。口吃者在表达时可能会更没有心理包袱，也显得更友好、从容，而听话人也会觉得更放松、自在。自我披露可以通过直接告知或故意口吃的方式来实现。

（三）减少活动限制和参与限制的策略

1. 泛化　泛化是指把训练的各种技巧运用于日常沟通。为了促进泛化，治疗师可以帮助口吃者在治疗室外使用各种技巧，比如请口吃者把日常交流的伙伴带来治疗室，在训练时一起互动；规划在教室、办公室、餐厅等各种学习、工作、生活场运用哪些技巧，并和口吃者复盘实施情况；带口吃者去治疗室附近公共场所练习各种技巧；请口吃者当场打电话给亲友、同事等日常沟通对象并进行实时监控和指导。

2. 环境调控　指在学校和工作场所通过调控环境因素对口吃者进行有针对性的照顾。比如把即兴口头发言改为允许口吃者录制音频或视频，放宽口吃者阅读或演讲的时间，用其他作业或任务替代朗读或发言，调整听者人数。

三、口吃治疗注意事项

（一）学龄前儿童

由于年龄小，认知能力和配合程度有限，该年龄段口吃者的干预需要间接手段（改变外部因素以促进言语流畅）和直接手段（直接训练、调整本人的说话方式）相结合。

当儿童对口吃行为缺乏意识时往往要考虑用间接手段，这些间接手段包括但不限于培训家长对于孩子的流畅和不流畅言语如何给予恰当的回应，以促进流畅言语，减少不流畅言语。当儿童对口吃行为有一定意识时往往考虑用直接手段，常用的直接手段包括但不限于各种放缓言语节奏的方法，比如拖音、匀速地打节拍、主动停顿等。

（二）青春期

青春期典型的情绪反应、抗拒权威和社交尴尬的经历会在青少年口吃者中被放大。青少年也比较容易受到来自同龄人的压力和霸凌。高中生对口吃的不了解和口吃者的负面态度可以通过课堂教育（如关于口吃的专题报告、演讲）得到较长期的改善。

一些青少年口吃者可能不会优先考虑治疗，因为除了上述青春期相关的挑战之外，青少年口吃者还面临较重的学业负担、较多的社交需求，有时会出于自我保护而否认自己的言语问题，对接受治疗感到尴尬，甚至排斥。针对这些挑战，治疗师要在内容设计上多尊重青少年口吃者的个人偏好和意愿，以此建立口吃者对治疗师的信任感，还可以就口吃者的正面经历展开讨论，或邀请口吃者（同龄的）朋友、家人以不同的形式参与治疗（如训练时邀请小伙伴作为对话人，在校或在家时邀请小伙伴提醒督促）。

总体而言，一些适用于成人的治疗方法对青少年同样有效。青少年也可以从小组治疗和短期高强度治疗中受益。

（三）成人

成年口吃者可能经历了多年的治疗，结果各不相同。关于口吃对自己的沟通技能和行为改变的影响，他们一般会有长期形成的看法。一些成人对自身的口吃存在顽固的负面认知，或由于反复接触对口吃者怀有成见的人而缺乏沟通信心，这使他们容易否定自己，容易滋生并长期怀有羞愧感。因此，成年口吃者往往背负着高强度的负面情绪（例如，抑郁和人际交往中的过度敏感）。

口吃可能影响社交和职场表现。例如，在成年人中，口吃与更高水平的社会焦虑有关，容易引起对社交的回避甚至恐惧。成年口吃者可能遭遇工作歧视，影响收入和发展。

治疗师需要全面了解患者口吃的经历，以及患者在处理其沟通问题上成功和失败的经历。制订个性化、动态化（各个阶段有不同的目标和管理策略）和多维度化（判断治疗成功与否有除了流畅度之外的多个标准）的治疗方案，治疗要点包括提供专业信息、与患者建立信任关系、讨论治疗方案的制订依据、根据个人需求和预期灵活调整治疗方案。

成年口吃者找治疗师的主要目的通常是提高流畅度，但治疗师需要考虑言语不流畅对沟通和生活质量的整体影响。治疗不仅要针对明显的口吃行为，还要处理口吃引发的情绪和认知上的种种反应。

对成年口吃者的成功治疗往往包括以下要素：自我接纳度的提升，说话时恐惧感的减弱，社交互动时不受拘束，自由的感觉，乐观的心态，对口吃行为的长期自我管理能力（如，治疗师常建议定期随访，以帮助口吃者培养这种能力）。

最后，无论哪个年龄段，由于言语流畅度有一定波动性，患者在集中治疗后都需要定期随访，随访的频率一般为 3~6 个月 1 次。

（陈　臻）

第五节　口吃的康复治疗案例示范

一、成人口吃的康复治疗案例示范

（一）个人病史及环境因素

ZG，男，34 岁，软件工程师。童年开始口吃，程度稳定，无家族史，约 10 年前报名“口吃学校”接受矫治无效，认为口吃影响到工作表现（如工作沟通、会议发言）和职业发展（如职位晋升）。孩子刚出生，担心孩子也会口吃。配偶支持患者进行系统化干预。

（二）评估结果

SSI-4 总分 19，鉴定为轻度口吃：自发言语时 3% 的音节口吃，朗读语料时 2% 的音节口吃，口吃事件平均持续时间为 2s，口吃时的伴随行为包括头部和四肢运动（用力点头和抖腿）。口吃事件主要表现为单音节重复（如“我 - 我 - 我自己”）、偶尔有阻塞音（如 /b/、/d/、/g/）和浊音（如元音、鼻音 /m/、边音 /l/）的卡顿。口吃事件在工作场合变得更加频繁、严重。工作场合口语沟通时有明显的窘迫感和紧张感。回避行为包括目光回避（说话时目光不看听话人）和换词（预感到某词会口吃，换成其他表述）。回避会议发言、工作电话，以及办公室和同事的口语交流。

（三）治疗目标

1. 消除口吃时的伴随行为。
2. 减少回避行为。
3. 提升总体流畅度。
4. 减轻工作场合口语沟通时的窘迫感和紧张感。

（四）治疗手段

1. 从具体场景出发，给予一定提示和支持，消除伴随行为。比如，和配偶吃饭沟通时，在配偶的偶尔提醒下，减少口吃时用力点头和抖腿频率。

2. 用某些行为替代目前的回避行为（如说话时，用目光注视听话人鼻尖代替目光回避）。把回避行为从易到难排序，从比较简单的情境开始，克服回避行为。比如在工作场合回避说话的各种情况中，和办公室同事一对一沟通难度最低，电话沟通其次，在会议中公开发言难度最大，所以克服回避行为从办公室个别沟通开始。

3. 针对单音节重复，练习音节延长和速率控制，放慢语速，且使说话节奏更均匀。针对塞音卡顿，练习轻柔接触法。针对浊音卡顿，练习振动法。

4. 针对工作场合沟通时的窘迫感和紧张感，进行脱敏练习，即在压力感渐增的不同场合故意口吃，使 ZG 对口吃时刻的恐惧感越来越淡。

每周 2 次，治疗 10 次后，ZG 的伴随行为和回避行为基本消除，在工作中敢于主动沟通，顺利地完成了 2 次会议发言，SSI-4 总分从 19 降到 7 分，提示流畅度显著改善。建议每 3 个月随访 1 次。

二、儿童口吃的康复治疗案例示范

（一）个人病史及环境因素

XL，女，4 周岁 1 个月，3 周岁左右开始口吃，有口吃家族史（爷爷），伴有发展性语音障碍，性格敏感，容易着急、兴奋。在幼儿园很少和其他孩子一起玩，很少主动沟通。妈妈很焦虑，担心影响儿童的学习、社交、自信，妈妈语速快，脾气急，在 XL 口吃时，经常提醒“一个字一个字慢慢说，再来一遍”，结果无效。孩子对妈妈的提醒滋生了抵触情绪，口吃时常不想说话。

（二）评估结果

SSI-4 总分 23，鉴定为中度口吃，有近 5% 的音节不流畅，每个口吃事件平均持续时长 2.3s，口吃时伴随快速眨眼、用力跺脚。口吃主要表现为整词重复（例如“但是 - 但是 - 但是”)，单音素重复(例如“ɑ-ɑ-ɑ- 安全帽”)，拖长音(例如“奥 -ooooo- 运会”)和塞音卡顿。

(三)治疗目标

1. 提高流畅度。

2. 提高构音清晰度。

3. 提高在幼儿园活动中的参与积极性。

4. 在口吃时能仍能完成和妈妈的沟通。

(四)治疗手段

1. 针对词语重复　训练匀速且有拖音感地说话。匀速感的训练从用手打节拍过渡到默打节拍。拖音程度随着熟练程度的提高而递减。最后到速度比较均匀而拖音感不明显的程度。说话的内容，从词语、短语、句子的仿说逐步过渡到自发言语(如造句、回答问题、角色扮演、看图说话、讲故事、对话讨论等)。

2. 构音技巧训练　内容此处略去，在此罗列只为说明学龄前口吃和语音障碍可能同时出现，需要一并处理。

3. 和老师沟通　让老师在集体游戏时多给 XL 参与的机会，向她提一些简单的问题。和 XL 沟通，奖励她在幼儿园主动沟通，循序渐进地增加主动沟通的频率和情境(如集体游戏、课间休息、操场活动等)。

4. 调整妈妈和 XL 的互动技巧　训练妈妈控制语速，增加停顿，减少提问，并且在 XL 口吃的时候耐心等待，提供充分的时间给孩子做回应，偶尔可以提醒孩子运用治疗师所教技巧。

每周 2 次，治疗 16 次后，XL 的流畅度和构音清晰度有明显改善，SSI-4 降到 5，提示口吃基本消除。据幼儿园老师反映，在集体游戏和同学互动中，沟通的主动性明显改善。据 XL 妈妈反映，XL 和妈妈沟通时不再有抵触感，即使发生口吃，也能够自然地完成沟通。建议每 3 个月随访 1 次。

(陈　臻)

第六节　其他言语流畅性障碍的康复

一、迅吃

根据 ASHA 的定义，迅吃是一种快速、不精确、不合节律以及缺乏条理的言语流畅性异常，主要表现包括过快或不规则的语速，语音含糊，部分音节或音素可能缺失，较多表现出非典型的不流畅事件(如频繁修改、修正言语，频繁使用填充词)，不恰当的句法、断句、韵律。迅吃者的讲话速度并不总比平均水平高，但听者往往感知到的是迅吃者语速过快。与口吃者最大的不同是迅吃者往往无法觉知自身的语速和流畅性问题，而是从其他人的反馈中得知自己说话常常很难被听清楚，这也会导致迅吃者经历和口吃者一样的心理和情感困扰，包括压力、焦虑和/或对交流的消极态度。

现有的关于迅吃患病率的研究资料很少，原因可能是临床工作者对于口吃和迅吃的鉴别诊断存在疑问，而且迅吃也可能伴有口吃的表现。还有报道称约 30% 的口吃患者存在迅吃的表现。因此，临床上较难给出精确而实用的诊断和鉴别标准，而多依赖主观判断和临床经验。一般的观点认为迅吃是儿童期开始发生的，但是很难在早期被识别。与口吃不同，迅吃往往在较长的连续性言语中才会明显表现出来，因此在语句还比较短的学龄前幼儿当中不易被关注，而学龄期儿童、青少年及成人的迅吃更容易被察觉。此外也很难有明确的“迅吃开始发生时间”，也就是说家长或者迅吃者本人往往不能清晰地回顾迅吃的发生过程，这是因为很难明确迅吃事件的发生频率、严重程度。

迅吃的评估内容与口吃类似，应包括病史资料、言语及非言语特征等要素，但应更多地收集迅吃者的语速及时间方面的特征，如停顿的位置和时间点等，以及迅吃者的整体语言和语用能力相关信息，包括连续性语音的构音表现和清晰度、语言结构（词汇、语义和语法）、语用能力（沟通和社交效率）、学业相关能力（阅读和书写能力）。

（一）迅吃评估工具

常用的迅吃评估工具是迅吃特征检核表，具体内容包括四个维度。

1. 说话速度和言语不流畅特征　常见语速过快、节奏不自然（忽快忽慢）、不适当的停顿（断断续续）、不适当的呼吸方式（说话不换气或换气不在句子结构或语气结束的地方）。言语不流畅包括音素重复（如“b-b-本子”）、部分词重复（如“本 - 本子”）、整个词重复（如“本子 - 本子”）、词组重复（如“有本子 - 有本子”），这类重复与口吃类似，但是重复单元的间隔较小，而且较少有卡顿或拉长现象。

2. 发音特征　音量小、难以听清、过度　协同发音（即词语中的单字发音容易被前后语音影响而同化，如“麦当劳”说成“赖郎劳”）、删除弱音节（如“麦当劳”说成“麦劳”）、话越说越快、前后音节的声母调换（如“音节”说成“今爷”），以及其他非典型的语音错误。

3. 语言结构特征　常见用字或用词不当、句子结构破碎或不完整、奇特的偏正词组甚至句子（如“我们他们去上课”）、找词困难、过多或错误使用代词以及其他的非典型的语法错误。

4. 其他特征　注意力问题（注意力广度及持续时间不足）、听觉辨识问题（对言语语言信息的分辨能力不足）、逻辑和思维问题（思考和故事缺乏组织）、阅读和书写问题、不规则化的嗓音问题以及情绪心理问题（如急躁、冲动、强硬、执拗等）。

（二）迅吃治疗的基本策略

1. 语速控制　迅吃最明显的特征就是语速过快，因此语速控制是基础的干预取向。理论依据是降低语速可以令言语动作和语言编码所需的资源不超出个体的能力，基于该理论基础，某些口吃的干预策略也可以应用于迅吃治疗，如听觉延迟反馈、音节定时说话法、拖长元音、夸张辅音、增加停顿、词组化等策略。

2. 认知行为疗法　迅吃者往往不能完全觉察到他人可能难以理解他们说的话，因此治疗的重点是发展个案自身监控其口语输出的完整性，觉察听者的口语和非口语反应，以及及时做出适当调整的能力。这就是认知行为疗法在迅吃治疗的应用基础。

3. 具体操作技巧　首先，发展迅吃者对于自身言语语言特征和相关行为的觉察和了解。对于儿童可使用符合其年龄和认知水平的比喻方式进行。例如：想象在高速列车行驶时很难看清楚车厢，视线里一片模糊；司机开车时忽快忽慢或不规则刹车。使用对比参照，将迅吃式的言语比喻为“混乱的储物空间”，精确的言语比喻为“很整齐、清楚”。其次，发展个案的语速控制技巧。例如：切分短语、添加标点符号、合理换气，给予个案明确停顿的提示，此时可以辅以手指或手臂打节拍以强化其对节奏和停顿的觉察。请个案跟着治疗师的演示进行仿说，对比过快和缓慢语速的差别。训练个案辨认会引发自己急促言语的冲动行为相关的内在心理状态。最后，发展个案的内在监测能力与和缓的言语行为技巧。例如，请患者录下自己说话的语音样本并辨认自身的问题；请患者留意观察听者听不懂他们说话时的表现；观看和分析其他说话者的录像以发展迅吃者对听者反应的觉察能力；训练其对于段落式语言的控制能力，计算在一段对话中的中断和停止的次数，加强其对于言语节奏的整体把控能力。

二、神经性口吃

神经性口吃指成人（及少数儿童）在中枢神经受损或罹患其他神经性疾病时，呈现出的与口吃相似的言语流畅性障碍。中枢神经多个区域的损伤都可能造成口吃式的不流畅。这些区域包括左、右大脑半球，额叶、顶叶、颞叶皮质区，胼胝体，基底核，脑干及小脑。神经性口吃的主要特征如下。

1. 发病原因是后天性的，通常在成人时期。
2. 可确认的神经性损伤。
3. 在不同言语任务中，言语流畅度的差异性小。
4. 口吃事件可能发生在任何位置，而不主要集中在词语首字或句首字。
5. 实词和虚词的口吃程度相当。
6. 患者会感到受挫，但不感到尴尬。
7. 伴随行为少。
8. 适应效果不明显，在发展性口吃患者中常见。适应效果（adaptation effect）指反复朗读同一篇语料后流畅度显著提升。
9. 高度自动化的言语（如数数，数月份，数一周中各日）中仍会发生口吃。

神经性口吃的评估范围和迅吃相似，但预期结果有明显差异。除了病史、言语特征、说话速率及其他时间性特征、情绪和社交影响等，还应考察构音、语言、认知、记忆，以及自我修正错误的能力。神经性口吃的治疗方法多样，包括口吃修正法、流畅塑造法、生物反馈法、改变语速、打节拍、延迟听觉反馈、认知疗法、嗓音训练、呼吸训练、放松训练等。除了行为治疗之外的其他临床治疗手段还包括手术、药物、皮下神经刺激术等。

三、心因性口吃

心因性口吃指在心理情绪性的创伤后，突然出现的、持续一段时间的言语流畅性障碍，且不伴随器质性原因。心因性口吃的言语特征包括不同程度的重复、拖长音、卡顿。心因性口吃与发展性口吃的区别在于，发展性口吃可能引发心理问题，而心因性口吃则是心理因素引发的。心因性口吃类似于嗓音障碍中的功能性失声（functional aphonia）或功能性发声困难（functional dysphonia）。发展性口吃患者对口吃引发的情绪反应较为敏感，而心因性口吃患者对口吃引发的情绪反应较为麻木（如缺乏回避心理和回避行为）。发展性口吃一般发生于幼儿时期，心因性口吃通常发生在成年后，起病突然且罕见。心因性口吃的不流畅存在于各种情况下，包括在通常能诱发流畅言语的条件下（如唱歌、合唱、延迟听觉反馈）。

在心因性口吃的评估方面，除了常规的言语流畅度评估，还应着重了解患者心理情绪方面的病史（如忧郁症、抑郁症、焦虑症等），并针对这些心理情绪问题，向精神科医生或心理治疗专家转诊。治疗心因性口吃时，心理治疗和发声训练需要紧密结合。心因性口吃的症状可能会迅速缓解，也有可能持续数月或数年。

（陈　臻）

参考文献

[1] BLEEK B, REUTER M, YARUSS J S, et al.Relationships between personality characteristics of people who stutter and the impact of stuttering on everyday life[J].Journal of fluency disorders, 2012, 37(4): 325-333.

[2] BLOOD G W, BOYLE M P, BLOOD I M, et al.Bullying in children who stutter: Speech-language pathologists' perceptions and intervention strategies[J].Journal of fluency disorders, 2010, 35(2): 92-109.

[3] BRUNDAGE S B, RATNER N B, BOYLE M P, et al.Consensus Guidelines for the Assessments of Individuals Who Stutter Across the Lifespan[J].American Journal of Speech-Language Pathology, 2021, 30(6): 2379-2393.

[4] DRUKER K C, MAZZUCCHELLI T G, BEILBY J M.An evaluation of an integrated fluency and resilience program for early developmental stuttering disorders[J].Journal of communication disorders, 2019, 78: 69-83.

[5] HARLEY J.The role of attention in therapy for children and adolescents who stutter: Cognitive behavioral therapy and mindfulness-based interventions[J].American Journal of Speech-Language Pathology, 2018, 27(3S): 1139-1151.

[6] INGHAM R J, BOTHE A K, WANG Y, et al.Phonation interval modification and speech performance quality during fluency-inducing conditions by adults who stutter[J].Journal of Communication Disorders, 2012, 45(3): 198-211.

[7] IVERACH L, RAPEE R M.Social anxiety disorder and stuttering: Current status and future directions[J].Journal of fluency disorders, 2014, 40: 69-82.

[8] KINGSTON M, HUBER A, ONSLOW M, et al.Predicting treatment time with the Lidcombe Program: Replication and meta-analysis[J].International Journal of Language & Communication Disorders, 2003, 38(2): 165-177.

[9] KOEDOOT C, BOUWMANS C, FRANKEN M C, et al.Quality of life in adults who stutter[J].Journal of communication disorders, 2011, 44(4): 429-443.

[10] KRAAIMAAT F W, VANRYCKEGHEM M, VAN DAM-BAGGEN R.Stuttering and social anxiety[J].Journal of fluency disorders, 2002, 27(4): 319-331.

[11] LANGEVIN M.The Peer Attitudes Toward Children who Stutter scale: Reliability, known groups validity, and negativity of elementary school-age children's attitudes[J].Journal of Fluency Disorders, 2009, 34(2): 72-86.

[12] MANNING W H, DILOLLO A.Clinical decision making in fluency disorders[M].Plural Publishing, 2017.

[13] MURPHY W P, YARUSS J S, QUESAL R W.Enhancing treatment for school-age children who stutter: I.Reducing negative reactions through desensitization and cognitive restructuring[J].Journal of fluency disorders, 2007, 32(2): 121-138.

[14] SCHEURICH J A, BEIDEL D C, VANRYCKEGHEM M.Exposure therapy for social anxiety disorder in people who stutter: An exploratory multiple baseline design[J].Journal of fluency disorders, 2019, 59: 21-32.

[15] SINGER C M, HESSLING A, KELLY E M, et al.Clinical characteristics associated with stuttering

persistence: A meta-analysis[J].Journal of Speech, Language, and Hearing Research, 2020, 63(9): 2995-3018.

[16] TRAN Y, BLUMGART E, CRAIG A.Subjective distress associated with chronic stuttering[J].Journal of fluency disorders, 2011, 36(1): 17-26.

[17] YAIRI E, SEERY C H.Stuttering: Foundations and clinical applications[M].SanDiego: Plural Publishing, 2021.

第九章 听力障碍儿童的言语康复

第一节 概　　述

一、听觉系统的发育与成熟

（一）耳的发育

1. 外耳的发育

（1）耳郭：胚胎第5周，第一鳃弓后缘和第二鳃弓前缘共形成6个结节，称为耳丘。外耳形状取决于这6个耳丘的发育。第20周，耳郭性状基本与成人一致，32周随着下颌骨的发生，耳郭渐渐与眼高平齐，到9岁才发育完成。

（2）外耳道：胚胎第6周始，第一鳃沟向深部凹陷，形成漏斗状软骨管道，第26周演变成外耳道外1/3段。胚胎28周，外耳道逐渐发育完成。出生时，外耳道的底部还未骨化，婴儿的外耳道短且直。外耳道的骨化持续到7岁。

2. 中耳的发育

（1）鼓室和咽鼓管来源于第一咽囊背外侧的延伸。胚胎第4个月时，第一咽囊的内侧形成咽鼓管，外侧扩大形成鼓室。

（2）鼓膜为发生学第一鳃沟和第一咽囊间的隔膜，胚胎28周时，由外、中、内三个胚层发育而成。

（3）鼓窦是在胚胎22周时，鼓室向上向外扩展而来，出生时已经形成气房。

（4）乳突发育较晚，在24~35周时，由鼓窦气房发育而来。一般2岁左右似海绵样骨状，5~6岁呈蜂窝样，10~15岁气化成型。

（5）听小骨的发育顺序为镫骨、砧骨和锤骨，锤骨和砧骨来自第一鳃弓的Meckel软骨，镫骨来自于第2鳃弓的Reichert软骨。胚胎16周时砧骨开始骨化，胚胎20周时，锤骨和镫骨发育为成人大小。

3. 内耳的发育　胚胎第3周，第一鳃沟的背侧，外胚层增厚，形成听板。听板增厚凹陷入中胚层形成听窝，第30天，听窝闭合形成听泡，其内充满内淋巴液。听泡为膜迷路的原基。胚胎发育到第6周末，听泡的前庭囊发育成膜半规管，23周时，壶腹嵴的大小与成人相似。胚胎第10周，听泡的前庭部向下，椭圆囊和球囊逐渐分成2个部分，分别是椭圆囊管和球囊管。胚胎第7周末，听泡腹侧伸出管状物发育成蜗管。围绕膜迷路的间充质逐渐分化为外淋巴间隙和软骨迷路，以后骨化成骨迷路。胚胎第12周早期内耳膜迷路结构发育基本完成，同时内耳软骨开始骨化。内耳在胎儿中期已经分化成成人水平，但耳蜗是内耳分化成熟较晚的部分，较前庭器官更易导致发育异常和获得性疾病。

（二）听觉系统的成熟

婴幼儿时期，听觉神经系统及大脑的发育尚未健全，其听觉发育的指标模糊。目前，可以通过行为观察和电生理测听技术，了解婴幼儿时期听觉系统的发育和成熟。

1. 听觉发育的行为学特点 日本小儿听力学家及特殊教育学家田中美乡教授给出婴幼儿听觉发育各个阶段的观察项目，通过了新生儿期听力筛查的婴幼儿，可以通过该表的观测，对听觉系统的发育进行评估（表9-1-1）。

表9-1-1 婴幼儿听觉发育观察项目（田中表）

月龄	号码	项目
0月	1	突然声响有惊讶反射（Moro反射）
	2	突然声响会紧闭眼睑（眼睑反射）
	3	睡觉时突然声响会睁开眼睑（觉醒反射）
1个月	4	声响会伸展手足
	5	睡觉时突然声响会觉醒或哭泣
	6	睁开眼时突然大的声响会紧闭眼睑
	7	哭泣或活动时，一打招呼就会停止哭泣或活动
	8	靠近打招呼或摇啷啷棒，会将脸慢慢转过来
2个月	9	睡觉时突然锐利的声响会活动手足
	10	睡觉时遇小孩的吵闹声、喷嚏声、钟声或吸尘器声会睁开眼
	11	打招呼时会高兴地发出“啊”或“哦”声
3个月	12	睡觉时突然声响会睁开眼睑或动手指，基本无全身的惊讶反射
	13	对录音机、电视机的开关声或广告声等有反应（将脸转向声源）
	14	对怒吼声、亲昵声、歌声、音乐声等表现为不安或喜悦或厌恶
4个月	15	对日常的各种声音（玩具、电视、乐器、门的开关声等）表示关注，会回头
	16	一叫名字就会慢慢转过头来
	17	对人的声音（特别是熟悉的妈妈的声音）会回过头来
	18	意外的、不熟悉的、稀奇的声音，会明显地转过脸去
5个月	19	将闹钟靠近耳边，听到“嘀嗒”声会转过头去
	20	能分清父母的声音和别人的声音，以及被录制的自己的声音
	21	突然大的声音，会吓得抓紧或紧抱某物或哭出声来
6个月	22	对他说话或唱歌，会一直盯着说话者看
	23	打招呼，就会有意识地转过头来
	24	对收音机、电视的声音会敏感地转过头来
7个月	25	对隔壁房间的声音和外面动物的叫声会转过头去
	26	对他说话或唱歌，会一直盯着说话者的嘴形，有时自己会发出回答声
	27	对电视广告及节目音乐声的变换，会迅速将脸转过去
	28	对近处一些突然的吼声或叫声很害怕（或哭出声来）
8个月	29	模仿动物的叫声会发出“啊、啊”的叫声
	30	模仿他高兴时发出的声音，他会跟着学

续表

月龄	号码	项目
8个月	31	一说“不行!”,“喂!”等语气较重的词时,会缩回手
	32	将细小的声音(如钟表等声)靠近耳边,会转过头去
9个月	33	关心外面的各种声音(车声、雨声、飞机声等),会爬去找声源
	34	别人不做示范就说“过来”“再见”时,会按说的做
	35	弄响隔壁房间的物品或在远处叫他,会爬过去
	36	给他听音乐或唱歌时,会高兴地舞动手脚
	37	对极细微的声音或细小声音的变化,会迅速转过头去
10个月	38	模仿别人说“妈妈”“觉觉”等
	39	他不注意时悄悄靠近,轻呼其名也会转过头来
11个月	40	伴随音乐节奏舞动身子
	41	一说“给我”时,就会把东西递过来
	42	一问“在哪”时,就会看着放有东西的那个方向
12个月	43	隔壁房间有响声时,会觉得不可思议,或斜耳倾听或打手势告诉旁人
13个月	44	对简单的吩咐会按要求做
	45	问其眼、口、耳、鼻以及身体其他部位时,会用手指向那个部位

2. 听觉系统发育的电生理测听参数变化　电生理测听技术如听性脑干反应(auditory brainstem response,ABR),可客观地检查脑的功能状态并揭示从听觉感受器到大脑皮层神经活动过程的时间顺序,广泛应用于新生儿疾病的检测和脑干听觉系统功能完整性的评估。ABR技术能实时了解新生儿生长阶段各个时期脑干听觉功能的变化过程。脑干听觉功能的发育成熟过程存在对应的脑干听觉系统神经髓鞘化、轴突形成、神经网络构建、突触效能增强、神经树突结构发育关键时期。而且随着神经突触功能的完善和髓鞘化的完成,ABR也会发生相应的变化,主要表现在潜伏期和波间期的逐渐缩短,甚至可以持续至15-20岁。

二、耳聋的定义与分类、分级

(一)定义

听力障碍也称听力损失,指各种原因导致人的听觉困难,听不到或听不清环境及言语声。造成听力障碍的原因及发生的时间、性质、程度等各不相同。人们习惯把轻者称为重听,重者称为耳聋。临床上统称为耳聋。

(二)分类

1. 根据造成耳聋的病变部位分类

(1)传导性耳聋:由于外耳及中耳的病变,使声音传导过程发生障碍,而引起耳聋。常见原因有外耳道耵聍、外耳道异物、中耳炎、先天性外耳道闭锁等。

(2)感音神经性耳聋:指内耳病变不能将声波变成神经兴奋或神经及其中枢途径发生障碍不能将神经兴奋传入。常见于听神经瘤、噪声性聋、老年性聋、药物中毒性聋等。

1）感音性耳聋：病变发生于耳蜗，主要是毛细胞出现损伤，不能正常感受外耳、中耳传入的声波，而不能使蜗神经末梢出现兴奋性电活动。

2）神经性耳聋：病变发生在蜗神经及其以后解剖部位，使得蜗神经的电活动不能继续传递。

3）中枢性耳聋：病变位于脑干以上的听觉传导通路，导致听觉信息不能有效传至听觉中枢，或者颞横回的病变导致传入信息的感知和处理能力下降。

（3）混合性耳聋：耳传音和感音系统同时受累所致的耳聋。多见慢性中耳炎、耳硬化症等。

2. 根据病变发生的时间分类　耳聋可以出生前后划分为先天性耳聋和后天性耳聋。

3. 根据语言功能发育程度分类　学语前聋和学语后聋。

（三）分级

1. 成人耳聋分级　WHO 于 2021 年发布的听力损失分级将轻度听力损失起始值从 26dB 降低到了 20dB，听力损失分为轻度、中度、中重度、重度、极重度和全聋，每 15dB 为一级，并且增加了单侧听力损失（表 9-1-2）。

表 9-1-2　世界卫生组织（WHO）2021 年公布的听力损失程度分级标准

平均听阈（decibel hearing level，dBHL）	听力损失程度
<20	正常
20~<35	轻度
35~<50	中度
50~<65	中重度
65~<80	重度
80~<95	极重度
≥95	全聋
好耳 <20、差耳≥35	单侧聋

2. 儿童的听力标准沿用世界卫生组织的标准，但有专家认为应较为保守，建议儿童的正常听力标准为纯音平均听阈≤15dBHL。

三、常见病因

（一）孕期常见病因

妊娠的前 12 周，是胎儿听觉器官发育的关键时期，对外界的不良刺激特别敏感，除了遗传、内耳发育畸形外，孕妇患感染类疾病、用药、放射线影响或者患甲状腺功能减退、糖尿病等均可导致胎儿胚胎期听力障碍，属于先天性非遗传性听力障碍。

（二）围产期和产后常见病因

1. 产期致聋因素　胎儿娩出的过程中，许多环节处理不当容易导致听力损伤。包括新生儿缺氧、产伤、早产、极低出生体重儿、高胆红素血症等。

2. 产后致聋因素　小儿出生后，以及在成长过程中，面对复杂的环境，接触有害刺激，造成听力损失的因素也更加复杂。包括感染、药物中毒、过敏反应和自身免疫缺陷、噪声或者脑外伤等因素。

（三）遗传性因素

遗传是导致儿童听力障碍的重要原因，在儿童致聋因素中占 50%~65%。父母的缺陷耳聋基因遗传给后代，使其发病。

1. 遗传性耳畸形

（1）先天性小耳畸形：包括耳郭畸形、外耳道闭锁和 / 或中耳畸形等，发病率为 0.83~17.4/ 万。我国约为 3.06/ 万。多为单基因缺陷或染色体畸变。已报道超过 18 种与小耳畸形相关的综合征。因此遗传因素是导致小耳畸形最常见的原因。

（2）先天性中耳畸形：与遗传的关系至今不清，包括鼓室壁畸形、听骨链畸形、前庭窗和蜗窗畸形等。

（3）先天性内耳畸形：在胚胎发育过程中特别是孕 4~8 周，因遗传因素、基因突变、病毒感染、药物、理化等各种因素引起内耳发育停滞或异常，导致先天性内耳发育畸形。其中遗传因素是常见原因。先天性内耳畸形分为单纯性内耳畸形和复合性内耳畸形。复合性内耳畸形多归为综合征性听力损失。

1）Michel 型：常染色体显性遗传。内耳完全不发育或为一个单纯圆腔，可单耳或双耳发病。

2）Mondini 型：常染色体显性遗传。耳蜗前庭发育不全，耳蜗，螺旋器和螺旋神经节发育不全，单耳患病，可有残存听力，前庭功能多正常。

3）Mondini-Alexander 型：常染色体显性遗传。骨迷路和膜迷路均有障碍，基底周螺旋器和神经节细胞病变最明显。高频听力损失，前庭功能多正常。

4）Scheibe 型：多为常染色体隐性遗传，少数为性连锁遗传。最常见的内耳畸形，蜗管球囊发育不全，骨迷路发育正常。

2. 遗传性耳聋可分为两大类　①非综合征性耳聋（nonsyndromic hearing loss，NSHL）是最常见的遗传性耳聋，约占遗传性耳聋的 70%。是指除了听力受损外基本无其他异常。它的遗传方式主要有四种：常染色体显性遗传、常染色体隐性遗传、性连锁遗传和线粒体遗传。其中常染色体隐性遗传所致耳聋表现为先天性耳聋或学语前聋，常染色体显性遗传所致耳聋多表现为学语后聋或渐进性听力下降。②综合征性耳聋（syndromic hearing loss，SHL）占遗传性耳聋的 30%，综合征性聋除了耳聋以外，还有眼、骨、肾、皮肤等其他病变。目前已知超过 400 种综合征包括听力障碍，其中有些综合征是由细胞遗传或染色体异常导致的，有些是单基因遗传导致的，还有一些是遗传和环境共同导致的。

（1）常见非综合征性致聋基因：耳聋基因是决定听力是否正常，并具有遗传效应的 DNA 片段。基因上任何一个位点的突变，都有可能导致基因的异常，从而影响遗传信息的表达。在我国，大多数遗传性耳聋由以下几个基因突变引起：*GJB2*、*SLC26A4* 和线粒体 *12SrRNA*。

1）常染色体隐性遗传：常染色体隐性遗传是最常见的一种遗传方式，约占遗传性耳聋的 40%，多见于隔代遗传。一般来说，以隐性方式遗传的耳聋患者往往在出生时即具有听力障碍，属于语前聋，且耳聋情况比较严重，多见于重度、极重度耳聋。

2）常染色体显性遗传：常染色显性遗传约占遗传性听力损失的 7.5%~10%，属于垂直遗传，每代后裔均有患病个体。多表现为语后聋，发病年龄可从几岁到老年，通常为进行性感音神经性耳聋。

3）X 连锁遗传：X 性染色体上携带耳聋基因的遗传，发病率较低。女性携带者不发病，男性携带者发病并能将疾病遗传给女儿。

4）线粒体遗传：耳聋发病率较低，呈母系遗传。当线粒体 DNA 突变后，会更容易与氨基糖甙类药物结合，抑制线粒体的氧化磷酸化过程，从而造成药物性耳聋。

（2）常见遗传性综合征性耳聋

1）奥尔波特综合征：又称眼–耳–肾综合征，约占遗传性耳聋的 1%。早期临床表现为儿童期无痛性血尿和蛋白尿。听力损失为双侧对称性进行性感音神经性耳聋，男性患者居多。

2）瓦登伯格综合征：又称白额发综合征，约占先天性耳聋的 2%~3%，属于显性遗传。临床表现为患者前额中部有一缕白色额发、内眦间距宽，鼻根扁平，虹膜异色和局限性白化病。耳聋为先天性、非进行性感音神经性耳聋。

3）厄舍综合征：约占遗传性耳聋的 10%，属于常染色体隐性遗传病。临床表现为视网膜色素变性，可发生于任何年龄，但极少发生于出生时。听力损失为先天性、进行性感音神经性耳聋。伴或不伴前庭功能障碍。

4）彭德莱综合征：又称甲状腺肿听力损失综合征。是最常见的隐性遗传病，临床表现为先天性散发性甲状腺肿，甲状腺癌好发，智力低下。听力损失为先天性感音神经性耳聋，前庭功能障碍，Mondini 畸形。

5）马方综合征：临床表现为身材瘦高、骨骼和视觉异常、心血管系统异常。听力损失为感音神经性耳聋，也可为传导性或者混合性耳聋。

6）克利佩尔 - 费尔综合征：又称先天性短颈综合征，临床表现包括喉软骨畸形，发音障碍，先天性短颈、伴脊椎畸形，骶骨发育不全。听力损失可见传导性、感音神经性或混合性耳聋，其中感音神经性耳聋最常见，耳聋程度较重。可伴有前庭功能障碍。

四、听力障碍儿童的言语发育和表现

2006 年第二次全国残疾人抽样调查中有关 0~17 岁言语残疾儿童的数据显示，听力残疾是导致言语残疾的第四常见原因，仅次于智力低下、不明原因和脑性瘫痪。包含言语残疾的双重残疾人中，言语残疾和听力残疾组合在多重残疾人总数的比重是 15.24%，位于所有多重残疾组合的第一位。

（一）听力障碍儿童言语语言发展的影响因素

1. 听力障碍发生的年龄　听力障碍发生越早，儿童听觉经验越少，对儿童的言语和语言发展负面影响越大。在学语前就失去听力对言语发展的影响最大，言语清晰度、流畅性和完整性的发展都比较缓慢。而在学语期，特别是学语后聋，对言语的发展影响小。但是由于听力受损，发音的自我反馈和监控能力减弱，口语能力会逐渐退化。

2. 听力干预情况　听力干预越早，配戴助听器或植入人工耳蜗越早，听力障碍儿童的听力越早得到补偿或重建，配合专业的听觉和言语训练，后期听力障碍儿童的言语、语言发展效果越好。

3. 康复训练情况　听力障碍儿童在听力得到补偿或重建之后，应尽早接受康复训练，越早接受听觉、言语和语言的康复训练，越有利于听觉能力的发展，听觉训练质量越高，听觉能力越强，言语和语言能力发展越快。

4. 儿童自身的因素　听力障碍儿童的性格、认知水平、精神发育、学习能力、身体发育以及健康状况都会影响他们言语、语言的发展。相对而言性格外向、活泼、认知水平高、精神发育好、学习能力强、身体发育好且不伴随其他残疾或严重疾病的听力障碍儿童，在同等条件下，言语和语言发展较快，水平较高。

5. 家庭因素 家庭康复是听力障碍儿童康复的重要组成部分，家庭作为听力障碍儿童生活的重要场所，也是儿童获得言语和语言的主要环境。虽然听力障碍儿童通过植入人工耳蜗，重建了听力，但是没有丰富的语言刺激，听力障碍儿童的听觉和语言能力都会受到限制。家长言语交流的积极性，交流中呈现语言的内容、特点和方式都会对听力障碍儿童的言语和语言产生重大影响。家庭成员的组成、家长的文化水平和教养方式、家庭和睦度、家庭成员对康复计划的认可及配合度也会影响儿童的言语和语言发展。

（二）听力障碍儿童言语和语言障碍表现

1. 听力障碍儿童言语障碍主要表现为构音障碍，而嗓音障碍和语畅障碍在听力障碍儿童中比较少见。构音障碍中最常见的是替代和歪曲，遗漏和添加少见。替代以声母替代为主，如塞擦音、擦音错发成塞音，送气音错发成不送气音，舌后音错发成舌前音，塞擦音错发成擦音等。常见的歪曲有 /z/、/c/、/s/、/zh/、/ch/、/sh/、/r/ 和部分舌面音。遗漏有：/g/、/k/、/h/、/j/、/q/、/x/ 首辅音遗漏；/i/ 打头的韵母容易被遗漏；复韵母错发成单韵母。添加主要表现在韵母方面，比如在韵母 /ɑ/ 前添加 /i/。嗓音障碍主要表现为响度、音调异常。听力障碍儿童较健听儿童更容易出现音调过高、音调变化过大和粗糙声。口吃在听力障碍儿童中并不常见。声调习得方面，听力障碍儿童比较容易掌握阴平调，水平与健听儿童接近，而阳平、上声、去声声调发音比较困难。

2. 听力障碍儿童的语言特点和语言应用能力

（1）听力障碍儿童由于存在听力损失，听不到或听不清环境声及言语声，缺乏自然而丰富的语言刺激，即使给予有效的助听干预，经过系统的机构康复训练和家庭康复训练之后，语言能力会得到明显提升，但在康复过程中（尤其是康复初期），语言能力明显落后于同龄健听儿童。主要呈现以下特点：语音能力较差；词汇概念理解不清，使用不当；句子不完整，以单词堆积的形式来表达；语序错误、前后颠倒；对语言的掌握较死板、不灵活；词汇较贫乏；语言的实际运用能力差。

（2）听力障碍儿童各项语言功能发展不均衡。具体表现为工具功能、娱乐功能较强，表述功能较弱，协调功能和表现功能居中。对照健听儿童语言功能参考标准可以发现，健听儿童也表现出同样的特点。语言功能发展具有年龄差异：首先，整体呈现出年龄越大、语言功能越强的趋势。其次，年龄越小的听力障碍儿童，语言功能增长幅度越大，3~4 岁听力障碍儿童各项语言功能进步较快，经过 1 年的康复训练，基本可达到健听儿童的语言水平。而 5~6 岁听力障碍儿童进步较慢，尤其是 6 岁儿童进步更慢。这提示干预年龄越早，听力障碍儿童的语言功能发展越快越好。

（王 贞 张庆苏）

第二节 儿童听力障碍的筛查与诊断

一、筛查与诊断流程

（一）新生儿听力筛查及流程

新生儿听力筛查（universal neonatal hearing screening，UNHS）是一项旨在早期发现听

力损失的策略，通常应用客观听力检查方法，包括耳声发射（otoacoustic emission，OAE）和/或自动听性脑干反应（automated auditory brainstem response，AABR），对新生儿人群进行普遍的听力筛查，是在新生儿出生后自然睡眠或安静的状态下进行的客观、快速和无创的检查。

根据中华医学会耳鼻咽喉头颈外科学分会听力学组2007年发布的《新生儿及婴幼儿早期听力检测及干预指南（草案）》，新生儿听力筛查的流程大体分为三个阶段：第一阶段，新生儿听力筛查阶段，包括初筛和复筛，初筛在正常生产的新生儿生后48~72h进行，复筛在生后42d左右进行；第二阶段，听力诊断阶段；第三阶段，干预和康复阶段。第一阶段要求对所有新生儿在出院前用OAE和/或AABR进行初筛；对初筛“未通过”或初筛“可疑者”，或者初筛“通过”但有听力损失高危因素的新生儿及婴幼儿（表9-2-1），应在出生42d左右再次进行听力筛查，即复筛。

表9-2-1 新生儿及婴幼儿听力损失高危因素

序号	高危因素
1	双亲或监护人对婴幼儿听力、言语、语言、发育这几个方面认为有一项或多项问题
2	儿童期永久性听力损失家族史
3	与已知合并感音神经性或传导性听力损失，或咽鼓管功能异常的综合征相关的症状和表现者，如Wardenburg综合征、唐氏综合征
4	与感音神经性听力损失相关的出生后感染，包括细菌性脑膜炎
5	孕期宫内感染病史，如巨细胞病毒、风疹、疱疹、重感冒、毒浆体原虫（弓形虫）病、梅毒等
6	进入新生儿重症监护室48h或以上的新生儿，特别是高胆红素血症患儿，其血胆红素水平达到换血要求；与机械给氧有关的新生儿持续性肺动脉高压；机械通气5d以上；以及接受过体外膜式人工氧合法或化学疗法的婴幼儿
7	与进行性听力损失相关的综合征，如神经纤维瘤病、骨质硬化病和Usher综合征
8	神经退行性障碍，如Hunter综合征、Friedreich运动失调、夏科－马里－图思病
9	头颅外伤
10	反复发作或持续分泌性中耳炎发病3个月以上
11	颌面部畸形（小耳症、外耳道闭锁或畸形、腭裂）
12	早产（<26周）或极低体重儿（<1 500g）
13	窒息、缺氧，Apgar评分1min时0~4分或5min时0~6分
14	使用耳毒性药物5d以上

所有复筛“未通过”或“可疑”者，均应在3月龄内转诊至听力障碍诊断中心进行听力学和医学评估。确诊有听力障碍者，应在6月龄内接受干预治疗（包括语声放大或助听器选配），并接受专业人员的指导和康复训练（图9-2-1）。轻度听力障碍未佩戴助听器的患儿，应嘱其定期进行听力检查。属于传导性听力障碍的患儿，一般采用药物（如中耳炎的治疗）或择期手术（如外中耳畸形的治疗）的方法进行干预和治疗，属于感音神经性听力障碍的患儿，应及时选配助听器和/或人工耳蜗植入。

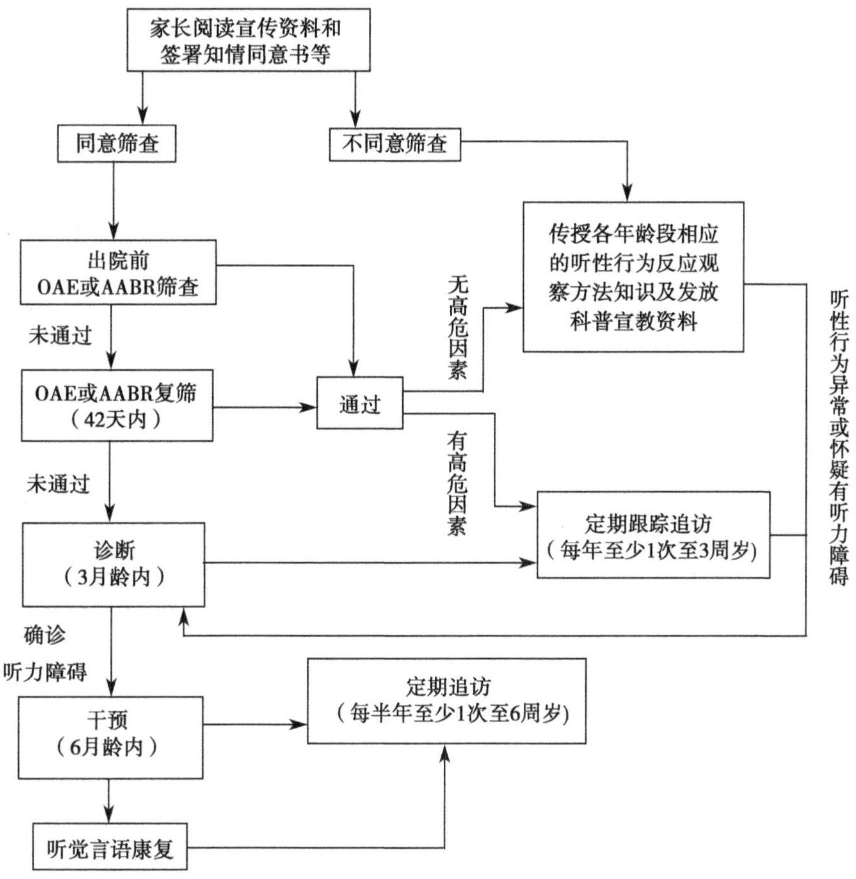

图 9-2-1　新生儿听力筛查技术流程

对尚不具备 UNHS 的医疗机构，可采用目标人群筛查策略，即将有听力损失高危因素的新生儿或婴幼儿，在 3 月龄内转到有条件的医疗机构筛查；对听力筛查通过但有听力损失高危因素的新生儿或婴幼儿，由儿童保健科通过婴幼儿听觉及言语发育观察表或简易听力计定期收集儿童的听觉及言语发育资料，如怀疑有听力损失及时转诊至听力诊断中心，由听力诊断中心定期跟踪随访。

目前越来越多的专家认为，联合 OAE 和 AABR 进行听力筛查，同时进行耳聋基因的筛查，将在早期最大限度地发现听力损失的高危人群。

（二）婴幼儿听力筛查及流程

有一部分儿童虽然通过了新生儿听力筛查，但是在成长过程中可能出现迟发型听力损失，根据我国 2013 年《儿童耳及听力保健技术规范》文件要求，普通儿童在 3 月龄、6 月龄、8 月龄、12 月龄、18 月龄、24 月龄、30 月龄、36 月龄、4 岁、5 岁、6 岁各阶段进行听力筛查，可结合定期儿童保健体格检查包括入园体检时进行。具有高危因素儿童，0~3 岁内每半年筛查一次，之后每年筛查一次到 6 岁。家长怀疑有听力损失的儿童，随时进行筛查。筛查工具为便携式听觉评估仪或筛查型耳声发射仪。听力筛查未通过者，由筛查机构立即转诊到上级筛查机构或者听力诊断机构。

（三）儿童听力诊断

1. 诊断性听力测试的要求　未通过新生儿听力筛查的婴幼儿，应在 3 月龄接受听力学和医学评估，确保在6月龄内确诊是否存在先天性听力损失，并对其听力损失程度和性质做出判断，以便实施早期干预。社区筛查未通过的转诊幼儿，均由诊断机构对患儿进行耳鼻咽喉科检查及听力学相关检查，必要时进行医学和影像学评估，做出诊断。诊断性听力测试内容如下。

（1）测试环境要求：环境噪声低于30dB（A）的隔声屏蔽室。

（2）客观听力测试项目：诊断性OAE、声导抗测试、短声及短纯音气导和骨导听性脑干反应（auditory brainstem response，ABR），如果ABR结果异常，加测40Hz听觉相关电位（40Hz auditory event related potential，40Hz AERP）、听觉稳态反应（auditory steady state response，ASSR）等。

（3）主观听力测试项目：根据患儿的年龄，采用适合的行为测听方法，包括行为观察测听、视觉强化测听、游戏测听、纯音测听。

2. 婴幼儿听力损失的判断　由于婴幼儿行为测听配合不好，很难获得准确的听阈数值，需要参考ABR、ASSR和40Hz听觉相关电位的反应阈值进行评估。听力损失程度的判断需要结合主观听力测试和电生理测试结果，进行交叉验证和综合分析判断。

按照最新的婴幼儿听力损失诊断与干预指南，Click-ABR以V波反应阈≤35dBnHL作为听力正常的指标，以V波反应阈>35dBnHL作为听力损失指标。

若听力诊断过程中发现异常，再加做AERP、ASSR测试项目。

40Hz AERP以反应阈值40dBnHL作为0.5kHz以下低频段听力正常的标准，以阈值>40dBnHL作为听力损失的指标。

ASSR是以0.5kHz、1kHz、2kHz及4kHz 4个频率的反应阈值的均值35dB为听力正常的标准，以反应阈值>35dBHL作为听力损失的参考指标。

建议儿童的正常听力标准为纯音平均听阈≤15dBHL，将平均听阈16~25dBHL的儿童定义为最小听力损失或轻微听力损失。这要在儿童配合良好的前提下，如果婴幼儿配合不好，效果会打折扣，分析时要加以考虑，可能需要多次测试确定其真实阈值。

二、主观听力测试

受试者听到声音后以某种动作做出应答，比如举手、摆放积木或其他玩具、按动应答器等；或者是以某种行为举止发生改变的形式表现出来，比如转头、眼神神态改变、面部表情改变等。这种根据给声后是否出现的肢体动作或表情改变来判断受试者听到声音与否的测听方法就是行为测听。

1. 行为观察测听　适合年龄0~6个月。耳机给声（纯音）或者用发声音响玩具给声，然后观察婴幼儿对声音的反应，这种反应可以是肢体动作或面部表情以及情绪变化。如采用音响玩具给声，注意玩具与儿童外耳距离应该与测量声级计的距离相等（图9-2-2）。

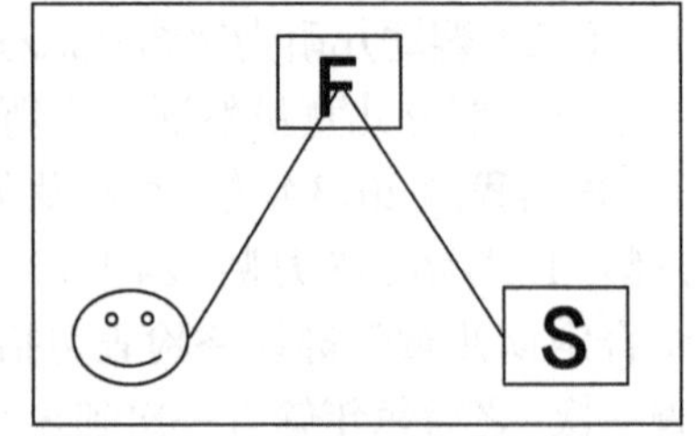

图9-2-2　音响玩具位置示意图

F：发声物；S：声级计。

结果分析：测试的结果与受试儿的年龄有关，不同年龄的孩子对声音的反应有所不同。表9-2-2是不同年龄儿童听到声音后的表现。

表 9-2-2 婴幼儿的年龄、刺激强度与听觉反应表现形式

年龄	噪声刺激声强度 /dBSPL	啭音 /dBHL	可能出现的反应
0~6 周	50~70	78	眨眼、睁眼、从睡眠中惊醒或惊跳反应
>6 周 ~4 个月	50~60	70	眼球运动、眨眼、停止进行的活动、开始最初的转头寻找声源
>4~7 个月	40~50	51	可以向左右水平寻找声源，能"注意"听
>7~9 个月	30~40	45	能容易地向左右水平寻找声源，但对下方声源的寻找不太确定
>9~13 个月	25~35	38	向左右及下方寻找声源，但对上方声源的寻找不确定
>13~16 个月	25~30	32	能自如地向四周寻找声源
>16~24 个月	25	25	能自如地向四周寻找声源

注：这些反射及反应的一部分是非意识控制的，因此要求给声突然，且不能让幼儿看见。给声之前要有一短暂的安静期，以利于观察孩子对声音的反应。

2. 视觉强化测听法 当受试儿童听到声音出现寻找声源的反应时，用一个视觉刺激物引起他们的兴趣。通过几次这样的测试，儿童就可以建立起声 – 视条件反射，保证测试顺利进行。可以用耳机给声，如小儿无法适应也可用声场中扬声器给声。视觉强化测听法适合于 6 个月 ~2 岁的儿童，低于或超过此年龄段测试结果均不满意。

结果分析：只要测试方法掌握得当，测试结果一般比较准确。但要注意在声场测试中得到的结果只能代表听力较好的耳的听力。

3. 游戏测听 该方法的特点是设计一些能吸引受试儿童注意力的游戏方法让儿童听到声音后进行。游戏方法应简单易行，例如将玻璃球放入小篮筐、摆积木、启动会跑的小火车等。游戏测听的技术方法源于纯音测听，2.5~5 岁儿童的智力、游戏、认知发展到一定水平，具备遵从一定指令的能力，就可以通过游戏的形式完成测听。但是对于有些听力损失较重或多重残疾的儿童，他们缺乏有效的交流方法，无法理解复杂指令，此时即使 10 岁仍适用此方法进行听力测试。游戏测听年龄上限并不是固定的，取决于临床听力师对于儿童发育状况的判断。

游戏测听需要受试儿童主动参与，所以测试人员应采取示范、指导、鼓励的方式耐心训练小儿，使用手把手演示的方法，在开始时以辅助的方式帮助小儿进行游戏，比如放木块游戏，当给出刺激声后，观察小儿的表情和动作，确定小儿听到了，移动小儿的手，将木块放入小桶内，如此经过 2~3 次演示，使小儿条件反应建立。当小儿听到声音，会主动将木块放入桶中时，要及时给予表扬、鼓励，提高小儿注意力和兴奋性。

游戏测听能够完成的前提是儿童能够听到刺激声并理解听声与游戏之间的联系，如第一次测试效果不满意，可先教孩子父母在家怎样给声和诱导孩子对声音做出反应，重新安排测试时间。

4. 纯音测听 应用单一频率的声音进行测听。纯音测听主要适用于 5 岁以上的，而且有一定理解能力和认知水平的儿童。

（1）气导听阈测试：常用的操作方式为升降法，给出持续 1~2s 的测试音，每次给声间

隔时间不应有规律，每次间隔时间不得短于给声持续时间。简单归结为减 10 加 5 的测试步骤。按照 1kHz、2kHz、4kHz、8kHz 的测试顺序完成由低到高 4 个频率测试。然后再按照 1kHz、0.5kHz、250Hz、125Hz 的测试顺序完成由高到低 4 个频率的测试。在复测 1kHz 听阈时，其结果如与第一次所测的结果相差 10dB 以上时，应依次复测各频率，各频率两次测试结果相差不超过 5dB 为止。

（2）骨导听阈测试：测骨导听阈的方法和测气导的方法基本相同。但只需测 250Hz~4kHz 的骨导听阈，对肯定的感音神经性听力损失则可不做骨导测听。通常先完成气导测听，并先测气导听阈级较佳的耳的骨导，骨导测听时，原则上非测试耳都应加掩蔽。

三、电生理测试

在听力测试过程中，不需要受试者对听到测试音与否做出行为应答，而是根据电生理记录到的结果，对比正常值来判断得到的数据是否正常。某些测试结果可以间接地推测听力水平，某些测试结果可以判定听觉有关器官的功能状况从而了解耳聋发生的部位。常用的测试方法有听性脑干反应、耳声发射、声导抗、听觉稳态反应。

1. 听性脑干反应　听性脑干反应（auditory brainstem response，ABR）是指用短声或瞬态声作为刺激声，从受试者头皮记录到的最多由 7 个反应波组成的一组电波，这组电波被证明是来自听神经及与听觉有关的脑干神经核团；按照这些反应波出现的先后顺序，用罗马字母Ⅰ - Ⅵ来命名（图 9-2-3）。ABR 是一种瞬态诱发电位，每次给声都可以引出完整的一组反应波，然后神经系统恢复静息状态。听性脑干反应根据测试声的不同，分为短声、短纯音以及 chirp 声 ABR。

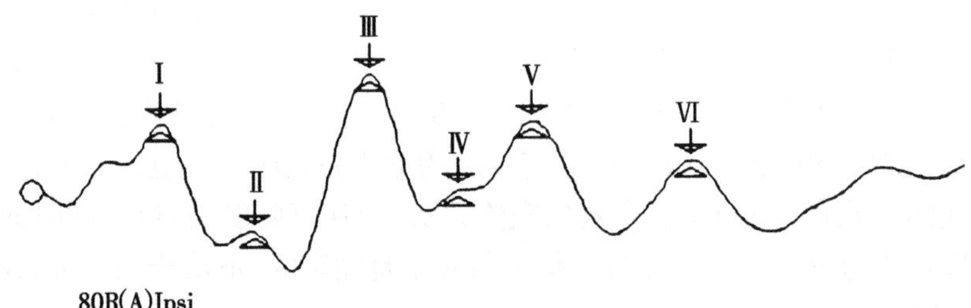

图 9-2-3　ABR 的Ⅰ~Ⅵ波示意图

（1）婴幼儿短声听性脑干反应的特点

1）婴幼儿听觉相关器官的解剖生理特点：婴幼儿在出生时，耳蜗已经发育成熟，随着出生后的生长发育，无论毛细胞的数量还是耳蜗结构均不再发生变化。

出生时神经系统尚未发育成熟。出生后，神经元数量随着年龄而增加，大脑的体积逐渐增大，神经纤维的髓鞘化越来越成熟，突触的效率越来越高。这种改变有时间上的差异，即越接近外周成熟越早，越靠近中枢成熟越晚，具体表现为听神经比脑干神经核团先成熟，脑干神经核团中，从下到上逐步发育成熟。大脑体积增大会增加神经冲动传播的路径，但神经纤维髓鞘化和突出效率增加会加快神经冲动的传播速度，而且这种效果会超越由于神经传播路径增加对传播时间的影响，最后的结果就导致神经冲动的传递速度随年龄增长而加快，反应波潜伏期逐渐缩短至成人水平。

2）婴幼儿短声听性脑干反应的表现：各个反应波的潜伏期比成人延长，随年龄增加逐渐与成人相近，由于反应波的来源不同，它们各自接近成人水平的时间也不一样。I 波在出生后 6 个月时接近成人，Ⅲ波在 12~18 个月时接近成人，V 波在 24~36 个月时接近成人。尽管这种规律性表现得到公认，但各个潜伏期比成人延长多少却没有一个可参考的时间范围。

由于婴幼儿神经系统发育遵循从外周到中枢逐渐成熟的规律，所以他们的 ABR 最大的波振幅往往不是 V 波，经常是Ⅲ波或 I 波的振幅最高（图 9-2-4）。但 V 波仍然是最后消失的波。婴幼儿的 V 波阈值比成人高，所以临床上 V 波的数值≤35dBnHL 即为正常。

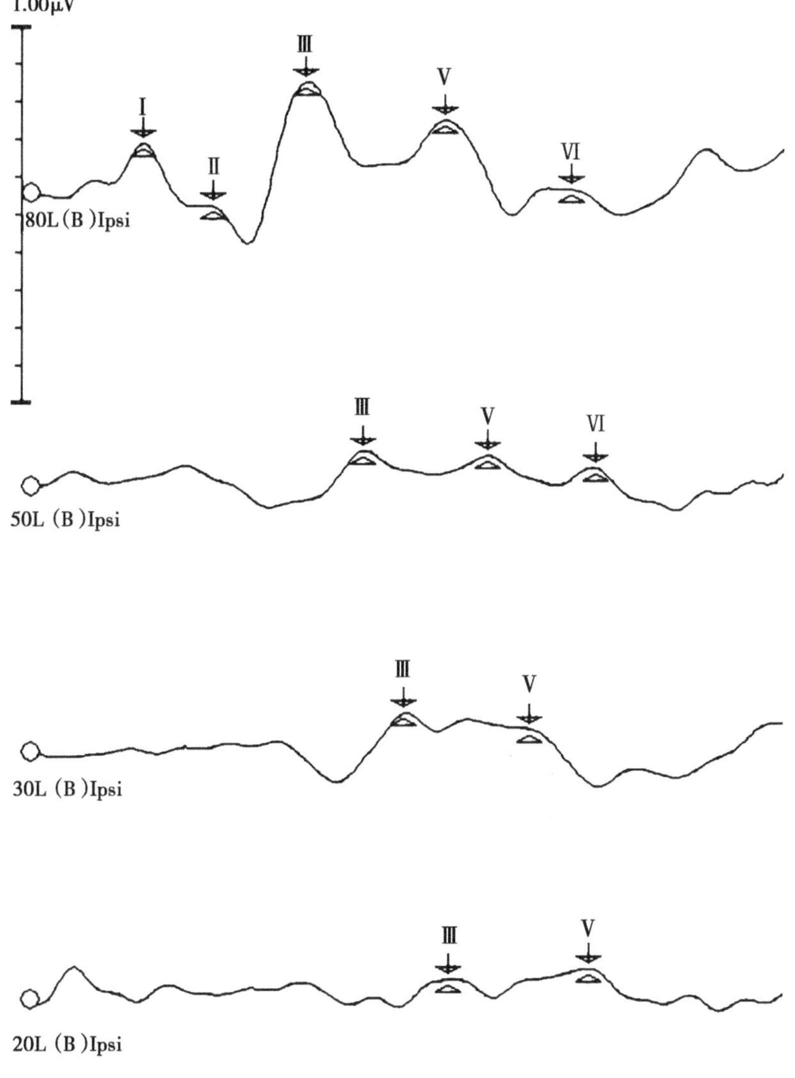

图 9-2-4　8 月龄婴幼儿 ABR 图，Ⅲ波明显振幅最高

（2）骨导听性脑干反应：无论短声还是短纯音，均使用骨导振子作为换能器，测试时将骨导振子固定在受试者的乳突上，进行骨导 ABR 测试。由于振子换能器输出强度高时易失真，所以骨导振子的最大输出一般在 50dBnHL 左右，使用短纯音作为刺激声时，不同频率的短纯音输出强度有一定差异。相比气导 ABR 结果，骨导 ABR 测试得到反应波的波幅低（因为刺激声强度低），出现的反应波主要以 V 波为主；临床使用目的是用来鉴别是否有传导性耳聋，但骨导 ABR 输出较低，只能对听力损失中度以上的传导性耳聋做出诊断。当小儿诊断为听力损失且程度不太严重时，一定要排除是否有传导通路病变的可能。如果气导 ABR 结果显示各波潜伏期明显延长时提示可能有传导问题存在，此时最好加测骨导 ABR。

1 岁以内儿童由于颅骨尚未完全融合。所以两侧耳间衰减值在 15~25dB 以上，因此行骨导 ABR 测试时对侧耳不用加噪声掩蔽。如果测出的骨导 ABR 反应阈值低于气导 ABR 反应阈值 15dB 及以上，则有传导性听力损失的可能。如果是外耳道闭锁或狭窄者，一定要进行骨导 ABR 测试。骨导 ABR 振子发出震荡波强度小，引出的反应波幅低，容易受外界干扰，因此测试要求更加严格。尽管有资料证实，在婴幼儿的听力诊断中，进行骨导 ABR 测试，可以诊断是否有传导或混合性聋存在，但临床应用少，数据不多，因此在开展此项测试前，各个测听室应确定自己的正常值范围。

（3）自动听性脑干反应：自动听性脑干反应（automatic auditory brainstem response，AABR）使用筛查型 ABR 测试仪进行测试，测试的数据采集和结果分析由测试仪自动完成。目前临床常用的是短声 AABR，采集到的数据用特定的分析统计软件进行处理，由仪器判断是否引出反应。

2. 耳声发射　耳声发射是一种产生于耳蜗，经听骨链及鼓膜传导释放入外耳道的音频能量，即指这种从外耳道记录到的源自耳蜗的弹性波能量。这些振动能量来自外毛细胞的主动运动。其传播路径是人耳聆听声音的反相途径，即耳蜗产生，经中耳以空气振动的形式释放出外耳道，并能够被记录到。

（1）耳声发射的分类：根据是否由外界刺激声信号诱发将耳声发射分为两大类。

1）自发性耳声发射：无任何外来刺激，耳蜗持续向外发射机械能量，其频谱表现为单频或多频的窄带谱峰。正常听力人群的出现率约 50%。

2）诱发性耳声发射：通过外界不同的刺激声引起各种不同的耳蜗反应。依据由何种刺激诱发，又可进一步分为瞬态诱发耳声发射、畸变产物耳声发射、刺激频率诱发耳声发射和电诱发耳声发射。前两种诱发耳声发射是临床常用的耳声发射测试方法。

（2）耳声发射的临床应用

1）新生儿听力筛查：耳声发射（OAE）的最大特点是无创伤和测试过程用时很短，这样简单快速的特点决定了该种测试方法可以用于大样本人群的听力筛查。临床上既可使用瞬态声诱发耳声发射，也可使用畸变产物耳声发射进行测试。其结果都是以“通过”或“未通过”表示。该种筛查方法无法判断受试者的听力损失程度，也有一定的假阳性率。即便筛查结果为“未通过”，也不一定就确定有听力损失，但是需要进一步听力诊断。当听力筛查结果为“通过”时，说明当前蜗性听力正常，不能排除蜗后听力损失。有些家族性、遗传性听力损失发生于学龄期或更晚。即便孩子的新生儿听力筛查通过，家长和幼儿园、小学的老师仍然要注意孩子的听力和语言发展。

2）蜗后听力损失的诊断：在感音神经性聋人群中，约有 10% 属于真正的神经性耳聋，这部分病人耳蜗是正常的，过去曾经将这种耳聋命名为“听神经病”，近几年被重新命名为“听神经谱系障碍”。一般具有以下特征：双耳听力下降，言语识别率常不成比例地低于纯音听阈；纯音测听结果往往是轻度或中度的听损程度，但言语识别率很低。诱发性耳声发射正常或轻度改变，同时耳蜗微音电位正常。听性脑干反应引不出反应或仅能引出潜伏期延长、波幅很低的V波或Ⅰ波，即明显异常的ABR波形。影像学检查无异常表现。这类听力损失的婴幼儿，只有用OAE和AABR联合筛查才能发现，单独使用OAE筛查会漏掉。

3. 声导抗测试　声波到达外耳道后，一定的声压作用于鼓膜，使鼓膜、中耳系统及内耳产生相应运动。在此过程中，来自外耳道内空气粒子的压力变化直至耳蜗内发生的机械电活动的所有能量传递，可以通过鼓膜外侧面的能流进行测量，这种测量就是声导抗测试。

声导抗测试结果的内容包括鼓室图、耳道等效容积、峰补偿静态声导纳、鼓室图峰压、鼓室图宽度和梯度。在实际工作中，镫骨肌反射测试也是声导抗测试的一部分。常见的鼓室图及其临床意义见图9-2-5。

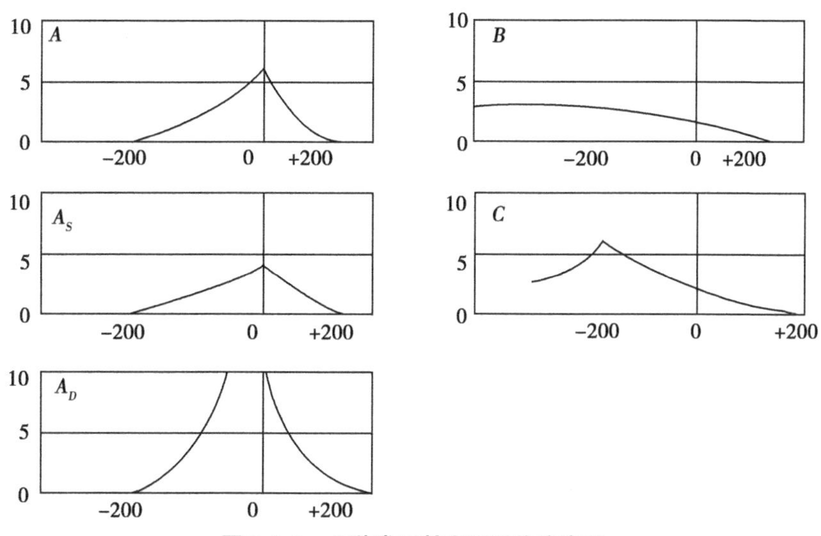

图9-2-5　几种常见鼓室图及临床意义

A. 正常：峰压在-100~+100daPa，静态声顺值在0.3~1.6mmho。

B. 平坦型：无峰，多见于鼓室积液、耵聍栓塞。

C. 负压型：峰压超-150daPa，多见于咽鼓管功能障碍。

As. 低峰型：多见听骨链固定、耳硬化症。

Ad. 高峰型：多见于鼓膜愈合性穿孔、听骨链中断。

4. 听觉稳态反应　听觉稳态反应（ASSR）是听诱发电位的一类。相比瞬态声诱发电位（比如短声ABR），能够诱发稳态反应的刺激声种类更多，比如调幅音、调频音、调频调幅音等持续声引出，也可以由短声、短纯音及chirp声等瞬态声诱发，但瞬态声的刺激率要在一定的范围才能够引出发稳态电位。

（1）稳态电位的临床应用

1）成人及大龄儿童的稳态电位测试结果：ASSR可以准确地预测受试者的行为听力已被很多报道证实，在常用的4个测试频率中，0.5kHz处反应阈值与行为阈值的差异在15dB左右，在1kHz、2kHz和4kHz处，差值在10dB左右。

2）婴幼儿ASSR测试结果：目前的观点认为新生儿和婴幼儿的ASSR阈值比成人高10dB左右；低频的阈值在35~40dBHL，中高频阈值在20~40dBHL左右。在听力损失儿童、成人中的“生理重振”现象仍然存在，表现为这些儿童的ASSR阈值与行为听阈差值减小，可以通过ASSR测试得到婴幼儿不同频率处的听力损失。

（2）ASSR临床应用应注意的问题：ASSR不同测试仪采用的刺激声及结果统计处理方法都有不同，所以有时在同一个受试者不同仪器测试结果有差异。因此在测试时尽可能使测试条件接近。比如皮肤的处理，要保证极间电阻值在5kΩ以下。受试者一定要在睡眠状态时进行测试，尽可能地降低脑电噪声活动。测试环境一定要保证在隔声室内进行，避免外来噪声干扰。

多频同时给声时应注意的问题：由于临床测试的病人可能有多种的听力损失类型，相邻频率的听力可能会相差很多。在多频同时给声时，如果遇到各个测试频率出现反应的时间差异较大时，很可能预示着不同频率的听力损失程度相差较大，这时采用单频给声应该是更稳妥的方法，它能够避免可能出现的相邻频率互相影响。

四、其他检查

（一）耳部及全身体格检查

利用电耳镜或者耳内镜，对外耳道和鼓膜进行观察，有助于判断是否有外耳道狭窄、鼓膜穿孔或者中耳腔积液等病理表现。全身体检包括眼、口腔、皮肤、骨骼等检查，对于判断是否为综合征性耳聋及其他疾病有重要意义。婴幼儿中比较常见的中耳炎是引起传导性耳聋的重要病因。

1. 急、慢性化脓性中耳炎　急性化脓性中耳炎是儿童期最常见的细菌感染，是儿童传导性耳聋的主要病因，常见于咽鼓管途径感染，局部表现为耳部剧烈疼痛、听力减退、耳鸣和耳漏。慢性中耳炎多因急性化脓性中耳炎没有得到及时彻底的治疗，病程延长8周以上而转化为慢性。

2. 分泌性中耳炎　又称卡他性中耳炎，分为急性和慢性两种。主要是咽鼓管通气功能障碍引起，以鼓室积液及听力下降为主要特征的中耳非化脓性炎症，儿童发病率较高，也是引起小儿听力下降的常见原因。根据《儿童分泌性中耳炎诊断和治疗指南（2021）》，约90%的学龄前儿童至少患过一次分泌性中耳炎，其中50%发生在1岁之前，到2岁时该比例升至60%以上，3岁以内儿童的发病率为11.7%~20.8%，7岁时发病率则降至2.7%~8.2%。

（二）耳聋基因的检测

先天性遗传性耳聋多为常染色体隐性遗传，因此患儿不一定有耳聋的家族史。但是家族史、现病史的询问、医学检查以及听力检测结果对于遗传性听力障碍的基因检测非常重要，可以帮助确定目标基因。如果新生儿听力筛查没有通过，颞骨CT影像学结果正常，建议首先检测*GJB2*基因；如果颞骨CT影像学检查显示为双侧前庭水管扩大，提示*SLC26A4*基因突变可能性很大；如果伴有眼睛虹膜色素异常、皮肤斑驳、白发或发色浅，提示*MITF*、*PAX3*、*SOX10*等基因突变可能性大；如果耳声发射和耳蜗微音电位检查结果正常，但是脑干诱发电位ABR结果明显异常，建议首先检测听神经病相关基因*OTOF*、*PJVK*等。

检测突变基因的方法有很多，特别是PCR技术诞生后，基因突变的检测方法迅速发展。等位基因特异性PCR、Sanger测序、限制性酶切、DNA芯片以及二代测序等方法已经广泛应用于耳聋基因的检测。目前来讲，对于目标基因或者常见耳聋基因检测结果为阴性者，或者罕见综合征性耳聋，可以考虑进一步采用耳聋Panel、全外显子或者全基因的二代测序方法进行致病基因的检测。Sanger测序方法是基因检测的金标准，无论应用何种检测技术检测到的基因突变，最后都需用 Sanger 序列分析才能确定突变类型及突变位置，其准确率可以达到 100%。

（三）影像学检查

影像学检查通常包括颞骨 CT、内听道和脑的核磁共振（MRI）。通过影像学检查能够发现内耳和耳蜗神经传导通路的异常解剖结构，可以明确部分听力障碍儿童的病因。最常见的异常为前庭水管扩大，伴有或者不伴有耳蜗的 Mondini 畸形。其他的颞骨畸形包括半规管发育不全、内听道狭窄或闭锁、耳蜗未发育或发育不全等。影像学检查结果对于预测人工耳蜗手术难度及植入效果和儿童听力损失的进展都有重要意义。

超声检查对于一些综合征性耳聋患者是必要的，例如先天性风疹综合征、Noonan 综合征常常伴心脏的发育异常，鳃裂 – 耳 – 肾综合征（branchio-oto-renal syndrome，BOR）综合征常常伴有外耳、中耳和 / 或内耳的畸形，混合性听力障碍，鳃裂瘘管，肾脏畸形，其中严重肾畸形发生率约为 5%~10%。

（四）心电图检查

心电图检查对于确诊耶韦尔和朗格 – 尼尔森综合征（Jervell and Lange-Nielsen syndrome，JLNS）的儿童是必要的，该综合征表现为心电图 QT 间期延长（>500ms）和恶性室性心律失常，伴发作性晕厥和心源性猝死。当一个听力障碍的孩子在运动、恐惧或者压力下有晕厥表现时，要怀疑 JLNS，建议进行心电图检查以尽快确诊。大约 50% 患 JLNS 的儿童 3 岁之前开始表现出心脏的症状，超过一半未经治疗的患 JLNS 的儿童在 15 岁之前去世。

（曲春燕）

第三节 听力障碍儿童的听觉干预

听力障碍可以是一种疾病的症状之一，也可以是一种疾病。无论是症状还是疾病，听力障碍的干预都需要知道病因和发病机制，才能有的放矢，从根本上去防治。

一、常见治疗干预

（一）临床治疗

通常将听力障碍按病变部位分为传导性、感音性、神经性、中枢性、功能性和混合性。除了部分传导性听力障碍有较为明确的病因（如耵聍栓塞、外伤、异物、先天畸形等）和极少数感音性听力障碍有较为明确的病因（如噪声、外伤等），其余绝大多数听力障碍是病因不明、发病机制不清的，所以难以从根本上去解决问题。

对于听力下降采取的常见临床干预措施包括：①对于少部分病因明确的听力障碍，针对病因治疗，如取耵聍、取异物、修补外伤、矫正畸形等；②对于病因不明、发病机制不清的传导性和感音性听力障碍，则针对假说予以治疗，如扩血管和营养神经的口服或全身用药、手术，但疗效不尽如人意；③对神经性、中枢性听力障碍，目前尚没有十分有效的治疗手段，而对功能性听力障碍，则采用心理治疗。

（二）中医药

中医认为：耳为轻窍之一，耳之能听，有赖于清阳之气上达于清窍。正如中医经典《黄帝内经》之《灵枢·邪气脏腑病形》所说的“十二经脉，三百六十五络，其血气皆上于面而走空窍，其精阳气上走于目而为睛，其别气走于耳而为听”。“清阳之气”就代表能量，当其不能上达耳窍时，耳朵的功能就会受影响，听力下降。而能量不能上达耳窍的主要原因包括两大类：一是身体的能量整体不足；二是能量运送的通道受阻。这两大类原因的背后还有原因，可根据听力下降的具体情况进行病因病机的深层次具体分析。

中医对于听力下降的常见干预原则立足于听力下降的病因病机，促使清阳上达耳窍。治疗中强调“三分治，七分养”的治养结合原则。治疗方法包括中药、针灸、按摩导引等。但由于听力障碍以虚证为多，脾胃失调导致的气血亏虚较为常见，故治疗过程中常常需要调理脾胃、补益气血。有些补肾药和清热泻火药易损害脾胃功能，活血化瘀药易耗散气血，加重脾胃负担，故这几类药均需中病即止，尽量避免长期使用。中医调养的方法包括良好的睡眠、健康的饮食、合理的运动、良好的心情等。贯彻“治养结合”的原则，可达事半功倍的效果；如果将全部精力都放在治疗上，不注重调养，则常常会事倍功半，效果不佳。

但无论是西医还是中医，都需要注意治疗的时机，越早治疗效果越好，听力障碍程度越轻，治疗效果越好。对于疗效不佳或者无法治疗的听力障碍，可建议患者验配相应的听觉装置（如助听器、无线调频系统、人工耳蜗等）进行补偿。对于听力障碍已经影响到儿童言语－语言发育的，可进行听觉－言语－语言康复训练予以干预。

二、听觉装置补偿

对于无医学干预指征或暂时不考虑接受医学干预的听力障碍患者，需要考虑佩戴听觉装置以改善或补偿其听力状况。听觉装置包括助听装置和辅听装置。助听装置是指通过对声音进行针对性处理（如放大、声电信号转换等），从而帮助听力障碍患者聆听声音的电子装置，目前主要包括两大类：助听器（hearing aid，HA）和人工听觉植入装置（implantable hearing device，IHD）。

（一）助听器

广义而言，助听器是指能够把声音有效放大并传入耳内的所有装置。而从狭义上讲，助听器是一种能够收集并放大声音，并将放大后的声音传入耳内的电声装置。基本结构包括麦克风、放大器和受话器。目前在临床中讲的助听器大部分属于后者。

随着科技的不断进步，助听器的种类也越来越多。目前常用的分类方法是根据其外形和佩戴方式进行区分，包括体佩式、耳背式、耳内式、耳道式和深耳道式。其中，耳背式助听器又根据受话器位置的不同分为标准型耳背式和受话器置于耳内的耳背式。上述类型的助听器各有优点，适用于不同人群。例如：体佩式和耳背式助听器功率较大，适用范围较广；耳内式、耳道式和深耳道式助听器功率相对较小、佩戴较隐蔽，适用于比较在意助听器外形、听力损失程度相对较轻的听力障碍患者。另外，临床中还有一些特殊的助听器，主要如下。

1. 信号对传式（contralateral routing of sound，CROS）助听器　适用于一侧听力正常或接近正常，另一侧重度或极重度听力损失的患者。

2. 双耳信号对传式（bilateral CROS，BICROS）助听器　适用于一侧轻度或中度听力损失，另一侧重度或极重度听力损失的患者。

3. 骨导式助听器（bone conduction hearing aid，BCHA）　主要适用于先天外耳发育不全（外耳道闭锁、耳郭畸形等），中耳炎后遗症、耳硬化症、外伤引起的外耳道狭窄，其他不适合使用气导助听器（如外耳道经常流脓、流液）的患者，其次适用于单侧极重度听力损失患者。不过在验配骨导式助听器时需要注意其放大功率有限，因此要求患者至少一侧的骨导听阈正常或接近正常。

在助听器佩戴过程中，耳模（earmold）/外壳起着很重要的作用。对于标准型耳背式助听器，耳模起着固定助听器和放大声音传入耳内的作用；而对于受话器置于耳内的耳背式助听器、耳内式助听器、耳道式助听器和深耳道式助听器，耳模/外壳则主要起着固定助听器的作用。

耳模/外壳是根据人耳甲腔及外耳道形状制成的，由于听力障碍儿童生长发育的关系，其外耳道尺寸会不断变化，需要经常更换耳模/外壳，因此从经济因素方面考虑，一般建议其佩戴耳背式助听器。另外，在助听器验配过程中还需要注意，如果儿童是双耳听力损失，应建议双耳验配助听器以发挥双耳聆听优势，如声源定位、噪声中言语理解能力提升等，同时也可以预防听觉剥夺等情况的发生。

适用及禁忌人群：①适用人群，适用于无医学干预指征或暂时不考虑接受医学干预、诊断明确的任何程度、任何性质、明显影响日常交流的永久性听力损失儿童；②禁忌人群，未明确诊断的感音神经性听力损失儿童，发生时间较短（<6 个月），且未经正规医学干预的突发性或波动性听力损失儿童，外耳及中耳处于炎症期的儿童。

（二）人工听觉植入装置

人工听觉植入装置（implantable hearing device，IHD）是指需要通过手术植入到人体的助听装置，包括人工耳蜗（cochlear implant，CI）、骨锚式助听器（bone anchored hearing aid，BAHA）、骨桥（bone bridge）、振动声桥（vibrant soundbridge，VSB）、声电联合刺激（electro-acoustic stimulation，EAS）以及听觉脑干植入（auditory brainstem implant，ABI）。

1. 人工耳蜗　是一种替代人体内耳受损的毛细胞收集声音并转换为电信号直接刺激听神经，从而帮助听力障碍患者有效聆听声音的电子装置。它分为体外和体内两部分。

（1）体外部分：主要包括麦克风、言语处理器、导线和发射线圈。根据佩戴方式的不同，主要分为体佩式和耳背式。其中，体佩式易操作，可使用充电电池，而耳背式体积相对较小，佩戴相对较隐蔽，目前临床以耳背式为主。

（2）体内部分：主要包括接收/刺激器和电极。

1）适用人群：主要适用于双耳重度或极重度感音神经性听力损失的儿童。对于单耳极重度感音神经性听力损失儿童植入人工耳蜗的效果，目前尚无定论，咨询时需要充分了解儿童及其家长的需求和期望值后给予适当建议。

2）禁忌人群：绝对禁忌人群包括内耳严重畸形的儿童（如 Michel 畸形儿童）、听神经中断或缺如的儿童、中耳乳突腔存在急性炎症的儿童；相对禁忌人群包括癫痫频繁发作不能控制的儿童，严重精神、智力、行为及心理障碍的儿童，无法配合听觉言语语言康复训练的儿童。

2. 骨锚式助听器　工作原理与骨导式助听器类似，它是一种通过接收声音后引起颅骨振动从而将声音信号直接传递至内耳耳蜗的穿皮骨传导助听装置。这两种助听装置的不同之处在于佩戴方式，骨导式助听器由软带/固定贴片/头绷和言语处理器组成，无须手术；而骨锚式助听器包括三部分，即植入体、基座和言语处理器，需要通过手术在颅骨上放置植入体。

适用人群：由于骨锚式助听器与骨导式助听器的工作原理类似，因此也主要适用于先天外耳发育不全（外耳道闭锁、耳郭畸形等），中耳炎后遗症、耳硬化症、外伤引起的外耳道狭窄，其他不适合使用气导助听器（如外耳道经常流脓、流液）的儿童，其次适用于单侧极重度听力损失儿童。同样，在验配骨锚式助听器时应注意由于其放大功率有限，需要儿童至少一侧骨导听阈正常或接近正常，并且颅骨需要达到一定的厚度（至少3mm）。

3. 骨桥　是一种经皮骨传导助听装置，它的工作原理与前述骨锚式 / 骨导式助听器类似，即通过振动颅骨将收集的声音信号直接传递至内耳耳蜗。骨桥和骨锚式助听器的不同之处在于，骨桥仅由植入体和声音处理器组成，其中植入体通过手术放置于皮下乳突或者颅骨磨制出的凹槽内。

适用人群：由于骨桥与骨锚式 / 骨导式助听器的工作原理类似，因此其适用人群和注意事项与前两者一样。

4. 振动声桥　是一种主动式中耳植入听觉装置。相对于人工听骨被动传声特性，它能够主动振动刺激听骨链、人工听骨或蜗窗膜等位置，从而通过振动外淋巴液产生听觉。振动声桥包括体外、体内两个部分：体外部分包括麦克风、听觉处理器；体内部分包括振动听骨链重建假体（vibrating ossicular replacement prosthesis，VORP）和漂浮质量传感器（floating mass transducer，FMT）。它的工作原理为通过麦克风收集声音信号，由听觉处理器将声音信号转换为电信号并传至植入体，后者将接收到的电信号传至漂浮质量传感器，最后由其将电信号转换为机械振动信号传至内耳耳蜗。

适用人群：主要适用于先天外耳发育不全（外耳道闭锁、耳郭畸形等），中耳炎后遗症、耳硬化症、外伤引起的外耳道狭窄，其他不适合使用气导助听器（如外耳道经常流脓、流液）的听力障碍儿童。其次适用于听力损失程度在重度以下、不愿意或无法佩戴气导助听器的感音神经性听力障碍儿童。

5. 声电联合刺激　顾名思义，是一种融合了助听器和人工耳蜗工作原理的人工听觉植入装置。包括体外和体内两个组成部分：体外部分包括麦克风、言语处理器、导线、发射线圈，其中言语处理器同时具备助听器和人工耳蜗的声音处理策略；体内部分包括接收 / 刺激器和电极。

适用人群：声电联合刺激的工作原理是低频声音信号通过助听器的声音处理策略进行传递，而高频声音信号则通过人工耳蜗的声音处理策略进行传递，因此主要适用于助听器干预效果不理想的高频陡降型听力障碍儿童。

6. 听觉脑干植入　是一种将声音转化成电刺激直接作用于脑干的起始部位（耳蜗核复合体）的人工听觉植入装置。听觉脑干植入除电极放置位置是在耳蜗核而不是耳蜗内以外，其工作原理与人工耳蜗基本类似。另外，由于耳蜗核的生理学原理不同于耳蜗的线性分频特性，是由多特性的神经元类型组成的分频亚组织，因此其电极被设计成一个平板式样放置在耳蜗核表面，用于刺激不同特性的神经元类型。

目前澳大利亚生产的 Nucleus24 是唯一被 FDA 批准临床使用的 ABI 植入体，并且 FDA 规定该植入体仅限于神经纤维瘤病Ⅱ型（neurofibromatosis type Ⅱ，NF Ⅱ）患者。2000 年，FDA 关于听觉脑干植入标准的申明必须满足以下所有条件，包括：年龄大于 12 岁、被诊断为 NF Ⅱ及双侧听神经瘤引起的全部听力丧失者。除此以外，在植入 ABI 前需要考虑患者和家属的积极性、期望值，以及手术禁忌证等。

（三）辅听装置

国际上一般将助听器和人工听觉植入装置以外的，能够帮助听力障碍患者更好地感知声音或者识别生活中各种声音信号、警报信号的设备称为辅听装置，分为两种类型。

1. 信号警觉装置　将声音转换成视觉或触觉的感官方式，提醒听力障碍患者某些声音出现的辅听装置，如门铃警示灯、火灾警示灯等。

2. 声音信号放大系统　通过减小空间因素，将声源拉近或者直接将放大的声音传递给听力障碍患者的辅听装置，如无线蓝牙系统、无线调频系统、感应线圈系统、红外线助听系统等。这些系统与助听装置相结合可以在一定程度上帮助听力障碍患者克服噪声、混响和距离等造成的不良影响，使其能够在复杂环境中较理想地聆听声音。

听觉装置的佩戴只是让听力障碍儿童能够有机会听见声音，是其听力康复的第一步，之后他们还面临着长期的听觉－言语－语言康复训练和康复效果的随访评估。

三、听觉干预

通过佩戴听觉装置改善听力状况的听力障碍儿童还需要进行听觉干预和言语康复。听觉装置不等于完好的耳朵，听觉装置的佩戴只是听力康复的开始，让听力障碍儿童有机会听见声音，但是由听见至听清、听懂需要接受系统的听觉－言语－语言康复训练。听觉理解是口语表达的基础，听力障碍儿童只有通过良好的听觉康复训练提升其言语感知和理解能力，才能进一步发展口语沟通能力。

（一）听觉干预基本原则

1. 以听觉为渠道　家长、言语治疗师、听力技师等需要相互合作，培养听力障碍儿童习惯以听觉作为接收获取信息的主要渠道，通过有效的听觉干预实现听得到、听得懂、说得对、说得好的目标。

2. 以家庭为中心　重视以家庭为中心的干预模式，长期坚持。家长在言语治疗师的指导下基于生活情境和家庭活动对听力障碍子女进行干预，提供充分的听觉言语信息输入，使其在日常生活和自然环境中学会倾听，并通过倾听来学习。

3. 以评估为指导　制订以评估为指导的听觉康复训练计划。言语治疗师在听力障碍儿童听觉康复训练前后需对其听觉能力进行评估，旨在为听力障碍儿童制订每一阶段的个性化康复训练计划，了解其康复效果。

（二）听觉技能发展

良好的听觉技能（auditory skills）是听力障碍儿童言语语言康复训练的基础。听觉技能的发展层级由浅入深依次为察觉（detection）、分辨（discrimination）、识别（identification）和理解（comprehension）。

1. 察觉能力　察觉能力指判断声音有无的能力，重点是能否听见声音。言语治疗师和家长要培养听力障碍儿童形成倾听的习惯，首先要让他们学会“注意听”环境中的不同声音，包括乐器声（如手鼓、铃铛、钢琴）、环境声（如汽车声、敲门声、风扇声）、言语声（如男声、女声、童声）等。康复训练中要观察听力障碍儿童听到声音时的自发性反应，例如眼神寻找、转头、停下手头的活动等。同时要帮助他们建立察觉反应，教导他们听到声音时做出适当回应，比如点头、微笑或发声等。

林氏六音是 Daniel Ling 设计的用于听觉检测和评估的方法，常用于判断听力障碍儿童对言语的察觉能力。普通话的林氏六音涵盖元音和辅音，用汉语拼音标注通常指 /m/、

/u/、/ɑ/、/i/、/sh/、/s/。它代表了言语频谱上250~8 000Hz的范围，如果孩子能够察觉到这六个音，那么他就可以察觉言语频谱上的其他语音，是临床康复实践的一种简便易行的方法。

2. 分辨能力 分辨能力是指认知和辨别不同声音的能力，重点是区分声音的异同，即判断所听到的两个声音相同还是不同。言语治疗师和家长要培养听力障碍儿童感受声音差异的能力，分辨音质（男声/女声）、音高（高音/低音）、音长（长音/短音）、音强（强音/弱音）等超音节（supra-segmental）特征。听力障碍儿童听觉分辨能力训练的重点和难点是对言语中能够区分意义的最小音位对的分辨，比如普通话两个音节的声母、韵母或声调其中一个特征发生变化而导致不同（如声母不同：猫/māo/、包/bāo/。韵母不同：猫/māo/、喵/miāo/。声调不同：猫/māo/、帽/mào/）。此阶段孩子只需要判断两个音是否一样，并不要求真正理解这两个音的意思。

3. 识别能力 识别能力是指将听到的声音和事物进行有意义的结合，即音义关联，重点是知道听见的是什么，以及在听到某个声音时能识别出其所指代的特定含义。言语治疗师和家长需要帮助听力障碍儿童将生活中的声音做有意义的联结，如当孩子听到“汪汪”时会去注视小狗或听到“小狗”时能指认小狗的图片，又如当孩子听到/shū/时能从“书”和“树”两张图片中指认出正确的图片。识别能力的训练需由浅入深，即由两极（指两个词的共同音素少，如“松鼠”和“白兔”）至相似（指两个词的共同音素多，如“裤子”和“兔子”）。在听觉康复训练过程中可以鼓励听力障碍儿童以指认加仿说的方式识别事物，同时观察其言语清晰度，确认是否需要加强清晰度的说话练习。

4. 理解能力 理解能力指能够处理和回想已经听过的内容，涵盖听觉记忆、遵循指令、对听觉进行处理与整合的能力，重点是听得懂。听觉理解能力在听力障碍儿童发展有效沟通能力的过程中不可或缺，对言语治疗师和家长来说也是训练难度最大的环节，因为其与听力障碍儿童的整体语言能力息息相关。言语治疗师和家长在训练过程中可让听力障碍儿童回忆听到的内容，例如演示所听内容或仿说复述等。此外，在给听力障碍儿童做听觉理解能力训练时应结合其已有的语言知识开展康复训练，比如让孩子通过回答问题或听从指示的方式反馈。

（三）听觉训练策略

自然界的声音丰富多彩，听力障碍儿童的听觉康复需要多样化的声音刺激，言语治疗师或家长可以使用不同的策略来辅助听觉技能训练。

1. 凸显声学特征（acoustic features） 在听觉康复训练时利用声学特征帮助听力障碍儿童提升对声音的察觉与分辨能力。

（1）察觉：优先使用儿童容易察觉的声音，一般来说频率越高、音调越高、声音越尖锐越容易听取，比如乐器中的笛子。

（2）分辨：听觉分辨训练中优先选择频率差异较大、容易分辨的有声玩具（如高频的笛子对比低频的大鼓）；再选择使用频率差异较小、不易分辨的有声玩具（如低频的大鼓和低频的大提琴）。

（3）噪声：听觉干预从安静、低度背景噪声环境开始，逐步过渡到中度、高度背景噪声环境，培养听力障碍儿童在适度的背景噪声下发展听觉技能，帮助他们日后将倾听融入日常生活。

（4）声源：从声源旁开始听觉技能训练，在听觉经验形成后由近及远调整声源距离。首先，在孩子面前，跟孩子面对面进行听觉技能训练；其次，从孩子听力较好的一侧过渡到孩子听力较差一侧；最后在孩子后面，逐步建立在真实情境中倾听的技能。

2. 重视“妈妈语”（motherese）　在听力障碍儿童早期言语输入中使用“妈妈语”特征来吸引孩子的注意力，帮助他们熟悉言语声，提升其言语感知能力，主要包括以下特征。

（1）音量：使用较大的音量，且声音大小变化明显。

（2）语调：运用丰富的语调，通过重音突出话语中的关键词帮助听力障碍儿童获取话语中的重要信息。

（3）语速：放慢语速，在话语中多加入一些停顿，并且等待孩子回应。

（4）重复：适当重复，在有意义、不同的情境下重复新词，构建音义联结，提升孩子的听觉识别、理解能力。

（5）扩展：描述孩子当下关注的焦点或感兴趣的话题并加以扩展，多提供有意义的语言输入。

当听力障碍儿童的听觉言语感知能力提升后再减少“妈妈语”的使用，即减少刻意强调、重复、夸张等，逐渐回归到自然的语音、语调和语速。

3. 使用“听觉三明治”　在听觉康复训练中使用“三明治”的技巧步骤。

（1）不提供视觉线索：言语治疗师或家长首先通过口语给听力障碍儿童提供听觉输入，不提供任何视觉线索。

（2）提供视觉线索：提供听觉输入的同时提供视觉线索或辅助说明以协助孩子理解听觉内容。

（3）不提供视觉线索：再次以口语提供听觉输入，不提供视觉线索，以训练听力障碍儿童的听觉回忆和理解能力。

例如在教新词“警车”时可先在没有任何视觉线索的情境下单独口说“警车”；然后重复口说“警车”的同时提供视觉线索（比如展示“警车”的图片或玩具）帮助听力障碍儿童理解词义；最后拿走视觉线索后再单独口说“警车”构建孩子的听觉记忆。

4. 合理运用视觉线索（visual cues）　在听觉识别和听觉理解训练中可根据听力障碍儿童的个人能力提供不同程度的视觉线索进行康复训练，由易至难依次如下：

（1）闭合式（close set）：指在听觉康复训练中提供特定、有限的选项给听力障碍儿童指认，如图片、玩具等视觉线索。需要注意的是在训练活动中选项越多难度越大。

（2）有限式（limited set）：指在训练中限定了范围，通过某个话题或某种类别提供有限的线索供孩子思考，如一种动物，或水果、颜色、形状等。

（3）开放式（open set）：指在听觉训练中不提供任何线索或选项，孩子完全依靠倾听来理解话语内容，如打电话、听广播、日常对话等。

（郑　芸）

第四节　听力障碍儿童的言语康复

一、听力障碍儿童的言语康复原则

在选配合适的助听器或植入电子耳蜗等助听辅具，使其听力得到补偿或重建之后，听力障碍儿童需要接受相应的、针对性的听觉言语康复训练才能发展出较好的口语交流能力。

听力障碍儿童的言语康复强调早期原则、个性化原则、循序渐进原则、评估与训练相结合原则、团队合作原则。

（一）早期原则

早期原则是指早期发现、早期治疗、早期教育。当家长发现孩子疑似有听力损失时，要尽早求助耳科医师，对婴幼儿听力损失进行诊断。对听力障碍婴幼儿要尽早采用选配合适的助听设备、科学有效的听觉言语训练等治疗手段，使其今后可以进行口语交流。还要开展听力障碍儿童的早期语言教育：为他们营造良好的口语学习环境，有目的、有计划地引导他们学词说句，形成聆听和口语发音的交流习惯。

（二）个性化原则

听觉障碍的病因和表现多样性，决定了听力障碍儿童的听力和言语功能康复应遵循个性化的原则，需要根据听力障碍儿童的个体差异、障碍程度差异和需求差异，选择有循证证据的有效康复方法。在言语康复中，应针对每名听力障碍患儿进行听觉言语功能评定，评估佩戴助听辅具之后的听觉言语功能水平，并制订针对个体的科学合理的训练方案，多采用“一对一”的康复训练模式，以补偿和发展其言语功能。

（三）循序渐进原则

听力障碍儿童言语康复应遵循儿童听觉言语发育的规律进行。训练内容、训练方法和训练强度等的顺序安排，应由易到难，由简单到复杂，逐步深化提高，使他们能逐渐积累口语发音的有效经验，系统地掌握口语发音的技术和技巧。言语康复的许多内容都不是孤立进行的，而是相辅相成的，应遵循客观规律来设计安排。

（四）评估与训练相结合原则

听力障碍儿童的听觉言语功能评估与训练密切相关，要重视评估在言语康复训练中的作用，评估与训练是一个循环反复的过程。言语康复过程中的动态评估有助于监控康复效果，帮助及时调整康复目标和训练方案，产生更理想的听觉言语康复效果。

（五）团队合作原则

听力障碍儿童言语康复涉及听力补偿（重建）、听觉训练、言语矫治、早期语言教育、特殊教育等诸多方面，必须坚持医教结合，综合运用各种干预手段，由听力师、言语治疗师、家长和特教教师等组成跨学科团队合作参与，协调实施。

二、听力障碍儿童的听觉言语评估

为了使听力障碍儿童言语康复更具针对性，需要对听力障碍儿童的听力、听觉言语水平和学习能力等进行评估。听力障碍儿童可能同时伴有其他多重障碍，有时还需要开展心理行为、社交沟通等方面的评估。当听力障碍儿童言语康复一段时间后，也需要再次进行听觉言语康复效果评估，以动态把握儿童的发展状况，及时调整康复训练计划。听力障碍儿童的听觉言语评估内容如下。

（一）听觉能力

1. 问卷评估　问卷评估可帮助了解听力障碍儿童配戴助听设备后在日常生活中真实的听觉表现，尤其适用于年龄较小、无法配合其他形式评估的听力障碍儿童。国内外经常使用的听觉评估问卷有如下几种：

（1）有意义听觉整合量表：1991 年 Robbins 等设计完成了有意义听觉整合量表（Meaningful

Auditory Integration Scale，MAIS），汉化版见表 9-4-1。主要用于 3 岁以上听力障碍儿童听觉能力的评估。评估内容包括设备使用情况、对声音的觉察能力和理解能力三方面，共包含 10 个问题。评估由经过培训的听力言语康复专业人员采用访谈方式进行，访谈对象是患儿家长或监护人。评估前由评估人员对患儿家长或监护人进行必要的指导（逐题给家长解释题意，同时要求家长举出具体的事例以使评分更准确）。评估人员用量表中的 10 个问题逐一询问，家长或监护人用对患儿在日常生活中自发性听觉反应的详细描述来回答。鼓励家长或监护人提供尽量多的例子，由评估人员详细记录家长或监护人的回答情况。评估人员根据患儿听觉行为的发生频率进行五级评分，每个问题得分 0~4 分。0 分为该情况从不发生（0%）；1 分为该情况很少发生（25%）；2 分为该情况偶尔发生（50%）；3 分为该情况经常发生（75%）；4 分为该情况总是发生（100%）。量表满分为 40 分。在实际使用过程中，学者多采用 MAIS 得分率进行统计分析。MAIS 得分率 =（MAIS 得分 /40）× 100%。得分越高，表示患儿听觉能力越好。

表 9-4-1　汉化版有意义听觉整合量表

题号	问题
1_a	孩子是否愿意整天（醒着的时候）佩戴助听装置？（<5 岁）
1_b	未被要求时，孩子是否主动要求佩戴助听装置？（>5 岁）
2	如果助听装置因为某种原因不工作了，孩子是否会表现出沮丧或不高兴？
3	孩子是否能在安静环境中。只依靠听觉（没有视觉线索）对叫他 / 她的名字做出自发的反应？
4	孩子能否在噪声环境中，只依靠听觉（没有视觉线索）对叫他 / 她的名字做出自发的反应？
5	在家里？孩子能否不需要提示而对环境声（狗叫声、玩具发出的声音等）做出自发的反应？
6	在新环境中孩子能否对环境声做出自发的反应？
7	孩子能否自发地认识到听觉信息是他 / 她日常生活的一部分？
8	只依靠听觉（没有视觉线索）的情况下，孩子能否自发地区分出两个人的说话声？
9	只依靠听觉，孩子能否自发地区分出言语声和非言语声的差别？
10	孩子能否只依靠听觉自发地感知语气（愤怒、兴奋、焦虑）？

（2）听觉行为分级问卷：Archbold 等开发了听觉行为分级问卷（Categories of Auditory Performance，CAP），用于全程跟踪评估听力障碍儿童各阶段听觉能力发育情况，汉化版见表 9-4-2。由患儿生活中的密切接触者提供患儿对外界声音（包括环境声和言语声）的听觉行为反应，并对其听觉能力进行分级评估。CAP 共 8 个项目，每条项目对应一个听觉级别，级别 0 最低，表示听力障碍患者对环境声或说话声没有注意到；级别 7 最高，表示听力障碍患者可以和认识的人打电话。等级越高，表示患者听觉行为能力越好。CAP 问卷简便易懂，可重复性高，没有语言依赖性，是一种可由多数人所掌握使用的评估方法。但该问卷对被评估者的年龄和言语能力没有特别要求，分级较粗，难以反映短期内听力障碍儿童的听觉变化。

表 9-4-2 汉化版听觉行为分级问卷

得分	内容
0	不能察觉环境声或说话声
1	可觉察环境声
2	可对言语声做出反应
3	可鉴别环境声
4	无须借助唇读可分辨言语声
5	无须借助唇读可理解常用短语
6	无须借助唇读可理解交谈内容
7	可以和认识的人打电话

2. 言语测听 言语测听是通过儿童在安静环境及有背景噪声环境中的言语识别得分来判断听力障碍儿童的听觉能力和助听效果。言语测听是临床上常用的听觉能力评估方法。此类评估一般适用于年龄在 2 岁以上、具备一定听觉语言能力的听力障碍儿童。目前应用较多的言语测听材料有如下几种:

(1) 林氏六音测试:林氏六音即 Ling 氏六音,包含 /m/、/u/、/ɑ/、/i/、/sh/、/s/ 这 6 个刺激音,涵盖了低频 /m/、/u/,中频 /ɑ/、/i/,高频 /sh/、/s/ 言语声的频率范围。测试时评估者使用口语声,可与听力障碍儿童相距不同距离(如 0.5m、1m、2m)进行分耳测试。该方法可快速、简便判断患儿左、右耳对不同频率语音的觉察和识别情况。因为操作简便、耗时少,林氏六音测试常作为日常检测助听效果的主要手段之一。

(2) 听力障碍儿童听觉能力评估词表:《听觉障碍儿童听觉、语言能力评估标准及方法》是一套针对听力障碍儿童听觉能力和语言能力评估的标准化工具,由中国听力语言康复研究中心孙喜斌教授主编。它分为听觉能力评估和语言能力评估两部分。

其中,听觉能力评估词表编制了自然环境声响识别、数字识别、韵母识别、声母识别、单音节声调识别、双音节声调识别、单音节词识别、双音节词识别、三音节词识别、短句识别和选择性听取等 11 项评估标准,从语音、声调、连续语言的识别及环境噪声中的言语识别等不同视角评估被试者的听觉能力。评估者可依据评估目的不同,进行选择性的应用。适用于 2~17 岁儿童的听觉能力评估及听力障碍儿童配戴助听器后或植入人工耳蜗后的听觉康复效果评估。

(3) 普通话早期言语感知测试:普通话早期言语感知测试(Mandarin Early Speech Perception Test, MESP)是一项针对 2 岁及以上幼儿的闭合式言语分辨力测试方法。MESP 也分为标准版和简易版。标准版 MESP 有 6 项亚测试,前 3 项与 ESP 相同,后 3 项与 ESP 不同,是按照汉语普通话的特点,将 ESP 第 4 项单音节词分辨亚测试拆分成 MESP 的韵母分辨、声母分辨、声调分辨 3 项亚测试。简易版 MESP 由标准版 MESP 简化而来,包括言语声察觉、言语节律感知、扬扬格词分辨、单音节词分辨 4 项亚测试。所有测试词均有配套的图片,测试采用听声指图的闭合式言语测听方法,在安静条件下进行。测试采用口声或播放录音的方式,以口声测试较为常用。适用于口语能力有限、词汇量不够、无法理解或不愿配合标准 MESP 测试的幼儿。MESP 具有简单易行、客观、规范、有效、可靠、与国际接轨等优点,是一种能够运用于日常临床工作中的评估幼儿早期言语分辨力的方法。

3. 听力障碍儿童听觉功能整体评估　孙喜斌等学者认为听觉发展至少要经过四个阶段：听觉察知、听觉分辨、听觉识别和听觉理解，前一个阶段是后一个阶段的基础，其发展水平是连续的、螺旋上升的，不是绝对分离的，据此把听觉功能整体评估内容分为听觉察知、听觉分辨、听觉识别和听觉理解四个方面，该方法适用于3岁及以上的听力障碍儿童。

（1）听觉察知评估：该阶段是听力和听觉的连接点，主要在于考察听力障碍儿童有意识地判断声音有无的能力。评估材料可采用滤波复合音或林氏六音，即/ɑ/、/i/、/u/、/s/、/sh/、/m/。如他们能够对有无声音做出准确反应，则说明已具备基本的听觉察知能力。听觉察知能力发展主要经过三个阶段：无意注意、有意注意和有意后注意。一般考察前两者。

（2）听觉分辨评估：该阶段是大脑真正认识声音的开始。听觉分辨评估的目的在于考查患者分辨声音异同的能力。材料包括无意义音节和有意义音节。分辨声音时，主要分辨声音的时长、强度、频率以及快慢。在评估时遵循从易到难的原则，首先应分辨差异较大的无意义音节，然后分辨差异较小的有意义音节。

（3）听觉识别评估：听觉识别是指个体在声音和对应的事物之间建立联系的能力。听觉识别评估的目的在于考查患者把握音段音位多种特性的能力，从而将声音识别出来。此项评估包括语音均衡式识别和最小音位对识别两部分，其中语音均衡是指语音出现的概率与日常生活中出现的概率相一致；最小音位对比识别是根据汉语语音仅有一维度差异的原则编制的音位对比听觉识别材料。这两者均包括韵母识别、声母识别、声调识别。

（4）听觉理解评估：听觉理解评估考察听力障碍儿童将音和义结合的能力，以明确他们是否真正懂得声音的意义，主要包括单条件词语、双条件词语和三条件词语内容。听觉功能评估的流程主要包括评估准备、熟悉被试、明确指导语、正式评估、结果分析和方案制定六个过程，见表9-4-3。

表9-4-3　听觉功能评估的主要流程

评估流程	要点
评估准备	环境、工具、强化物
熟悉患者	患者本人、教师、家长
明确指导	语言简洁，示范明确
正式评估	良好互动，精神集中
结果分析	多方信息，综合判定
方案制订	针对问题，对症下药

（二）语言能力

1. 问卷评估　目前，国内外听觉言语评估的常用工具和方法有以下几种。

（1）有意义使用言语量表：有意义使用言语量表（Meaningful Use of Speech Scale，MUSS）由Robbins等人1991年设计完成，汉化版见表9-4-4。该问卷包括10个题目，主要用于考察听力障碍儿童的发声交流情况、言语交流能力和言语交流技巧三个方面的言语产出能力。

评估由经过培训的专业人员采用访谈方式进行，访谈对象是患儿家长或监护人。评估前由评估人员对患儿家长或监护人进行必要的指导。评估人员用量表中的 10 个问题逐一询问，家长或监护人用患儿在日常生活中言语行为的详细描述来回答。鼓励家长或监护人提供尽量多的例子，由评估人员详细记录家长或监护人的回答。评估人员根据患儿言语行为的出现频率进行五级评分，每个问题得分 0~4 分。0 分表示儿童从不使用所询问的发声或言语行为（出现频率为 0%）；1 分表示儿童很少使用所询问的发声或言语行为（出现频率低于 50%）；2 分表示儿童偶尔使用所询问的发声或言语行为（出现频率至少 50%）；3 分表示儿童经常使用所询问的发声或言语行为（出现频率至少 75%）；4 分表示儿童总是使用所询问的发声或言语行为（出现频率为 100%）。分数越高表示其言语能力越好。量表满分为 40 分。在实际使用过程中，学者多采用 MUSS 得分率进行统计分析。MUSS 得分率 =（MUSS 得分 /40）× 100%。

表 9-4-4 汉化版有意义使用言语量表

题号	问题
1	儿童如何用发声吸引他人的注意力？
2	儿童在相互交流过程中的发声情况如何？
3	发声随着交流内容和信息的变化情况如何？
4	当孩子与父母（或兄弟姐妹）谈论熟悉的话题时，他 / 她能否自发地只运用言语方式交流？
5	当孩子与父母（或兄弟姐妹）谈论较为陌生的话题时，他 / 她能否自发地只运用言语方式交流？
6	在社交活动中，孩子是否愿意自发地使用言语交流方式与健听人交流？
7	当孩子因需要获得某样东西而必须与陌生人交流时，他 / 她能否自发地使用言语方式交流？
8	孩子的言语能否被陌生人所理解？
9	当孩子的言语不能被熟悉的人所理解时，他 / 她能否自发地使用口头纠正和澄清方式对其进行解释？
10	当孩子的言语不能被陌生人所理解时，他 / 她能否自发地使用口头纠正和澄清方式对其进行解释？

（2）言语可懂度分级问卷：英国诺丁汉小儿人工耳蜗项目小组开发了言语可懂度分级（Speech Intelligibility Rating，SIR）问卷，用于评估听力障碍儿童的言语可被他人听懂的程度，可长期跟踪评估患儿言语可懂度的发展变化过程，汉化版见表 9-4-5。该问卷共 5 个项目，每个项目对应一个言语级别，级别 1 最低，表示连贯的言语无法被理解、口语中的词汇不能被识别、患者日常交流的主要方式为手势；级别 5 最高，表示连贯的言语可被所有聆听者理解、在日常环境中患者的语言很容易被理解。得分越高，表示言语能力越好。由患儿生活中的密切接触者提供患儿言语可被他人听懂程度的信息，并对其言语可懂度进行分级评估。与 CAP 问卷相同，SIR 问卷简便易懂，可重复性高，没有语言依赖性，因此同样是一种可由专业人员、家长及没有患儿言语可懂度评估经验的普通人所掌握使用的评估方法。和 CAP 相同，SIR 问卷分级较粗，难以反映短期内听力障碍儿童的言语能力变化。

表 9-4-5 汉化版言语可懂度分级问卷

得分	内容
1	连贯的言语(短语或句子)无法被听懂 口语中的词汇不能被识别,患者日常交流的主要方式为手势
2	连贯的言语无法被听懂 当结合谈话情景和唇读线索时,可听懂言语中的单个词汇
3	连贯的言语可被某一位聆听者听懂 但需聆听者了解谈话主题,集中注意力并结合唇读
4	连贯的言语能被不熟悉的聆听者听懂
5	连贯的言语可被聆听者听懂 在日常语境中其言语很容易被理解

2. 言语测试

(1)听力障碍儿童听觉语言能力评估:《听觉障碍儿童听觉、语言能力评估标准及方法》中语言能力评估词表的编制是将1~4岁正常幼儿的实际年龄作为语言年龄,以其在各年龄段上的语言发育过程中具有明显特征的指标作为分级依据,编制了听话识图、模仿句长、看图说话、主题对话、语音清晰度测试和等级词汇等6项,从语言的理解能力、语法能力、表达能力、使用能力等方面评估被试者的语言能力。该工具适用于学龄前听力障碍儿童配戴助听器或植入人工耳蜗前后的言语-语言能力评估,了解其语言发展现状,为确定康复训练起点、选择训练教材及干预方案的制订提供依据。

(2)听力障碍儿童言语功能评估:听力障碍儿童言语功能评估遵循呼吸—发声—共鸣—构音语音的言语产生顺序进行言语功能评估,内容如下。

1)呼吸功能评估:其目的在于判断个体言语呼吸功能存在何种类型异常及其严重程度,继而制订相应的矫治方案。其定量评估的客观指标有最长声时、s/z比、平均气流率、最大数数能力和起音斜率等最具有生理学和病理学意义的参数,能较好地反映言语呼吸的质量。

2)发声功能评估:包括主观评估和客观评估。主观评估可通过响度等级表(五个级别)和响度自我评价表(六个级别)进行。而客观评估则是将听力障碍儿童的声音文件输入计算机进行数据处理,并对他们的声音强度特征进行实时分析(实时言语测量仪)的过程。其参数有平均强度、强度标准差、最大强度和最小强度。

3)共鸣功能评估:共鸣功能的评估包括口腔和鼻腔功能的评估,通过评估可以清楚地分析患者言语聚焦障碍的类型(前位、后位、喉位、鼻位等)。

4)构音功能评估:构音功能的评估是指对构音器官的运动功能及其对形成清晰的、有意义言语声的能力的评估,即“构音运动功能评估”和“构音语音功能评估”。

5)语音功能评估:通过词表测试获得患者连续语音的声学数据,主观和客观方法相结合,分析并把结果与参考标准相比较,以评估患者连续语音中的超音段音位能力和音段音位能力。

(3)普通话儿童言语理解力测试:普通话儿童言语理解力测试(Mandarin Pediatric Speech Intelligibility Test, MPSI)测试材料包含2个练习句、12个目标句和12个竞争句。目标句和竞争句随机配对。目标句分为两组，每组包含 6 个目标句。每个目标句包含 6~7 个单词，每个竞争句包含 8 个单词。给声方式为使用测试软件播放录音。可在安静和噪声条件下测试。练习句和目标句均有配套的图片，测试采用听声指图的闭合式言语测听方法。根据患儿的测试结果，信噪比以 5dB 为步长逐渐降低以增加测试难度。

三、常见言语康复治疗方案

目前，听力障碍儿童言语康复的临床报道较多，而针对方法的研究数量较少，尤其缺少有系统干预措施的具体方案。已有的各类听力障碍儿童言语康复方法的论述大多缺乏实证数据的支撑。因此，未来要进一步加强对听力障碍儿童言语康复方法的系统探索。下面是两种常用的听力障碍儿童言语康复治疗方案。

（一）听力障碍儿童 HSL 康复教育方案

该方案中听力障碍儿童康复教育分为听觉康复训练（hearing，H）、言语康复训练（speech，S）、语言与交际训练（language，L）三大板块。

1. 听觉康复训练　听觉康复训练的目的是帮助听力障碍儿童学会聆听，能理解声音并做出正确反应。内容包括听觉察知、听觉分辨、听觉识别和听觉理解四个方面。

2. 言语康复训练　言语康复训练的内容包括呼吸训练、发声训练、共鸣构音训练、韵律训练等多个方面。

（1）呼吸训练：听力障碍儿童往往表现为说话时呼气气流控制不佳，导致声带控制不佳，极有可能出现发音不清，甚至无法言语的现象。呼吸训练的目的是帮助听力障碍儿童个体在自然生理呼吸的基础上，学会正确呼吸方式和气流自主控制，养成正确言语呼吸的习惯。学会运用呼吸、控制呼出气流对听力障碍儿童来说是一个训练与适应的过程，包括呼吸放松训练、生理呼吸训练和言语呼吸训练。

（2）发声训练：听力障碍儿童的声带及相应肌群由于长时间闲置，未用于发声，导致功能僵化，往往不能自如地控制，发出的嗓音往往怪异而生硬。听力障碍儿童的发声训练可分为基础性训练、针对性训练和综合性训练三部分。

（3）共鸣构音训练：构音器官主要包括唇、舌、软腭、下颌等部位。如果这些器官得不到合理地锻炼，不能协调运动，听力障碍儿童常会出现共鸣构音问题。构音训练包括口部运动训练、构音运动训练和构音语音训练三部分。运动治疗是构音训练的基础。构音训练的目的是改善患者构音器官的运动功能，提高患者声母和韵母及声韵调组合的构音清晰度，促进患者能清楚说话。

（4）韵律训练：国外多用“重读治疗法（accent therapy）”对患者的言语韵律进行训练。它是以音乐节奏为引导，首先对患者进行不同节律模式包括慢板、行板、快板的简单言语训练，让患者的呼吸、发声等相关系统打下良好基础后，再由易到难地进行句子、短文的韵律训练的一种方法。在句子、短文的训练中，要求患者先分析材料的韵律结构，然后再配以不同的节拍进行朗读。该方法紧扣口语表达时的“重音”，将节拍与言语结合进行训练，能取得良好的训练效果。

3. 语言与交际训练　在听力障碍儿童康复教育过程中，内容可分为两类：将听觉训练、呼吸训练、发音训练、构音训练和韵律训练，统称为言语康复治疗；将词语训练、句子训练、对话训练、复述训练、朗诵训练和体态语等方面的语言与交际训练，称为语言教育，也有将其称为语言治疗的说法。为了突出“听”和“说”在听力障碍儿童言语康复中的重要作用，我们认为语言与交际训练也是其中的重要内容之一。

（1）词语训练：词汇学习是一件将物品和词汇对应起来的过程。它不仅需要学会一个词如何发音，更要注意这个词汇所代表的含义。在儿童时期主要以名词、动词和形容词的学习为主。

（2）句子训练：在儿童时期，儿童所能够习得的句子类型有限，有陈述句、祈使句、疑问句、把字句等。在这阶段的训练中，同样要遵循先简单再复杂的程序。一般先教陈述句、祈使句，再教疑问句，最后教感叹句。复句的训练相对应该放在最后一阶段。复句表达的内容比单句复杂，在教复句时，必须设计一定情景，让儿童在情景中反复观察和体验。

（3）对话训练：对话训练（即谈话活动）是指在良好的语言环境中，帮助儿童学习倾听别人谈话，围绕一定话题进行谈话，习得与别人交流的方式、规则，培养与人交往能力的专门活动。对话训练可以采用多种方式进行。

（4）复述训练：复述训练（即讲述活动）是指创设一个相对正式的语言运用场合，要求儿童依据一定的凭借物，使用比较规范的语言来表达个人对某事、某物或者某人的认识，进行语言交流，以培养儿童独立构思和表述一定内容的语言能力为基本目的的专门活动。此项训练多以听故事或看图听故事为基础，然后由听力障碍儿童复述故事内容。

（二）听觉口语法

听觉口语法（auditory verbal therapy，AVT）是指在助听设备等科技的帮助下，教导听力障碍儿童学习听声音、听懂口语并开口说话，成为一个听觉的学习者，最终成功融入社会的教学法。听觉口语法针对听力障碍儿童开展的干预流程包括：助听设备检查；对上次干预进行回顾；复习上次干预目标；和家长讨论本次目标；讲解、示范、家长演练、指导家长；调整目标，与家长设定新的目标；家长练习；留作业等。听觉口语法的主要特色包括专业团队合作的模式和家长深度的参与，使听力障碍儿童有可能充分享受有发展听能、在日常生活中以口语与他人沟通的机会。

（张伟锋）

参考文献

[1] 韩德民. 新生儿及婴幼儿听力筛查[M]. 北京：人民卫生出版社，2003.

[2] 刘铤. 内耳病[M]. 北京：人民卫生出版社，2006.

[3] 邹艺辉. 耳的胚胎发育[J]. 中华耳科学杂志，2014，12(4)：537-539.

[4] 韩德民. 耳鼻咽喉头颈科学[M]. 北京：北京大学医学出版社，2004.

[5] 胡向阳. 听障儿童全面康复[M]. 北京：北京科学技术出版社，2012.

[6] 姜泗长，顾瑞. 临床听力学[M]. 北京：北京医科大学中国协和医科大学联合出版社，1999.

[7] 王丽燕，杨影，孙喜斌. 3-6 岁听障儿童语言功能发展特点的研究[J]. 中华耳科学杂志，2015，13(4)：592-596.

[8] 田焕忍. 3-6 岁听障儿童人工耳蜗术后语言能力跟踪评估及影响因素分析[D]. 石家庄：河北师范大学，2018.

[9] 许海燕．浅谈听损儿童构音错误与影响因素[J]．科教文汇(中旬刊)，2010(11)：97-98.
[10] 冀飞，何雅琪．听力损失分级及平均听阈的应用[J]．中国听力语言康复科学杂志，2021，19(3)：227-231.
[11] 郭蕊，张玲，杨庆华．先天性小耳畸形遗传学研究进展[J]．中华整形外科杂志，2019(5)：507-512.
[12] 中华人民共和国国家卫生和计划生育委员会新生儿疾病筛查听力诊断治疗组．婴幼儿听力损失诊断与干预指南[J]．中华耳鼻咽喉头颈外科杂志，2018，53(3)：181-188.
[13] 林岚，王纾宜，李华伟．缝隙连接蛋白 Connexin 与内耳发育的关系[J]．听力学及言语疾病杂志，2007(3)：238-241.
[14] 陈惠兰.NICU 早产儿听力筛查结果及听力障碍高危因素分析[D]．青岛：青岛大学.2012.
[15] 孙喜斌，刘建菊，周丽君，等．人工耳蜗植入儿童听觉康复效果跟踪评估[J]．中国听力语言康复科学杂志，2011(1)：15-20.
[16] 孙喜斌．听力障碍儿童听觉，语言能力评估标准及方法[M]．北京：三辰影库音像出版社，2009.
[17] 韩德民，许时昂．听力学基础与临床[M]．北京：科学技术文献出版社，2005.
[18] 韩德民．人工耳蜗[M]．北京：人民卫生出版社，2003.
[19] 孔颖，张华．助听器自我效果评估问卷及临床应用[J]．中国听力语言康复科学杂志，2009(3)：31-34.
[20] 戴朴．遗传性耳聋的预防和阻断[J]．中华医学杂志，2007，87(40)：1-3.
[21] 陈振声．小儿助听器验配指导[J]．听力学及言语疾病杂志，2004，4(12)：265-268.
[22] 昝飞，马红英．言语语言病理学[M]．上海：华东师范大学出版社，2005.
[23] DUMAN D，TEKIN M.Autosomal recessive nonsyndromic deafness genes：a review[J].Front Biosci(Landmark Ed)，2012，17(6)：2213-2236.
[24] 曲春燕．儿童言语语言障碍与治疗[M]．北京：北京出版社，2018.
[25] 孙虹，张罗．耳鼻咽喉头颈外科学[M].9 版．北京：人民卫生出版社，2018.
[26] 刘蓬．中医耳鼻喉科学[M]．北京：中国中医药出版社，2016.
[27] 张华．听力师职业资格考试培训教材[M]．北京：人民卫生出版社，2019.
[28] 何成奇．康复科医生手册[M]．北京：人民卫生出版社，2016.
[29] 张华．助听器[M]．北京：人民卫生出版社，2003.
[30] 万萍．言语治疗学[M].2 版．北京：人民卫生出版社，2018.
[31] COLE E B，FLEXER C.Children with hearing loss：Developing listening and talking Birth to Six[M].4th ed.San Diego，CA：Plural Publishing Inc，2020.
[32] 席艳玲，黄昭鸣．康复治疗师临床工作指南：言语障碍康复治疗技术[M]．北京：人民卫生出版社，2020.
[33] 孙喜斌.0~3 岁听力障碍儿童听觉言语康复及效果评估[J]．中国听力语言康复科学杂志，2016，14(3)：161-165.
[34] 陈雪清.3~6 岁听力障碍儿童听觉言语康复效果评估方法[J]．中国听力语言康复科学杂志，2016(4)：241-246.
[35] 刘雪曼．听障儿童干预和康复效果评估进展[J]．中华耳科学杂志，2015，13(4)：568-577.
[36] 陈小娟，张婷．特殊儿童语言与言语治疗[M]．南京：南京师范大学出版社，2015.
[37] 何侃．特殊儿童康复概论[M]．南京：南京师范大学出版社，2015.
[38] 刘巧云．听觉康复的原理与方法[M]．上海：华东师范大学出版社，2011.
[39] 李欢，杨爱佳，李登钰，等．循证理念视域下听障儿童言语康复方法研究[J]．中国特殊教育，2016(3)：

36-43.

[40] 刀维洁.听觉口语法在我国推广应用的现状与展望[J].中国听力语言康复科学杂志，2020，18(5)：325-327.

[41] 梁巍.基于服务场所与方法不同的听语康复模式与分类[J].中国听力语言康复科学杂志，2016，14(6)：469-472.

[42] 陈军兰.听觉口语教学理论与实操[M].北京：北京出版社，2018.

中英文名词对照索引

B

C

D

E

F

G

H

J

K

L

M

P

Q

S

T

Z

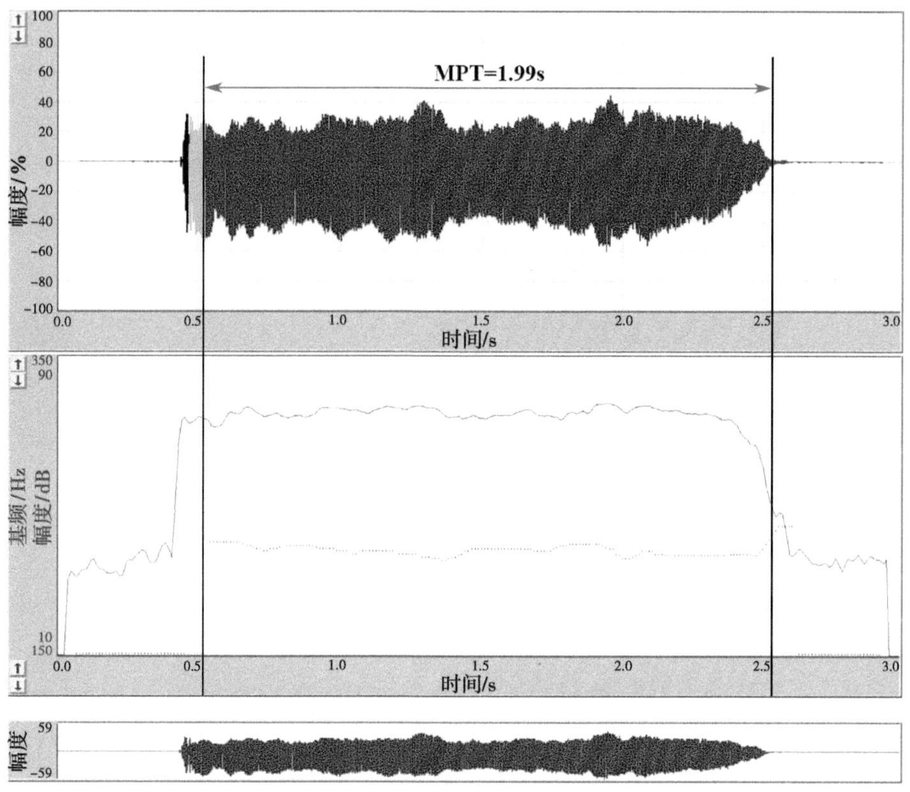

图 3-3-1　最长声时的测量示例

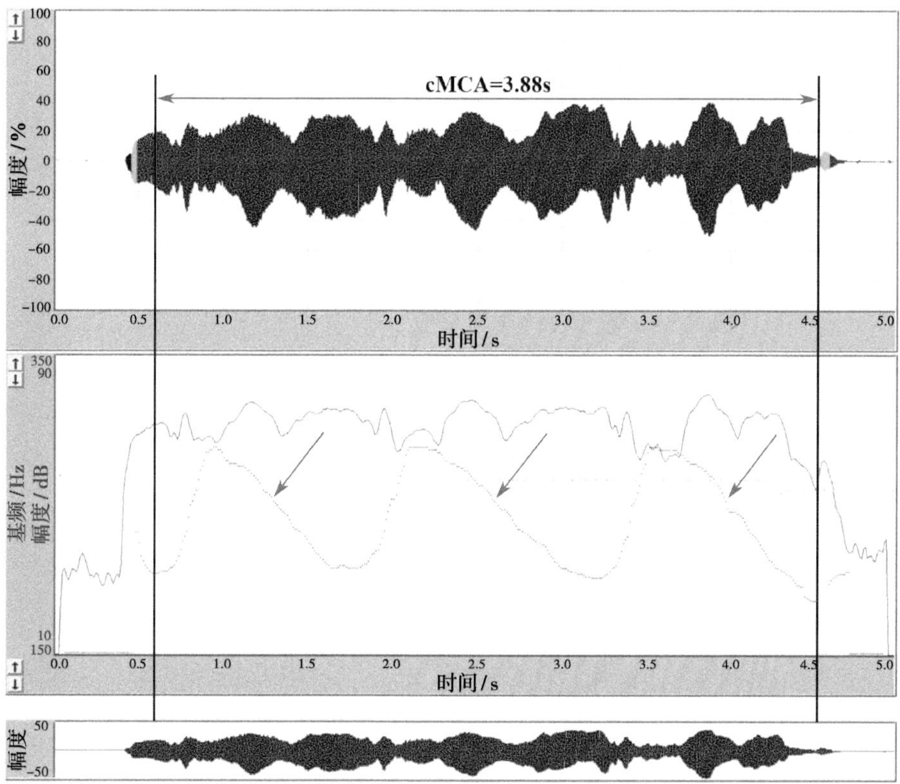

图 3-3-2　最大数数能力的测量示例

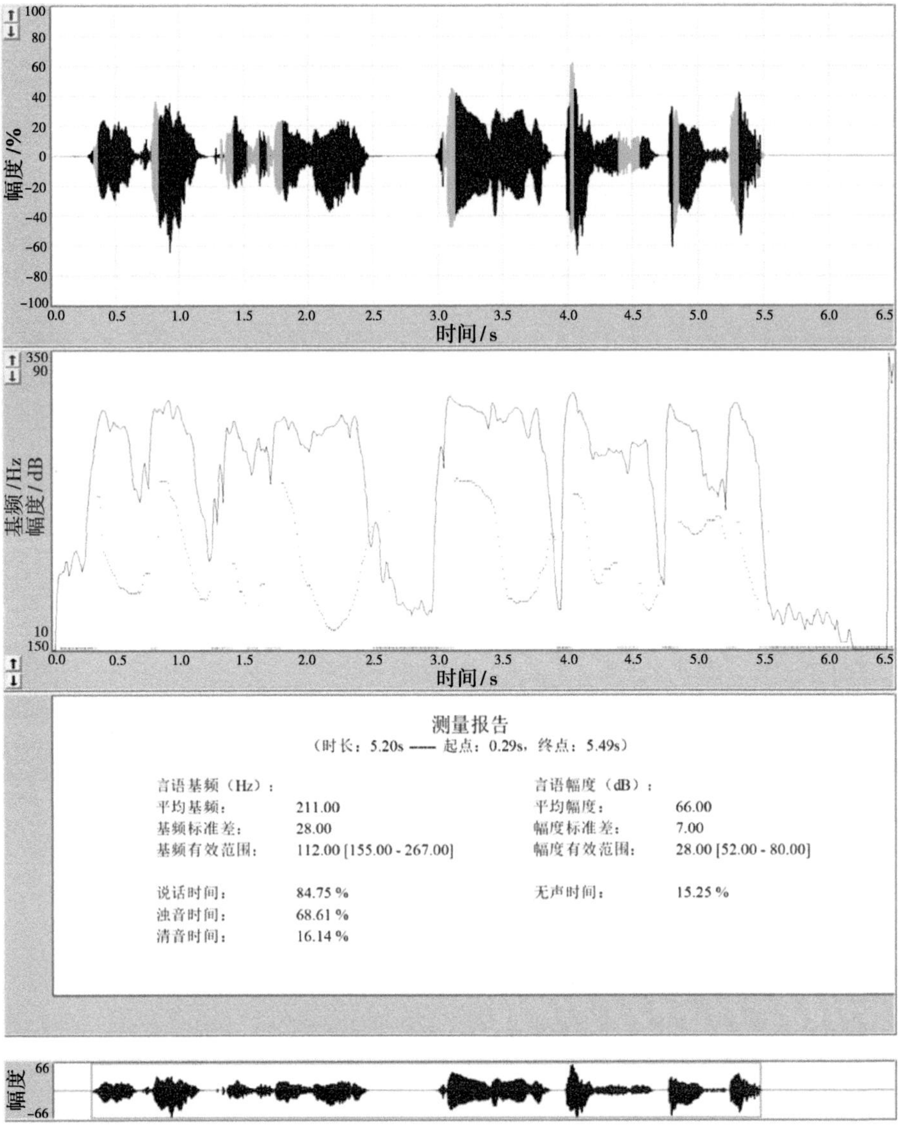

幅度/%
时间/s
基频/Hz
幅度/dB
测量报告
（时长：5.20s —— 起点：0.29s，终点：5.49s）
言语基频（Hz）：
平均基频： 211.00
基频标准差： 28.00
基频有效范围： 112.00 [155.00 - 267.00]
言语幅度（dB）：
平均幅度： 66.00
幅度标准差： 7.00
幅度有效范围： 28.00 [52.00 - 80.00]
说话时间： 84.75 %
浊音时间： 68.61 %
清音时间： 16.14 %
无声时间： 15.25 %
幅度

图 3-3-3　基频、基频标准差、声强、强度标准差的测量示例

幅度/dB
频率/kHz
幅度

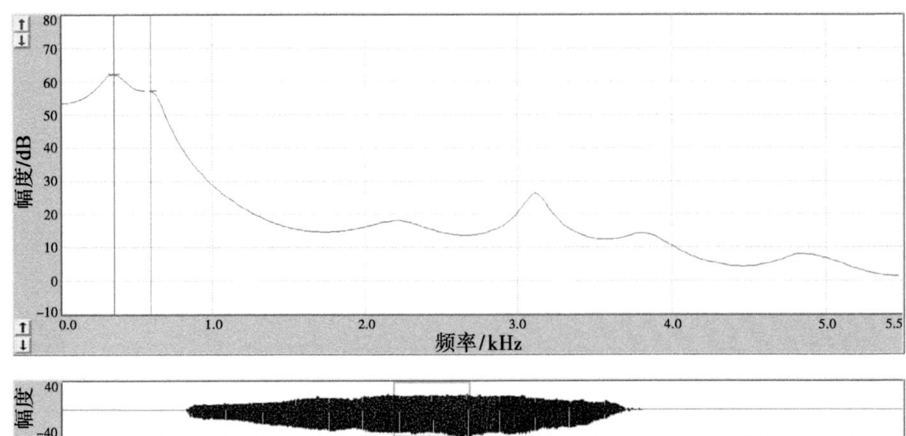

图 3-3-4　[u]的第一、二共振峰频率测量

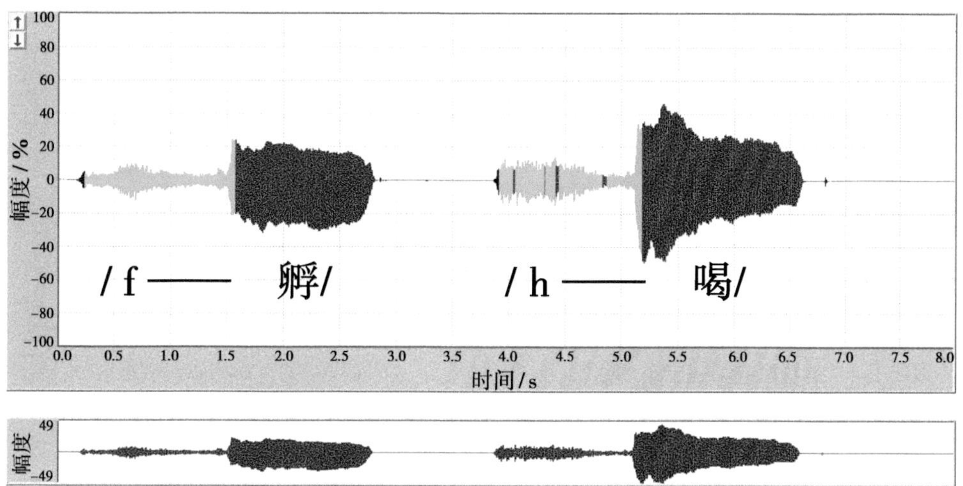

图 3-5-2 缓慢平稳呼气法结合声时实时反馈训练

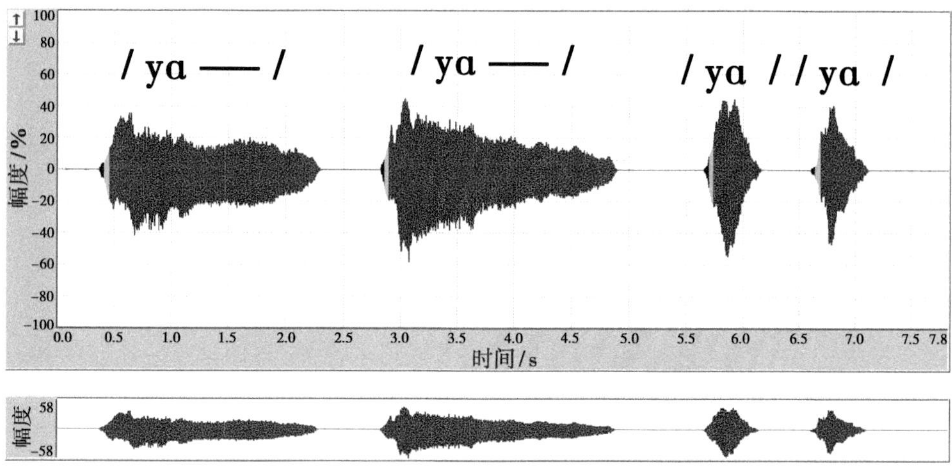

图 3-5-3 唱音法结合声时实时反馈训练（声波模式）

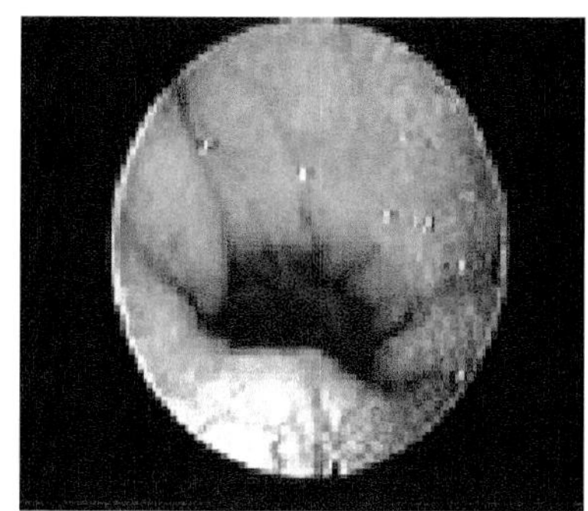

图 5-1-3 鼻咽内窥镜（静止位）

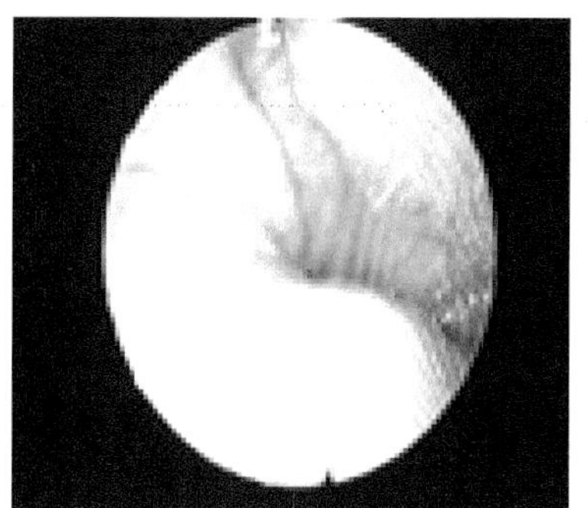

图 5-1-4 鼻咽内窥镜（发“衣”音位）

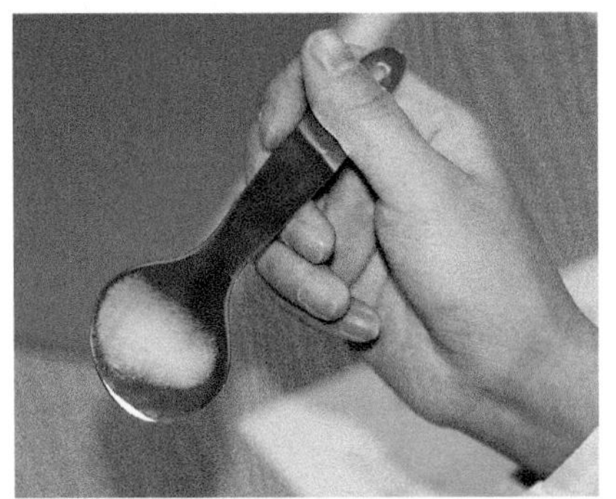

图 5-2-1　鼻漏气在雾镜上形成水雾

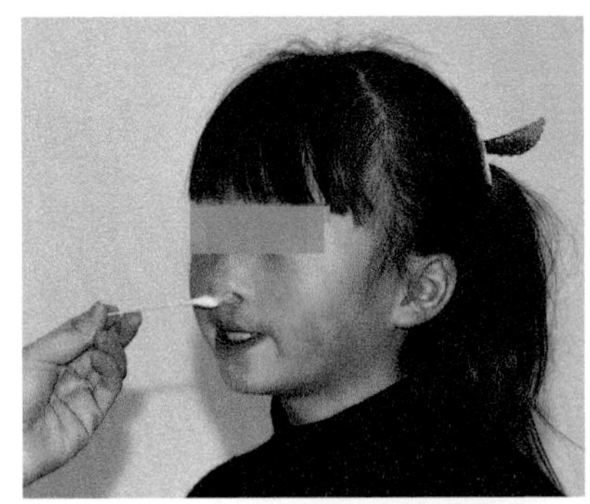

图 5-2-2　棉签棒测试鼻漏气

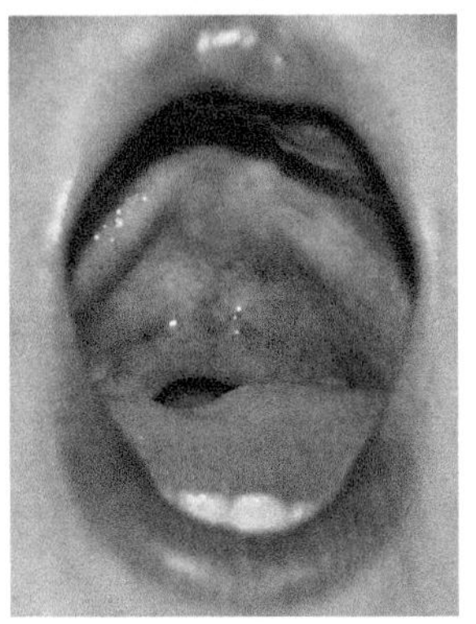

图 5-2-5　腭隐裂

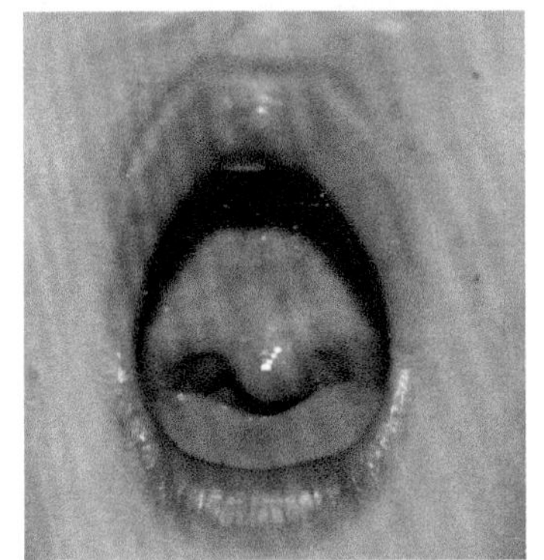

图 5-2-6　先天性腭咽闭合不全

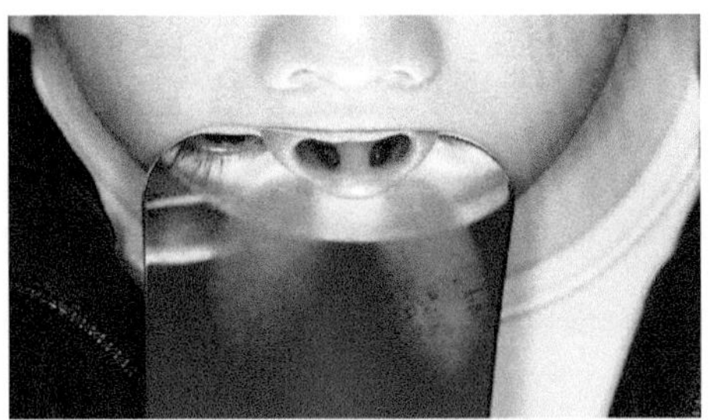

图 5-5-1　训练前语音频谱图

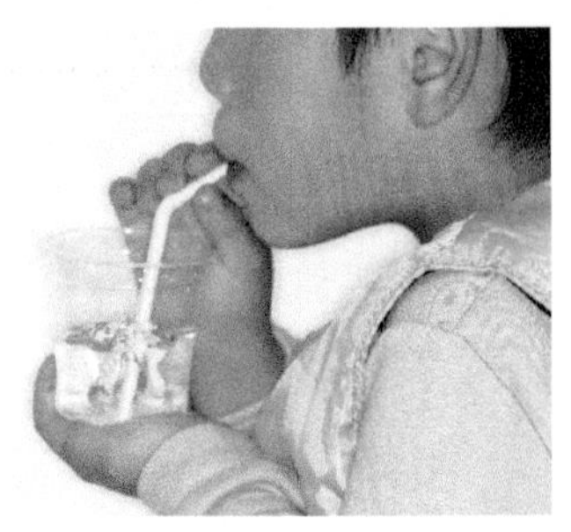

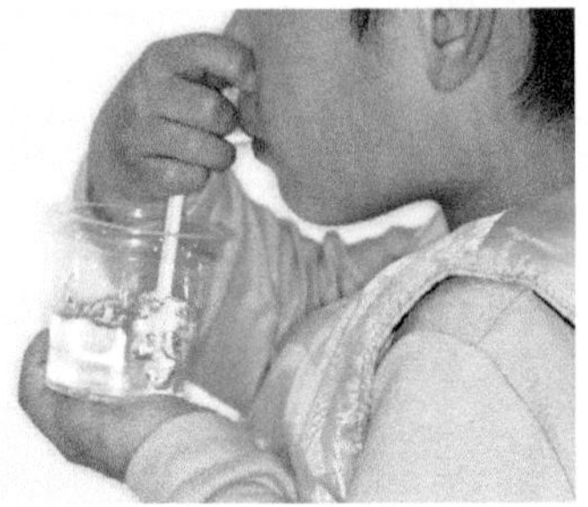

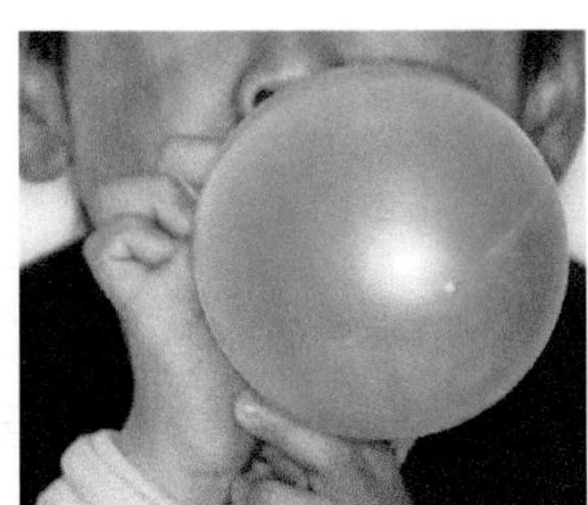

图 5-5-2　腭咽闭合功能锻炼

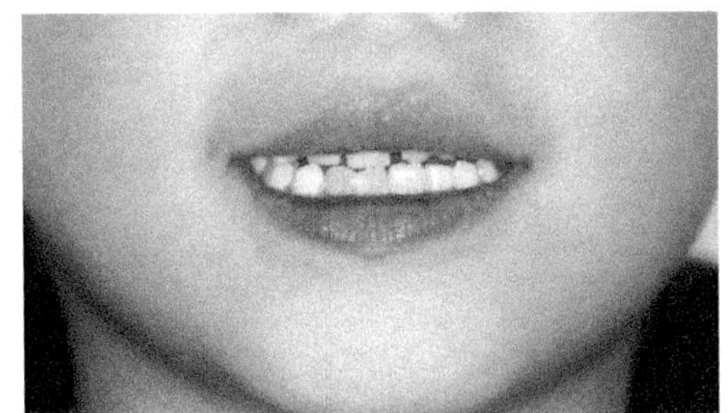
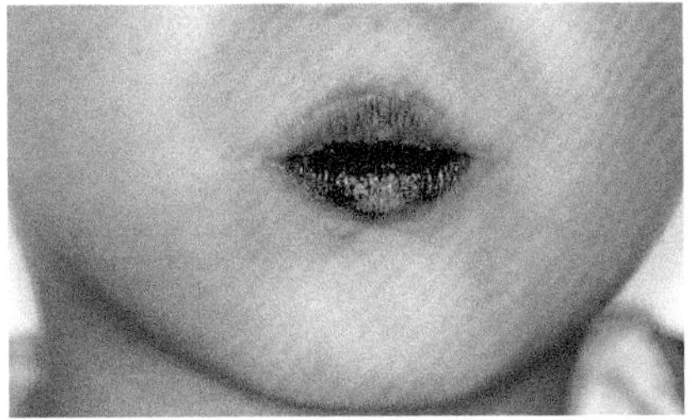

图 5-5-3　元音 /i/、/ü/ 口型比较

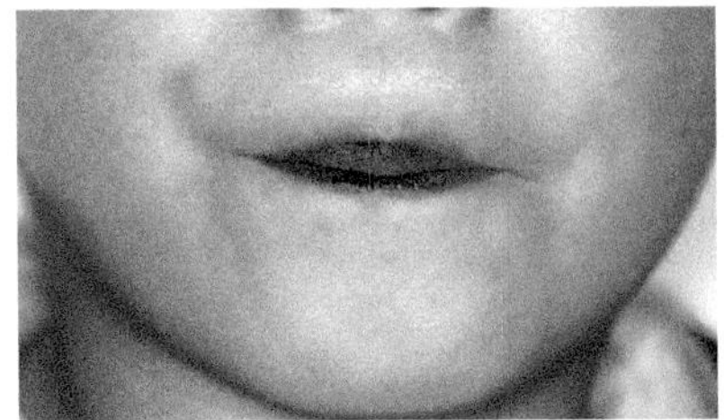
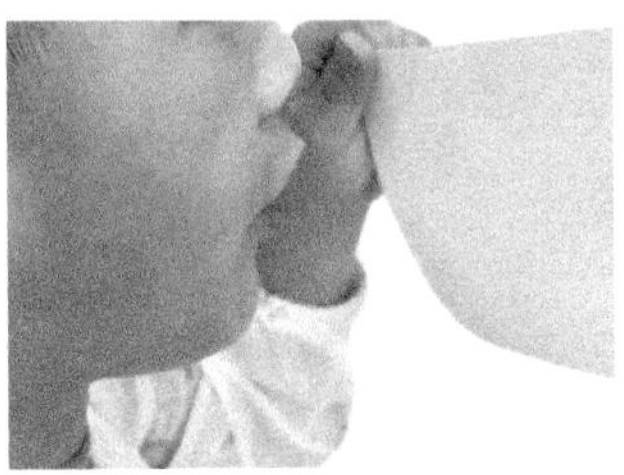
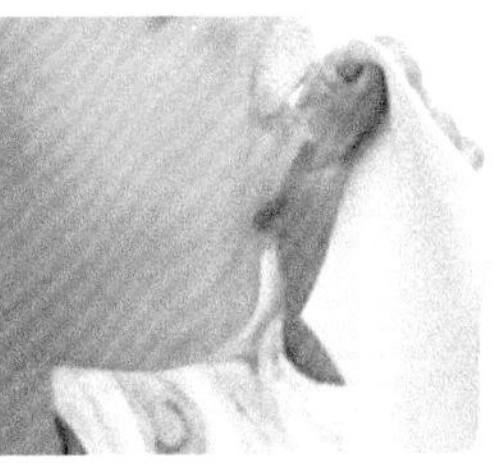

图 5-5-4　送气音 /p/ 与不送气音 /b/ 吹纸比较

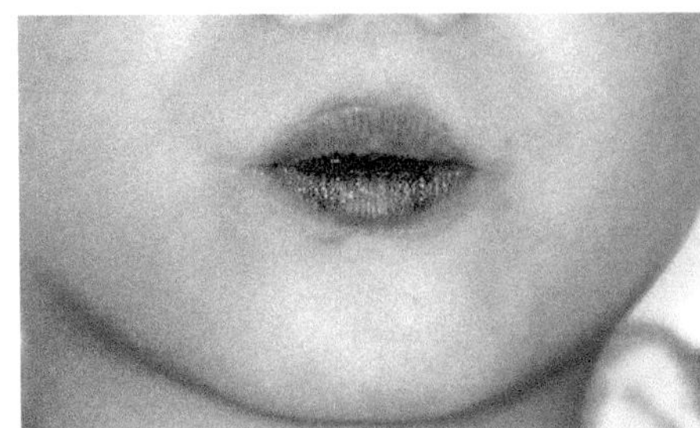
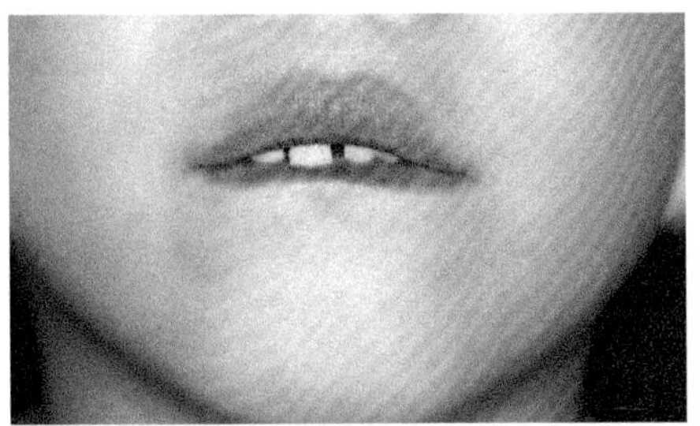

图 5-5-5　双唇吹气音 /Φ/→唇齿擦音 /f/ 练习

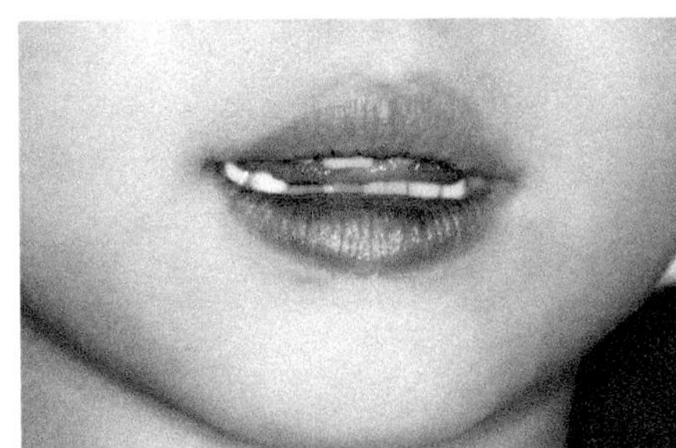
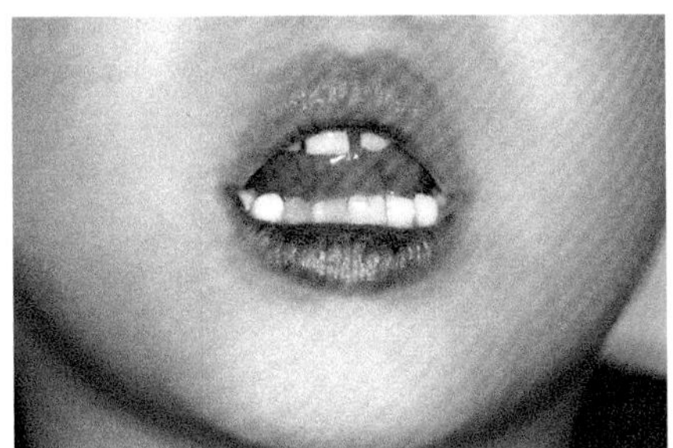

图 5-5-6　舌尖抵住上齿龈练习

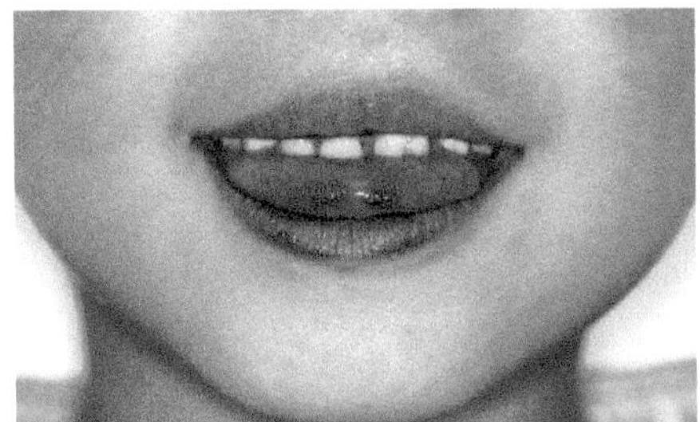
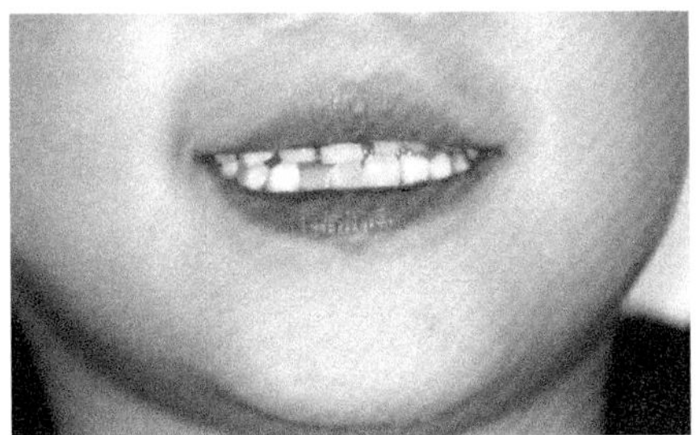

图 5-5-7　齿间音 /θ/ 诱导舌前伸

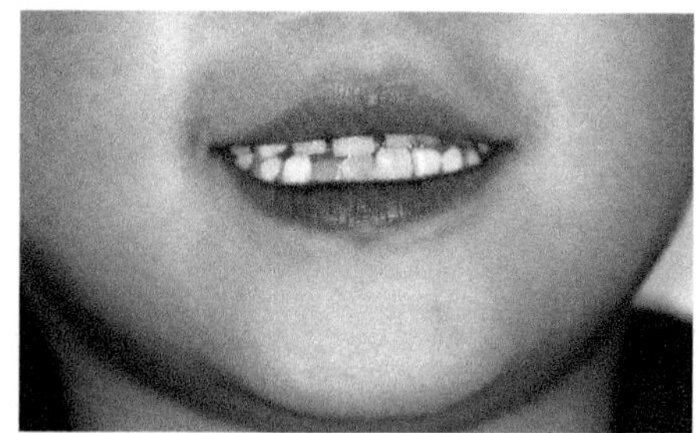
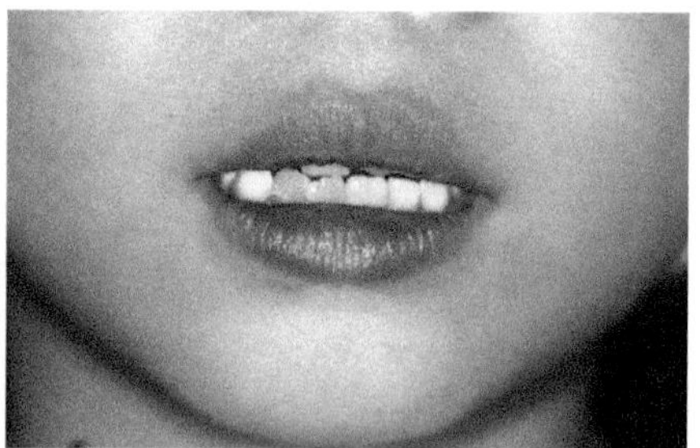

图 5-5-8　元音 /i/ 诱导舌面音 /x/

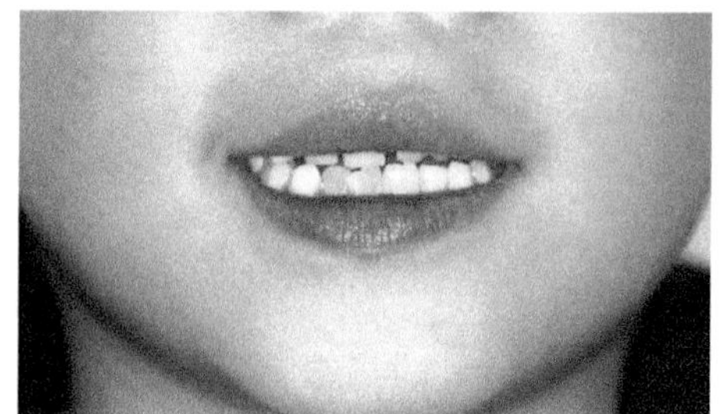

图 5-5-9　诱导 /k/ 构音部位

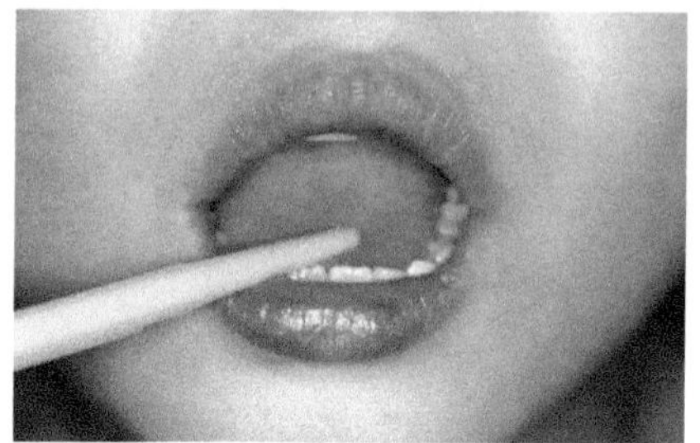

图 5-5-10　训练后语音频谱

梦想婴幼儿语言沟通能力筛查
DREAM-Infant and Toddler-Screening

XXXXXX 医院

评估信息

梦想评估编号	20217
评估日期	2021年07月20日
下次常规筛查时间	2022年01月20日

个人信息

姓名	枚枚
性别	女
出生日期	2020年02月20日(1岁5个月)

筛查结果

筛查不通过，有语言落后的风险

DREAM-IT-S梦想婴幼儿语言沟通筛查（以下简称DREAM-IT-S梦想筛查）是经国际临床与学术界认可的普通话婴幼儿语言沟通筛查工具。2019年，DREAM-IT-S梦想筛查的信效度科研结果于国际权威言语语言病理学术会议——美国言语语言听力协会年会发布，并于同年在美国获得知识产权。

DREAM-IT-S梦想筛查从社交沟通、认知玩耍、语言理解和语言表达四个能区，对0~3岁婴幼儿的沟通和语言发育进行全面的筛查。

社交沟通——婴幼儿与他人沟通互动的能力（例如目光对视、轮流、共同关注等能力）是否正常发育，决定了他/她能否得到有效的语言输入，从而发展语言能力。同时，社交沟通也包括了和他人的沟通动机，是婴幼儿发展语言和发起沟通互动的基石。

认知玩耍——在婴幼儿发育早期，孩子们通过玩耍探索世界和学习知识。因此，认知玩耍能力与孩子的语言发展高度相关。

语言理解——即孩子对语言的理解能力。语言理解是语言表达的基础。试想如果孩子不能理解一个单词或句子，如何能够自如地使用呢？因此，孩子能否理解他人的语言，理解多少（语言理解能力），和他/她能否开口说话，说得多好（语言表达能力）同样重要。

语言表达——即孩子使用语言表达自己需求、想法和见闻的能力。相对于其他三个能区，孩子的语言表达能力往往更容易被家长观测到，也是许多家长们最重视的方面。一些家长发现孩子的语言发育可能面临落后，即是由于观察到孩子比同龄人"开口晚、词汇量少、句子结构简单"等语言表达特征。

以上四个能区：社交沟通、认知玩耍、语言理解和语言表达都是婴幼儿沟通和语言发育的重要能区，对于这四个能区的筛查，有助于帮助专业人士和家长了解孩子的语言沟通发展是否处在适龄水平。

语言技能发展

我们在这里列出12~18个月的宝宝应该发展出的一部分语言和沟通技能，供您参考：

- 开始理解一些方位词。例如：里面/外面，上/下。
- 可以说出10~15个简单的词语。

以上四个能区:社交沟通、认知玩耍、语言理解和语言表达都是婴幼儿沟通和语言发育的重要能区，对于这四个能区的筛查，有助于帮助专业人士和家长了解孩子的语言沟通发展是否处在适龄水平。

语言技能发展 LANGUAGE SKILLS DEVELOPMENT

我们在这里列出12~18个月的宝宝应该发展出的一部分语言和沟通技能，供您参考：

- 可以说出10~15个简单的词语。
- 开始发展象征性游戏（symbolic play），即扮家家。例如：宝贝拿着一个玩具冰激凌在假装吃。

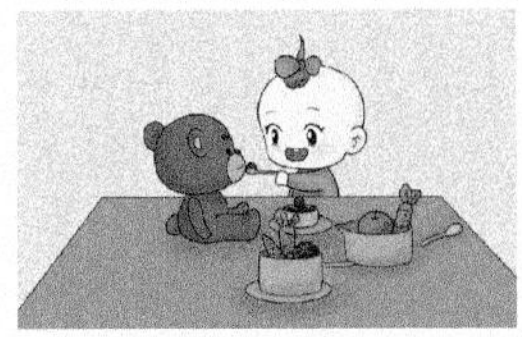

- 理解大概3个身体部位的名称。

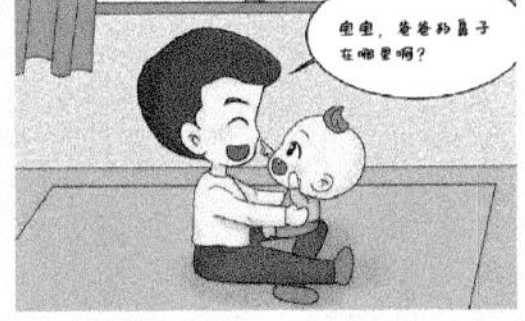

“DREAM-IT-S 梦想筛查”结果是根据家长提供的信息生成，因此，筛查结果的准确性与家长对于孩子语言理解、语言表达、社交沟通与认知玩耍四个能区相关问题回答的准确性密切相关——有时家长对于问题的理解可能会存在偏差，也偶尔会难以精准判断孩子是否具有相应的能力，这些都或多或少会影响筛查的结果。

梦想婴幼儿语言沟通能力筛查

梦想评估编号 155064 儿童

专家建议 SUGGESTIONS

请关注孩子的屏幕时间

“屏幕时间”指的是孩子看电视、看手机、玩平板电脑、玩游戏机或电脑等电子产品的时间。屏幕时间可能对婴幼儿的语言沟通能力的发展有负面的影响，因为它常常会取代孩子与家长在真实世界中的互动时间，而只有通过人与人之间的有效互动，孩子才有机会学习基础的沟通技能，获得有效的语言输入。没有任何婴幼儿可以通过看电视或者看手机来习得一门语言。除了影响孩子语言和社交沟通能力发展之外，大量研究表明，过长的屏幕时间对于孩子的视力、大运动、小运动、饮食、睡眠等方面都是有害的。

美国儿科学会建议：

- 18 月龄以下儿童除有家长在旁引导的视频通话，不建议有其他屏幕时间；
- 18~24 月龄儿童可有少量屏幕时间，但必须以家长互动的形式帮助孩子理解屏幕活动，不建议儿童有单独的屏幕时间。

因此，我们建议家长们减少孩子屏幕时间的同时，避免在孩子吃饭时或睡前养成用电子产品“下饭”和“哄睡”的习惯哦！

应对孩子行为问题的小妙招

处于发育早期的小朋友由于语言能力有限，难以清晰地表达自己的需求和想法，很容易表现出哭闹、抢玩具、打人等行为问题。家长们如何科学应对呢？我们建议您建立合理的“奖励”机制，鼓励孩子的正面行为。

第1步：许诺——预防行为问题

提前与孩子沟通：表现出好的行为（例如在一些公共场所保持安静，不抢小伙伴的玩具等）会得到奖励（奖励可以是孩子喜欢的小玩具、小零食或者游戏时间等）。注意要用孩子听得懂的语言来讲解规则，并且刚开始的要求尽量低一些、时长短一些，比如在吃两片苹果的时候不扔碗到地上（可能只有1~2分钟），而不是让他/她在吃午饭的全程里（可能半小时左右）不扔东西。

第2步：兑现——鼓励正面行为

如果孩子全程表现很好，达到了您的要求，请立即兑现说好的奖励。如果孩子没有达到要求，不要奖励孩子，但也不要额外惩罚孩子。

复诊时间 NEXT APPOINTMENT 2022年07月28日

为了进一步了解孩子的语言理解、语言表达、社交沟通和认知玩耍能力发展的进程和特点，从而科学有效地帮助孩子提高，专家建议您到儿科医院或儿童保健机构为孩子报名更加全面、详细的0～3岁婴幼儿语言沟通测评——DREAM - IT梦想婴幼儿语言沟通测评，以及其他相关的发育筛查 / 评估。

图 6-5-1　DREAM-IT-S 语言和沟通筛查评估报告

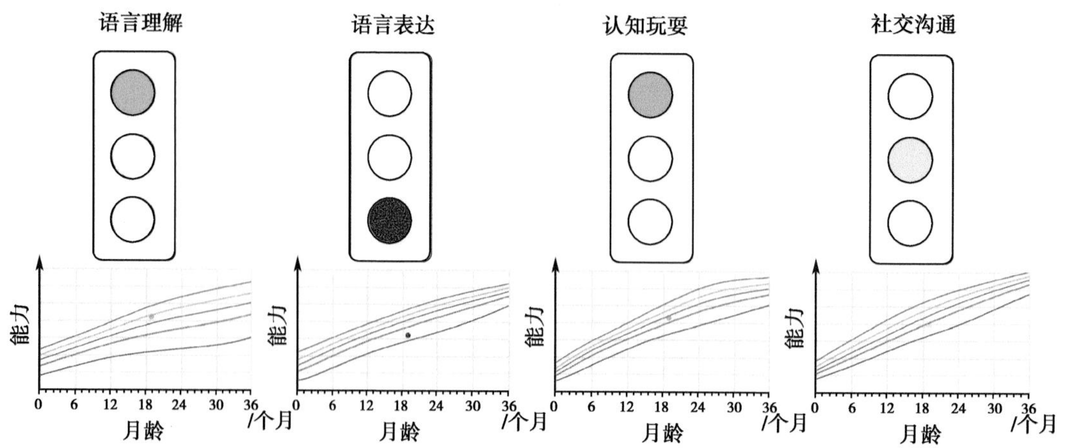

图 6-5-2　DREAM-IT 语言评估报告中直观标准分的图表

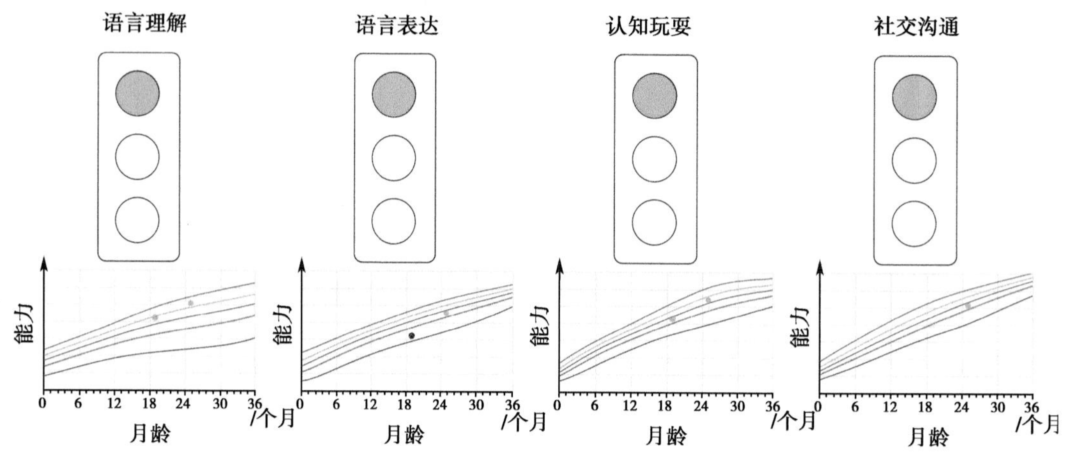

图 6-5-3　DREAM-IT 语言评估报告中直观标准分的图表

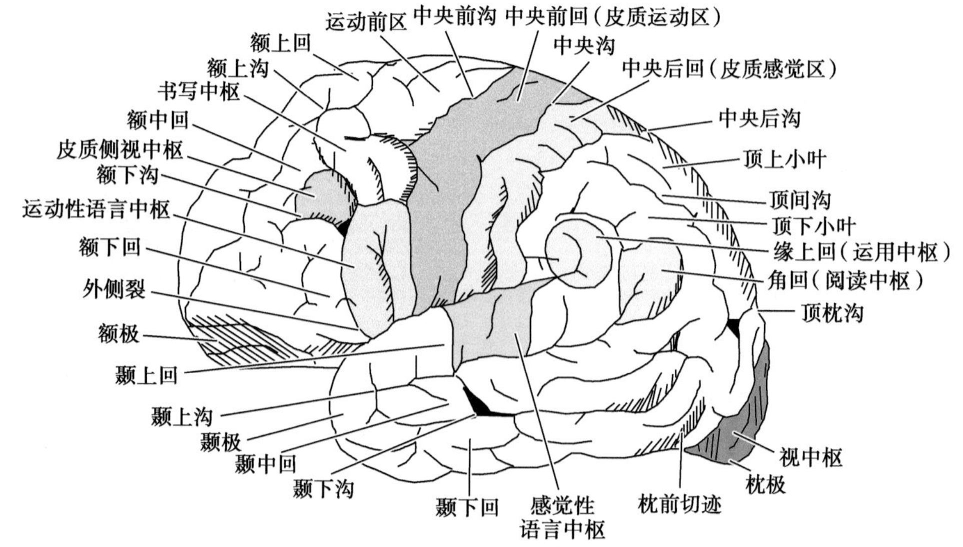

图 7-5-1　大脑语言中枢示意图